全 病 程 管 理 规 范 化 培 训 教 材

心血管内科疾病
全病程管理

◉ 马琦琳　谢启应　石瑞正　主编

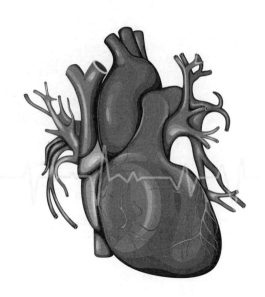

Full Course Management
of Cardiovacular Diseases

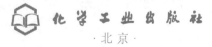
化学工业出版社
· 北京 ·

内容简介

全病程管理是传统医疗与互联网医疗的融合，也是未来 DRG/DIP 付费或者按人头包干付费等支付改革机制下必要的解决方案。本书是中南大学湘雅医院在全病程管理领域 8 年探索的经验总结，主要介绍全病程管理的理念、个案管理的内涵、22 种心血管疾病的全病程管理等。多学科合作贯穿院前、院中、院后。力求推动中国个案管理方法在医疗领域的广泛应用，帮助医疗机构在新的支付体系下开启新的价值医疗和整合式医疗服务体系。附有全病程管理满意度调查问卷（患者版本）、全病程管理满意度调查问卷（医护人员版本）、心血管疾病个案管理收案评估、心血管疾病患者信息登记和个案管理计划、心血管疾病复诊后信息登记和个案管理计划、心血管内科患者线上问诊资料。

本书适合心内科医生、护理人员，以及相关的个案管理师、社工、营养师、康复师、药师、管理人员阅读参考。

图书在版编目（CIP）数据

心血管内科疾病全病程管理 / 马琦琳，谢启应，石瑞正主编 . —北京：化学工业出版社，2023.9

ISBN 978-7-122-44349-6

Ⅰ.①心…　Ⅱ.①马…②谢…③石…　Ⅲ.①心脏血管疾病 - 诊疗　Ⅳ.①R54

中国国家版本馆 CIP 数据核字（2023）第 194378 号

责任编辑：戴小玲　　　　　　　　　　文字编辑：翟　珂　张晓锦
责任校对：王　静　　　　　　　　　　装帧设计：张　辉

出版发行：化学工业出版社（北京市东城区青年湖南街 13 号　邮政编码 100011）
印　　装：大厂聚鑫印刷有限责任公司
710mm×1000mm　1/16　印张 24　字数 505 千字
2024 年 3 月北京第 1 版第 1 次印刷

购书咨询：010-64518888　　　　　　　售后服务：010-64518899
网　　址：http : //www.cip.com.cn
凡购买本书，如有缺损质量问题，本社销售中心负责调换。

定　　价：98.00 元　　　　　　　　　　　　　　　版权所有　违者必究

编写人员名单

顾　问　马长生　余再新
主　编　马琦琳　谢启应　石瑞正
副主编　韩辉武　李　芳　张成龙　赖　娟　邓桂元　袁　叶
编　者（以姓氏笔画为序）

　　　　丁建平　张家界市人民医院
　　　　马丽霞　长沙市第一医院
　　　　马琦琳　中南大学湘雅医院
　　　　王　磊　湘潭市中心医院
　　　　邓平付　长沙市中心医院
　　　　邓桂元　中南大学湘雅医院
　　　　石瑞正　中南大学湘雅医院
　　　　龙添翼　中南大学湘雅医院
　　　　田慧霞　中南大学湘雅医院
　　　　匡圆圆　中南大学湘雅医院
　　　　吉绍葵　长沙市第四医院
　　　　吕广妍　中南大学湘雅医院
　　　　刘湘伟　中南大学湘雅医院
　　　　刘湘兴　长沙县第一人民医院
　　　　闫　城　中南大学湘雅医院
　　　　许　浸　中南大学湘雅医院
　　　　许　攀　中南大学湘雅医院
　　　　杜　昕　北京安贞医院
　　　　李　芳　中南大学湘雅医院
　　　　李　非　中南大学湘雅医院
　　　　吴　婷　中南大学湘雅医院
　　　　吴　婷　中南大学湘雅医院

邹　蕾　中南大学湘雅医院
张　峰　中南大学湘雅医院
张成龙　中南大学湘雅医院
陈　冲　中南大学湘雅医院
陈　琳　中南大学湘雅医院
陈能凤　中南大学湘雅医院
周　诗　中南大学湘雅医院
赵伊遐　中南大学湘雅医院
胡秋宁　中南大学湘雅医院
查丽黄　中南大学湘雅医院
钟　华　中南大学湘雅医院
袁　叶　中南大学湘雅医院
莫　娅　中南大学湘雅医院
唐建军　中南大学湘雅二医院
梁中书　中南大学湘雅三医院
彭　佳　中南大学湘雅医院
彭礼明　中南大学湘雅医院
彭建强　湖南省人民医院
葛良清　常德市一人民医院
蒋晓威　中南大学湘雅医院
韩　薇　同济大学附属东方医院
韩辉武　中南大学湘雅医院
谢启应　中南大学湘雅医院
赖　娟　中南大学湘雅医院
蔡　琼　中南大学湘雅医院
裴志芳　中南大学湘雅医院
廖海心　中南大学湘雅医院
谭　宇　中南大学湘雅医院
谭露君　中南大学湘雅医院
潘　玮　中南大学湘雅医院

主　审　莫　龙　刘启明

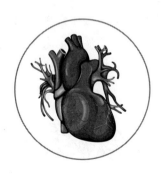

序

　　21 世纪以来随着国内外对心血管疾病的研究逐步深入，心血管疾病在药物治疗和介入治疗领域均取得了里程碑式的发展，相应的治疗理念和治疗手段应运而生，使得心血管疾病患者的治疗效果得到了显著改善。然而我国最新的流行病学调查显示心血管疾病仍是危害我国城乡居民健康排名首位的疾病，给患者家庭和社会带来了巨大的经济负担和社会负担，这也给国内各级的心血管疾病诊疗中心目前的工作现状提出了新的挑战。

　　作为心血管内科医师，我们认识到心血管疾病以慢性病为主，因此长期规范的治疗和随访对患者临床预后的改善至关重要，这也提示我们疾病的诊疗不能仅局限在住院期间单一环节，全病程管理体系的出现满足了新时期医患双方的共同需求。一个优秀的全病程管理团队需医疗人员、护理人员、全病程管理专业人员、运营维护等人员共同参与配合，才能真正提质增效。若运营管理不善，反而会增加一线人员的工作负担。

　　中南大学湘雅医院心血管内科马琦琳教授带领团队在国内率先开展心血管疾病全病程管理，并成立了心血管疾病全病程管理基地。近年来，该基地对常见心血管疾病制订的全病程管理流程得到了快速发展和完善。得益于全病程管理平台，外地患者在出院后仍能够得到住院时主诊医疗团队的长期随访管理，给广大患者带来了切实方便和真实获益。同时，医务人员按照全病程管理流程进行诊疗可以显著提高临床工作效率，缩短平均住院日等。该基地在心血管疾病全病程管理临床实践中积累了丰富经验，为本书的撰写和孵育提供了千里沃壤。

　　本书在编纂过程中以全病程管理理念为核心，重点介绍了常见心血管疾病的院前、院中和院后管理。为了保证学术的准确性和内容的新颖性，本书在撰写过程中参阅了大量国内外新近的心血管疾病指南和专家共识，并力求内容简明、条理清晰、流程合理，最大限度地提高本书的适用性。本书可供参与心血管疾病全病程管理中的各类医疗、护理、管理等人员使用，用于心血管内科疾病全病程管理的规范化培训。对国内全病程管理"零基础"的心血管内科基地开展全病程管理具有重要指导和借鉴意义。非常荣幸地向各位同仁推荐。

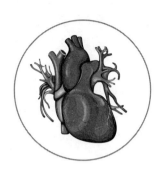

前　言

　　目前，我国心血管疾病患病率仍处于持续上升阶段，预估各类心血管疾病患病人数达 3.3 亿，心血管疾病在我国城乡居民主要疾病死因构成比中排名首位。面对持续增加的心血管疾病负担，提高现患人群的综合诊治水平、提高生活质量对健康中国战略目标的达成具有重要意义。

　　国内众多心血管疾病诊疗中心的日常医疗工作，仍主要关注于患者的院内管理，而忽略了患者的入院前管理和入院后管理。然而大多数心血管疾病如高血压病、冠心病、心力衰竭、心律失常等均属于慢性疾病的范畴，患者在出院后仍需持续得到医疗关注才能提高长期治疗效果，真正改善预后。全病程管理应涵盖患者入院前管理、住院期间管理和出院后管理。目前国内心血管领域内尚无介绍全病程管理相关内容的书籍，为了填补此项空白，我们团队结合我院以及我科近年来积累的全病程管理经验编写了本书。

　　本书包含了全病程管理的概述、心血管疾病病史采集与专科检查、心血管疾病介入治疗、心血管疾病全病程管理 4 项内容，并在第五章中对心血管疾病康复的内容进行了总结，以期确保心脏康复措施能有效实施，促进康复、减轻再发风险、提高生活质量。心血管疾病全病程管理章节中重点介绍了 22 种常见心血管疾病在院前、院中和出院后三个阶段的详细管理事项，呈现了疾病管理中各阶段的内容，覆盖疾病简介、疾病诊断、检查和检验、疾病治疗、疾病护理和个案管理等方面，重点体现了"全病程"的理念。本书在编写中坚持实用原则，每种疾病的全病程管理路径细致到每个阶段的具体流程，并附有出院随访管理计划表，可供广大医务工作者借鉴参考。

　　本书由中南大学湘雅医院心血管内科医护团队基于近年来常见心血管疾病全

病程管理中积累的临床经验，并参考了国内外新近的指南和研究进展。本书适合心血管内科医师、护理人员、全病程管理人员、医学生等广大医务工作者阅读参考。由于编者水平有限，本书在编写过程中难免存在纰漏之处，恳请广大读者同仁不吝赐教。

本著作的出版获得国家自然科学基金（81974026）和（82170292）、湖南省自然科学基金面上项目（2022JJ30069）和（2021JJ70143）、湖南省卫健委科研计划项目（A202303018910）；湖南省财政厅计划项目（202249）的支持，在此表示感谢。

马琦琳　谢启应　石瑞正

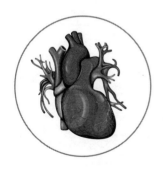

目　录

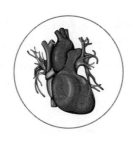

· 第一章 ·
全病程管理的概述

第一节　全病程管理定义与内涵

一、全病程管理发展背景与意义

（一）实施背景

根据《进一步改善护理服务行动计划（2023～2025年）》（国卫医政发〔2023〕12号）、《国务院办公厅关于促进"互联网＋医疗健康"发展的意见》（国办发〔2018〕26号）、《国务院关于实施健康中国行动的意见》（国发〔2019〕13号）、《关于深入推进"互联网＋医疗健康""五个一"服务行动的通知》（国卫规划发〔2020〕22号）、《医疗联合体管理办法（试行）》（国卫医发〔2020〕13号）、湖南省人民政府办公厅关于印发《湖南省培育大健康产业工作方案的通知》（湘政办发〔2023〕5号）等文件和政策，要求健全"互联网＋医疗健康"连续服务体系，鼓励医疗机构应用互联网等信息技术拓展医疗服务空间和内容，构建覆盖诊前、诊中、诊后的线上线下一体化医疗服务模式，缓解看病就医难，实现全人群、全生命周期的健康管理，提升人民健康水平。鼓励公立医院与社会资本合作开展健康管理服务，发展以健康风险组织为核心的健康管理新型组织。目前，"互联网＋大健康"涉及预约咨询、健康管理、健康科普、远程医疗、物联网终端开发与应用五大领域。

自2018年国务院办公厅《关于促进"互联网＋医疗健康"发展的意见》出台以来，我国互联网医院从2018年12月的100多家暴增到2022年12月时的1900多家，在各项配套政策支持下，我国互联网医疗服务业务量明显加速增长。

据统计，2020年国家卫生健康委44家委属（管）医院互联网诊疗人次数比2019年同期增长了17倍，第三方平台互联网诊疗咨询量增长了20多倍。

在国家卫生健康委员会推动下，医疗机构还积极利用互联网技术优化医疗服务流程，让数据多跑路、百姓少跑腿。截至2020年底，我国三级医院预约诊疗率超过52%，分时段预约率达82%；提供在线支付服务的三级医院有2337家，提供在线支付、智慧导医分诊等服务的二级医院达5000多家。

新冠疫情肆虐近三年，客观上加快了互联网医疗行业创新的步伐。线上问诊、"云端"病友会、线上家庭医生……如雨后春笋般迅猛发展。如今，发展壮大的互联网医疗服务边界不断延伸，在全病程服务等方面的尝试也非常多，但仍处于起步阶段。

随着医疗服务从线下拓展至线上，医疗服务模式发生了变化，"互联网＋医疗健康"也面临着创新，这包括服务体系、行业标准、网络安全、人才队伍建设等方面内容。医疗机构要找准定位，实现线上、线下服务标准化、同质化。新业态下政府部门也在创新监管方式，让互联网医疗服务在满足群众就医需求和为医务人员减负过程中规范发展、行稳致远。

互联网医疗是线上服务，传统医疗就是线下服务。在中国，传统医疗服务体系中"看病难"成为普遍认识，我国医疗服务机构的覆盖率高，从业人员与人口比并不低，真实的状况是大型综合医院门庭若市，而社区卫生中心、基层医疗机构门可罗雀，核心的问题是民众认为能看好病的医师集中在大型医院，不同医疗机构医师的不同质导致了诊疗的不同质，"看病难"实际难在人们对基层医疗机构"信任难"，找上级医院的"专家看病难"，而在社区和基层的医疗资源利用并不充分。既要充分利用医疗资源，又要解决人民好看病、看好病的目标，分层分级诊疗势在必行。国家2015年以后陆续出台相关政策，旨在推动"基层首诊，双向转诊，上下联动，急慢分治"分级诊疗格局。推动的难点和卡点依然是医疗资源的不均衡分布和分级分工机制体制的局限造成医联体联而不合，诊疗不连续，重复检查，就医成本高，医疗效果却不可控。

分级诊疗核心还是诊疗，重点是"如何把大小医院的医师连起来？""哪里诊？""谁来治？""怎么治？""疗效如何保障？""患者就医多方需求如何满足？""有限的医保资金如何高效利用？"这些都是摆在政府、医疗机构、各方参与卫生健康医药产业链服务领域的企业面前备受老百姓关注的问题。

经过多年的实践和探索，基于分级诊疗的要求，全病程管理模式验证了"互联网＋医疗健康"的可行性、有效性模式。在线上采取团队服务模式，更好地为多病、共病患者提供服务，形成多点触发的疾病监测主动干预管理模式，这对于从居家到医疗机构再到居家全流程对疑难重症的监测和预警具有重要价值。

中南大学湘雅医院早在 2015 年启动全病程管理服务，截至 2022 年 12 月，形成了 140 个专病管理团队，覆盖 78 个专科、亚专科、门诊及管理团队。通过探索，湘雅医院及其医联体和合作单位实践的全病程管理团队医疗、线上线下一体化、主动干预模式是"互联网＋医疗健康"的最佳落地模式，让民众在家即可享受优质医疗服务，同时减少了医疗费用支出，减轻了医保负担，并促进了医联体建设，有效助力了分级诊疗的落地实施，得到医护和患者的一致好评，并受到医疗卫生健康行业的高度认可。2020 年，中南大学湘雅医院《全病程管理实现横向贯通》在数字中国建设峰会"数字化战役"专区展示，被国家卫健委发文作为互联网＋医疗健康的医院服务典型案例通报表扬（国卫办规划函〔2020〕834 号）。历经 8 年发展，全病程管理已迈进了数字化医患决策、数字化随访、数字化个案管理全面赋能新的时代。

（二）全病程管理的意义

无论是传统医疗还是互联网医疗，或是以企业为主的还是以医疗机构为主的全病程管理，都需要落地到医疗机构的医疗团队去为每一个个案实施医疗服务计划。必须依托医疗机构，更绕不开以医护为核心，以个案为中心，以疾病为轴线去开展全病程管理服务，赋能医护患，实现各方获益。医师护士参与的程度决定个案管理的深度，参与管理的医师团队的专业水平决定个案管理的水平，管理团队的区域覆盖度决定个案管理的宽度。总而言之，有医师参与的全病程管理才是有意义的，由高水平专科医师带动团队分层分级的管理才是各方最需要的全病程管理。

全病程管理服务，以国家政策为导向，优化医疗服务体系，使医疗资源合理利用，缩减医疗费用支出。一是以促进医院发展为目标，实现高效分级诊疗，多方服务整合，提质增效，建立良好生态圈。二是让医师、护士有序精准地开展医疗和护理工作，拥有高忠诚度的优质患者群，有利于积累科研数据，提高医疗水平。三是让患者享有连续有效的治疗，拥有完整健康档案，帮助降低就医成本。

多年持续探索及多地区多家大型医院的实践证明，全病程管理做法契合国家相关政策及健康中国战略，深度拓展"互联网＋医疗健康"服务内涵，形成了整合型医疗卫生健康服务新模式。

二、全病程管理定义与特征

（一）全病程管理定义

"全病程管理"是指跨团队、多角色全程协作连续整合的主动健康管理模式，个案管理师全程跟进，通过数字化全病程管理平台，"线上＋线下""诊前＋诊后"一体化融合的全生命周期个案管理式医疗服务。包含预约诊疗、线上咨询、双向转诊、个案管理、多元化延伸服务五大服务模块。

跨团队指的是院内各相关职能部门、各临床专科及院外第三方机构、医联体机构间的横向合作；多角色指的是全病程管理过程中参与管理的医师、护士、个案管理师、药师、营养师、心理咨询师、康复师、社会工作师等。

全病程管理覆盖的人群可涵盖亚健康和患者群，如果是医疗机构为主体的全病程管理，则是围绕患者为中心开展覆盖院前、院中、院后的照护管理。通过医疗团队及个案管理师从院前准备、院中服务、院后延伸服务三个节点进行服务流程设计，针对专科疾病及患者身心社灵全方位评估，制订个性化精准疾病照护方案，对患者进行全人全程延续性闭环式管理。

（二）全病程管理的特征

全病程管理的特征可以概括为"一环一径两心三效四贯通"五个方面。

"一环"是指线上线下，院内院外，服务闭环；"一径"是指以疾病为轴线的医护患一体化全病程管理路径；"两心"是指以医师为核心、以患者为中心开展服务；"三效"体现在成效上，即通过全病程管理来实现医疗机构高效分级诊疗、医师进行有序的精准医疗、患者享有连续有效的治疗；"四贯通"是指医疗资源协同贯通、医疗机构间信息互联贯通、患者治疗连续贯通、医联体机构间生态共享贯通。

依托全病程管理平台打通线上线下、诊前诊后、大院小院，整合医疗资源、重构服务流程，真正实现医医协同、医患协同、医防协同。

三、全病程管理组织架构与目标

全病程管理模式聚焦患者多层次、多样化的医疗健康服务需求，应用互联网、人工智能、大数据等前沿技术对医疗机构服务全流程进行设计再造，将原本局限于院内的医疗服务延伸至院外，打造覆盖院前—院中—院后的连续性照护服务体系，并以新技术、新机制、市场手段把医疗机构联结在一起，通过平台最终为老百姓提供有温度、高价值、高效率的医疗健康服务。

全病程管理的顺利实施，需要有一个系统全面的组织架构，站在患者角度，场景化设计就医全流程所涉及的所有服务，及每一位执行者每一个环节，并落实到患者所需要的每一个步骤和每一个实施的部门。

以大型三甲医院牵头的全病程管理模式是目前探索的一种价值医疗的主要模式。全病程管理的全人全程延续性照护，首先必须有比较完善的顶层设计，应包括院前、院中、院后各流程中涉及的各部门、合作的医联体机构和第三方运营管理机构等。牵头部门来负责全病程管理设计、全面规划、指导、推进全病程管理各项工作顺利开展；网络信息部门负责提供全面技术支持及信息监管；医务部和护理部负责全院全病程管理工作的推广、风险把控及个案管理人才队伍建设；门诊部负责预约挂号及门诊相关就医管理；医联体管理部门负责医联体和专科专病联盟的拓展；临床各科室根据各专科病种设计全病程管理服务内容并负责全病程管理服务具体实施；牵头医院与医联体及合作机构负责对患者进行评估和上下转诊及业务指导；全病程专科/专病联盟负责对患者的延续性共管共治；第三方合作机构负责全病程管理平台的运营管理及线上线下服务支撑。各地可以根据医院的实际需求来对全病程管理的架构做出调整。

　　医联体机构和第三方合作机构的专科医护人员、个案管理师及管理人员以患者为中心，将线上线下服务连续统一，院内院外诊疗一致统一，从而达到各类医务人员和患者全方位对接，医院服务全流程对接，上下级医院，间转诊和专病管理对接。全病程管理对于患者可以获得多元化连续性健康服务、提升自我健康素养和自我照护能力、精准转诊有效就医、减少不必要的诊疗支出；对于医院可以降低平均住院日、减少再入院率、提升医疗服务能力、稳定优质病源、区域协同精准转诊，提质增效；对于各级医师均可通过精准长周期的干预管理获得优质病源、提高医疗水平、提升资源服务效能、积累有效科研数据；对于政府则可以优化医疗资源配置、完善分级诊疗制度、控制医保支出、促进基本卫生医疗服务、建立医患友好的医疗生态；最终实现医疗机构高效分级诊疗、医师有序精准医疗、患者享有有效连续治疗的三大目标。

四、全病程管理规范

　　规范化是指根据某种事物的发展需要，合理地制订组织规程和基本制度以及工作流程，以形成统一、规范和相对稳定的管理体系，通过对该体系的实施和不断完善，达成井然有序、协调高效之目的。全病程管理在实施过程中需要建立团队管理规范、流程管理规范、绩效管理规范、品质管理规范、专病管理规范等。

（一）团队管理规范

　　全病程管理团队应遵循以下六项原则：

　　（1）主诊医师负责制原则　根据准入条件由主诊医师担任主责人，全面负责团队组建、职责分工、确定管理方案，保障线上线下服务质量与安全。

　　（2）及时性原则　医务人员应按照约定时间（24h内随时或在约定时间段）线上及时回复患者咨询，及时完成开单、转诊评估、远程评估、记录等工作。

　　（3）统一平台原则　使用统一的公众号、小程序和全病程分级诊疗管理平台规范管理患者。

　　（4）工作到位原则　全病程管理服务约定的预约诊疗、在线咨询、双向转诊、个案管理、院后延伸五大工作模块的服务内容必须执行到位。

（5）数据安全与隐私保护原则　应国家要求做好数据安全和隐私保护，禁止侵犯患者隐私的行为。

（6）安全性原则　线上线下服务均应遵循三级诊疗原则，团队角色各司其职，协同服务，禁止越位。

（二）流程管理规范

无论是线上服务还是线下服务，依据个案疾病特点设计的所有服务流程都应该闭环化。如：单次咨询闭环、复诊管理闭环、转诊闭环、免门诊住院申请闭环。

（三）绩效管理规范

为严明纪律、提高服务质量、创造优质服务品牌，应制订医疗团队、服务团队绩效制度规范。医疗团队遵循按劳分配的原则根据医护参与度、贡献值确定劳务分配比例，服务团队根据服务质量、工作对话次数、服务时长、差错、好评等给予相应的绩效奖惩。

（四）品质管理规范

全病程管理是一种过程管理，也是个案管理，衡量全病程管理的品质应该全面考量多个角度。全病程管理的对象是个案，个案管理是全病程管理的核心过程，亦是核心方法。

1. 全病程管理品质管理概念

全病程管理品质管理是依据全病程个案管理工作内容、特点、流程、管理要求、个案管理师及服务对象的特点、需求而制订的准则。其目的是实施全过程质量管理及实现全方面质量管理。

2. 全病程管理品质管理的组织架构及职责

建立质控小组，由科室负责人、质控专员、专职个案管理师、专科个案管理师共同组成，负责质量管理并持续改进工作。其主要职责是：

（1）制订和修订全病程个案管理制度、标准及考核方案。

（2）指导开展全病程个案管理的质量管理及质量教育工作。

（3）确定全病程个案管理关键指标、监测项目及范围，并实施质量监测，考评全病程管理工作，作出质量评价，并提出奖惩和整改意见。

（4）组织开展全病程个案管理工作的差错及纠纷的调查分析，处理调解并提出处理意见。

3. 全病程管理品质管理方法

全病程管理品质管理方法包括全病程管理系统采集 CDI 数据、查看对话记录、发放医护和患者满意度调查问卷、电话追踪个案、现场观察考核、个案管理师自我检查、差评追踪等，可以运用鱼骨图、品管圈等质量管理工具来分析、提升品质管理效果。

4. 全病程管理标准化制度的建立

制度即规程，是指在一个社会组织或团体中要求其成员共同遵守并按一定程序办事的规程。

全病程品质管理标准化制度的建立是一个制订制度、执行制度并在实践中检验和完善制度的动态过程，具有合理性、规范性及与时俱进的原则。规范制度的制订是根据全病程管理的目标、工作流程、单病种管理类型、技术系统、人力资源等情况，制订出业务标准、工作标准及考核标准三大维度的内容，其主要内容包括：《个案管理师工作职责》《个案管理师培训标准》《双向转诊规范》《绩效考核标准》及各个《专科标准作业流程书》等制度标准，将经常性的工作进行管理规范，制订一个系统的管理标准。全病程品质管理制度的制订是个不断摸索的过程，同时也是总结经验、发现问题并及时补救、不断完善的过程。

全病程品质管理的指标选定应遵循重要性、综合性、适当性及可靠性四大原则。设定指标阈值时，可以运用统计方式，通过分析过去一年样本数，亦可由指标制订专家小组，依照实证文献建议，并配合临床实务经验制订。

5. 全病程品质管理的满意度调查

全病程管理的品质管理不仅涵盖了服务的工作效率、服务质量、服务的连续性及经济效果，还强调服务对象的满意率。服务对象的满意度调查已成为服务改进必须做的一项重要工作，对不断提高服务质量具有重要的指导意义。

全病程品质管理的满意度调查由全病程质控小组完成，负责全病程各服务群体的满意度调查工作，根据服务对象的特点制订不同类别的问卷调查表。全病程品质管理的问卷调查表包括《全病程管理满意度调查问卷（患者版本）》《全病程管理满意度调查问卷（医护人员版本）》，详见附表1、附表2。通过全病程满意度调查系统、电话回访、问卷星及现场调查等调查方式全覆盖、全员参与调查。质控专员负责处理调查结果，整理调查资料，归类统计，并形成图文类型的综合调查报告。针对不满意的服务对象，质控小组遵循 PDCA［plan（计划）、do（执行）、check（检查）和 act（处理）］循环原理，分析原因，改进流程，总结经验，根据相关问题制订优化改进制度，实现全病程品质管理质量和安全的持续改进。满意度管理还包括线上客服的即时评价。

（五）专科/专病管理规范

由临床团队和管理团队共同编写专科疾病的全病程管理路径、评估表单、评估方案、随访表单、随访计划、品质管理内容和评价指标，结合每一个疾病建立管理规范。本书就是针对心血管疾病编写的全病程管理规范。

第二节 全病程个案管理模式

一、个案管理职业定位

全病程管理是以患者为中心，以专家级医师为核心，全病程专病联盟或医联体内多角色多团队协作，按单病种整合式管理方案和路径，为个案实现的全人全程全照护管理式一体化服务。

全病程管理源于"个案管理"理念，而"个案管理"的起源正是价值医疗，即要控制医保支出、建立以价值为导向的医疗照护体系。在这个体系里，医疗人员以疾病的特定表现和人的生命健康发展为中心，将多个医务角色和多个医疗阶段整合在一起来满足患者对健康的需求。个案管理提高了患者的生活质量和就医满意度，降低了医疗成本和住院率。个案管理在欧美等地区已有 50 多年历史，也是一种符合我国国情的患者全程管理模式。

个案管理师（case manager，CM），是指接受过个案管理训练的人，通过协调多学科团队合作，针对某种特定的疾病，负责与医师、医疗小组及患者协调沟通，制订诊疗计划与目标，并确保患者能如期完成所需的检查和治疗，旨在最大优化资源、节省成本及促进患者康复，以便在预定的时间内达成期望的目标。个案管理师是护理进阶角色之一，个案管理师可作为专科护士的发展新方向。目前我国个案管理师多数是由专科护士发展而来，其个案管理工作仍然脱离不开专科护士的专业特质，但是专科护士更关注其直接护理技能，而个案管理护士更注重"教导患者识别和处理疾病的症状""通过分析评估结果来确定患者的医疗及护理需求"的能力；与专科护理师（nurse practitioner）不同，个案管理师不执行具体的医疗处置与操作，更多的是起到统御、协调、连接、监控的作用，专科护理师仅提供患者门诊或住院某时间点的照护，而个案管理师则将患者的照护点连成"线"，使患者获得连续、无缝隙的照护。个案管理师作为医患桥梁，更注重团队协调促进能力的构建，促进医护、个案管理师、管理者以及院外机构跨团队合作，对患者实施闭环式全人全程管理。

二、个案管理师的选拔与培训

开展个案管理工作的人员称为个案管理师，个案管理师可以由医师、护理人员、社工或其他医疗专业人员担任，目前我国个案管理师多由护理人员担任。个案管理师的选拔和培养是开展规范化个案管理的前提，个案管理师不仅需要扎实的护理专业知识，而且还需要有关卫生经济学、管理学、社会学等社会学科的相关知识。国外已将个案管理者作为硕士研究生培养的一个方向，个案管理师应通过选拔和培训，考核合格后予任用。

1. 个案管理师选拔条件

（1）热爱并认同个案管理工作，具备较强的适应能力、学习能力、组织协调及沟通表达能力。

（2）熟练使用电脑办公软件和新媒体。

（3）有5年及以上的临床医学或护理工作经验，有心理学、教育学背景，已获得国家二级心理咨询师证书者优先。

2. 个案管理师培训

（1）培训方式　借鉴美国等国家和地区个案管理师培养机制，根据当下的实际情况设置个案管理师核心能力课程，主要包括理论培训和临床实践。培训方式为外训和内训、输入和输出相结合。主要方式有：①邀请国际个案管理专家长期驻点医院进行带教指导；②邀请院内医疗管理专家授课，参与专科查房和专科知识学习；③定期在医院门诊及相关科室（康复科、营养科、检验科、医保科等）轮岗；④选派个案管理师赴临床实践基地研学；⑤参加相关学术会议交流，进行个案管理专题分享。

（2）培训内容　理论培训内容包括：个案管理理论与实务、专科疾病知识、出院准备计划、医务社工服务、医保控费、双向转诊、健康管理等，至少达到50个学时。实践培训内容包括：全病程个案管理系统使用、个案报告撰写、个案管理工作流程和职责、运营管理、单病种个案管理实操等，至少达到30个学时。

（3）培训效果　个案管理师考核主要分为系统操作使用、服务流程、常见医学知识、服务礼仪方面，分为自评、科室评价和带教老师评价，针对考核内容掌握≥80%为优秀，≥70%为良，≥60为合格，＜60%为不合格。如考核结果＜60%需复评并备注改进举措。

通过培训大部分学员成绩达到优秀水平，能掌握个案管理师理念、工作职责等，具备开展个案管理工作的能力，达到培训效果。

三、个案管理角色与能力

个案管理是"一种灵活的、系统的、合作性的方法，提供给特定的人群并协调其医疗护理的服务"。美国个案管理学会（Case Management Society of America，CMSA）于1995年将个案管理定义为整合并促进医疗照护及团队合作的过程，而整个过程包括评估、计划、执行、合作、监测及评价照护服务是否符合患者健康需求，而个案管理也必须通过团队沟通及应用适当资源以持续提升照护品质及成本效益。所以，个案管理是一个共同参与的过程，以建立和促进个体的健康，达到缩减不必要的服务、降低成本、提高护理质量和效果的目的。

基于以上，个案管理师有六个重要角色，分别是：管理者、协调者、咨询者、规划者、代言者、教育者，多角色定位要求个案管理师具备以下能力：

（1）管理者　收集患者健康资料和病例信息，评估个案的疾病风险因素，从"身、心、灵、社"全方面评估患者健康管理需求。为个案提供高品质的个案管理服务，完成单病种疾病管理计划。依据患者病情做好出院准备，制订并执行出院准备计划，包括健康宣教、院后照护等，实现个性化、全程化、延伸化的健康管理。追踪随访指标及转诊指标，借助全病程管理应用工具系统建立患者出院后连续完整的照护数据。

（2）协调者　个案管理师在工作中，需根据患者需求，协调链接院内外资源，整合最具经济效益及效率的资源和服务，提供符合个案需求的相关资源利用或分配，熟悉运用全病程管理应用工具系统，负责所在科室双向转诊工作的落实，必要时为个案提供最合适的转介服务。

（3）咨询者　为加强个案对疾病的了解或帮助个案及家属充分了解治疗的方案、治疗疗程、检查检验项目及结果、治疗效果、返院时间、社区转介资源等，个案管理师通常扮演着个案与家属最适当的咨询者角色，协助个案在充分告知下有权利选择并作出合适的医疗决策。

（4）规划者　个案管理师需要根据医疗团队的建议、治疗决策，进而选择最适合个案的照护计划，为用户提供成效良好的照护服务。在执行照护计划的过程中，个案管理师也要注意随时评估照护计划的有效性和执行中的困难性。

（5）代言者　个案管理师作为医师、护士、患者之间的联系桥梁，是患者的代言人。个案管理师通过全面了解会事先完整收集并评估个案及其社会支持人员的情况，协助个案及家属参与医疗决策或决定照护计划的优先顺序；协助医师与护士执行患者的治疗计划及护理计划，个案管理师通过访视、访谈发现问题，可以发起会诊或讨论调整照护方案。对临床宣教或疏漏之处作补充，根据患者需求链接资源，提高家属参与个案管理模式的配合度，将随访过程中遇到的问题进行总结并反馈于临床，提高患者黏性及满意度。

（6）教育者　个案管理师是否能完整并准确评估个案获得的医疗资讯及个案或家属对诊疗信息是否充分了解，是个案管理计划成功的关键。在管理个案中，运用人文关怀主动关心患者，有效与患者进行沟通，提供专业的咨询和心理支持。同时，个案管理师作为教育者，需要具备过硬的专业知识、科研能力、培训能力、管理及沟通能力，能将个案病例资料进行汇总、分析、收集、整理、汇报，适时提出改进计划并实施，完成个案报告。

四、个案管理原则与目标

在进行个案管理的职业实践中，我们可以概括出五个主要个案管理的原则和目标：

（1）以个案为中心　个案管理需要以个案为中心，围绕个案整体评估其医疗、心理、家庭社会背景、职业等各方面需求及问题。此外，管理工作还需按个案要求整合各专业团队，共同围绕个案提供综合性照护。

（2）服务的整合　个案管理主要关注的对象一般是那些经评估有多重问题、需要长时间介入的个案，尤其针对再入院病情复杂或有合并症、慢性病、有多方面需求的个案。一般可能涉及不同专科、转诊、心理问题、社会问题或商保、救助、辅具资源链接等，因此需个案管理师整合多专业团队合作服务，以满足个案个性化且多元的健康需求。

（3）延续性照护　个案管理要根据患者的特殊需求和健康管理需求，制订个性化的延续性照护计划，根据患者的病情变化和治疗效果，评估延续性照护的效果和质量，及时调整照护计划。此外，个案管理需充分协调不同医疗机构和医护人员之间的工作，确保医疗服务的连续性和协调性，提高患者的医疗体验满意度和忠诚度。

（4）个案的赋能　个案管理师要重视个案的价值、尊重个案的尊严，在提供个案管理的过程中要强化个案的参与及自我责任，挖掘个案的优势和潜能，强化其学习动机并提供个案学习的机会和持续的支持，以促进个案在最少的协助下达成自主独立的目标。尽可能由倡导、共同决策及健康教育等方式促进个案的自决及自我照护能力。

（5）评价照护品质　评价照护的成效是个案管理的一个重要组成部分，贯穿于个案管理的整个过程，是执行个案管理重要的目的与结果。个案管理强调有效性和及时性，以确保照护品质。通过照护品质的评价，可及时判断个案管理师所提供的照护路径、方法、内容是否合适，从而及时做出调整。

五、个案管理师工作职责

1. 专职个案管理师工作职责

（1）推进医院各临床科室在全病程管理方面的工作，包括个案管理、双向转诊、远程健康管理、居家随访等。

（2）协助专科个案管理师开展个案管理工作，定期参与临床查房，通过理论授课和临床带教对兼职个案管理师进行个案管理专业培训指导，使其熟悉使用全病程管理系统。

（3）协助和指导临床科室了解转诊流程，推动双向转诊工作，并确保转诊得以落实。

（4）拓展全病程远程健康管理工作，负责向意向科室介绍全病程管理项目和远程健康管理方案设计与实施（单病种远程健康管理可行性评估、服务内容设计、物料设计、操作培训、具体实施、流程梳理、成本核算、个案管理师专项培训及院后管理效果评价服务）。

（5）与医务部、护理部、临床科室合作，共同完善各专科单病种医护患一体化临床路径和单病种个案管理作业指导。

（6）收集临床各科室的全病程管理相关数据，每月进行工作总结汇报，并提供持续改进措施。

2. 专科个案管理师工作职责

（1）参与及推进所在科室开展全病程管理各项工作，包括个案管理、双向转诊、远程健康管理、居家随访等。

（2）掌握全病程管理平台系统工具的使用。

（3）开展专病种个案管理工作。

① 参与病房查房，访视患者，收集患者健康资料和病史，评估患者身体、情绪、认知、心理和社会支持状态，掌握患者健康需求。

② 向患者及家属介绍治疗方案、出院小结、院后用药方法，并确保患者遵守用药和健康活动的规定，以减少不必要的重新入院。

③ 监测并管理住院时间，组织为患者服务的医疗团队开会，并根据医师医嘱，与医疗团队一起草拟出院时间和出院计划。

④ 为患者提供合适的院后照护资源或确保患者出院后转诊到适合的医疗机构，获得有效的院后服务。

⑤ 根据出院计划追踪随访患者院后情况，执行院后健康管理服务，并整理患者电子健康档案。

⑥ 熟悉转诊流程，开展双向转诊工作，评估患者需求并制订出院准备计划，完成患者出院转诊的流程。

⑦ 协助科室开展远程健康管理相关工作，协助接收案例，根据照护需求和出院计划完善个案管理照护计划，执行院后追踪随访，随访的内容以病种管理指标或是出院准备计划的评估与监测指标为主。完善院后电子健康档案。

⑧ 负责全病程管理项目（双向转诊、远程健康管理等）数据的记录和整理，并及时在全病程分级诊疗管理平台完成相应记录。

3. 线上个案管理师工作职责

（1）负责公众号或小程序线上咨询与指导，如各类非医疗咨询、复诊提醒与安排、就诊流程指导等。

（2）将线上患者对话转介给全病程管理团队成员，如检验检查报告解读、治疗方案咨询、不适症状处理等转介给医师；将管道护理、伤口护理等转介给护士；将营养指导、营养方案制订等转介给营养师；将药物指导、药物不良反应监测等转介给药师；将心理咨询指导转介给心理咨询师。

（3）为患者提供预约诊疗服务，如预约挂号、预约检查、预约住院、预约转诊等。

（4）推送相关管理通知或健康科普知识给患者，如复诊通知、计划性入院通知、随访调查通知、科普推文、线上科普直播通知、满意度调查问卷等。

（5）推广全病程管理，向有需求的复诊患者精准介绍符合病种要求的全病程远程健康管理服务，将有意向的患者转介给团队个案管理师评估收案。

（6）完善平台在线知识库，定期收集、整理、更新知识库内容；进行数据管理，收集、整理、分析、汇报相关数据。

第三节　心血管内科全病程个案管理流程

根据《中国心血管健康与疾病报告2022》推算心血管病（CVD）现患人数3.3亿，其中脑卒中1300万，冠心病1139万，心力衰竭890万，肺源性心脏病500万，心房颤动487万人，风湿性心脏病250万，先天性心脏病200万，外周动脉疾病4530万，高血压2.45亿。目前，心血管病死亡占城乡居民总死亡原因的首位，农村为45.91%，城市为43.56%。中国心血管病负担日渐加重，已成为重大的公共卫生问题，防治心血管病刻不容缓。然而现有的医疗机构内部的健康服务连续性不足，片段式、分散式的就医模式，导致患者奔波于各个科室。基层医疗服务机构受技术水平和设施条件的限制，难以充分发挥其就近、方便、快捷的服务优势。在目前有限的医疗照护资源下如何合理控制医疗成本、提高医疗质量、整合各项医疗资源、降低心血管事件，为心血管病患提供整合、持续、个体化的健康管理，是临床医疗急需解决的问题。在发达地区和我国台湾地区的研究表明，个案管理已被证实是一种成功的健康照护模式。

一、心血管内科全病程管理组织架构及分工

心血管内科全病程管理，由牵头部门负责整体部署和指导，心血管内科科主

任负责组织全科全体医护人员参与，将全病程管理理念贯穿于心血管内科患者院前、院中、院后全流程中。在这个模式中，团队医师主导专病管理方案，并提供疾病相关问题咨询和指导；专科个案管理师则负责及推进全病程管理各项工作，制订并执行个性化照护计划及评估专病管理效果；线上个案管理师无缝对接医护团队和患者，提供线上咨询与指导、追踪和反馈，并提供健康关注及干预提醒；专职个案管理师全程协助和指导开展全病程管理，及时监管第三方公司服务质量，提供持续改进措施。

医护团队、个案管理师、管理运营人员需要认真履行责任和义务，根据职责科学分工合作实现线上＋线下闭环管理。通过全病程管理降低心血管疾病对患者的危害，提高患者及家属自我照护管理能力、提升医疗照护质量、减少并发症和心血管事件、降低非必要医疗成本支出等。

二、心血管内科全病程管理服务内容

心血管内科疾病患者在加入管理后，团队医师根据疾病管理特点为其设计了一系列的服务内容，包括单次咨询、复诊管理、远程血压管理（半年/年）、半年服务和年服务等内容（表 1-3-1）。根据其他心血管疾病特点每个病种可设计符合患者需求的服务，如综合管理服务、智能体重管理、免门诊住院等。

表 1-3-1　心血管疾病全病程管理服务套餐

服务项目	单次咨询	单次复诊	综合随访	线上复诊管理	血压健康报告	非医疗咨询指导
专家咨询	1 次	—	—	—	—	不限
复诊管理	1 次	1 次	—	—	—	不限
远程血压半年管理	3 次	3 次	2 次	1 次	6 次	不限
半年服务	3 次	3 次	2 次	1 次	—	不限
远程血压年管理	6 次	4 次	4 次	2 次	12 次	不限
年服务	6 次	4 次	4 次	2 次	—	不限

以下为服务内容的具体说明：

（1）专家咨询　患者通过在线咨询平台发起咨询申请，线上个案管理师收集患者主诉及问题，并整理患者线上问诊资料表，详见附表6。专病团队医师则会登录在线咨询平台通过文字或语音回答患者问题，并为患者提供疾病相关的用药、运动、营养、饮食、心理指导和检验检查报告解读等。

（2）复诊管理　医师会在患者出院前或门诊结束后，评估患者病情并制订个案管理计划，线上个案管理师依据个案管理计划提前一周联系患者，确定来院复诊时间并收集患者线上问诊资料表，医师线上评估病情并提前开具复诊所需检验检查，线上个案管理师根据复诊日期安排好就近检查检验时间。患者则需按照检查时间来院完成检验检查后面诊，复诊流程如图 1-3-1 所示。

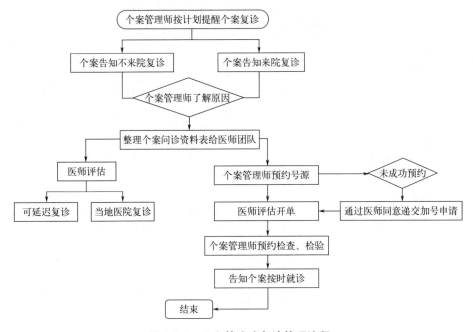

图 1-3-1　心血管疾病复诊管理流程

（3）综合随访　依据第四章具体疾病的随访计划表，专科个案管理师定期对患者进行问卷或电话随访、资料采集、健康指导、指标评价等，如发现异常，个案管理师将提供相关指导并督促尽快就医。专科个案管理师每次随访数据应记录在"心血管疾病复诊后信息登记和个案管理计划"，即附表 5 中，医师可以随时登录全病程系统查看患者健康档案。

（4）线上复诊管理　心血管疾病患者需要长期坚持服药，而医师需要根据病情和检查结果适当调整用药。患者结束就诊后可以通过线上复诊管理服务由医师线上解读复诊结果并开出药物处方，个案管理师核对处方并收集患者邮寄的信息，患者在线上完成缴费后，个案管理师至药房领取药品并邮寄给患者。线上复诊管理大大减轻了患者就医负担，为患者就诊提供了极大的便利，改善了医疗服务质量。

（5）血压健康报告　为了更好控制和管理血压，可以借助远程传输功能的电子血压计监测患者的院外血压数据，使患者足不出户就可以得到医师的指导建议。患者在加入全病程管理时，可以领取智能血压计并绑定，具体流程详见图 1-3-2。

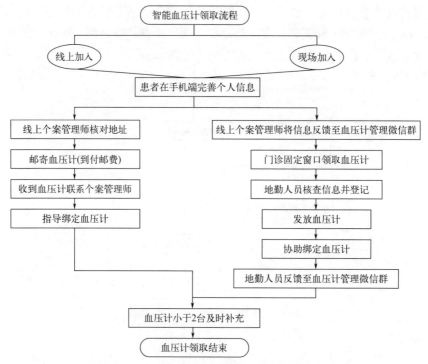

图 1-3-2　心血管疾病复诊管理（血压监控）流程

医师根据血压达标情况制订血压监测的频次，线上个案管理师在平台上指导并提醒患者按时完成血压测量，叮嘱若监测数据异常应及时和医师沟通调整治疗方案，进而达到改善患者治疗依从性，进一步提高血压管理的质量。线上个案管理师整理患者血压数据并分析血压波动情况，根据血压波动及时给予健康生活指导，血压控制未达标或波动大时提醒尽快来院复查，每月形成血压报告定期发送给患者。

（6）非医疗咨询指导　线上个案管理师针对管理患者予以复诊、入院前问题主诉收集、就诊流程指导，以及预约挂号、购药、医保、邮寄报告等相关问题咨询指导；经评估需要医疗团队指导的疾病相关咨询预约转介专病管理团队；定期通过直播、推文、视频等形式予以疾病知识科普。

三、心血管内科全病程管理服务流程

1. 心血管疾病全病程管理收案对象

（1）依据专科疾病诊断，确诊为心血管内科疾病患者。管理的对象包括冠心病、心力衰竭、先天性心血管病、高血压、心房颤动（房颤）、高脂血症等患者。

（2）经医师评估需要被管理且自愿加入管理的患者。

（3）重点对象为新确诊心血管疾病患者、合并 3 个心血管危险因素患者。

2. 收案流程

医师说明心血管疾病个案管理目的和意义，患者同意加入管理后签署《患者院后健康管理告知书》。个案管理师介绍全病程管理服务内容并指导患者使用公众号或小程序。

（1）评估　是个案管理的第一个步骤，具有持续性、互动性、指引性等特点，同时也贯穿于个案管理的每个环节。评估的目标在于及时全面地了解患者疾病状况，为制订个案管理计划做准备。评估是指运用各种评估方法在各阶段对患者身体、心理、灵性、社会等方面的信息进行收集、判断、记录形成评估报告的过程。评估的意义在于确定个案各方面的需求，为制订个案管理计划提供依据。

（2）计划　美国学者 Leininger 和 Watson 认为连续性疾病管理计划是全方位人性医疗的体现，是为改善及促进人类疾病健康而直接协助、支持、满足个体明显或预期需求的一种行为，在治疗过程中，提供人性化及整体诊疗，达到更优的治疗目的。受国外连续性疾病管理计划的实践启示，近年来对连续性照护的研究与应用，开始逐渐增多并取得了满意的效果。

（3）实施　个案管理师依据患者疾病风险因素的评估结果为患者制订个性化的疾病个案管理计划表，并将其导入全病程管理系统。按照病种管理期限、复诊频次制订门诊复查方案，依据随访周期导入随访提醒和疗效评价提醒。

① 执行与协调：个案管理师根据系统提醒，通过短信、问卷、公众号推文等形式推送健康教育内容给患者；通过随访提醒，按照疾病种类和随访表单对患者进行个性化随访，对患者的伤口恢复状况、相关检验指标、用药、康复程度、饮食营养、情绪等予以评估记录，经评估需要复诊或再入院者，与团队医师和线上个案管理师共同为患者做好复诊及入院安排；根据个案管理计划定期对患者进行满意度评价和疗效评价。

② 监测：个案管理师根据随访结果，评估患者院后检验指标是否正常，生活习惯是否改变，是否定期监测血压、体重等，针对性予以用药、饮食、康复指导，使患者和家属掌握正确的测量血压、运动锻炼、居家护理、饮食调理等，指导规范用药，督促规律复诊，发现异常体征应按"心血管疾病异常体征管理流程"进行处理，详见图 1-3-3。

③ 结案：当符合以下条件时，我们将进行结案：失联（即三个月内连续追踪三次未得到回复）、拒绝参与管理、死亡或其他原因。结案过程由线上个案管理师与患者确认，并告知管理周期。所有结案的个案须在系统病患管理状态完成结案程序，并完善个案管理计划及电子档案。

④ 心血管内科全病程个案管理流程：见附录7。

（4）评价　经过定期追踪随访、指导和干预，患者在管理期限内按照计划

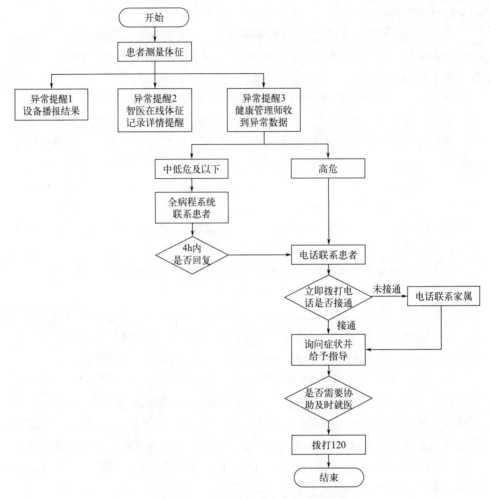

图 1-3-3 心血管疾病异常体征管理流程

定期复查或计划入院，个案管理师根据收案率、患者满意度、失联率、随访达成率、血压达标率、血脂达标率、心房颤动患者抗凝治疗国际标准化比值（international normalized ratio，INR）达标率、非计划性再入院率、转诊率及治疗依从性、并发症发生率、生存质量良好率、心理状况良好率等方面，从医疗质量、患者管理两个维度进行整体评价，以判断患者是否达到预期管理目标。

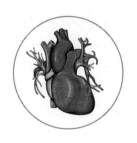

·第二章·
心血管疾病病史采集与专科检查

第一节 病史采集与体格检查

一、病史采集

目前心血管疾病的诊疗技术在数十年间得到了飞速的发展，并在临床上得到了广泛应用。但国内外现普遍存在重视实验室检查或影像学检查，而忽视了临床物理诊断水平的提升。但有时可以根据询问详细且准确的病史，加上认真、全面的体格检查，对心血管疾病做出初步诊断，至少将鉴别诊断缩小范围，为临床医师提供更清晰的诊疗策略。因此，有效的病史采集和体格检查仍应该作为心血管疾病诊治的基础。

病史采集内容可按照病历书写内容要求进行，包括一般项目（性别、年龄、职业等）、主诉、现病史、既往史和系统回顾。其中主诉为患者最主要或最明显的症状和体征，概括言之就是本次就诊最主要的原因及其持续时间，可初步反映患者的病情轻重与缓急，并提供对疾病的诊断线索。而现病史又是问诊的主体部分，记录了患者患病后的全过程，即发生、发展、演变和诊治经过，可按照以下内容和程序采集病史。

（1）起病情况与患病时间　可详细询问起病后的情况，对诊断疾病具有重要鉴别作用。如心绞痛、主动脉瘤破裂起病急骤，而风湿性心脏瓣膜病起病较缓。有些疾病也与某些因素有关，比如脑卒中常发生于睡眠时，高血压危象发生于情绪紧张或激动状态时。患病时间则记录起病到入院的时间，如先后出现数个症状则需从首发症状时间算起，并按时间顺序采集整个病史后分别记录：如心悸 3 个月，夜间呼吸困难 2 周，双下肢水肿 4 天。从以上症状发生的时间顺序，可以看出是心血管病患者逐渐出现心力衰竭的发展过程。

（2）主要症状特点　包括主要症状出现的部位、性质、持续时间和程度、缓解或加剧的因素，了解这些特点对判断病变部位、范围和性质较有帮助。如患者以胸痛为主诉入院，需要了解疼痛发作的部位、性质、持续时间，从而可考虑以胸痛为主的疾病诊断中进行鉴别。如稳定型心绞痛主要以胸骨后呈压榨感为特点，并可放射至左侧肢体，持续时间2～10min，休息或服用硝酸甘油后3～5min可缓解。

（3）病因和诱因　尽可能了解与本次发病有关的病因（外伤、感染等）和诱因（气候、环境、情绪等），有助于明确诊断，医师应当进行科学的归纳和分析，以避免因患者记忆偏差或提出与该疾病明显不相关的因素干扰判断。

（4）病情发展与演变　包括患者在疾病过程中主要症状的变化或新症状的出现。如心绞痛患者本次为疼痛发作加重，且持续时间较长，无明显缓解方式，则应考虑是否存在急性心肌梗死的可能。

（5）伴随症状　在主要症状的基础上同时出现一系列其他症状，这些症状将成为鉴别诊断的依据，或提示出现了并发症。相反，某些疾病应该出现伴随症状但实际上没有发生时，也应该询问并采集，以备进一步观察。作为诊断和鉴别诊断的重要参考资料，这种阴性表现称为阴性症状。如急性心包炎患者，除明确的心前区疼痛外，还可伴有发热、咳嗽等伴随症状，这些伴随症状是与急性心肌梗死相鉴别的依据。

（6）诊治经过　本次就诊前在其他医疗单位就诊时，应详细询问既往诊断和治疗措施以及结果，若已进行治疗则应问清使用过的药物名称、剂量、时间和疗效，为本次诊治疾病提供参考。但不可盲目复制既往诊断代替自己的诊断。

（7）病程中的一般情况　最后应询问患者起病后的精神、体力状态、食欲、睡眠、大小便和体重变化情况，这部分内容对全面评估患者病情轻重和预后，以及采取的治疗措施十分有效，也可为鉴别诊断提供重要的参考资料。

（8）既往史、个人史、家族史　患者既往的健康状况和过去曾罹患的疾病，例如风湿性心脏病应重点询问过去是否反复发生过咽痛、游走性关节痛等，对慢性冠状动脉粥样硬化性心脏病和脑卒中患者，应询问有无高血压病史，以及了解患者个人有无吸烟、饮酒、高脂饮食、熬夜等生活习惯史，以及家族内有无心血管疾病病史，包括早发心血管病家族史。

二、体格检查

（一）心脏体格检查

体格检查是诊断心脏疾病的重要步骤，包括心脏的视诊、触诊、叩诊、听诊，以及血管的检查。通过有效且全面的心脏体格检查，不仅可发现解剖异常的诊断，而且可为血流动力学异常及其严重程度提供重要的临床线索。

1.心脏体格检查的基本条件

心脏检查按照视、触、叩、听诊的顺序依次进行，医师需要身处相对安静的环境，并有适当的照明。患者应躺在检查床或病床上，医师站在患者右侧进行检查。

2.心脏的视诊

（1）胸骨左缘隆起　胸骨下段与胸骨左缘第 3 ~ 5 肋骨及肋间隙的局部隆起，是发育完成前右心室肥厚所造成的胸廓畸形。主要见于先天性心脏病伴右心室肥厚，如法洛四联症、肺动脉瓣狭窄或慢性风湿性心脏病患者。

（2）心底部隆起或异常搏动　肋骨右缘第 2 肋间或附近如有隆起或收缩期搏动，多是主动脉弓动脉瘤或升主动脉扩张的征象。肺动脉扩张患者可在胸骨左缘第 2 肋间隙有显著的收缩期搏动，但无隆起。肺动脉高压但不伴有肺动脉扩张时，也可见肺动脉瓣区收缩期搏动。

（3）心尖搏动的移位　心尖搏动向外移位的原因可分为两大类：心脏移位和心脏扩大。正常仰卧位时心尖搏动稍上移；左侧卧位，心尖搏动向左移 2.0 ~ 3.0cm；右侧卧位可向右移 1.0 ~ 2.5cm。而心脏移位的因素分为生理性因素和病理性因素。前者包括肥胖体型者、小儿或妊娠时，横膈位置较高，可使心脏成横位，心尖搏动向上外移位。若体型瘦长者心脏呈垂位，心尖搏动移向内下，可达第 6 肋间。一侧胸腔有萎缩性病变（如胸膜粘连、增厚或肺不张）可使心脏移向同侧（患侧），一侧胸腔内有扩张性病变（如胸腔积液和气胸）则使心脏移向对侧（健侧）。若能排除心脏移位因素，心尖搏动移至锁骨中线以外，应认为是心脏扩大的体征。心尖搏动移向左上侧（在第 4 肋或第 5 肋间隙左锁骨中线外）多是右心室扩大的体征。而心尖搏动移向左下侧（第 6、7 肋间隙左锁骨中线外）多是左心室扩大的体征。

（4）心尖搏动不明显或负性搏动　心尖搏动不明显多见于胸壁肥厚、肺气肿、心包积液、胸腔积液、气胸等所致。部分正常人群中也存在无明显可见的心尖搏动。当心包与周围组织广泛粘连或重度右心室肥厚，心脏顺钟向转位可导致心脏收缩时出现心尖部胸壁搏动内陷，称为负性心尖搏动。

3.心脏的触诊

（1）震颤　震颤多发生于心脏瓣膜狭窄，亦可发生于瓣膜关闭不全，响亮的杂音通常伴有震颤。胸骨右缘第 2 肋间的收缩期震颤提示主动脉瓣狭窄；胸骨左缘第 2 肋间收缩期震颤提示肺动脉瓣狭窄；胸骨左缘第 3、4 肋间的收缩期震颤提示室间隔缺损；心尖区收缩期震颤提示器质性二尖瓣关闭不全；心尖区舒张期震颤提示二尖瓣狭窄；胸骨体下端左侧或剑突左侧舒张期震颤提示三尖瓣狭窄；

主动脉瓣或肺动脉瓣关闭不全杂音极少伴有震颤（除杂音响度极高以外）；胸骨左缘第 2 肋间的连续性震颤提示动脉导管未闭。

（2）心包摩擦感　心包摩擦感可在心前区或胸骨左缘 3、4 肋间扪及，多呈收缩期和舒张期双相的粗糙摩擦感，收缩期、前倾体位和呼气末更为明显。心包摩擦感是由于急性心包炎时心包膜纤维素渗出导致表面粗糙，致心脏收缩时脏层和壁层心包摩擦产生的振动传至胸壁所致。而摩擦感消失则是因为渗液增多，使心包脏层和壁层分离所致。

（3）抬举性搏动　抬举性搏动是指一种徐缓的、强有力的、较局限性的心尖搏动。心尖区出现搏动时，若将手指尖按在心尖处，心脏收缩会使手指抬起片刻至第二心音开始，与此同时心尖搏动范围也增大，是左心室肥厚的可靠体征。

（4）上腹部搏动　上腹部搏动可能是心脏所产生，也可能是腹主动脉所产生，可用下面的方法鉴别：将手指从剑突下向上压入前胸壁后面，右心室搏动冲击手指末端，而腹主动脉搏动则冲击手指的掌面。

4. 心脏的叩诊

心浊音区可分为相对和绝对两种，前者包括心脏被肺组织所遮蔽的部分，后者则不包括这部分。通常所称的心脏浊音区主要指相对浊音区。在较早期的右心室肥大时，相对浊音区可能改变不多，而绝对浊音区则增大；心包积液较多时，心脏绝对与相对浊音区均增大且较为接近。

通常的叩诊顺序是先叩左界，后叩右界，左侧在心尖搏动外 2 ～ 3cm 处开始，由外向内，逐肋间向上直至第 2 肋间。右界叩诊先叩出肝上界，然后于上一肋间由外向内，逐肋间向上叩诊直至第 2 肋间。测定左侧的心脏浊音界通常用轻叩法较为准确，而右侧一般使用重扣法，是因右侧心脏离胸壁较远的缘故。正常成人心脏相对浊音界见表 2-1-1，最后需测量左锁骨中线至前正中线的距离，一般为 8 ～ 10cm。

表 2-1-1　正常成人心脏相对浊音界

右界 /cm	肋间	左界 /cm
2 ～ 3	Ⅱ	2 ～ 3
2 ～ 3	Ⅲ	3.5 ～ 4.5
3 ～ 4	Ⅳ	5 ～ 6
—	Ⅴ	7 ～ 9

5. 心脏的听诊

心脏听诊是心脏体格检查中最重要的部分，听诊内容包括心率、心律、心音（包括异常心音）、心脏杂音和心包摩擦音。

（1）心脏听诊基础

① 心音的特点：心音是由瓣膜结构的活动（包括瓣叶的开放和关闭，乳头肌、腱索和瓣环的紧张），心房与心室的收缩，心室壁和动脉壁的震动，以及血柱的振动所引起。心音的强弱不仅与声波振幅大小和所带动的能量多少有关，还与频率的高低、传导介质的性质以及心脏和体表的距离及听诊者听觉敏感度有关。

② 心脏听诊的步骤和注意事项：传统的心脏听诊顺序是先心尖部后心底部，通常有 5 个听诊区，首先听诊心尖部（二尖瓣区），接着移向胸骨左缘第 2 肋间（肺动脉瓣区），然后听诊胸骨右缘第 2 肋间（主动脉瓣区），再沿胸骨左缘依次听诊第 3 肋间（主动脉第二听诊区）和第 4、5 肋间（三尖瓣区）。必要时在颈部、腹、胸背、腰背等部位和周围动脉上听诊，以发现向其他部位传导的心脏杂音和血管杂音。听诊过程中要注意安静，尽量减少外来声音的干扰。听诊时应注意吸气和呼气过程以及体位转变时心音和杂音的关系。必要时还可采用改变血流动力学的措施观察心音和杂音的变化。

（2）正常心音及异常改变　按照心动周期中出现的先后顺序，依次为第一、二、三、四心音。第三心音在青少年中偶可听到，而正常情况下第四心音听诊不到，如听到属于病理性。

① 第一心音：第一心音出现在心脏的等容收缩期，标志着心室收缩的开始，其由 4 个部分组成，其中第二、三部分为较高频率和较高振幅的振动，是构成第一心音的主要成分。第二部分产生的机制主要由二尖瓣关闭所致，第三部分与三尖瓣关闭有关。

② 第二心音：第二心音出现在心室的等容舒张期，标志着心脏舒张的开始，其由 4 个部分组成，其中第二部分是较高频率和较高振幅的振动，为构成第二心音的主要部分。产生的原因是血流在主动脉与肺动脉内突然减速和半月瓣关闭所引起的振动，主动脉瓣关闭在前，是第二心音的主动脉瓣部分，肺动脉瓣关闭在后，是第二心音的肺动脉瓣部分。

③ 第三心音：第三心音出现在心室快速充盈期，为低频率低振幅的振动，产生的原因是心室急速充盈期末，心室肌纤维伸展延长，使房室瓣、腱索和乳头肌突然紧张，血流减速以及心室与胸壁接触而导致振动。

④ 第四心音：第四心音出现在心室舒张的末期，由心房收缩使房室瓣及其相关结构突然紧张，血流先增速然后减速所引起。

（3）心音的响度变化

① 第一、二心音同时增强或减弱常由下列原因引起。a. 胸部传导心音有关组织的变化：第一、二心音同时增强见于瘦长的成人和儿童，因胸壁薄，皮下脂肪少导致心音较易传到体表所致。反之，肥胖者胸壁较厚，或出现胸腔、心包积

液，缩窄性心包炎等均可妨碍心音传至体表，致第一、二心音减弱。b. 心室收缩力和心排血量的变化：第一、二心音增强见于甲状腺功能亢进、发热、严重贫血、高血压、体力劳动或运动后和情绪紧张等，导致心室收缩力增强，心排血量增加。而甲状腺功能减退、心肌梗死、心肌炎、心肌病等则可出现第一、二心音减弱。

② 第一心音改变：房室瓣的解剖性质、心室压力在收缩期中上升的速度、心室舒张期的充盈情况和心室收缩时房室瓣所处的位置等，都能影响第一心音的响度。a. 第一心音亢进：常见于二尖瓣狭窄，因心室收缩二尖瓣关闭过程中瓣叶游离缘需要经过较长的距离才能合拢，产生较大振动，因而出现第一心音亢进。同时还可见于短 P-R 间期综合征、心动过速或频发期前收缩。b. 第一心音减弱：常见于二尖瓣关闭不全，由于收缩期二尖瓣反流，左心室舒张时过度充盈，心室收缩前二尖瓣瓣叶的游离缘已靠近房室瓣口，加上瓣叶可纤维化或钙化且关闭不全，关闭时振动小，心尖部第一心音减弱。此外，P-R 间期延长、主动脉瓣关闭不全时也可出现第一心音减弱。c. 第一心音强弱交替：常见于心房颤动和完全性房室传导阻滞。前者可因两次心搏距离不等导致第一心音强弱不等，而后者是当心电图中 P 波和 QRS 波群接近时，第一心音增强，远离时可减弱。

③ 第二心音改变：循环阻力的大小、血压的高低和半月瓣的解剖性质是影响第二心音响度的主要因素。a. 第二心音亢进：体循环阻力增高，循环血量增多时，主动脉压升高，主动脉瓣关闭有力，可引起较大的振动，主动脉瓣第二心音亢进。同样，当肺循环阻力增高时肺动脉瓣第二心音亢进。b. 第二心音减弱：体循环阻力降低、体循环血量减少、血压低、主动脉瓣狭窄以及器质性的主动脉瓣关闭不全时，主动脉瓣第二心音减弱；当肺循环阻力降低、肺血量减少、肺动脉瓣狭窄时，肺动脉瓣第二心音减弱。

（4）心音的分裂　第一、二心音两个主要成分之间如有较长的间距，听诊时可察觉到分裂成两个声音。

① 第一心音分裂：正常情况下，很少听到第一心音分裂。当左、右心室收缩不同步变得显著时，可听到该音分裂，常见于心室电活动延迟（完全性右束支传导阻滞）和心室机械活动延迟（二尖瓣狭窄伴明显肺动脉高压）。

② 第二心音分裂：正常情况下，左、右心室的舒张不完全同步，导致主动脉瓣和肺动脉瓣关闭时间出现前后差异，吸气时，由于胸腔负压增加，导致回心血量增多，右心室排空时间较长，肺动脉瓣关闭进一步延迟，因此可使第二心音的主动脉、肺动脉瓣成分之间的间距增大，并可听诊到该心音分裂为二。正常的第二心音分裂可见于儿童和青少年，以肺动脉瓣区听诊最为明显。异常的第二心音分裂可见于以下几种情况。a. 右心室机械活动延迟，右心室舒张期充盈过度、

右心室排血受阻；b. 左心室机械活动提早；c. 右心室电活动延迟；d. 肺动脉瓣活动延迟；e. 逆分裂，完全性左束支传导阻滞或起源于右心室的期前收缩、左心室排血受阻、左心室舒张期充盈过度。

（5）异常心音　异常心音或额外心音是听诊时在正常心音之外听到的心音，与心脏杂音不同，其所占用时间较短（0.01～0.08s），接近于正常的心音所占时间，但频率较正常心音高（25～100Hz，甚至可高达150Hz），收缩期和舒张期均可出现。

① 心室收缩期异常心音：a. 收缩早期异常心音：为高频爆裂样声音，短促、尖锐而清脆，在第一心音第二部分后出现，易在心底部听到，其前有较轻的第一心音，可与之鉴别。b. 收缩中、晚期异常心音：为高频、短促、清脆的爆裂样声音，可由心脏以外的因素引起，也可由房室瓣突然紧张或其腱索突然拉紧所致。

② 心室舒张期异常心音——舒张期三音律：为第二心音后出现的响亮额外心音。心率较快时第一、二心音和额外心音接连出现，宛如马在奔跑的蹄声，被形象称之为奔马律。包括三种类型：舒张早期奔马律、舒张晚期奔马律、重叠型奔马律。正常情况舒张期三音律中的额外心音是可能存在的，但听诊时往往听不到或很轻，但在心脏出现病变情况下变得响亮，从而形成三音律。

③ 舒张早期奔马律：在运动、发热和心率增快等使心室舒张期充盈加快的情况下较为明显，但无病理意义。病理状态下舒张早期血液迅速充盈到扩大的心室，而引起心室壁振动，并冲击周围组织和胸壁，或可能振动到房室瓣所产生的声响，常见于严重器质性心脏病（心力衰竭、急性心肌梗死、心肌病、心肌炎等）。

④ 舒张晚期奔马律：正常成年人一般听诊不到。舒张晚期奔马律与心房收缩有关，常见于以下几种情况，均可伴有或不伴有心力衰竭：严重心肌损害、左或右心室收缩负荷过重、重度主动脉或肺动脉瓣口狭窄、高血压或肺动脉高压、大量左向右分流和高心排血量情况。

⑤ 重叠型奔马律：为舒张早期和晚期奔马律重叠出现而引起，明显的心动过速使舒张期缩短，因而心室的急速充盈与心房收缩同时发生，是上述两种心音重叠的原因，多见于心肌病或心力衰竭伴有心动过速。用药物或刺激迷走神经可使心率减慢，使重叠的两音分开。

⑥ 开瓣音：二尖瓣狭窄时黏膜交界粘连并增厚，紧张的房室瓣被强力的心房血流压向心室，并有力开启，但开启过程中受阻又不能正常开放，于是振动产生尖锐的拍击样声音。可在心尖部和沿胸骨左缘处最易听到，还可传导至心底部，呼气时较响。二尖瓣狭窄的程度和开瓣音的响度无明显关联。

⑦ 心包叩击音：见于缩窄性心包炎的患者。由于心包炎后纤维化并缩窄，无论有无钙化均限制了心室的舒张，此音在舒张早期心室急速充盈阶段，舒张过程

被迫骤然停止而产生，在心尖部和胸骨下端左缘处最易听到。

⑧ 肿瘤扑落音：见于心房黏液瘤的患者，由黏液瘤在舒张期中碰撞心房壁或越过房室瓣向心室腔移动的终末阶段，瘤蒂柄突然紧张所产生的振动所致。

⑨ 医源性额外心音：包括人工瓣膜置换术后的异常心音和安置人工心脏起搏器后的额外心音。

（6）心脏杂音

① 心脏杂音产生的机制：心脏杂音主要是心脏收缩或舒张时血液在心脏或血管内产生湍流或漩涡所引起。正常血流呈层流，不产生杂音。运动、情绪激动、贫血或发热时血流加快，可出现功能性杂音，它包括生理性杂音在内。但在病理情况下，血流中出现压力阶差，血液流速增快，可发生显著的湍流而产生器质性或病理性杂音。

② 心脏杂音的特性

a. 响度：杂音的响度一般采用 Levine 分级法共分为Ⅵ级（主要指收缩期杂音，舒张期杂音也可按同样方法分级）。

b. 出现的时间和时限：根据杂音在心动周期中出现的时期分为收缩期、舒张期和连续性杂音。

c. 形态：有 5 种类型，不同形态的杂音有其不同的病理生理基础。包括：一贯型、递增型、递减型、菱形（又称递增递减型）和连续性杂音。

d. 音色和音调：临床上常用于形容杂音音色的词有柔和、粗糙、吹风样、隆隆样、机器样、搔抓样、营营样、鸟鸣样、音乐调等。

③ 杂音的临床意义：根据心脏有无器质性病变可区分为器质性杂音和功能性杂音，根据杂音的临床意义又可以分为病理性杂音和生理性杂音。生理性杂音须满足只限于收缩期、心脏无增大、杂音柔和、吹风样、无震颤等条件。

④ 收缩期杂音：根据杂音开始和终止的时间可命名为全收缩期、收缩早期、收缩中期或收缩晚期杂音。全收缩期杂音与第一心音同时开始，占据全部收缩期。全收缩期杂音曾称"反流性收缩期杂音"，最常见于二尖瓣关闭不全、三尖瓣关闭不全及室间隔缺损。收缩早期杂音典型者见于急性重度二尖瓣关闭不全。收缩中期杂音最常见于主动脉瓣狭窄和肺动脉瓣狭窄。收缩晚期杂音典型者见于二尖瓣脱垂。

⑤ 舒张期杂音：正常的心脏不产生舒张期杂音，若出现舒张期杂音，说明有器质性心脏病的存在。舒张早期杂音见于主动脉瓣关闭不全和肺动脉瓣关闭不全。舒张中晚期杂音主要见于风湿性心脏病二尖瓣狭窄。但舒张期杂音本身未必能够反映相应的瓣膜是否存在器质性病变。某些心脏病可引起"功能性"的瓣膜狭窄或关闭不全，产生"功能性"舒张期杂音，且这种杂音具有病理意义。如中、

重度主动脉瓣关闭不全导致左心室舒张期容量负荷过重，舒张期时二尖瓣处于半关闭状态从而呈现出相对狭窄产生杂音，称为 Austin Flint 杂音；另外肺动脉扩张导致肺动脉瓣相对性关闭不全产生舒张期功能性杂音，常见于二尖瓣狭窄伴明显肺动脉高压，合并肺动脉瓣第二心音亢进，称 Graham Steell 杂音。

⑥ 连续性杂音：连续性杂音指开始于收缩期，且不间断连续下去，通过第二心音进入全部或部分舒张期的杂音。连续性杂音最重要的特点是收缩期杂音和舒张期杂音连续不间断，常伴有震颤，且杂音在同一听诊部位最响。常见于动脉导管未闭。

⑦ 心包摩擦音　正常心包表面光滑不产生声响。当各种原因引起的急性心包炎其病理变化处于纤维蛋白渗出阶段或渗液吸收阶段时，在心脏舒缩过程中两层炎性的心包互相摩擦，产生声响，为心包摩擦音。心包摩擦音为高调的类似皮革摩擦或抓刮不平的表面所发出的声音，最常出现在胸骨左缘第 3、4 肋间处。可发生在收缩期、舒张期或收缩期前，亦可两期均有，可能将心音掩盖。当心包腔有一定积液量后，摩擦音可消失。

（二）血管体格检查

1. 脉搏

脉搏检查与心脏病变存在着密切关系。常在两侧桡动脉搏动部位观察搏动的速度、节律、张力、幅度和性质。检查脉搏时应该依次比较两侧桡动脉、肱动脉、颈动脉、股动脉、腘动脉、胫后动脉和足背动脉。

2. 各种异常脉搏

（1）细脉　是振幅较小的脉搏，其收缩压与舒张压之差较正常为小，即收缩压与舒张压两者皆接近动脉压。如出现细脉，一般表示周围血管出现普遍性的收缩，间接说明了心排血量减少。正常人受到寒冷刺激或精神紧张时，亦可出现细脉。

（2）水冲脉　检查者紧握患者手腕掌面，将其前臂高举过头部，可明显感知桡动脉犹如水冲急促而有力的脉搏冲击，称为水冲脉。正常人发热、精神激动、妊娠、饮酒，以及各种发生血管扩张的情况可有轻度水冲脉出现。病理情况下最常见于主动脉瓣关闭不全患者，因其出现外周血管阻力降低。其他疾病包括循环动力亢进的疾病（甲状腺功能亢进、贫血、脚气病、肝衰竭及肺源性心脏病）、动静脉瘘和动脉导管未闭等。

（3）交替脉　节律正常而交替出现一强一弱的脉搏者称为交替脉。产生交替脉的机制尚不明确。有学说认为弱搏系因参加心室收缩的心肌纤维减少所致，此时部分心脏处于相对不应期；在下次心搏时，全部心肌纤维发生收缩，故产生强脉。交替脉常出现于重度高血压、较严重的冠心病、左心衰竭、阵发性心动过速及心房扑动等。

（4）奇脉 指吸气时脉搏变弱，甚至消失，此与正常所见的相反，故称为奇脉。见于慢性缩窄性心包炎、大量心包积液。用血压计观察奇脉，常较手指触诊更为明显。检查者通常在气袖内充气至收缩压 5 ～ 10mmHg（1mmHg=0.133kPa），再在肱动脉部位听诊，可见脉搏音于吸气末减弱或消失。

第二节　常用检测指标

一、高敏肌钙蛋白（hs-cTn）的检测及临床应用

（一）概述

心肌梗死的病理机制是心肌细胞持续缺血导致心肌细胞损伤。当心肌细胞出现损伤时，可以在血液中检测到心肌损伤标志物，其中肌钙蛋白（cardiac troponin，cTn）是目前临床上可检测到的敏感性和特异性最好的心肌损伤标志物，包括 cTnI 和 cTnT，已经成为急性心肌梗死诊断的首选心脏标志物。近年来，新一代高敏感方法检测 cTn 的试剂相继问世，高敏 cTn（hs-cTn）检测技术较传统检测技术的检测下限低 10 ～ 100 倍，能在超过 50% 的健康人群中检出 cTn，同时满足在参考健康人群第 99 百分位值时检测不精密度≤ 10% 的分析精密度要求，能够完全满足最新心肌梗死定义的要求。

（二）临床意义

1.hs-cTn 对急性心肌梗死的早期诊断

高敏 cTn 检测技术能够更快更准确地检测出血清中微量肌钙蛋白，相比传统 cTn 检测技术能够在临床上使心肌损伤的诊断进一步提前，从而更早启动相应治疗。

传统 cTn 在急性心肌梗死（acute myocardial infarction，AMI）发病后 3 ～ 6h 开始升高，10 ～ 24h 达到峰值，峰值可为正常上限值 30 ～ 40 倍，恢复至正常需要 10 ～ 15d。而有研究表明，hs-cTn 检测技术能够将 AMI 确诊时间提早至胸痛症状发生后 2h。另外，之前一部分在传统 cTn 检测技术下被诊断为不稳定型心绞痛的患者，在 hs-cTn 检测技术下就有可能被诊断为 AMI。

高敏感检测技术带来 cTn 检测敏感度增高的同时，必然导致 AMI 诊断特异性降低。因为许多非心肌梗死的疾病也会导致 cTn 水平轻度升高，如心力衰竭、肺栓塞、肾功能衰竭等。对于 AMI 的确诊，至少需要连续两次 hs-cTn 检测，动

态观察两点间的变化率有助于提高 hs-cTn 对 AMI 的诊断价值。若相邻两个时间点检测值的变化＜ 20%，可基本排除 AMI；若变化≥ 20%，可考虑诊断 AMI。对于临床仍高度怀疑 AMI 的患者，建议 6h 后再次复查 hs-cTn。如今，动态监测 hs-cTn 被证明能够安全而有效地诊断或排除 AMI。

2. hs-cTn 可评估引起 cTn 升高的非 AMI 病因

hs-cTn 检测技术的出现提高了 cTn 的检出率，但是临床上仅有 hs-cTn 阳性，并不能诊断 AMI。除了 AMI 外，临床上还有其他很多因素导致 cTn 升高。最新心肌梗死定义中将心肌损伤引起 cTn 升高的临床情况分为 4 类：①心肌缺血直接引起心肌损伤；②供需失衡相关心肌缺血损伤；③与心肌缺血无关的心肌损伤；④混杂或不明原因心肌损伤。

3. hs-cTn 的危险分层及预后评估

多项研究表明，hs-cTn 升高是 AMI 患者不良预后的重要预测因子。而在非 AMI 患者中 hs-cTn 水平也与危险分层或预后评估密切相关。这是因为 hs-cTn 水平的升高意味着心脏负荷和心肌脆弱性增加，可能进一步加重心肌坏死，导致严重并发症的风险增高。

此外，慢性心力衰竭（心衰）患者的 hs-cTn 水平，与其死亡率和心血管事件发生率相关。急性肺栓塞患者 hs-cTn 的升高预示着并发症或远期死亡率升高。而非心脏手术的患者术后 hs-cTn 水平与术后死亡率密切相关。另外，hs-cTn 升高也往往导致住院时间延长或者预示着中远期心血管事件的发生。

一项队列研究表明，hs-cTn 升高的人群往往合并较多的危险因素，如左心室肥厚、糖尿病、冠状动脉（冠脉）钙化积分＞ 100 分等，同时长期随访表明 hs-cTn 是人群全因死亡率的独立危险因素。但是目前对于此类患者的监测策略仍然没有共识，相关的临床研究和指南十分缺乏。

二、BNP 及 NT-proBNP 的检测及临床应用

（一）概述

脑钠肽（brain natriuretic peptide，BNP）又称 B 型脑钠脑（B-type natriuretic peptide），是继心房钠尿肽（atrial natriuretic peptide，ANP）后利钠系统的又一成员，主要来源于心室。它可以促进排钠排尿，具有较强的舒血管作用，可对抗肾素-血管紧张素-醛固酮系统（renin-angiotensin-aldosterone system，RAAS）的缩血管作用。BNP 的生物半衰期（20min）长于 ANP（约 3min），而 N 末端 B 型利钠肽原（N-terminal pro-BNP，NT-proBNP）在体内半衰期为 90min。在缺血、应激及心室容积压力增大等病理状态下，BNP 合成释放显著增加，如心力衰竭患

者 BNP/NT-proBNP 水平升高 200～300 倍，甚至更高。健康个体和患者间 BNP/NT-proBNP 水平的巨大差异使其成为评估心脏功能的理想指标。

BNP 和 NT-proBNP 之间虽然有着密切的关联，但两者存在着许多差异。其中，NT-proBNP 的分子质量更大，可经肾脏排泄被清除，半衰期较长。因此，NT-proBNP 血清浓度明显高于 BNP。相比于 BNP，NT-proBNP 更加能够说明心脏功能的具体状态，对心力衰竭的诊断价值更高。

（二）BNP/NT-proBNP 影响因素

引起 BNP/NT-proBNP 水平升高的因素，除心力衰竭外，还包括：①年龄；②性别；③肾功能不全；④房性心律失常；⑤药物，使用沙库巴曲缬沙坦治疗 2～3 个月内 BNP 水平会升高，但 NT-proBNP 水平少有升高；⑥其他因素，如肺栓塞、右心室功能不全。

引起 BNP/NT-proBNP 降低的因素：①肥胖；②一过性肺水肿；③心包积液和缩窄性心包炎。缩窄性心包炎患者 BNP 水平较低，明显低于限制型心肌病患者，有助于两种疾病的鉴别诊断。

（三）BNP/NT-proBNP 的临床意义

1. BNP/NT-proBNP 在心衰中的应用

当循环血量及心室充盈增高时 BNP 分泌明显增加。临床研究证明心衰患者 BNP 水平同 NYHA 心功能分级以及左心室舒张末期压力直接相关，同时还和左心室射血分数呈负相关。一级预防对于心衰风险期（A 期）或心衰前期（B 期）的患者非常重要。BNP/NT-proBNP 既是心功能不全的筛查指标，也是新发心衰的独立预测因子。心衰 A 期和 B 期患者通过筛查 BNP/NT-proBNP 并进行相应干预，可预防或延缓心衰的发生。

2. BNP/NT-proBNP 用于心衰的诊断和鉴别诊断

对于有症状、怀疑心衰的患者，推荐将 BNP/NT-proBNP 作为心衰诊断的初筛检查，用于排除和诊断心衰的 BNP/NT-proBNP 界值见表 2-2-1。

表 2-2-1　BNP/NT-proBNP 排除 / 诊断心力衰竭的界值　　　　单位：ng/L

项目	急性心力衰竭			慢性心力衰竭		
	排除界值	灰区	诊断界值	排除界值	灰区	诊断界值
NT-proBNP	＜ 300			＜ 125	125～600	＞ 600
＜ 50 岁		300～450	＞ 450			
50～75 岁		300～900	＞ 900			
＞ 75 岁		300～1800	＞ 1800			
BNP	＜ 100	100～400	＞ 400	＜ 35	35～150	＞ 150

在急性呼吸困难中，约有 20% 患者的 BNP/NT-proBNP 水平处于灰区，其中约 50% 患者有急性心衰。因此，当 BNP/NT-proBNP 水平处于灰区时，需给予额外的关注，但亦需考虑引起 BNP/NT-proBNP 水平升高的其他原因。此外，当患者有心衰病史、颈静脉怒张及存在利尿药使用史等临床特征时，BNP/NT-proBNP 检测值多处于灰区。

在慢性心衰稳定期患者中，BNP/NT-proBNP 诊断射血分数保留的心力衰竭（heart failure with preserved ejection fraction，HFpEF）的界值应根据心脏节律进行分层：窦性心律患者 BNP > 35ng/L 或 NT-proBNP > 125ng/L，心房颤动患者 BNP > 105ng/L 或 NT-proBNP > 365ng/L。需注意高达 20% 的 HFpEF 患者其 BNP/NT-proBNP 水平在诊断界值以下，尤其是肥胖患者。

在慢性心衰患者中，BNP 浓度与心衰严重程度成正比，是心衰诊断、患者管理、临床事件风险评估中的重要指标。未经治疗者，BNP 水平正常可基本排除心衰诊断，已接受治疗者 BNP 水平高则提示预后较差。但 BNP 在心室肥厚、慢性阻塞性肺疾病（chronic obstructive pulmoriary disease，COPD）、心肌缺血、肺栓塞、肾功能不全、感染等严重疾病中均可升高，因此其特异性不高。

3. BNP/NT-proBNP 用于心衰治疗监测和预后评估

多项研究显示，治疗期间监测 BNP/NT-proBNP 水平对预后有重要作用。基线水平 BNP/NT-proBNP 检测有助于评估心衰患者的病情严重程度及预后，而出院前 BNP/NT-proBNP 水平可为心衰患者提供更好的出院后评估。住院治疗后患者出院前 BNP/NT-proBNP 水平较低，或较入院时有较大幅度的降低，则预后较好。对于慢性心衰患者，建议将 BNP/NT-proBNP 水平控制在 BNP < 100ng/L 或 NT-proBNP < 1000ng/L。与射血分数降低的心力衰竭（heart failure with reduced ejection fraction，HFrEF）相比，HFpEF 患者的 BNP 水平较低，但对于同一给定的 BNP/NT-proBNP 水平，两者的预后相似。

4. BNP/NT-proBNP 用于其他心血管疾病危险分层及预后评估

BNP/NT-proBNP 可用于肺栓塞的评估，有效反映右心功能不全和血流动力学改变的严重程度，具有极高的阴性预测值。此外，BNP/NT-proBNP 是肺动脉高压临床实践中常规使用的生物标志物。在心肌梗死后测定 BNP/NT-proBNP 不仅可识别有无左心功能不全，而且在判断左心室重构和死亡风险方面可能优于心脏超声诊断。BNP 水平可准确反映梗死局部室壁张力的变化，对于预测心肌梗死后左心室重构的进程来说，BNP 是一种简便、准确的生化指标。在非 ST 抬高型急性冠脉综合征（non-ST-elevation acute coronary syndrome，NSTE-ACS）患者中，cTn 联合 BNP/NT-proBNP 能够为患者提供更多的预后评估信息，包括死亡风险、急性心衰与心房颤动发生风险等。在传统预后评估模型中加入 BNP/NT-proBNP，能改善其在心肌梗死和不稳定型心绞痛患者中预后的预测能力。BNP浓度在近年来仍是心血管疾病死亡的独立预测因子。

三、凝血功能检测及其临床应用

（一）概述

凝血四项检测包括血浆凝血酶原时间（prothrombin time，PT）、活化部分凝血活酶时间（activated partial thromboplastin time，APTT）、凝血酶时间（thrombin time，TT）和纤维蛋白原（fibrinogen，FIB），是临床上常用的凝血功能初筛项目，主要用于凝血障碍性疾病的初步诊断、抗凝药物的监测以及外科手术前凝血功能的常规评估等。

PT、APTT、TT与心肌细胞受损程度相关。大量研究表明，冠心病患者凝血时间缩短程度反映了疾病的危险程度。FIB为心脏细胞合成的急性反应蛋白，在血液中的含量最高，尤其在冠心病患者体内可出现较大变化，表现为多数冠心病患者发病初期FIB水平较高，反映出FIB对纤维斑块稳定性所产生的影响，是纤溶能力是否降低的一个重要指标，对心血管相关病变程度的预测具有指导意义。

（二）PT 的检测及临床应用

PT是在被检血浆中加入Ca^{2+}和组织因子或组织凝血酶，观察血浆的凝固时间，是外源凝血系统较为灵敏和最为常用的筛选试验。

参考值：①凝血酶原时间比值（prothrombin ratio），受检血浆的凝血酶原时间（s）/正常人血浆的凝血酶原时间（s）的比值。参考值为1.0±0.05。②国际标准化比值：是患者凝血酶原时间与正常对照凝血酶原时间之比的ISI次方（ISI：国际敏感度指数，试剂出厂时由厂家标定），是可以校正凝血活酶试剂差异对凝血酶原时间测值进行标准化报告的方法。

临床意义：①PT延长，见于严重肝病、维生素K缺乏、纤溶亢进、弥散性血管内凝血（disseminated intravascular coagulation，DIC）、使用抗凝药物等。②PT缩短：血液高凝状态，见于DIC早期、心肌梗死、脑血栓形成、深静脉血栓形成等，但特异性和敏感性较低。③INR：是口服华法林抗凝剂时的监测指标，中国人群的INR为2.0～2.5，一般不要超过3.0。

（三）APPT 的检测及临床应用

APPT是在被检血浆中加入Ca^{2+}和活化部分凝血活酶时间试剂（接触因子激活剂和部分磷脂），观察血浆的凝固时间，是内源凝血系统较为灵敏和最为常用的筛选试验。

参考值：不同方法、不同试剂检测结果有较大差异，本试验需设正常对照值，测定值与正常对照值比较，延长超过 10s 为异常。

临床意义：① APPT 延长，见于激肽释放酶原、高分子量激肽原和纤维蛋白原缺乏。② APPT 缩短：见于血栓性疾病和血栓前状态，但特异性和敏感性较低。

（四）TT 的检测及临床应用

TT 指测定在受检血浆中加入"标准化"凝血酶溶液，到开始出现纤维蛋白丝所需要的时间。

参考值：本实验需设正常对照值，受检 TT 值延长超过正常对照值 3s 为延长。

临床意义：① TT 延长，见于低（无）纤维蛋白原血症和异常纤维蛋白原血症，血中纤维蛋白（原）降解产物增高；血中有肝素或类肝素物质存在（肝素治疗、系统性红斑狼疮、肝脏疾病等）。② TT 缩短：无明显临床意义。

（五）FIB 的检测及临床应用

在受检血浆中加入一定量的凝血酶，后者使血浆中的纤维蛋白原转变为纤维蛋白，通过比浊原理计算 FIB 的含量。

参考值：WHO 推荐用凝血酶比浊法为 2 ～ 4g/L。

临床意义：① FIB 增高，见于糖尿病、AMI、风湿病、急性肾小球肾炎、肾病综合征、急性感染、血栓前状态等。② FIB 减低：见于 DIC、原发性纤溶症、重症肝炎、肝硬化和低（无）纤维蛋白原血症。

（六）D-二聚体

D-二聚体可在全血或血浆中测得，由纤维蛋白原经凝血酶、活化因子 XIII 作用下聚合、交联，再经纤溶酶降解后形成的包含两个共价结合的 D 结构的一种可溶性纤维蛋白降解产物。只有凝血发生后，交联纤维蛋白形成和降解的 D-二聚体才能被激活，因此 D-二聚体被作为反映体内血浆高凝状态及纤溶系统激活的重要分子标志物。

1. D-二聚体与静脉血栓栓塞症及抗凝治疗

静脉血栓栓塞症（venous thromboembolism，VTE）是包括深静脉血栓形成（deep venous thrombosis，DVT）和肺栓塞在内的一组血栓栓塞性疾病。D-二聚体是临床检测血栓形成的敏感标志物，但缺乏特异性。因此，依据正常阈值范围内的 D-二聚体水平有助于排除 VTE 的诊断，可以避免血管造影等有创检查造成的损伤。虽然 D-二聚体的灵敏性高达 97%，但特异性仅为 20% ～ 50%，在高龄、术后、孕期、产褥期以及恶性肿瘤和慢性炎症等疾病患者中，血浆 D-二聚体水平较正常人群升高。

在临床上，D-二聚体＜500μg/L作为参考标准并不能完全排除VTE。有研究表明，根据年龄断层调整D-二聚体阈值水平是提高D-二聚体诊断VTE特异性的有效方法，即对于50岁以下（包含50岁）人群以500μg/L作为阈值，而对于50岁以上人群则以年龄×10μg/L作为阈值，此方法能够在不影响D-二聚体检测灵敏性的前提下提高特异度。

2.D-二聚体与心、脑血管疾病

D-二聚体在心房颤动、脑梗死、急性主动脉夹层、冠心病、心搏骤停患者中均升高，但D-二聚体检测对预测心房颤动患者脑卒中发生风险的价值有限。同时在诊断急性脑梗死时，D-二聚体的应用价值仍需进一步论证。研究表明，急性主动脉夹层患者血浆中D-二聚体水平均超出了阈值。因此，D-二聚体水平正常可能有助于排除主动脉夹层的诊断，但作用有限。此外，在预测心肌梗死和心血管疾病相关死亡的纵向研究中，发现D-二聚体水平升高与随后心血管事件的发生风险呈正相关，但在预测已确诊冠心病患者的未来心血管事件方面不具有明确价值。

（七）血栓弹力图

血栓弹力图（thromboelastography，TEG）于20世纪80年代开始应用于临床，血栓弹力图仪体积小，测量速度快，可较快检测出血小板功能和凝血状态。其检测项目包括TEG普通检测、TEG肝素检测、TEG血小板图检测。

1.TEG在冠心病患者凝血状态检测方面的应用

血栓的形成在动脉粥样硬化、冠心病、AMI的发生与发展中起着十分重要的作用，近年有研究表明，冠心病患者存在血液高凝状态和纤溶功能低下，在急性冠脉综合征患者中尤为显著。TEG可测量纤维蛋白凝块强度，并能观察和研究血液凝固状态的变化，能综合地反映血液是否存在高凝状态。冠心病高凝状态的患者，经有效的抗凝、抗血小板、扩冠和调脂等综合治疗后，复查TEG发现高凝图像得到改善或消失，说明TEG可作为冠心病治疗效果的重要评价依据。TEG检测凝血状态对心肌梗死的发生有较好的预测作用。

2.TEG在冠心病患者抗血小板治疗方面的应用

随着PCI技术的广泛应用，围术期及术后长期双抗血小板治疗已成为PCI术后患者常规的抗栓方案，但仍有患者会出现出血等不良反应，部分原因为不同患者对抗血小板药物反应存在个体差异。TEG能动态评估血小板与凝血级联反应相互作用，可全面分析血液凝固及溶解全过程，并用来检测PCI术后支架内再狭窄与机体对抗血小板药物的抵抗率。存在阿司匹林和氯吡格雷双重抵抗的患者PCI术后支架内血栓形成的风险明显增加。根据TEG测得的抗血小板药物对血小板的抑制率，可指导PCI术后抗血小板药物方案的制订。

四、CK-MB 的检测及临床应用

（一）概述

心肌酶谱作为心肌损伤的一项重要检测指标在临床广泛应用，其中肌酸激酶同工酶（creatine kinase，MB for M，CK-MB）是一种心肌特异性的酶学指标，在临床上受到重视。CK-MB 在心肌中含量很高，几乎不存在于其他组织中，CK-MB 占心肌总肌酸激酶（creatine kinase，CK）的 14%。当心肌细胞受损时，病变部位细胞膜的通透性增加，使 CK-MB 不断释放入血，致血液中 CK-MB 水平增高，对临床诊断具有指导意义。正常血液中 CK-MB/CK ＜ 5%，而血清 CK-MB/CK ＞ 6% 时提示出现心肌损伤。CK-MB 可以较早地反映心肌损伤，并曾被认为是诊断心肌损伤的"金标准"。

（二）CK-MB 的临床意义

（1）AMI 心肌细胞发生损伤时，CK-MB 释放进入血液中，并在发病 6h 内迅速升高，24h 达到峰值，72h 后开始下降并逐渐恢复到正常水平，且 CK-MB 升高先于 CK，36h 内波动曲线与 CK 相平行。CK-MB 几乎只存在于心肌中，是心肌损伤敏感而特异的指标，已被临床广泛应用，其在心肌损伤中的敏感性达 97.5%，特异性 100%。CK-MB 诊断发病时间较长的 AMI 有困难，但对再发心肌梗死诊断有价值。另外，CK-MB 高峰时间与预后有一定关系，高峰出现早者较出现晚者预后好。

（2）其他心肌损伤 心绞痛、心包炎、心房颤动、安装心脏起搏器等，都可使 CK-MB 升高。

（3）肌肉疾病及手术 骨骼肌疾病时 CK-MB 升高，但其 CK-MB/CK 常小于 6%，可与心肌损伤进行鉴别。

五、血脂检测及其临床应用

（一）概述

血清总胆固醇（total cholesterol，TC）和低密度脂蛋白胆固醇（low density lipoprotein cholesterol，LDL-C）是冠心病的独立危险因素。血脂异常是中国人群心血管疾病发病的独立危险因素，还可以用于多因素联合评估心血管病发病的相对和绝对危险性。

（二）血脂与脂蛋白

血脂是血浆中的胆固醇、甘油三酯（triglyceide，TG）和类脂（如磷脂）等的总称。与临床密切相关的血脂主要是胆固醇和 TG。循环中的胆固醇和 TG 必须与特殊的蛋白质即载脂蛋白（apolipoprotein，Apo）结合形成脂蛋白，才能被运输至组织进行代谢。

血浆脂蛋白分为：乳糜微粒（chylomicron，CM）、极低密度脂蛋白（very low density lipoprotein，VLDL）、低密度脂蛋白（low density lipoprotein，LDL）、中间密度脂蛋白（intermediate density lipoprotein，IDL）和高密度脂蛋白（high density lipoprotein，HDL），此外，还有一种脂蛋白称为脂蛋白 a（lipoprotein a，Lpa）。

（1）乳糜微粒　CM 是血液中颗粒最大的脂蛋白，TG 含量近 90%，因而其密度也最低。

（2）极低密度脂蛋白　VLDL 是由肝脏合成，由于 CM 和 VLDL 中都是以含 TG 为主，所以将其统称为富含 TG 的脂蛋白。在没有 CM 存在的血清中，其 TG 的水平主要反映 VLDL 的多少。

（3）低密度脂蛋白　LDL 由 VLDL 转化而来，是血液中胆固醇含量最多的脂蛋白，故称为富含胆固醇的脂蛋白。血液中的胆固醇约 60% 是在 LDL 内，单纯性高胆固醇血症时，血清胆固醇浓度的升高与血清 LDL-C 水平呈平行关系。

（4）高密度脂蛋白　HDL 主要由肝脏和小肠合成。HDL 是颗粒最小的脂蛋白，其中脂质和蛋白质部分几乎各占一半。HDL 中的载脂蛋白以 ApoA1 为主。

（三）血脂检测及临床意义

临床上血脂检测的项目较多，基础项目为 TC、TG、HDL-C 和 LDL-C。其他血脂项目如 ApoA1、ApoB、Lpa 等的检测属于研究项目，不在临床基本检测项目之列。

1. 总胆固醇

TC 是指血液中各脂蛋白所含胆固醇之总和。影响 TC 水平的主要因素如下。①年龄与性别：TC 水平常随年龄而上升，但到 70 岁后不再上升甚或有所下降，中青年期女性低于男性，女性绝经后 TC 水平较同年龄男性高。②饮食习惯：长期高胆固醇、高饱和脂肪酸摄入可造成 TC 升高。③遗传因素：与脂蛋白代谢相关酶或受体基因发生突变，是引起 TC 显著升高的主要原因。

（1）TC 增高的临床意义　①动脉粥样硬化所致的血管疾病；②各种高脂蛋白血症、甲状腺功能减退、类脂性肾病、肾病综合征等；③长期吸烟、饮酒、精神紧张和血液浓缩等；④长期服用药物，包括环孢素、糖皮质激素、阿司匹林、避孕药等。

（2）TC 降低的临床意义　①甲状腺功能亢进；②严重的肝硬化和急性重症肝炎；③贫血、营养不良和恶性肿瘤；④长期应用药物包括雌激素、甲状腺激素、钙通道阻滞剂等。

2. 甘油三酯

TG 是血浆中各脂蛋白所含 TG 的总和。TG 水平也受遗传和环境因素的双重影响。与 TC 不同，同一个体的 TG 水平受饮食和不同时间等因素的影响较大，所以同一个体在多次测定时，TG 值可能有较大差异。人群中血清 TG 水平呈明显的正偏态分布。

（1）TG 增高的临床意义　①冠心病；②原发性高脂蛋白血症、动脉粥样硬化症、肥胖症、糖尿病、甲状腺功能减退、肾病综合征、高脂饮食、胆汁淤积性黄疸。

（2）TG 降低的临床意义　①低 β-脂蛋白血症和无 β-脂蛋白血症；②严重的肝脏疾病、吸收不良；③甲状腺功能亢进、肾上腺皮质功能减退等。

3. HDL-C

HDL 能将外周组织如血管壁内胆固醇转运至肝脏进行分解代谢，提示 HDL 具有抗动脉粥样硬化作用，被视为人体内具有抗动脉粥样硬化作用的脂蛋白。HDL 还可通过抗炎、抗氧化和保护血管内皮功能而发挥其抗动脉粥样硬化作用。

（1）HDL-C 增高的临床意义　HDL 与 TG 负相关，对防止动脉粥样硬化、预防冠心病有重要作用，可用于评价冠心病的危险性。绝经前女性 HDL-C 水平较高，还可见于慢性肝炎、原发性胆汁性肝硬化等。

（2）HDL-C 降低的临床意义　①动脉粥样硬化症；②急性感染；③糖尿病、肾病综合征；④使用雄激素、β受体阻滞剂和孕酮等药物。

4. LDL-C

LDL 代谢相对较简单，且胆固醇占 LDL 重量的 50% 左右，故目前认为，LDL-C 浓度基本能反映血液 LDL 总量。LDL-C 增高是动脉粥样硬化发生、发展的主要脂质危险因素。一般情况下采用 LDL-C 取代 TC 作为对冠心病及其他动脉粥样硬化性疾病的危险性评估。

（1）LDL-C 增高的临床意义　①判断冠心病的危险性，因 LDL-C 是动脉粥样硬化的危险因子，与冠心病发病率呈正相关；②遗传性高脂蛋白血症、甲状腺功能减退、肾病综合征、胆汁淤积性黄疸、肥胖症；③长期应用雄激素、β受体阻滞剂、糖皮质激素等。

（2）LDL-C 降低的临床意义　见于无 β-脂蛋白血症、甲状腺功能亢进、吸收不良、肝硬化以及低脂饮食和长期规律运动等。

5. ApoA1

血清 ApoA1 可以反映 HDL 水平，与 HDL-C 呈明显正相关，其临床意义也大体相似。

（1）ApoA1 增高的临床意义　可直接反映 HDL-C 水平，与冠心病发病呈负相关。但 ApoA1 比 HDL-C 更精确，更能反映脂蛋白状态。因此 ApoA1 是诊断冠心病的一种灵敏指标。

（2）ApoA1 降低的临床意义　见于①家族性 ApoA1 缺乏症，家族性 α 脂蛋白缺乏症（Tangier 病）、家族性 LCAT 缺乏症和家族性低 HDL 血症等；②急性心肌梗死、糖尿病、慢性肝病、肾病综合征、脑血管病。

6. ApoB

大约 90% 的 ApoB 分布在 LDL 中。血清 ApoB 主要反映 LDL 水平，它与血清 LDL-C 水平呈明显正相关，ApoB 水平高低的临床意义也与 LDL-C 相似。

（1）ApoB 增高的临床意义　①可直接反映 LDL-C 水平，与冠心病发病呈正相关，是冠心病的危险因素，可用于评价冠心病的危险性和降脂效果等，预测冠心病危险性方面优于 LDL-C；②见于高 β-脂蛋白血症、糖尿病、甲状腺功能减退、肾病综合征和肾衰竭疾病等。

（2）ApoB 降低的临床意义　见于低 β-脂蛋白血症、无 β-脂蛋白血症、ApoB 缺乏症、恶性肿瘤、甲状腺功能亢进、营养不良等。

上述血脂检测项目中，前 4 项即 TC、TG、HDL-C 和 LDL-C 是基本的临床实用检测项目。对于任何需要进行心血管危险性评价和给予降脂药物治疗的个体，都应进行此 4 项血脂检测。

第三节　常用辅助检查

随着现代辅助检查技术的不断发展，心血管内科的检查技术也得到快速发展。对于心内科医师来说，在不断巩固夯实自己临床基本功的同时，也要与时俱进地学习各种常用的辅助检查方法，以便于提高临床诊断及治疗后病情评估的准确性。比如，对于急性胸痛患者，需要紧急完成哪些检查，对于明确疾病的诊断和及时开展后续治疗具有重要意义，同时治疗后评估治疗效果复查何种检查也尤为重要。因此，掌握常用辅助检查的临床意义及结果判读是心内科医师的必备技能之一。

一、经胸超声心动图常规诊断技术

经胸超声心动图（transthoracic echocardiography，TTE）广泛应用于心血管疾病的临床诊断和治疗，已发展成为临床心脏病学的支柱技术之一，是目前唯一可应用于临床的实时动态床旁心血管系统解剖功能可视化观测技术，其为心血管疾病的临床诊断和治疗提供大量丰富的心脏和大血管解剖功能可视化信息。

（一）二维灰阶超声心动图

1.临床意义

采用国际公认的标准化超声心动图心脏切面，进行标准化的心脏解剖结构观察、结构径线参数和血流动力学功能参数测量，主要观测心脏各房室腔内径、容积和室壁厚度及其相关解剖结构运动状态等。

2.结果判读

（1）左心房大小测量　左心房增大与心房颤动、脑卒中的发生率、心肌梗死后的总死亡率、扩张型心肌病的死亡和住院风险以及糖尿病患者的缺血相关事件或死亡有明确关联。因此，对左心房大小测量十分重要。左心房前后径正常值：男性＜35mm，女性＜33mm。

（2）左心室大小测量　已知左心室内径、质量、射血分数均为临床和人口研究中发病率和死亡率的强有力预测因子，现有研究表明，左心室的测量参数存在性别与体表面积关联性，因此延伸出对左心室质量测量。左心室前后径正常值：男性＜55mm，女性＜50mm。左心室收缩功能正常值：左心室射血分数（left ventricular ejection fraction，LVEF）≥55%。左心室质量（left ventricular mass，LVM）正常值：男性≥115g/m²，女性≥95g/m²，是心血管事件的一个重要危险因素和强烈预测因子。

（3）右心房大小测量　正常值：长径与横径之和小于90mm。

（4）右心室大小测量　正常值：应不超过37mm。

（5）大动脉内径测量　主要包括对主动脉根部、升主动脉、主动脉弓降部起始部、肺动脉主干及左、右肺动脉内径的测量。升主动脉正常值：小于37mm。肺动脉主干正常值：小于24mm。

（二）M型超声心动图

1.临床意义

M型超声心动图是超声心动图最基本的检测技术，其时间参数具有较高的准确性，主要用于观测心脏快速运动解剖结构的时间变化状态，其临床应用如下：测量心脏各房室及大血管的内径大小、心室壁、室间隔的厚度、振幅变化、测量各瓣膜形态活动振幅的变化及心功能。

2.结果判读

（1）左心室收缩功能　正常值：LVEF＜55%，提示左心室收缩功能减低。

（2）右室收缩功能　三尖瓣环收缩期位移（tricuspid annular plane systolic excursion，TAPSE）：TAPSE＜16mm。右心室面积变化分数（fraction area change，FAC）：FAC＜35%，均提示右心室收缩功能减低。

（3）了解疾病的特征，可作出明确的诊断　如二尖瓣狭窄时呈"城墙样改变"；肥厚型梗阻性心肌病时二尖瓣前瓣因为虹吸现象呈 SAM 征；二尖瓣脱垂时脱垂瓣叶呈现"吊床样"。

（三）多普勒超声心动图

1. 临床意义

心脏多普勒超声可以同时显示心腔某一断面异常血流的分布情况，反映血流的途径及取向，明确血流的性质，测量血流束的面积、轮廓、长度及宽度，评估心室功能及同步性。多普勒超声心动图包括以下内容：频谱多普勒超声［其中包括脉冲多普勒（pulse wave，PW）和连续多普勒（continuous wave，CW）］、彩色多普勒血流成像（color doppler flow imaging，CDFI）、组织多普勒超声心动图（tissue doppler echocardiography，TDI）。

2. 结果判读

（1）PW 联合 CDFI 可对心脏瓣膜血流速度、瓣口平均跨瓣压差进行评估，有助于对瓣膜是否狭窄进行诊断，其适用于窦性心律，心率 60 ～ 80 次 / 分；分级标准详见表 2-3-1 ～表 2-3-3。

表 2-3-1　二尖瓣狭窄程度的分级标准

项目	轻度	中度	重度
瓣口面积 /cm^2	1.5 ～ 2.0	1.0 ～ 1.5	< 1.0
平均跨瓣压差 /mmHg	< 5	5 ～ 10	> 10
肺动脉收缩压 /mmHg	< 30	30 ～ 50	> 50

表 2-3-2　主动脉瓣狭窄程度的分级标准

项目	轻度	中度	重度
瓣口面积 /cm^2	> 1.5	1.0 ～ 1.5	< 1.0
平均跨瓣压差 /mmHg	< 20	20 ～ 40	≥ 40
峰值流速 /（m/s）	2.6 ～ 2.9	3.0 ～ 4.0	≥ 4.0

表 2-3-3　肺动脉瓣狭窄程度的分级标准

肺动脉瓣狭窄	轻度	中度	重度
平均跨瓣压差 /mmHg	< 36	36 ～ 64	> 64
峰值流速 /（m/s）	< 3.0	3.0 ～ 4.0	> 4.0

（2）CW 联合 CDFI 可对心脏瓣膜反流的范围、缩流颈（vena contracta，VC）、反流面积等进行评估，有助于评估瓣膜是否关闭良好进行诊断；分级标准详见表 2-3-4 ～表 2-3-7。

表 2-3-4　二尖瓣反流程度分级标准

项目	轻度	中度	重度
反流频谱	信号淡，不完整	中等	信号浓聚，全收缩期、倒三角形
VC（mm）	＜ 3	3 ～ 7	≥ 7
肺静脉频谱	收缩期为主	正常或收缩期减弱	几乎无收缩期或收缩期逆流
二尖瓣前向频谱	A 峰为主	不定	E 峰为主（＞ 1.2m/s）

表 2-3-5　三尖瓣反流程度分级标准

项目	轻度	中度	重度
反流频谱	频谱较透明、不完整、抛物线形	致密频谱、抛物线形或三角形	致密、通常为三角形
VC/mm	＜ 3	3 ～ 7	≥ 7
三尖瓣前向频谱	A 峰为主	不定	E 峰为主（＞ 1.0m/s）

表 2-3-6　主动脉瓣反流程度分级标准

项目	轻度	中度	重度
反流频谱	淡或不完全	密集	密集
VC/mm	＜ 3	3 ～ 7	≥ 7

表 2-3-7　肺动脉瓣反流程度分级标准

项目	轻度	中度	重度
反流频谱	弱	强	强、舒张期血流提前终止
VC/mm	起源窄	介于中间	起源宽

（3）常用评估心室舒张功能及右心室收缩功能

① 常用评估左心室舒张功能：a. E/A 比值，即二尖瓣前向血流 E 峰（快速舒张期）与 A 峰（心房收缩期即舒张晚期）的比值，临床意义见表 2-3-8，但该比值受年龄因素影响，随着年龄增长而降低。另外还具有负荷依赖性，受心动过速影响，不适用于心房颤动、心房扑动患者。二尖瓣重度反流 E/A 比值可大于 2。b. 二尖瓣环舒张早期充盈速度 e'：影响 e' 的血流动力学因素包括左心室松弛、弹性势能和充盈压。间隔侧 e' ＜ 7cm/s，侧壁侧 e' ＜ 10cm/s，提示松弛减低。c. 二尖瓣 E/e' 比值：E/e' 比值可用来估测左心室充盈压。E/e' 比值＜ 8 通常提示左心室充盈压正常，比值＞ 14 与左心室充盈压升高，具有高度特异性。但是该比值的"灰色区域" 8 ～ 14 不能确定左心室充盈压是否升高，需要借助其他指标。

表 2-3-8 左心室 E/A 比值临床意义

正常	E/A 为 1～2
松弛功能障碍	E/A ＜ 1
LV 限制性充盈障碍	E/A ＞ 2

② 常用评估右室舒张功能：a. 三尖瓣口血流频谱，包括三尖瓣血流舒张早期峰值速度 E，三尖瓣血流心房收缩期峰值速度 A，E/A（E/A 比值临床意义见表 2-3-9），E 峰减速时间（E deceleration time，EDT）等。参考值：E 峰：（57±8）cm/s；A 峰：（39±6）cm/s；E/A：＞ 1；EDT：（225±28）ms。b. 三尖瓣环侧壁组织多普勒频谱：组织多普勒法测定右心室心肌舒张早期速度 e'，联合三尖瓣血流频谱，能可靠反映右心室血流动力学指标的改变。

表 2-3-9 右心室 E/A 比值临床意义

松弛功能障碍	E/A ＜ 0.8
右心室舒张功能中度受损（假性正常化）	E/A：0.8～2.1 伴 E/e' ＞ 6，或肝静脉明显的舒张期血流
RV 限制性充盈障碍	E/A ＞ 2.1 伴 E 峰减速时间 ＜ 120ms

③ 常用评估右心室收缩功能：a. 三尖瓣环侧壁组织多普勒 s'，正常值：s' ＜ 9.5cm/s，提示右心室收缩功能减低。b. 右心室 Tei 指数：正常值为 0.29±0.06，该指标反映右心室整体功能，是评价右心室收缩功能的重要指标。c. TAPSE 及 FAC 见 M 型超声心动图的相关内容。

（4）估测肺动脉压力 通过 CW 联合 CDFI 对三尖瓣反流进行测量得到三尖瓣反流压差。当不存在右心室流出道和肺动脉狭窄时，肺动脉压力约等于右心室压力，故肺动脉收缩压 ≈ 右心室收缩压 = 三尖瓣反流压差 + 右心房压（见表 2-3-10）。当存在左向右分流时，PASP ≈ RVSP=SBP−ΔP（ΔP=4Vmax^2，ΔP 为右心房、右心室间的压差，SBP 为肱动脉收缩压，RVSP 为右心室收缩压，PASP 为肺动脉收缩压）。当存在右向左分流时，PASP ≈ RVSP=SBP+ΔP。肺动脉压力心脏超声评估见表 2-3-11。

表 2-3-10 右心房压力评估

右心房压力 /mmHg	5	10	15
IVC 内径 /cm	≤ 21	≤ 21	＞ 21
吸气塌陷率	＞ 50%	＞ 50%	＜ 50%
右心房大小	正常	增大	增大

（5）在心肌再同步化治疗难治性心衰中的应用 ①左心房与左心室运动协调性评估：EA 时间占心动周期的比例 ＜ 40% 提示房室不同步。②左心室与右心室

表 2-3-11　肺动脉压力评估

项目	轻度	中度	重度
肺动脉压力 /mmHg	30～50	50～70	＞70

协调性评估：分别计算 QRS 波起始点至肺动脉瓣射血前时间（T1）及主动脉瓣射血前时间（T2），两者差值大于 40ms 提示心室收缩不同步。③左心室内协调性评估：分别测量 QRS 波起始点至室间隔达到最大位移的时间与左心室后壁达到最大位移的时间，两者差值大于 130ms 提示左心室运动不协调。

二、经胸超声心动图专项诊断技术

（一）右心声学造影

右心声学造影是一种简单、易操作的超声心动图检查方式，临床上最常用的是通过静脉注入振荡生理盐水造影剂（agitated saline contrast，ASC），使右心显影后进一步了解是否存在心内（如卵圆孔未闭）或心外（如肺动静脉瘘）的右向左分流。因其操作简单、检查时间短、可重复性好等，近年来在临床上广泛应用。

1. 临床意义

（1）适应证

① 可疑存在左向右或右向左分流的心脏疾病，如卵圆孔未闭（patent foramen ovale，PFO）的筛查。

② 诊断先天性血管畸形，如永存左上腔静脉、肺动静脉瘘（pulmonary arteriovenous fistula，PAVF）等。

③ 评估右心腔内径、心内膜边界轮廓、室壁厚度、是否存在占位、瓣膜反流情况等。

④ 为低氧血症患者寻找病因。

（2）禁忌证

① 严重发绀且心内分流量较大。

② 重度肺动脉高压。

③ 有栓塞病史。

④ 重症肺气肿、呼吸功能不全、重度贫血。

⑤ 酸中毒及严重心、肾功能不全。

⑥ 急性冠脉综合征。

2. 结果判读

右心声学造影诊断 PFO 的思维导图见图 2-3-1，右心声学造影微气泡结果判读见表 2-3-12，右心声学造影微气泡显影程度示意见图 2-3-2。

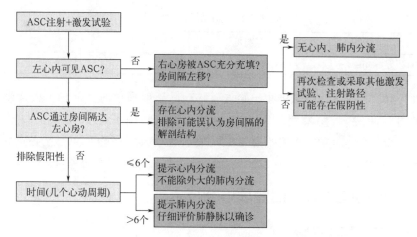

图 2-3-1 右心声学造影诊断 PFO 的思维导图

表 2-3-12 右心声学造影微气泡结果判读

静止单帧图像上左心腔内出现的微气泡的最大数量/个	分流量	结果
0	无分流	阴性
1～9	少量分流	弱阳性
10～30	中量分流	阳性
＞30	大量分流	强阳性

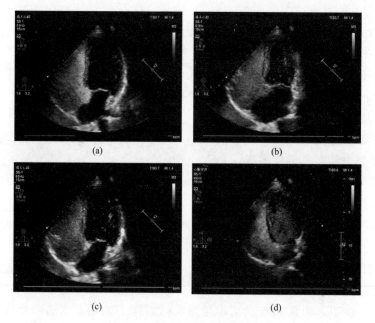

图 2-3-2 右心声学造影微气泡显影程度示意

3. 假阴性、假阳性的常见原因（表 2-3-13）

表 2-3-13 右心声学造影假阴性、假阳性常见原因

分类	常见原因
假阴性	未能使右心房压力大于左心房压力 （1）激发试验不适当或不充分 （2）左心房压力升高
	右心房未被 ASC 充分充满 （1）较大的欧氏瓣 （2）下腔静脉快速回流
假阳性	肺内分流
	欧氏瓣较大/右侧三房心（误认为房间隔）
	"假显影"效应
	前次注射的 ASC 未完全廓清
	其他分流（如冠状静脉窦间隔缺损等）

（二）左心声学造影

心脏超声造影剂是一项成熟和适宜的心血管疾病诊断技术，在常规超声心动图及血管超声检查基础上应用声学增强剂，可清晰显示左心室内膜边界，极大提高左心室射血分数测量的准确性，并在判断左心室室壁运动、心脏解剖结构、心肌血流灌注等方面为临床提供了重要的诊断信息。与心脏CT、核素或MRI相比，声学增强剂无毒、无放射性且超声检查价格便宜、操作方便。

1. 临床意义

（1）适应证

① 当二维超声图像不清晰时，对心脏结构和功能的评估。

② 需精确观测心脏病理结构功能，如左心室心尖部结构异常（心尖肥厚型心肌病、心尖部血栓、心尖部室壁瘤、心尖部憩室等）、左心室致密化不全、心脏血栓、鉴别心腔内占位病变、确定或排除心肌梗死后室间隔缺损、血栓形成、右心室形态和结构异常评估。

③ 负荷超声心动图时图像不清晰时。

（2）禁忌证 磷脂或白蛋白过敏以及过敏体质者。

2. 结果判读

左心室心腔造影：观察心内膜边界，顺时针方向评估每个切面各节段室壁运动，按照 ASE 推荐的 16 或 17 节段室壁运动计分方法，计算室壁运动计分指数（表 2-3-14）（Wall motion score index，WMSI）。

表 2-3-14　室壁运动计分指数

心内膜运动幅度	室壁收缩期增厚率	运动计分 / 分	运动评估
≥ 5mm	≥ 25%	1	正常
< 5mm	< 25%	2	减弱
消失	消失	3	消失
反向运动	收缩期室壁变薄向外运动	4	反向运动
收缩期及舒张期心室壁呈持续膨出状态，室壁回声致密，变薄，呈矛盾运动		5	室壁瘤

心肌造影：观察 "Flash" 之后，顺时针方向评估每一个切面各阶段心肌内超声增强效果，心肌造影评分按 17 节段划分，运用半定量法计算灌注缺损节段及评分，造影剂恢复充盈时间 ≤ 4s 为 1 分，4 ～ 10s 为 2 分，≥ 10s 为 3 分，并计算心肌灌注指数（17 节段评分总和除以 17）。

（三）负荷超声心动图

负荷超声心动图是指应用超声心动图对比观察负荷状态与静息状态下超声所见，以了解患者心血管系统对负荷的反应状态，通常可分为运动、药物及起搏三部分。临床上常见的是运动及药物负荷。

1. 临床意义

（1）适应证

① 冠状动脉疾病的诊断。

② 已确诊患者的预后评估及危险分层（如心肌梗死后）。

③ 术前危险性评估。

④ 劳力性呼吸困难的病因学评估。

⑤ 再血管化治疗后的评估。

⑥ 缺血部位的评估。

⑦ 瓣膜狭窄程度的评估。

⑧ 冠状动脉储备功能评估。

（2）绝对禁忌证

① 近期静息心电图的变化提示有明显的心肌缺血或其他急性心脏事件。

② 急性全身感染伴发热、身体疼痛或淋巴结病。

③ 急性心肌梗死（小于 2 天）、高风险的不稳定型心绞痛。

④ 不能控制的有症状伴血流动力学异常的心律失常。

⑤ 有症状的主动脉瓣重度狭窄、失代偿性心力衰竭、急性肺动脉栓塞、肺梗死、深静脉血栓、急性心肌炎或心包炎、急性主动脉夹层。

⑥ 身体残疾而不能安全和充分参与测试。

（3）相对禁忌证

① 已知的左侧冠状动脉主干狭窄、室壁瘤。

② 不确定与症状相关的中重度主动脉瓣狭窄。

③ 重度高血压（收缩压＞200mmHg 或舒张压＞110mmHg）。

④ 重度房室传导阻滞不能控制的心动过速或心动过缓。

⑤ 肥厚型心肌病或其他致左心室流出道狭窄疾病。

⑥ 近期的脑卒中或短暂性脑缺血发作。

⑦ 精神创伤而导致的不能充分配合运动，已知运动会加重的神经肌肉、肌肉骨骼或类风湿疾病。

⑧ 未经治疗纠正的状态（如糖尿病、甲状腺疾病、贫血、电解质紊乱）、慢性感染性疾病（单核细胞增多症、肝炎、艾滋病）。

2. 结果判读

按照 ASE 推荐的 16 或 17 节段室壁运动计分方法，计算室壁运动计分指数；至少 2 个相邻节段运动改善，或静息状态下只有 2 个节段异常时至少 1 个节段改善，定义为心肌存活。

（四）二维斑点追踪技术

二维斑点追踪技术（two-dimensional speckle tracking imaging，2D-STI）是基于心肌组织与超声波束间的互相作用，产生特定的声学标志，称为斑点。通过专用软件、逐帧追逐高亮度斑点，比较斑点的新位置和上一帧的位置，记录下一帧的位置，从而在整个心动周期内追踪斑点的位移，达到对心肌速度、位移、应变等参数的研究目的。

1. 临床意义

目前临床应用如下：

（1）亚临床心肌功能异常　其表现为 GLS 降低和环周应变代偿性增高，左心室肥厚及舒张功能异常，由于 GLS 较其他参数重复性更高，变异更小，因此被认为是识别和随诊相关患者的重要参数。

（2）左心室肥厚的诊断及鉴别诊断，如肥厚型心肌病、心肌淀粉样变（CA）等　典型的 CA 患者 LVEF/GLS 比值＞4.1，牛眼图显示为心尖保留，肥厚型心肌病牛眼图提示室间隔应变异常，心尖肥厚型心肌病提示心尖部应变减低。

（3）评估缺血性心脏病患者诊断及预后　2D-STI 能够客观评价心肌梗死后左心室重构参数，准确地判断左心室收缩功能并预测其重构的发生。

（4）评估瓣膜性心脏病的心脏功能　通过分析无症状、不同程度二尖瓣关闭不全的患者，证实 2D-STI 能早期发现无症状性二尖瓣关闭不全患者左心房顺应性及收缩功能损害，有利于早期指导临床治疗。

（5）肿瘤患者心脏功能的评价，2D-STI 对早期诊断化疗药物对心肌的损害敏感性也较高。

（6）心脏同步性的评价　二维径向应变可用于评估心脏再同步治疗（cardiac resynchronization therapy，CRT）后心肌不同节段的机械运动情况，为临床治疗提供重要线索。

2. 结果判读

通过追踪室壁缩短和伸展的比例，分别呈现三个切面的结果，并由此形成牛眼图。牛眼图可直观反映整体心肌功能，并能提供每个节段运动的具体数据，目前建议 GLS ≤ -20% 为正常参考值界限，标准差 ±2% 为正常值。

三、经食管超声心动图

近年来，经食管超声心动图（trans esophageal echocardiography，TEE）在临床上应用越来越广泛，其对心血管疾病的诊断、治疗及疗效评价产生了巨大的影响，逐渐成为一些心血管疾病的主要诊断方法及金标准。与经胸超声心动图相比，TEE 因从心脏后方近距离观察，避免了胸壁和肺内气体等影响，能更为清晰地显示心脏的结构和功能。

（一）临床意义

1. 适应证

（1）TTE 检查显像困难者，如肥胖、肺气肿、胸廓畸形或近期胸部手术后，以及正在使用机械通气辅助呼吸的患者。

（2）TTE 检查难以显示的部位，如左心耳、上腔静脉、左右肺静脉和胸部降主动脉，以及对左右冠状动脉主干的显示等。

（3）围术期监测与评估，如心脏瓣膜成形或置换术后即刻手术效果评价，经导管主动脉瓣置换术、二/三尖瓣反流介入治疗的指导、监测与评估，左心耳封堵术中监测与评价等。

2. 禁忌证

（1）绝对禁忌证

① 患者拒绝。

② 先天性或获得性上消化道疾病，如活动性上消化道出血、食管梗阻或狭窄、食管占位性病变、食管撕裂和穿孔、食管憩室、食管裂孔疝、先天性食管畸形、近期食管手术史、食管静脉曲张、咽部脓肿。

（2）相对禁忌证

① 凝血障碍。

② 纵隔放疗史。

③ 颈椎病。

④ 咽部占位性病变。

⑤ 严重心血管系统疾病，如重度心力衰竭、严重心律失常、急性心肌梗死、不稳定型心绞痛、重度高血压、低血压或休克状态等。

⑥ 麻醉剂过敏。

（二）结果判读

主要异常表现有心腔内血栓形成（包括左心房 / 左心耳血栓、左心室血栓、右心室血栓）、瓣膜赘生物、主动脉夹层、人工瓣膜瓣周漏等。

四、冠状动脉 CTA

冠状动脉 CT 血管成像（coronary antery computed tomography angiography，CCTA）是明确冠心病最常用的非侵入式检查。CCTA 在造影剂的辅助下，采用螺旋式或步进式心电图门控技术采集图像，通过工作站对原始横断图像进行处理后，在电脑中清晰、直观、完整地呈现冠状动脉的解剖与走行，显示管腔内斑块及狭窄情况，甚至评估心肌灌注、心脏大小及功能，以供医师判断患者病情。

（一）临床意义

1. 适应证

（1）无症状人群冠心病患病风险评估。

（2）冠心病诊断 冠状动脉狭窄评价；冠状动脉斑块评价；心肌缺血的评价；心脏结构和功能评价。

（3）PCI 术前和术后评估。

（4）冠状动脉旁路移植术（coronary artery bypass grafting，CABG）评价 适用于 CABG 术前和术后评估。

（5）非冠心病心脏和血管外科手术或介入手术前的冠状动脉评价。

（6）先天性冠状动脉异常以及非动脉粥样硬化冠状动脉病变的评价。

2. 禁忌证

（1）已知严重的碘对比剂过敏史。

（2）甲状腺功能亢进进展中，临床确需做 CCTA，需要请内分泌专家确定。

（3）急性肾衰竭或慢性肾功能不全：肾小球滤过率 < 60mL/（min·1.73m²）。

（4）处于急性心肌梗死或急性心功能不全发作期（患者不能平卧）。

（5）妊娠或怀疑受孕者。

（6）病重、体质虚弱或一般情况差者。

（二）结果判读

1. 钙化积分

冠状动脉钙化（coronary artery calcification，CAC）是冠状动脉粥样硬化发展到一定程度钙盐在斑块中沉积形成的。目前常用的测定方法为 Agatston 钙化积分方法，一般将冠状动脉分为左主干、前降支、回旋支及右冠状动脉四个部分进行钙化积分计算，各血管的分支钙化计入相应的血管。分为无钙化（0 分）、微小钙化（1～10 分）、轻度钙化（11～100 分）、中度钙化（101～399 分）、广泛钙化（＞400 分）五级。冠心病风险随着 CAC 评分的增加而增加，钙化积分＞400 分一般意味着很可能有冠心病，临床上需加以重视。对 CAC ≥ 1000 分的患者考虑更积极的预防性治疗。

2. 冠脉狭窄判定

一般将血管直径狭窄 0%～20% 称为无明显狭窄，20%～50% 为轻度狭窄，50%～70% 为显著狭窄，＞70% 重度狭窄。狭窄率 % =（参考管腔直径－狭窄处管腔直径）/ 参考管腔直径 ×100%。其中狭窄处管腔直径为病变段最窄处管腔直径，参考管腔直径 =（病变近端参考管腔直径＋病变远端参考管腔直径）/2。

3. 冠脉斑块的性质判定

目前研究认为，急性冠脉综合征是由不稳定斑块破裂、出血、血栓形成阻塞冠脉血管引起。因此，血管斑块性质的确定对于预防不良心血管事件具有重要作用。不稳定斑块在 CCTA 上的特点有：①正性重构（血管外膜先向外扩张）；病变段的最大血管直径（包含斑块和管腔）与近端参考血管直径的比值≥ 1.1；②脂质丰富，伴点状钙化（直径＜ 3mm），CT 值＜ 30HU；③"餐巾环"征（napkin ring syndrome，NRS，低衰减的中心部分伴有环状更高的衰减），定义为低密度斑块核心及其周围环绕高密度环状影。

五、X 线平片

X 线平片能显示心脏整体及各房室、大血管的大小、形态和位置的变化及其程度，结合透视尚可观察心脏、大血管的搏动等运动功能状态，可以同时反映继发于心血管疾患的各种肺循环障碍，如肺动静脉压力的改变和程度，有助于诊断继发于胸肺疾病和肺动脉血管病变的肺动脉高压及肺源性心脏病（肺心病）的分析，可为诊断提供重要的征象。由于此项检查方法已规范化，故可作为心血管病内科和外科手术治疗前后随诊观察的手段。

（一）临床意义

1.适应证

（1）评估与心血管系统可能相关的体征（如胸痛、呼吸困难等）。

（2）随访胸部循环系统疾病的转归（包括病变的好转、吸收或进展）。

（3）术前出现心血管系统症状或有极大可能性出现胸部心血管病并可能影响麻醉或外科手术结果，可能增加围术期发病率或死亡率时进行术前评估。

（4）监护使用生命支持设备及心血管术后患者。

2.禁忌证

无绝对禁忌证。但X线产生电离辐射，因此应谨慎地用于幼儿和孕妇。

（二）结果判读

1.梨形心

梨形心又称二尖瓣形心。肺动脉段凸出及心尖上翘，主动脉结缩小或正常，状如梨形。多见于右心负荷或以其为主的心腔变化。常见疾病有二尖瓣狭窄、房间隔缺损、肺动脉瓣狭窄、肺动脉高压和肺心病等。

2.普大型心

心室和心房均有明显的扩张，见于全心衰、心肌炎、心包积液，表现为各房室均增大。多由左右心室、心房同时扩大或者心包内渗出、心影呈烧瓶样扩张所致。

3.靴形心

靴形心又称为主动脉型心。心脏浊音界向左下扩大，心腰部由钝角变为近似直角，使心浊音界呈靴形，其常见于主动脉瓣关闭不全，也可见于高血压心脏病。表现为主动脉结增大，心腰凹陷，心尖下移、隆突并向左增大。是多种原因引起左心室肥大的共同表现。

六、心电图检查

（一）临床意义

心电图是指我们常说的体表心电图。它反映了心脏从窦房结产生到扩布整个心脏的电活动，每个波型或波段都有其特定意义，是心脏最基本的无创性检查项目，操作简单，无禁忌证。

心电图检查可判断患者的节律、传导、房室大小、有无心肌缺血或心肌梗死、有无电解质紊乱、起搏器工作状态下的起搏及感知功能是否正常等。

（二）结果判读

1. 节律判断

正常人都是窦房结控制心脏，呈窦律状态，即出现窦性 P 波的节律，Ⅰ、Ⅱ、V_5、V_6 导联 P 波直立，aVR 导联倒置，异常的节律包括房性、交界性或室性等节律，有时一段时间内可出现多个节律。

2. 心率判断

正常成人窦律 60～100 次/分，当室上性心律超过 200 次/分或室性心律超过 150 次/分需立即进行处理；当连续两个窦性 PP 间期大于 2s，需要考虑窦性停搏；当出现 RR 间期大于 3s 伴有症状或大于 5s 也需要立即进行处理。

3. P 波判断

P 波代表心房除极从左上到右下，P 波正常形态宽 < 0.12s，高 < 0.25mV，形态异常反应房间束传导阻滞或者心房大小异常，例如：左心房肥大时 P 波增宽且出现双峰，右心房肥大时 P 波高尖。

4. PR 间期判断

PR 间期指心房开始除极至心室开始除极的时间。正常经过房室结传导，由于房室结的延时传导功能保证心房心室顺序收缩，PR 间期正常值为 0.12～0.20s，PR 间期 < 0.12s，常见于预激综合征；PR 间期 > 0.22s，常见于一度房室传导阻滞或房室结双径路慢径下传，当 P 波不能下传至心室产生 QRS 波，病理状态常见于二度及以上程度的房室传导阻滞，生理状态常见于房室干扰或脱节现象。

5. QRS 波群判断

QRS 波群代表心室除极，宽度代表左右心室激动时间，反映左右束支传导功能是否正常，正常 < 0.12s，幅度可反应左右心室的大小。

6. ST-T 判断

从 QRS 波群结束至 T 波结束，代表心室复极，分为 ST 段和 T 波，ST 段位于基线水平（下移不超过 0.05mV，上移不超过 0.1mV，V_2～V_3 导联可抬高至 0.2～0.3mV），长度一般超过 0.16s，T 波在以 R 波为主的导联直立，高度不少于同导联 R 波的 1/10，当 ST 段异常抬高/下移或 T 波的形态和方向发生改变，多提示心室壁的缺血损伤，偶见电解质异常；当心室除极顺序异常，复极顺序即发生改变，可出现继发性 ST-T 改变。

7. U 波判断

正常 U 波跟 T 波方向一致，幅度小于同导联 T 波的 1/2，当出现 U 波异常提示电解质异常，尤其血钾异常，也见于心肌缺血等情况。

8. QT 间期判断

QT 间期指心室除极和复极整个过程，当 QT 间期延长，心室的易损期延长，很容易发生恶性心律失常事件。QT 间期异常常见于遗传性室性心律失常、电解质紊乱或心肌缺血等情况。

七、24h 动态心电图

动态心电图（ambulatory electrocardiogram，AECG）是指连续长时间记录的多导 / 单导联心电图。目前广泛应用的是连续有线传输体外记录仪（Holter），其他还有连续无线传输体外记录仪、外部循环记录仪、体外实践记录仪和体外实时心脏遥测系统。

（一）临床意义

1. 用于诊断

（1）晕厥 识别心动过缓 / 心动过速导致的血流动力异常的心电问题。

（2）心悸 筛查识别引起心悸的心律失常类型。

（3）胸痛胸闷 识别特定条件或不规律发作的心肌缺血引起的胸痛胸闷；也可以用于排除非心源性的胸痛。

2. 评估预后及危险分层

（1）心肌梗死后或缺血性心脏病患者室性期前收缩（室性早搏，室早）或室性心动过速（室速）的定量统计可辅助评估其预后和死亡风险。

（2）扩张型心肌病 / 肥厚型心肌病 / 致心律失常性右室心肌病等，动态心电图记录到的心律失常发生类型或发生频率可预示心源性猝死风险和起搏器植入价值。

（3）慢性肾病患者的心血管疾病死亡率是普通人的 100 倍，动态心电图可评估其风险。

3. 心律失常治疗效果的评估

包括药物、射频和植入装置治疗的效果，尤其对于心房颤动等类型心律失常的全病程管理，动态心电图是重要的复查项目。

（二）结果判读

（1）总时间（建议时长 ≥ 22h），记录总心搏（8 万～ 14 万为正常），平均心率（正常为 55 ～ 100 次 / 分），最快 / 最慢心率及时间，最长 RR 间期及时间（正常应 < 2s），长于 2s 的 RR 间期的数。

（2）室上性和室性心搏数［具体成对、联律、室上性心动过速（室上速）个数，占总心搏 ≥ 3‰为多发］。

（3）窦性 / 异位心搏的时间分布图。

（4）ST 段和 T 波的时间趋势图。

（5）心率变异性的时间分布图。

（6）其他心律失常和 ST-T 改变以及证明以上诊断的心电图片段。

八、运动平板检查

运动平板试验是心电图运动负荷试验的一种，通过在平板机上运动来增加心脏负荷，用于冠心病和其他疾病的诊断、鉴别诊断及预后评估。其他的心电图运动负荷试验还有 6 分钟步行试验、踏车运动试验、心肺运动试验等。

（一）临床意义

1. 适应证

（1）冠心病的诊断。

（2）心血管疾病高危患者早期冠心病的筛查。

（3）运动中胸痛、心悸等症状的诊断和评价。

（4）预测心血管事件和全因死亡率。

（5）评价变时能力、心律失常对植入装置的治疗反应。

（6）评价体力和活动耐力。

（7）评估对于治疗干预的反应。

2. 绝对禁忌证

（1）急性心肌梗死 2 天内。

（2）持续性不稳定型心绞痛。

（3）未控制的心律失常伴血流动力学障碍。

（4）急性心肌炎、心内膜炎或心包炎。

（5）急性肺栓塞、肺梗死或深静脉血栓。

（6）症状性重度主动脉瓣狭窄。

（7）失代偿心力衰竭。

（8）急性主动脉夹层。

（9）自身躯体原因不能快速走动。

3. 相对禁忌证

（1）明确的左主干狭窄。

（2）中重度主动脉瓣狭窄伴不确定的相关症状。

（3）快速或缓慢性心律失常。

（4）肥厚型梗阻性心肌病伴重度的静息压力阶差。

（5）近期脑血管事件或精神无法配合。

（6）静息高血压（大于 200/110mmHg）。

（7）未纠正的其他疾病，如严重贫血、电解质失衡和甲状腺功能亢进症（甲亢）等。

（二）结果判读

1. 报告信息内容

（1）运动前、中、后情况　心电图、血压、运动方案及级别、代谢当量、运动总时间、ST 段变化及心律失常。

（2）结论　实验前心电图诊断，结论阳性（＋）/ 可疑阳性（±）/ 阴性（－）。

2. 诊断标准

（1）阳性标准

① 典型的心绞痛症状。

② 以 R 波为主的导联 ST 段水平型或下斜型压低≥1mm 持续时间大于 2min。

③ 除了 aVR、V_1 导联外 ST 段抬高≥1mm。

（2）可疑阳性标准

① 以 R 波为主的导联 ST 段水平型或下斜型压低＜1mm 但≥0.5mm 且持续时间≥2min 或者 ST 段水平型或下斜型下移≥1mm 但持续性时间＜2min，或者 ST 段上斜型或近似水平型压低≥1.5mm 且持续时间≥2min。

② U 波倒置或双向。

③ 出现严重的心律失常。

④ 运动中血压不升高反而较前下降≥10mmHg。

（3）阴性标准

① ST 段无变化。

② ST 段下移幅度不够。

③ 时间没有达标。

（4）假阳性　引起 ST 段下移的其他非冠心病因素均可造成假阳性，如严重瓣膜疾病、高血压和心肌病。另外还见于预激综合征、药物过量中毒、电解质紊乱等，围绝经期前女性假阳性高。

（5）假阴性　抗心绞痛药物的使用、单支冠脉疾病、运动量不足或心率反常增快时容易出现假阴性。

九、直立倾斜试验

直立倾斜试验是评价自主神经功能的一种有效方法，在疑似血管迷走性晕厥、体位性低血压、体位性心动过速综合征、直立位高血压、心因性假性晕厥、自主神经功能衰竭、不明原因的反复跌倒及癫痫等疾病的诊断和鉴别诊断中有着重要的临床意义。

（一）临床意义

1.适应证

（1）反复不明原因的晕厥。

（2）无先兆的单次晕厥或高风险不明原因单次晕厥。

（3）诊断和鉴别诊断血管迷走性晕厥、体位性低血压和体位性心动过速综合征。

（4）鉴别诊断晕厥和非抽搐性癫痫、假性晕厥、老年性晕厥和跌倒。

（5）血管迷走性晕厥和体位性低血压的训练治疗。

2.禁忌证

（1）用于评估晕厥治疗效果。

（2）检查已经发现自发或诱发晕厥。

（3）跌倒导致的严重病情不稳定。

（4）颅内外血管严重狭窄，冠脉、二尖瓣和主动脉瓣严重狭窄，重度肥厚型梗阻性心肌病。

（5）妊娠、重度贫血、中重度高血压、严重心律失常。

（二）结果判读

报告内容包括各个阶段记录的心率和血压值，试验阳性时间及过程，记录的心率血压趋势图以及诊断。

1.成年人结果判读

（1）体位性低血压　倾斜位3min内收缩压（SBP）下降$\geq$20mmHg或舒张压（DBP）下降$\geq$10mmHg，或收缩压下降至90mmHg以下伴晕厥先兆或晕厥。

（2）直立性高血压　卧位血压正常，直立位SBP升高$\geq$20mmHg或DBP升高$\geq$10mmHg伴晕厥先兆或晕厥。

（3）体位性心动过速综合征　直立10min内心率增加$\geq$30次/分或心率$\geq$120次/分，心率增加呈持续性伴晕厥先兆或晕厥。

（4）心因性假性晕厥　出现晕厥前兆，症状持续时间长且描述十分痛苦难耐受，但心率、血压均在正常生理变化范围内。

（5）血管迷走性晕厥

① Ⅰ型（混合型）：基测或药测阶段出现晕厥前兆或晕厥，SBP＜80mmHg，DBP＜50mmHg，或血压骤降（SBP下降$\geq$20mmHg或DBP下降$\geq$10mmHg），平均动脉压下降＞25%或SBP下降至90mmHg以下，心率减慢20%以上，不

少于 40 次 / 分或少于 40 次 / 分时间不超过 10s，伴或不伴有长于 3s 心室停搏，血压下降先于心率减慢。

②Ⅱ型（心脏抑制型）：出现晕厥前兆或晕厥，血压达到阳性标准，心率减慢＜ 40 次 / 分，且时间＞ 10s，且心率减慢先于血压下降，根据有无长于 3s 的心室停搏又分为Ⅱ A 型（无停搏型）和Ⅱ B 型（心脏停搏型）。

③Ⅲ型（血管抑制型）：出现晕厥前兆或晕厥，SBP 下降至 60 ～ 80mmHg，后者平均动脉压下降＞ 20 ～ 30mmHg，晕厥高峰时心率下降＜ 10%。

（6）自主神经功能衰竭　直立倾斜试验 10min，心率增加＜ 10 次 / 分，当血压下降至体位性低血压诊断标准时出现晕厥前兆和快速晕厥，心率几乎不变。

2. 未成年人结果判读

未成年人，血压下降标准为 SBP ≤ 80mmHg 或 DBP ≤ 50mmHg，平均动脉压下降≥ 25%。心率下降标准：4 ～ 6 岁＜ 75 次 / 分，6 ～ 8 岁＜ 65 次 / 分，8 岁以上＜ 60 次 / 分。

十、动态血压监测

动态血压监测（ambulatory blood pressure monitoring，ABPM）是记录 24h 血压和心率的变化，通过计算机软件分析其变化情况及其与临床表现关系的一项临床监测技术。ABPM 是识别和诊断高血压、评估心脑血管疾病风险、评估降压疗效、指导个体化降压治疗不可或缺的检测手段。

（一）临床意义

1. 绝对适应证

（1）识别白大衣高血压（white coat hypertension，WCH）现象和隐匿性高血压（masked hypertension，MH）。

（2）识别异常的 24h 血压模式。

（3）评估疗效。

（4）评估血压与心率的关系。

（5）评估血压变异性、阻塞性睡眠呼吸暂停的筛查和随访、特殊人群的高血压（儿童和青少年、老年、孕期、高危等）及内分泌性高血压。

2. 禁忌证

一般无绝对禁忌证，下列情况应暂缓进行：

（1）须保持安静休息的患者，如急性心肌梗死、不稳定型心绞痛。

（2）血液系统疾病、严重皮肤疾病、血管疾病、传染病急性期。

（3）严重心律失常，如频发早搏、心房颤动（因不易达到准确的自动血压测量）。

（二）结果判读

（1）动态血压监测　指标包括：24h、白天（觉醒活动）、夜间（睡眠）的收缩压（SBP）和舒张压（DBP）的平均值。推荐的动态血压国内参考标准：24h平均＜ 130/80mmHg，白天平均＜ 135/85mmHg，夜间平均＜ 125/75mmHg。

（2）生理情况下典型血压呈"双峰一谷" 6:00 ～ 8:00 为第一峰，下午 4:00 ～ 6:00 为第二峰，夜间 2:00 ～ 3:00 点血压最低，夜间的平均血压会比白天的平均血压低 10% ～ 15%。临床上常根据夜间血压下降比值［（白天血压－夜间血压）/ 白天血压 ×100%］定义构型（10% ～ 20%）、非构型（0% ～ 10%）、反构型（＜ 0%）、超构型（＞ 20%）血压节律。

（3）非构型、反构型及超构型都是血压节律不正常的表现。根据患者的血压昼夜节律，可优化高血压降压治疗。

（4）血压变异性指一定时间内血压波动程度的指标，包括短时（30min）血压变异性和长时（24h）血压变异性。白天活动度大血压波动大，夜间反之。血压变异性与高血压程度密切相关，血压急骤升高可引起脑卒中、猝死、急性心肌梗死、短暂心肌缺血发生率明显上升。

十一、食管心脏调搏检查

食管心脏调搏术是经食管电极记录心电活动并发放电刺激以用于心电生理诊断和治疗的一项无创性的技术。对窦房结和房室结功能的测定、房室 / 房室结折返性心动过速以及各类室上性或高位室性心动过速的诊断和鉴别诊断具有重大意义，另一方面还可用于室上性心动过速和少数室性心动过速的终止治疗。

（一）临床意义

1. 适应证

（1）严重的窦性心动过缓，原因不明的黑蒙、晕厥患者，进行窦房结功能和房室结功能的评估。

（2）阵发性心悸，心悸发作呈突发突止，脉律齐、频率快，但未能记录到发作时心电图的患者。

（3）心电图记录到阵发性室上性心动过速，为明确心动过速的类型与机制。

（4）对显性预激综合征患者，了解房室旁道的电生理特性和（或）诱发心动过速；检出高危房室旁道（高危房室旁道检出时因易诱发恶性室性心律失常故需谨慎）。

（5）终止折返性室上性心动过速、部分房性心动过速、典型心房扑动、少数室性心动过速（频率较慢的束支或分支折返性室性心动过速）；评价心律失常风险。

（6）复制某些心电现象，研究其形成机制。

（7）射频消融术前筛选及术后判断疗效等。

2. 禁忌证

（1）食管疾病，如食管癌、严重食管静脉曲张等。严重的鼻腔疾病（如反复鼻腔出血、鼻腔及咽喉部肿瘤）。

（2）阵发性心房颤动，检查前近3天内有阵发性心房颤动发作，且持续时间大于4h，未进行经食管心脏超声检查或抗凝/抗血小板治疗者。

（3）有严重心脏扩大、心功能不全（心功能Ⅲ级以上）。

（4）心电图有心肌缺血改变、近期未控制的不稳定型心绞痛或心肌梗死。

（5）急性心肌炎、心内膜炎、心包炎以及肥厚型梗阻性心肌病等。

（6）严重高血压，血压＞200/110mmHg，且未被控制者。

需要说明的是如因紧急治疗需要终止心动过速或需要食管导联心电图标测，鉴别心律失常类型时，严重心脏扩大和心功能不全或严重高血压则不受此限，应根据具体情况权衡。

（二）结果判读

1. 窦房结功能检测

窦房结恢复时间（sinus node recovery time，SNRT），正常≤1500ms，当≥2000ms即具有诊断窦房结功能异常的意义。除此参数外，窦结恢复时间、总恢复时间、矫正窦房结恢复时间均可辅助诊断窦房结功能。

2. 房室结传导功能

可通过逐渐增加心房刺激频率测定房室结一度房室传导阻滞点（正常值≥100次/分）、文氏阻滞点（正常值≥150次/分）、2∶1阻滞点（正常值≥180次/分）。

3. 房室结双径路或多径路

S1S2偶联刺激逐渐缩短10ms，S2R间期突然延长＞60ms即称为跳跃现象，是房室结存在双径路诊断标准之一，如反复出现跳跃现象≥2次，则提示存在三径路或更多径路。

4. 诱发房室结折返性心动过速

（1）慢快型　最常见类型，慢径前传，快径逆传，在不合并束支阻滞情况下均为窄QRS波群心动过速，于食管心电图EB上可见RP'间期＜70ms，体表心电图多位于QRS波里或形成V_1导联的假性r'波，发生束支阻滞时可出现宽QRS波心动过速但RP'间期不会变。

（2）快慢型　快径前传，慢径逆传，表现长RP'间期，RP'间期＞P'R间期，P'波在Ⅱ、Ⅲ、aVF导联深倒。

（3）慢慢型　多径路时可能出现，较罕见，为两条慢径路参与前传和逆传，RP'间期和 P'R 间期均延长，P'波位于两个 QRS 波群之间。

5. 诱发房室折返性心动过速

（1）顺向型　房室结前传，旁路逆传，P'波位于 QRS 波群后，RP'间期 ＜ P'R 间期，在食管导联上可见 RP'间期＞ 100ms。

（2）逆向型　常发生在多旁路上，旁路前传，另一条旁路或者房室结逆传，宽 QRS 波群心动过速，频率常＞ 200 次 / 分，RP'间期＞ P'R 间期。

6. 终止室上性心动过速和心房扑动治疗

通过心房超速刺激和短阵促发刺激可以终止折返机制引起的心动过速。对于药物效果不佳，食管心房刺激终止是不错选择。

7. 其他心电现象

通过食管心房刺激可诱发和证实多种心电现象，如裂隙现象、蝉联现象、一拖二现象以及拖带现象等。

十二、起搏器程控与随访

起搏器程控，是将预设参数通过程控仪传输到心脏起搏器内，改变起搏器的参数设置，达到调整起搏方式和起搏参数设置的目的，起搏器随访就是起搏器患者定期到机构做起搏器程控，方便医师了解术后患者情况和起搏器工作状态，以最大程度优化起搏器作用。

（一）临床意义

1. 患者及疾病方面

了解患者基础心脏疾病、心力衰竭及心律失常发作情况，优化药物治疗、及时识别和处理起搏器相关的并发症。

2. 起搏器方面

根据患者的临床需要优化参数，及时识别和校正异常的起搏器功能；评估电池寿命状况，确定择期更换时间。

3. 其他方面

及时将起搏器及疾病相关信息与患者和医务人员沟通，并对患者和家属进行健康教育。

4. 注意事项

（1）随访方式　诊室随访或远程检测，目前国内多是诊室随访，方便及时调整。

（2）随访频度　出院前做 1 次随访，评估有无起搏器相关并发症；设定个体化的工作参数，并对患者及其家属进行健康教育。出院后随访分为 3 个阶段。单、双腔搏器 /CRT-P 建议每次间隔 6 ～ 12 个月诊室随访，ICD/CRT-D 建议每次间隔 3 ～ 6 个月诊室随访。

① 早期：植入后 1 ～ 3 个月，评价器械治疗效果及患者症状改善情况，确定有无并发症，优化参数功能及延长器械寿命。

② 中期：每 3 ～ 12 个月应进行 1 次诊室或远程随访，保持最优状态工作。ICD/CRT 随访间期不应超过 6 个月。

③ 后期：当接近择期更换适应证时，应该增加随访次数（每次间隔 1 ～ 3 个月）。若怀疑导线或参数功能异常者，应提高随访频度。即使有远程随访功能，也要每年至少进行 1 次诊室随访。

（二）结果判读

目前国内多是诊室随访，方便及时调整。

1. 起搏器诊室随访内容

① 电池电压和阻抗磁频或预计寿命。

② 所有导线的起搏阈值、感知振幅、导线阻抗频率应答相关参数。

③ 器械检测到的心律失常事件、每个心腔起搏器 / 感知百分比回顾程控参数。

④ 回顾所有器械触发的"报警"事件。

⑤ 若能获得，回顾心衰诊断参数。

⑥ 带除颤功能的起搏器可回顾心动过速的发作和治疗情况。

2. 应急处理

当起搏器程控发现问题，应做出相应调整和处理，监测事件的级别、内容和应急预案如下：

（1）红色事件　如电池耗竭、电极导线完整性破坏、除颤电极导线阻抗超出正常范围、心室颤动（室颤）识别/治疗功能关闭、经 ICD 电击的室速/室颤事件，应 4h 内反馈，24h 内启动预案。

（2）黄色事件　如起搏器电重置或变为非感知模式、房颤 / 房速负荷超过设定阈值、经抗心动过速起搏治疗的室速事件、未经 ICD 治疗的非持续性室速液体指数报警或持续升高，应 12h 内反馈，48h 内启动预案。

（3）白色事件　如房颤 / 房速负荷低于设定阈值、患者活动度降低、CRT 双心室起搏比例＜ 90%，应 12h 内反馈，继续观察或诊室随访。

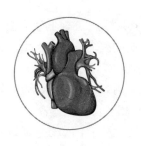

· 第三章 ·

心血管疾病介入治疗

第一节　介入治疗的简介

一、经皮冠状动脉介入治疗

　　冠状动脉粥样硬化性心脏病（简称为冠心病）是目前危害健康和生命的主要疾病之一，并趋向于年轻化。有效治疗对改善冠心病患者的预后至关重要。经皮冠状动脉介入治疗（percutaneous coronary intervention，PCI）是用心导管技术疏通严重狭窄或者闭塞的冠状动脉，从而改善心肌血流灌注的一组治疗性技术。PCI 术的目的是通过血运重建缓解心肌缺血，降低心肌缺血的面积，从而改善患者的症状，提高患者的生活质量，改善预后。PCI 术包括植入或不植入支架的经皮经腔冠状动脉血管成形术。

　　自从 1977 年临床首次在人体进行了经皮冠状动脉球囊血管成形术（percutaneous coronary angioplasty，PTCA），PCI 术在全球范围内迅速推广，适应证不断扩大。与之相关的工业产品也迅速发展，各种操作设备（如：导管、导丝、球囊）不断改进以适应不同病变的处理。1986 年，第一枚裸支架被置入人体冠状动脉。冠脉内支架置入术可显著减少经皮冠状动脉球囊扩张术后的再狭窄、血管夹层和急性血管闭塞，成为冠脉介入治疗的又一个里程碑。2003 年，药物涂层支架成功应用于临床，显著减少了支架内再狭窄的概率。近年来，药物球囊被广泛应用于小血管狭窄或支架内再狭窄的处理；而可吸收支架的开发和应用研究也在如火如荼地进行。

　　近年随着器械改进和术者经验的积累，PCI 术成功率明显提高，并发症显著下降。PCI 术成功应包括三方面的内容。①器械成功：器械可以到达目标病变处，成功操作并顺利回撤。②病变成功：冠状动脉靶部位的管腔明显扩大，残余狭窄 < 50%，同时冠脉血流达到心肌梗死溶栓试验血流分级（thrombolysis in myocardial infarction，TIMI）3 级。随着冠状动脉支架等技术的广泛应用，目前认为术后残余狭窄 < 20% 是理想的造影成功的标准。③临床成功：近期临床成功是指达到解剖学和操作成功后患者心肌缺血的症状和（或）体征缓解，住院期间无主要临床并发症（如死亡、心肌梗死、急诊冠状动脉旁路移植术）。远期临床成功是指上述有益作用持续超过 6 个月。再狭窄是近期临床成功而远期临床不成功的主要原因。

判定冠脉血流多采用 TIMI 血流分级，原为急性心肌梗死溶栓治疗后评价冠状动脉血流速度的影像学分级，现常用于冠状动脉介入治疗前后血流状况的评价。

TIMI 0 级：无灌注，闭塞部位及远端无前向血流充盈。

TIMI 1 级：少量灌注，仅少量造影剂通过闭塞部位，使远端血管隐约显影，但血管床充盈不完全。

TIMI 2 级：部分灌注，造影剂能完全充盈远端，但造影剂前向充盈和排空速度减慢。

TIMI 3 级：完全灌注，远端血管充盈和排空快速且完全。

（一）PCI 术前准备

1. 危险评分系统

风险—获益评估是对患者进行血运重建治疗决策的基础。运用危险评分可以预测心肌血运重建手术病死率或术后主要不良心脑血管事件（major adverse cardiac and cerebrovascular event，MACCE）发生率，指导医师对患者进行风险分层，从而为选择适宜的血运重建方案提供参考。常用的危险评分系统如下。

（1）欧洲心脏危险评估系统 Ⅱ（EuroSCORE Ⅱ）　由于 EuroSCORE 基于较早期的研究结果，过高估计了血运重建的死亡风险，不建议继续使用，由 EuroSCORE Ⅱ 替代。EuroSCORE Ⅱ 通过 18 项临床特点评估患者院内病死率。

（2）SYNTAX 评分　是根据 11 项冠状动脉造影病变解剖特点定量评价病变的复杂程度的危险评分方法。对于病变既适宜采用 PCI 术又适宜采用冠状动脉旁路移植术（coronary artery bypass grafting，CABG）且预期外科手术病死率低的患者，可用 SYNTAX 评分帮助制订治疗决策。

（3）SYNTAX Ⅱ 评分　是在 SYNTAX 评分的基础上，新增是否存在无保护左主干病变，并联合 6 项临床因素（包括年龄、肌酐清除率、左心室功能、性别、是否合并慢性阻塞性肺疾病和周围血管病）的风险评估法，在预测左主干和复杂三支病变血运重建的远期死亡率方面，优于单纯的 SYNTAX 评分。

2. 出血风险评估——CRUSADE 出血评分系统（表 3-1-1）

（1）所有患者 PCI 术前均应评估出血风险，建议用 CRUSADE 评分评估出血风险。

（2）对出血风险高的患者（如肾功能不全、高龄、有出血史及低体重等），围术期优先选择出血风险较小的抗栓药物，如比伐芦定、磺达肝癸钠等。

表 3-1-1　CRUSADE 出血评分系统

基线血细胞比容 /%	得分 / 分	收缩压 /mmHg	得分 / 分	肌酐清除率 /（mL/min）	得分 / 分	心率 /（次 / 分）	得分 / 分	其他危险因素	得分 / 分
＜ 31	9	≤ 90	10	≤ 15	39	≤ 70	0	女性	8
31 ～ 33.9	7	91 ～ 100	8	＞ 15 ～ 30	35	71 ～ 80	1	心衰体征	7
34 ～ 36.9	3	101 ～ 120	5	＞ 30 ～ 60	28	81 ～ 90	3	糖尿病	6
37 ～ 39.9	2	121 ～ 180	1	＞ 60 ～ 90	17	91 ～ 100	6	血管疾病或卒中病史	6
≥ 40	0	181 ～ 200	3	＞ 90 ～ 120	7	101 ～ 110	8		
		≥ 201	5	＞ 120	7	111 ～ 120	10	总分	
						≥ 121	11		

备注：根据各项进行评分，将各积分相加，共分为 5 个等级：极低危（≤ 20 分）、低危（21 ～ 30 分）、中危（31 ～ 40 分）、高危（41 ～ 50 分）和极高危（＞ 50 分）。

（3）PCI 术中根据体重调整抗凝药物剂量；监测激活全血凝固时间（activated clotting time of whole blood，ACT），避免过度抗凝治疗。

3. 急性肾损害评估——AGEF 评分

PCI 术治疗可发生对比剂导致的急性肾损伤（contrast induced acute kidney injury，CIAKI），可应用 AGEF 评分系统评估 CIAKI 的风险。影响 AGEF 评分的因素包括：年龄、肾小球滤过率（eGFR）和 LVEF。其计算公式为：AGEF 评分 = 年龄 /LVEF（%）+1 [如 eGRF ＜ 60mL/（min·1.73m^2）]。有研究显示，AGEF 评分 ≤ 0.92、0.92 ～ 1.16 和 ＞ 1.16 的 CIAKI 发生率分别为 1.1%、2.3% 和 5.8%。AGEF 评分增高是 CIAKI 发生的独立预测因素。

（二）PCI 术中操作

送入导管室后，患者平卧在导管床上。医师选用外周动脉作为穿刺部位，消毒后铺手术巾，局部注射麻醉剂，穿刺后将鞘管插入所选的动脉，将指引导管通过此鞘管送达要治疗的冠状动脉口。通过指引导管，在 X 线透视或血管内超声的指引下，将导丝送至病变部位远端，再通过此导丝，将顶端带有球囊的导管送到病变处，然后用适当的压力和时间扩张球囊，通过挤压斑块和扩张动脉解除梗阻，再酌情在病变部位使用药物球囊或支架，从而使管腔畅通，恢复远端血流。

1. 介入治疗入径

股动脉径路是 PCI 术的经典径路。但随着技术的发展，目前在我国大多选择桡动脉径路（术后卧床时间缩短，出血、假性动脉瘤形成等血管相关并发症少，患者痛苦少）。特殊情况下可酌情选择其他适宜的血管径路，如尺动脉、肱动脉等。

2. 术中辅助诊断及治疗技术

（1）血管内超声成像（intravascular ultra-sound imaging，IVUS）　IVUS 通常用于造影结果不明确时，如开口病变、血管重叠及分叉病变等。采用 IVUS 指导有助于查明支架失败原因。IVUS 对 PCI 术有非常重要的指导价值，尤其是对高危病变（包括左主干、钙化及分叉病变等），可明确支架大小、膨胀是否充分以及定位是否准确等。对某些特定情况的患者（如无保护左主干、三支、分叉、慢性闭塞及支架内再狭窄病变等），推荐 IVUS 指导的优化 PCI 术（Ⅱa，B）。对慢性闭塞病变，IVUS 指导有助于明确闭塞起始点及辅助判断指引导丝是否走行在血管真腔，提高 PCI 术成功率。

（2）血流储备分数（fractional flow reserve，FFR）　能特异地反映心外膜下冠状动脉狭窄的功能学改变，对开口、分支、多支和弥漫性病变均有一定的指导意义。

对没有缺血证据的 SCAD 患者，推荐对冠状动脉造影目测直径狭窄 50%～90% 的病变行 FFR 评估（Ⅰ，A）。DEFER 研究提示，对冠状动脉造影提示直径狭窄 > 50% 临界病变的 SCAD 患者，当病变 FFR ≥ 0.75 时延迟 PCI，其 5 年随访期内心血管事件显著低于 FFR < 0.75 而实施 PCI 的患者。

FAME 研究发现，对存在多支病变的 SCAD、不稳定型心绞痛和非 ST 段抬高型心肌梗死（non-ST-segment elevation myocardial infraction，NSTEMI）患者，FFR 指导的介入治疗组患者 1 年内复合终点事件显著低于单纯造影指导的介入治疗组。对单支或多支血管病变的 SCAD 患者，FAME2 研究提示，在 FFR < 0.80 的病变存在的患者中，PCI 组患者 1 年内 MACE 发生率显著低于单纯药物治疗组。因此，对多支血管病变患者，推荐 FFR 指导的 PCI（Ⅱa，B）。近期的大样本注册研究证实，FFR 指导的血运重建在真实世界中的获益与随机对照研究中一致；且对 FFR 在 0.75～0.80 的病变，介入治疗联合最佳药物治疗较单纯药物治疗预后更好。

关于冠状动脉真性分叉病变，DKCRUSH-Ⅵ研究结果提示，应用"必要时分支支架技术"处理分支病变，FFR 指导与造影指导相比较，分支干预的概率减少，而 1 年 MACE 无差异，提示 FFR 可用于指导真性分叉病变的分支介入治疗。

（3）光学相干断层成像（optical coherence tomography，OCT）　OCT 较 IVUS

具有更好的空间分辨率，但穿透力较差，因此对发现靠近冠状动脉腔内病变及支架边缘损伤的细微解剖学变化更有价值，但对判定斑块负荷及组织内部特征依然不够准确。迄今尚无大规模前瞻性随机对照试验探讨 OCT 指导的 PCI 术治疗。OCT 对于明确血栓、造影未识别的斑块破裂及支架膨胀不良的价值优于 IVUS，有助于查明支架失败原因（Ⅱa，C）。对部分患者，OCT 可优化支架置入（Ⅱb，C）。

3. 治疗技术选择

（1）支架　冠状动脉支架自应用于临床以来，发展迅速，应用广泛，目前已成为冠脉血运重建的主要手段。原因为：①植入支架成功率高，急性期结果好；②支架能够治疗由球囊扩张引起的急性或濒临闭塞，介入治疗的安全性明显提高；③对于复杂病变，球囊扩张结果往往不理想，植入支架可以获得满意结果。现在认为理想的支架应具备以下特征：灵活、示踪性好、头端（profile）小、不透 X 线、抗血栓、生物相容性好、扩张性能可靠、支撑力好、覆盖好、面积小、符合流体力学。目前应用的支架中，没有一种支架能够完全满足上述所有特点，每种支架都有各自的特性，熟悉各种支架的特性是介入治疗成功的保证。

最早期的裸金属支架（bare-metal stent，BMS）由镍钛合金制成，远期血管再狭窄率较高，目前临床上已基本不使用。药物洗脱支架（drug-eluting stent，DES）在裸金属支架上结合抗增生药物来抑制新生内膜增殖以减少再狭窄的风险。第一代 DES（西罗莫司 DES 和紫杉醇 DES）采用永久材料作涂层，可增加晚期和极晚期血栓形成和内皮化不良风险。2006 年后逐渐上市的新二代 DES，采用了与第一代不同的支架框架材料（包括钴铬合金、铂铬合金等）、新的抗增生药物［包括百奥莫司（biolimus）、依维莫司（evemlimus）和佐他莫司（zotamlimus）］以及生物可降解材料作涂层，其生物相容性更好，支架梁更薄，因而 DES 处管壁较早内皮化，降低了新生内膜过度增生、再狭窄率及晚期和极晚期支架内血栓形成的发生率。中国的 I-LOVE-IT 2 研究显示，新一代生物可降解涂层 DES 1 年内靶病变失败率不劣于永久涂层 DES，且前者服用 6 个月双联抗血小板治疗（dual antiplatelet therapy，DAPT）的效果和安全性不劣于 12 个月。

近年，完全生物可吸收支架成为新一代支架的发展方向。目前多种完全生物可吸收支架已开始在中国进行临床试验。ABSORB China 研究显示使用完全生物吸收支架后 1 年，支架节段内晚期管腔丢失不劣于金属 DES。

（2）药物涂层球囊（drug coated balloon，DCB）　DCB 通过扩张时球囊表面的药物与血管壁短暂接触，将抗增殖的药物释放于病变局部，从而达到治疗的目的，即病变残余狭窄＜30%，无内膜撕裂或夹层，冠状动脉血流正常。应用冠状动脉多普勒血流测定冠状动脉血流储备（coronary flow reserve，CFR）或使用压力导丝测定 FFR 有助于结果的判定。正常的 CFR＞2.5，FFR＞0.85。有研究表明：球囊扩张后取得"支架样"结果，患者的不良事件少，如再狭窄率低和再次进行介入治疗者少。而常规的 PTCA 患者中，仅有接近 40% 的患者达到满意的结果。

虽然目前 DCB 还有很多问题需进一步研究明确，如远期疗效，是否联合应用切割球囊以及哪种药物效果更好，但对 BMS 和 DES 相关的再狭窄病变、多层支架病变、大的分支病变及不能耐受 DAPT 的患者，DCB 可考虑作为优先选择的治疗方案。也有研究显示 DCB 治疗小血管病变有一定的疗效，但不优于新一代 DES。

（3）血栓抽吸装置　对 ST 段抬高型心肌梗死（ST-segment elevation myocardial infarction，STEMI）患者，不推荐直接 PCI 前进行常规冠状动脉内手动血栓抽吸（Ⅲ，A）。在直接 PCI 时，对经过选择的患者（如血栓负荷较重、支架内血栓），可用手动或机械血栓抽吸，或将其作为应急使用（Ⅱb，C）。

（4）冠状动脉腔内斑块旋磨术　采用呈橄榄形的带有钻石颗粒的旋磨头、根据"选择性切割"的原理选择性地磨除纤维化或钙化的动脉硬化斑块，而不会切割有弹性的组织和正常冠脉。对无法充分扩张的纤维性或严重钙化病变，置入支架前采用旋磨术是合理的（Ⅱa，C），可提高钙化病变 PCI 成功率，但不降低再狭窄率。不推荐对所有病变（包括首次进行 PCI 的病变或支架内再狭窄）常规使用旋磨术（Ⅲ，A）。

完全生物可降解支架置入前需要在血管病变处行充分预扩张，当球囊导管预扩张效果不理想时，可考虑应用旋磨术。

（5）切割球囊成形术　切割球囊是在球囊上纵向安装 3～4 片微型刀片，当球囊开始扩张时，刀片将血管狭窄处的增生组织切成 3～4 份，而后球囊充分扩张病变处。主要用于支架内再狭窄病变或纤维组织增生为主的病变。

（6）其他　准分子激光成形术、冠脉内放射治疗等。可用于支架内再狭窄的治疗，但临床应用较少。

二、起搏器植入术的简介

心脏起搏器植入术是指人工植入心脏起搏器，用特定频率的脉冲电流，经过导线和电极刺激心脏，代替心脏的起搏点带动心脏搏动的治疗方法，是治疗不可逆的心脏起搏传导功能障碍的安全有效方法。心脏起搏器（cardiac pacemaker）是一种植入于体内的电子治疗仪器，通过脉冲发生器发放由电池提供能量的电脉冲，通过导线电极的传导，刺激电极所接触的心肌，使心脏激动和收缩，从而达到治疗由于某些心律失常所致的心脏功能障碍的目的。起搏器也用于治疗快速性心律失常及非心电性疾病，如室颤时电除颤、预防颈动脉窦晕厥、双室同步治疗药物难治性充血性心力衰竭等。脉冲发生器定时发放一定频率的脉冲电流，通过导线和电极传输到电极所接触的心肌（心房或心室），使局部心肌细胞受到外来电刺激而产生兴奋，并向周围心肌传导，兴奋整个心房或心室并产生收缩活动。

（一）起搏器类型

1. 根据起搏心腔分类

（1）单腔起搏器 如 AAI（R）、VVI（R）等，起搏电极导线单独植入心房或心室。

（2）双腔起搏器 如 DDD（R），起搏电极导线分别植入心房和心室。

（3）多腔起搏 如三腔（双心房单心室或单心房双心室）或四腔起搏（双心房＋双心室），此时，起搏电极导线除常规植入右心房和右心室外，通常尚需通过心脏静脉植入电极导线分别起搏左心房和（或）左心室。

2. 根据起搏生理效应分类

（1）生理性起搏 即尽可能模拟窦房结及房室传导系统的生理功能，提供与静息及活动相适应的心率并保持房室同步，如 AAIR 和（或）DDDR。

（2）非生理性起搏 如 VVI 起搏器，只是保证心室按需起搏，而房室电机械活动不同步。实际上，起搏治疗都不可能是完全生理性的。故严格地说，所有的心脏起搏器都是非生理性的。可分为：①频率适应性起搏器，如常用的 AAIR、VVIR 和 DDDR；②非频率适应性起搏器，如常用的 AAI、VVI 和 DDD。

（二）起搏器的组成

人工心脏起搏系统主要包括两部分：脉冲发生器和电极导线。常将脉冲发生器单独称为起搏器。起搏系统除了上述起搏功能外，尚具有将心脏自身心电活动回传至脉冲发生器的感知功能。起搏器主要由电源（亦即电池，现在主要使用锂-碘电池）和电子线路构成，能产生和输出电脉冲。电极导线是外有绝缘层包裹的导电金属线，其功能是将起搏器的电脉冲传递到心脏，并将心脏的腔内心电图传输到起搏器的感知线路。

（三）心脏起搏器治疗适应证

随着对心律失常机制认识的不断深入以及起搏工程技术的进步，心脏起搏治疗适应证也在不断发展。除了对明确的病态窦房结综合征（SSS）和房室传导阻滞等常规适应证有肯定的治疗效果外，一些非常规适应证，如快速性心律失常、心力衰竭、肥厚型梗阻性心肌病等也成为临床起搏治疗的适应证。

永久性心脏起搏器治疗的主要适应证是症状性心动过缓，是指由于心搏过于缓慢，导致心排血量下降，重要脏器及组织尤其大脑供血不足而产生的一系列症状，如晕厥、近似晕厥、头昏、黑蒙等。长期心动过缓也可引起全身性症状，如疲乏、运动耐量下降以及充血性心力衰竭等，这些症状的特异性较差，需要仔细辨别是否与心动过缓有关。对于心动过缓患者，包括反复窦性停搏、心脏变时功能不良、药物所致的心动过缓等，2020年《心动过缓和传导异常患者的评估与管理中国专家共识》强调症状是植入起搏器时必须考虑的因素，无症状特别是夜间心动过缓患者不建议植入起搏器。在考虑是否植入起搏器时还应鉴别传导系统病变是否可逆。传导系统病变的不可逆是植入永久性起搏的必备条件。如病因可消除、病变可逆的房室传导阻滞患者不推荐植入起搏器，这些病因包括药物中毒、Lyme病、一过性迷走神经张力增强或无症状的睡眠呼吸暂停综合征等。对于一过性的缓慢性心律失常应仔细评估其复发的可能性，如复发率很高，应考虑起搏治疗。

1. 常规起搏器植入适应证

（1）临时起搏器适应证

① 对于药物难治性、持续血流动力学不稳定的窦房结功能障碍（sinus node dysfunction，SND）患者，在植入永久性起搏器或心动过缓纠正之前，应选择临时起搏导线经静脉起搏以增加心率和改善症状；在某些特殊情况下，可选用永久起搏导线作为临时起搏。

② 对于有严重症状或血流动力学不稳定的SND患者，在临时经静脉起搏导线、永久性起搏器植入或心动过缓纠正之前，可以考虑选择临时经皮起搏以增加心率和改善症状。

③ Ⅱa类适应证：a.对于存在心动过缓相关症状或血流动力学不稳定的二度或三度房室传导阻滞患者，应予临时经静脉起搏。b.若临时经静脉起搏时间较长，应选择外接永久电极导线。

④ Ⅱb类适应证：可考虑临时经皮起搏，直到放置临时经静脉起搏或永久起搏器植入或房室传导功能恢复。

（2）永久起搏器治疗 对于无症状的窦性心动过缓、窦性停搏患者，不建议行永久起搏治疗。睡眠当中出现的窦缓、窦性停搏不建议行永久起搏治疗。对于一过性或可逆原因引起的心动过缓，建议去除诱因或可逆病因。对于症状性心动过缓，非可逆原因引起，建议永久起搏器置入。对于年轻的SND患者，如果SND是由于交感神经/副交感神经功能失调，且与心房神经节有关，可尝试心房神经节消融，可避免永久心脏起搏置入治疗。对于明确症状是由SND所致的患者，当某些疾病必须使用某些会引起或加重窦性心动过缓并产生临床症状的药物时，推荐永久起搏治疗。对于快-慢综合征患者，如果心动过缓导致症状，推荐永久起搏治疗。有症状的慢性窦房结变时功能不全的患者，应置入带频率应答功能的起搏器。发生过晕厥的患者，如果发现无症状的大于6s的窦性停搏，仍建议行永久心脏起搏器置入术。心脏外科术后或心脏移植术后的 SND 或症状性的窦房结变时功能不全，需观察至术后 6 周再评估永久起搏器的适应证。

① Ⅰ类适应证：a. 明确症状是由 SND 导致的，推荐永久起搏治疗提高心率并改善症状。b. 由于某些疾病必须使用某些类型和剂量的药物治疗，而这些药物又可引起或加重窦性心动过缓并产生临床症状，推荐永久起搏治疗。c. 非可逆性二度Ⅱ型、高度及三度房室传导阻滞，不论有无症状，均推荐永久起搏。d. 对于神经肌肉疾病（包括肌营养不良、Kearns-Sayre 综合征等）所致二度、三度房室传导阻滞或 HV（His-ventricular）间期＞70ms 的患者，不论有无症状，均推荐永久起搏治疗。e. 持续性房颤合并症状性心动过缓的患者，推荐永久起搏治疗。f. 对于需药物治疗心律失常或其他疾病所致症状性房室传导阻滞的患者，若无可替代治疗方案，推荐永久起搏治疗。

② Ⅱa 类适应证：a. 对于快 - 慢综合征患者，如果症状是由于心动过缓导致的，应接受永久起搏治疗。b. 对于因窦房结变时功能不全引起症状的患者，应选择带有频率应答功能的起搏器治疗。c. 炎症性心肌病（如心脏结节病或淀粉样变）所致二度Ⅱ型、高度及三度房室传导阻滞，应永久起搏治疗。d. 层粘连蛋白 A/C 基因突变患者［包括肢带型和埃默里 - 德赖弗斯（Emery-Dreifuss）肌营养不良患者］，若 PR 间期＞240ms 合并 LBBB，应永久起搏。e. 一度或二度Ⅰ型房室传导阻滞合并相关心动过缓症状，应永久起搏治疗。

③ Ⅱb 类适应证：a. 当症状很可能是由心动过缓导致，但未完全明确时，可以考虑口服茶碱提高心率，改善症状并帮助确定永久起搏的潜在获益。b. 对于神经肌肉疾病患者，若 PR 间期＞240ms，QRS 间期＞120ms 或存在分支传导阻滞，可考虑永久起搏治疗。

④ Ⅲ类适应证：a. 无症状的 SND，不建议永久起搏治疗。b. 虽有类似心动过缓的症状，但证实该症状并非由窦性心动过缓引起，不建议永久起搏治疗。c. 非必须应用的药物引起的症状性窦性心动过缓，不建议永久起搏治疗。d. 对于一度、二度Ⅰ型及 2∶1 房室传导阻滞患者，若无相关心动过缓症状或阻滞部位在房室结，不建议永久起搏治疗。

2. 特殊起搏器植入适应证

（1）快速性心律失常的起搏终止和预防　心脏起搏可有效预防和终止心律失常，因此在某些情况下，植入永久性心脏起搏器可用于治疗阵发性室速和室上速。用一系列起搏方式包括程控刺激和短阵快速刺激可终止折返性心动过速（包括心房扑动、阵发性室上速、室速）。这类抗心动过速起搏器可以检测心动过速，并自动或由体外装置（如磁铁）启动起搏方式或程序。某些特殊情况下，起搏能预防并治疗心动过速的发作。持续起搏能防止长 QT 综合征和阵发性心动过缓依赖性室速的发作。起搏器与β受体阻滞剂联合应用，可缩短 QT 间期，有助于预防心脏性猝死。ICD 联合超速抑制起搏应考虑用于高危的长 QT 综合征患者。在接受抗心动过速起搏治疗之前，需确保起搏器的安全和可靠，不加速心动过速，不诱发室颤。接受抗心动过速起搏器者，通常对抗心律失常药物无反应，或不能控制心动过速发作。永久性抗心动过速起搏器检测和终止室上速时，其起搏应在心房内进行，如用心室起搏终止室上速，有出现不良事件的可能。永久性抗心动过速起搏器作为单项治疗终止室速可作为 ICD 的一种功能，当抗心动过速起搏无效或加速心动过速时，ICD 能转复和除颤。ICD 起搏器适应证详见表 3-1-2～表 3-1-4。

表 3-1-2　一级预防——缺血性心脏病患者

推荐级别	疾病状态	证据水平
I	LVEF ≤ 35%，心肌梗死 40d 后及血运重建 90d 后，经优化药物治疗后心功能 II～III级（NYHA 分级）	A
I	LVEF ≤ 30%，心肌梗死 40d 后及血运重建 90d 后，经优化药物治疗后心功能 I 级	A
I	既往心肌梗死导致的 NSVT，LVEF ≤ 30%，电生理检查能够诱发出持续性室速或室颤	B-R
IIa	心功能IV级，等待心脏移植或者 LVAD 的非住院患者	B-NR
III	难治性终末期心力衰竭，心功能IV级，不计划进行心脏移植、LVAD 或者 CRT 的患者	C-EO

注：LVEF，左心室射血分数；NSVT，非持续性室性心动过速；LVAD，左心室辅助装置；CRT，心脏再同步治疗。证据等级：根据证据的来源分为 A、B、C 3 个等级。A 级：数据来源于多个随机对照试验（randomized controlled trial，RCT）或荟萃分析或有 1 个以上的高质量的随机的临床注册研究。B 级：数据来源于 1 个 RCT 或荟萃分析 [B-R（randomized）] 或来源于 1 个非随机临床试验或荟萃分析 [B-NR（nonrandomized）]。C 级：随机或非随机的小规模研究、回顾性研究和登记注册研究 [C-LD（limited date）]，或者专家根据临床经验得出的一致共识 [C-EO（expert opinion）]。

表 3-1-3　二级预防——缺血性心脏病患者

推荐级别	疾病状态	证据水平
I	心肌梗死 48h 后发生的非可逆原因导致的室颤或血流动力学不稳定的室速患者	A
I	心肌梗死 48h 后发生的非可逆原因导致的血流动力学稳定的持续性单形性室速患者	B-NR
I	心肌梗死 48h 后不明原因的晕厥，电生理检查能够诱发出持续性单形性室速患者	B-NR
IIa	因冠状动脉痉挛导致心搏骤停复苏后，药物治疗无效或者不能耐受者	B-NR
IIb	因冠状动脉痉挛导致室速、室颤及心搏骤停复苏后，担心药物或介入治疗后仍可能再因冠状动脉痉挛诱发室速、室颤及心搏骤停者	B-NR
IIb	既往已有 LVEF 降低，ACS 发生后血运重建不及时或不完全，预计 LVEF 会持续低于 35%，以及 ACS 发生 48h 后仍有无诱因的持续性单形性室速发生，可考虑早期（＜40d）植入 ICD	C-LD

注：ACS，急性冠脉综合征；LVEF，左心室射血分数。

表 3-1-4　非缺血性心脏病患者

类别	推荐级别	疾病状态	证据水平
一级预防	I	经优化药物治疗 3 ～ 6 个月后 LVEF ≤ 35%，心功能 Ⅱ ～ Ⅲ 级（NYHA 分级）	B-R
	Ⅱa	Lamin A/C 基因突变导致的非缺血性心脏病，至少存在以下两个危险因素（NSVT、LVEF < 45%、非错义变异、男性）	B-NR
	Ⅱb	优化药物治疗基础上心功能 Ⅰ 级，LVEF ≤ 35%	B-R
	Ⅲ	难治性心力衰竭，心功能Ⅳ级，不计划进行心脏移植，LVAD 或者 CRT 的患者	C-EO
二级预防	I	出现非可逆原因的室速 / 室颤导致心搏骤停或血流动力学不稳定的持续性室速	A
	I	出现非可逆原因的血流动力学稳定的持续性单形性室速	B-NR
	Ⅱa	不明原因晕厥，考虑晕厥为严重室性心律失常所致可能性大者	B-NR
ARVC 患者	I	ARVC 合并一项高危因素（心搏骤停复苏后、持续性室速、心功能不全 RVEF/LVEF ≤ 35%）	B-NR
	Ⅱa	ARVC 合并不明原因晕厥，考虑晕厥可能为室性心律失常所致	B-NR
	Ⅱb	ARVC 伴随 1 个或多个 SCD 主要危险因子（广泛右心室受累的证据、左心室受累、存在多形性室速和心尖室壁瘤、反复发作的 NSVT、未成年猝死家族史等）者	C-LD
心脏结节病与心肌炎患者	I	心脏结节病患者，如出现持续性室速，或者为心搏骤停的幸存者，或者 LVEF ≤ 35%	B-NR
	Ⅱa	心脏结节病患者，LVEF > 35%，但有晕厥，或 CMR/PET 显示存在心肌瘢痕，或存在永久起搏治疗的适应证	B-NR
	Ⅱa	心脏结节病患者，LVEF > 35%，如电生理检查能够诱发出持续性室性心律失常	C-LD
	Ⅱa	心肌炎急性期出现持续性室速，控制急性期症状后可行 ICD 植入	C-LD
肥厚型心肌病（HCM）患者	I	因室速 / 室颤导致的心搏骤停，或出现自发持续性室速导致晕厥或者血流动力学不稳定者	B-NR
	Ⅱa	年龄≥ 16 岁、无致命性室速或室颤病史，应用风险 -猝死计算器评估 5 年 SCD 风险≥ 6% 者	B-NR
	Ⅱb	年龄≥ 16 岁、无致命性室速或室颤病史，应用风险 -猝死计算器评估 5 年 SCD 风险 4% ～ 6%；部分患者猝死风险< 4%，但充分评估判断 ICD 获益超过风险者	B-NR
	Ⅱb	合并非持续性室速或者运动后血压发生显著变化，排除其他猝死高危因素	B-NR
	Ⅲ	HCM 为非猝死高危因素相关的基因型，不应当植入 ICD	B-NR

续表

类别	推荐级别	疾病状态	证据水平
心力衰竭患者	Ⅱa	LVEF 减低的心力衰竭，不符合 ICD 常规适应证，但计划出院后在家等待心脏移植者	B-NR
	Ⅱa	正在使用 LVAD 的患者，如出现持续性室性心律失常	C-LD
	Ⅱb	心脏移植后，如出现严重的排异性血管病变、心功能不全的患者	B-NR
成人先天性心脏病及神经肌肉疾病患者	Ⅰ	成人先天性心脏病患者，出现非可逆原因室速/室颤导致的心搏骤停	B-NR
	Ⅰ	成人先天性心脏病患者，出现血流动力学不稳定的室速，对残余病灶/心室功能进行评价和适当治疗后，推荐植入 ICD	B-NR
	Ⅰ	成人先天性心脏病患者，LVEF ≤ 35%，经正规药物治疗，心功能仍为Ⅱ级或Ⅲ级者	C-LD
	Ⅱa	Emery-Dreifuss 肌营养不良和肢带型肌营养不良ⅠB型患者，合并心脏进行性受累	B-NR
	Ⅱb	Ⅰ型肌肉萎缩症患者，如有起搏治疗适应证，可以考虑植入 ICD	B-NR
离子通道疾病患者	Ⅰ	各种离子通道疾病，如出现过心搏骤停，排除可逆因素后推荐植入 ICD	B-NR
	Ⅰ	长 QT 综合征伴心搏骤停或反复晕厥病史，如 β 受体阻滞剂治疗无效或者无法耐受	B-NR
	Ⅰ	短 QT 综合征患者，发生过持续性室速或者心搏骤停	B-NR
	Ⅰ	儿茶酚胺敏感性室速（CPVT）患者，在接受最大耐受剂量的 β 受体阻滞剂治疗基础上，反复发作持续性室速或晕厥	B-NR
	Ⅰ	自发Ⅰ型 Brugada 综合征患者，如出现心搏骤停、持续性室速，或者近期出现疑为室性心律失常导致的晕厥	B-NR
	Ⅰ	心电图呈现早期复极的患者，发生过持续性室速、室颤或者心搏骤停	B-NR
	Ⅱb	无症状的长 QT 综合征患者接受足量 β 受体阻滞剂治疗后 QTc 间期 > 500ms	B-NR
	Ⅱb	Brugada 综合征患者，程序心室电刺激不同位点可诱发持续性室颤者	C-LD

注：ARVC，致心律失常性右心室心肌病；CPVT，儿茶酚胺敏感性室速；CRT，心脏再同步治疗；HCM，肥厚型心肌病；LVAD，左心室辅助装置；LVEF，左心室射血分数；NSVT，非持续性室速；QTc，校正的 QT 间期；RVEF，右心室射血分数；SCD，心脏性猝死。

（2）心力衰竭　心力衰竭起搏治疗的发展历程：心脏起搏用于治疗心力衰竭已有 30 多年的历史。2007 年 ESC《心脏起搏和再同步治疗指南》和 2008 年《ACC/AHA/HRS 心脏节律异常器械治疗指南》均将心功能不全、LVEF 下降且 QRS 时限延长的患者列为 CRT 的 I 类适应证，再次充分肯定了 CRT 的治疗意义。同时，基于循证医学证据，就房颤患者、起搏依赖患者、CRT-D 特定人群的适应证进行了界定，进一步扩大了 CRT 的适应人群，拓展了 CRT 的适用范畴，提升了 CRT-D 的应用地位。CRT 的适应证详见表 3-1-5。

表 3-1-5　心脏再同步治疗适应证

LBBB QRS 波形态			
窦律，LVEF ≤ 35%、QRS 波时限 ≥ 150ms、LBBB，优化药物治疗后的有症状的心衰患者，推荐使用 CRT 以改善症状、降低发病率和死亡率	I	A	
窦律，LVEF ≤ 35%、QRS 波时限 130 ~ 149ms、LBBB，优化药物治疗后的有症状的心衰患者，应该考虑使用 CRT 以改善症状、降低发病率和死亡率	II a	B	降级
非 LBBB QRS 波形态			
窦律，LVEF ≤ 35%，QRS 波时限 ≥ 150ms，非 LBBB，优化药物治疗后的有症状的心衰患者，应该考虑使用 CRT 以改善症状和降低发病率	II a	B	
窦律，LVEF ≤ 35%，QRS 波时限 130 ~ 149ms，非 LBBB，优化药物治疗后的有症状的心衰患者，可以考虑使用 CRT 以改善症状和降低发病率	II b	B	
QRS 波时限			
QRS 波时限 < 130ms 且无右心室起搏指征的心衰患者，不推荐使用 CRT	III	A	

（四）起搏器植入术操作流程

1. 临时心脏起搏

有经皮起搏、经食管起搏、经胸壁穿刺起搏、开胸心外膜起搏和经静脉起搏等 5 种方法。目前多选择经静脉起搏。通常选用股静脉、锁骨下静脉或颈内静脉穿刺送入临时起搏电极导线。发生电极导线移位的情况较永久心脏起搏常见。应加强术后心电监护，包括早期的起搏阈值升高、感知灵敏度改变及电极导线脱位等，尤其是起搏器依赖者。另外，由于电极导线通过穿刺点与外界相通，因此要注意局部清洁，避免感染，尤其是放置时间较长者。经股静脉临时起搏后患者应保持平卧位，静脉穿刺侧下肢制动。

起搏器在植入技术方面，也取得了迅速发展。由过去的开胸经心外膜方法，发展到目前的经静脉技术植入起搏导线。手术创伤更小，操作更简单安全，给医师和患者带来很大便利。

2. 永久心脏起搏器

（1）手术设备和术前准备

① 手术设备

手术室：起搏器手术属于植入器械，容易感染，须在严格无菌条件下进行。以专门的手术室并配备紫外线和臭氧消毒装置最为理想，国内医院大多在专门的导管室完成手术。

人员配备：起搏器手术应由专门从事该项专业工作的技术队伍完成，包括受过专门训练、能正确处理各种心律失常、心肺复苏的专科医师、工程技术员和护士。相对固定人员有利于提高手术成功率、减少并发症。

仪器设备：a. X线机，要求性能良好，能以后前位和侧面等观察心脏影像，带影像增强器、电视屏幕及摄像等功能。b. 起搏分析仪：起搏分析仪主要用于起搏导线定位时参数测试，包括起搏阈值、心内 P/R 波振幅、阻抗等。目前有些起搏器程控仪有起搏参数测试功能。c. 心电血压监护仪：监测手术过程中心率、血压变化，观察起搏器是否能起搏并夺获心脏，便于及时发现及处理意外情况。d. 除颤器及麻醉机：植入起搏器时，有时会发生恶性心律失常（如室速、室颤），这时除颤器是必不可少的。尤其对心功能差的患者风险更大。

必需药品及其他器材：手术室必须准备好抢救药品。有些患者可能合并其他器质性心脏病，手术室应准备好各种应对心脏意外的抢救药品、液体等。另外还应具备临时起搏装置、起搏器程控仪等。

② 术前准备：a. 手术医师术前应核实患者植入起搏器的适应证，若有其他基础心脏病或影响植入起搏器的疾病，应积极纠正或控制。根据病情在术前决定起搏器型号、起搏方式（特殊情况在术中决定）及植入部位。并向患者及其家属说明植入起搏器过程中可能存在或出现的问题，取得患者及家属理解并签字同意。b. 按照无菌原则，术前进行颈胸前清洁备皮，术前 1h 预防性应用抗生素。若患者较紧张或焦虑，手术前一天晚上可适当给予镇静药物，让患者充分休息。如有必要，患者术前可禁食 6h。c. 如果患者正常服用阿司匹林、氯吡格雷、利伐沙班、华法林等抗血小板、抗凝药物，在允许的条件下围术期尽量停用。

（2）手术步骤

① 穿刺：患者仰卧于 X 线手术台上，取头高脚低位（在头部或两肩胛部垫薄枕）以提高静脉压，利于穿刺，并将头偏向对侧。于一侧（左右侧均可）锁骨下第一肋间隙处进行局部麻醉。选好穿刺点后进行锁骨下静脉穿刺，沿既定方向进针，进针要缓慢，如碰到锁骨针尖可后退 0.5cm，向胸廓压低针杆 3～5mm 后再进针，针尖在锁骨与第一肋之间的疏松组织中通过，针筒始终保持负压。当进入锁骨下静脉后，回流通畅后再插入少许。迅速将导引钢丝沿针孔送入锁骨下静脉。钢丝进入锁骨下静脉后必须在 X 线透视下进行，大多情况下导引钢丝可顺利进入上腔静脉，但有时会进入颈部静脉，可回撤并旋转钢丝改变前端方向重新进入。当导引钢丝经上腔静脉进入右心房后，最好也进入下腔静脉，以确保穿刺操作在静脉系统内。拔出针头保留钢丝，将可撕开鞘沿钢丝插入锁骨下静脉。若为单腔起搏，可将导引钢丝及可撕开鞘内芯全撤出，留置可撕开鞘，在 X 线

透视下迅速将导线沿锁骨下静脉送入心脏，撤出并撕去可撕开鞘。若为双心腔起搏，目前常用的有两种方法：一是一针穿刺法，只将可撕开鞘内芯撤出保留钢丝及可撕开外鞘，将导线送入后把可撕开鞘拔出并撕去。重新将另一可撕开鞘及内芯沿保留的钢丝插入锁骨下静脉，拔出内芯和导引钢丝送入导线并撕去可撕开鞘。这样两根导线全留置于右心房内。另一种是两针穿刺法，按第一次的穿刺方法重新穿刺锁骨下静脉，送入起搏导线。

②起搏器囊袋制作：在锁骨下第一肋间用 0.5% ～ 1% 利多卡因局部麻醉，做一长约 5cm 的斜切口或横切口。钝性分离皮下组织至胸大肌筋膜层，在筋膜层上用示指和中指向内下方钝性分离制作一囊袋，大小与起搏器体积相符。制作囊袋需注意：a. 囊袋必须到达胸大肌筋膜层，如太浅在皮下组织或脂肪内，容易使脂肪液化及磨损皮肤，太深接触胸大肌容易刺激肌肉抽动及并发血肿；b. 囊袋制作过程要严格止血，可采用电刀、结扎及压迫止血，以免出现血肿或继发感染；c. 囊袋大小要适宜，过大起搏器容易反转牵拉导线移位，单极则有可能导致不起搏现象，过小起搏器容易磨损周围组织。

③起搏电极植入：导线固定的牢靠性取决于导线的硬度和头端的造型。目前导线大多属于聚氨酯导线，比较细小、柔韧。导线头的固定目前分为被动固定和主动固定。被动固定是靠其固定装置（翼状头、叉状头等）牢固地固定于肌小梁中，主动固定是借助其头端的电极螺旋头，通过螺旋将电极头牢牢地旋入心内膜中。右心室导线目前主要放置于右心室心尖部和右心室流出道间隔部。最近有研究表明右心室流出道高位间隔部起搏更接近生理性起搏。因此有许多医师采用右心室流出道起搏，流出道间隔部位起搏采用主动固定方式。若植入双腔起搏器，应首先植入右心室导线，然后再植入右心房导线。右心室导线的放置有以下几个关键步骤：a. 导线通过三尖瓣口；b. 确定导线的植入部位并固定；c. 参数测定；d. 调整导线张力及预留长度。右心房导线的植入一般在右心室导线固定好后进行。多选用右心耳、冠状静脉窦或采用螺旋电极主动固定于心房壁和房间隔部位。目前最常用的心房起搏部位是右心耳，采用"J"型被动固定导线。右心耳难以固定、起搏阈值不好或外科手术切除右心耳的患者可采用主动固定或冠状静脉窦起搏。右心房导线绝大多数固定于右心耳，但有些患者心房结构异常或做过心脏外科手术，因此需要把导线固定于冠状静脉窦内。但由于进入冠状静脉窦太深就成为左心室起搏，过浅容易脱位。故冠状静脉窦导线是特殊设计的，导线尖端带有一定的弯度，易使导线固定于冠状静脉窦内。最佳位置应该为冠状静脉窦口附近，此处起搏阈值较低，容易植入。植入时将导线的指引钢丝前端 2 ～ 3cm 弯成 60°，使近端与远端的弧度方向基本一致。冠状静脉窦口在左前斜 30°位于心脏下缘上方 2 ～ 3cm 与胸椎交界处。导线进入冠状静脉窦后会上下摆动。冠

状静脉窦导线的尾端弯曲主要起固定作用。最近出现冠状静脉窦螺旋导线，将其旋于冠状静脉窦近端。有报道并没有增加冠状静脉窦破裂的风险。

④ 起搏器参数测试：当导线到达并固定于心内膜的相应位置后，需进行起搏阈值的测试。如果起搏阈值不好，将影响起搏器正常工作。测试主要有起搏阈值、感知阈值、阻抗、P 波及 R 波振幅。目前多采用激素洗脱起搏导线，要求脉宽为 0.5ms 时，心房 ≤ 1.5V，心室 ≤ 1.0V。心肌对输入的脉冲有一定的阻力，称为心肌阻抗，其正常值为 300 ~ 1000Ω。阻抗太小可能出现短路，太大可能是导线连接不良或导线断裂。目前按需起搏器感知功能极为重要，临床要求 P 波振幅 ≥ 2mV，R 波振幅 ≥ 5mV。因此导线的位置既要使起搏阈值低又要使 P 波及 R 波振幅高。如果各项参数不满意，可以重新寻找导线放置位置，至满意为止。导线应尽量避开膈神经走行位置，以免引起膈肌刺激现象。测试时常规在起搏电压 5 ~ 10V 时检查有无膈肌刺激现象。若有则应当更换起搏位置。

⑤ 导线测试参数满意后固定，连接脉冲发生器并放置于囊袋内。导线多余部分要盘埋于起搏器下面，以免导线被磨损及以后更换脉冲发生器时切断或剪断电极。脉冲发生器植入囊袋后要双层缝合，先缝合皮下组织及囊袋，后再缝合皮肤。关闭后要加压包扎或沙袋压迫 8 ~ 12h。

⑥ 起搏器植入近期内尽量避免剧烈咳嗽、剧烈运动，以免引起导线脱位。

三、心脏射频消融术的简介

早在一个世纪之前，生理学家和临床医师已经开始了对心脏电活动的研究。Waller 及 Einthoven 应用并改进了弦式电流计，使心电图机标准化并得到了广泛应用。同时，解剖学家与病理学家记录到了房室传导系统。20 世纪中叶，心导管技术问世，经过血管可将各种导管送到心脏中，并由 Scherlag 等报告了关于犬及人体中应用电极导管技术记录到了希氏束电位。由此开始了心脏电生理学研究的飞速发展。

1990 年以后，心导管医师开始尝试使用导管消融技术治疗心律失常。心脏射频消融术（catheter radiofrequency ablation）是将电极导管经血管送入心腔特定部位，释放电流导致局部心内膜及心内膜下心肌凝固性坏死，达到阻断快速性心律失常异常传导束和起源点的介入性技术。热损伤可以影响心肌细胞的电生理特性。温度 ≥ 45℃时，心肌细胞静息膜电位显著去极化，动作电位上升速率呈温度依赖性增加，动作电位幅度和时间呈温度依赖性下降和缩短，可产生异常自律性。48℃时，心肌细胞兴奋性呈可逆性丧失。同时，心肌细胞在温度 > 46℃时，开始出现脱水和蛋白变性；≥ 50℃时，出现不可逆的凝固性坏死。电极与界面温度 ≥ 100℃时，血浆蛋白将变性并附着于电极表面形成碳化绝缘层，导致阻抗迅速升高。一般射频消融时，有效功率为 10 ～ 50W，界面理想温度为 60 ～ 70℃，阻抗下降 5 ～ 10Ω。

如今，射频消融术已经成为各种心律失常的标准治疗方案，广泛应用于房室结折返性心动过速、房室折返性心动过速、局灶性房速、大折返相关的房速或房扑、室早、室速和房颤的治疗。

（一）术前准备

1. 术前了解病情

详细阅读心律失常发作时和未发作时的体表心电图，明确初步诊断和适应证。停用抗心律失常药物 5 个半衰期以上。完善必要的术前检查，如三大常规、肝肾功能、电解质、血糖、凝血功能、甲状腺功能、输血前检查、胸部 X 线片、腹部超声、超声心动图等，明确有无禁忌证及需要特殊注意的情况。必要时完善动态心电图、食管心脏调搏、食管超声和肺静脉 CTV 等检查，进一步评估心律失常情况和心脏结构特点。

2. 心理护理

射频消融手术目前多采用监护下局部麻醉，患者在术中为清醒状态，可能因情绪紧张、电刺激等出现心悸；血管操作及射频过程中可能出现疼痛不适感。因此，术前向患者详细交代手术过程显得尤为重要，可以使用示意图、模型及视频等形式讲解具体操作，以消除患者顾虑，争取更好的术中配合。要向患者及家属详细交代患者疾病的诊断情况、手术治疗的必要性、手术方式选择依据及替代治疗方案、术中和术后可能出现的不良反应、并发症及意外情况、拟采取的预防术中和术后并发症及意外情况的有效措施、手术治疗的预后和费用估计等方面。对于高风险患者应进行高风险谈话。让患者感觉到他已享受到最科学合理的疾病诊断和治疗，以赢得患者及其家属对医疗服务和医疗水平的信任、消除患者的恐惧，同时，也要让患者了解手术治疗的必要性、风险性以及手术治疗效果的不可预测性。

3. 术前设备和用物的检查

术前要检查各种设备是否处于正常工作状态，术中所需耗材及抢救药品是否备齐。射频消融手术中常用的设备有：X 线影像设备、心脏程控刺激仪、多导生理记录仪、三维电解剖标测系统、消融仪、ACT 测量设备等。尽管大部分射频消融手术中暴露的辐射剂量不高，仍需强调按要求进行正确的辐射防护。救护设备是介入手术出现意外情况时的重要保障，术前要确保这些抢救设备能随时工作，且处于性能良好的状态。通常应包括电除颤器、临时起搏器、供氧设备、简易人工呼吸器、心包穿刺器械、气管插管器械、气管切开器械、吸引器。导管室内应备有常用抢救药物，如阿托品、肾上腺素、去甲肾上腺素、异丙肾上腺素、毛花苷 C、地塞米松、泼尼松、苯海拉明、氨茶碱、吗啡、地西泮、多巴胺、间羟胺、多巴酚丁胺、硝酸甘油、利多卡因、胺碘酮、肝素、鱼精蛋白、呼吸兴奋剂。此外，原则上进行任何心内介入手术要有紧急情况下转开胸的条件。

（二）手术过程

1. 患者准备

核对患者姓名、性别、年龄、床位号，将患者安全转移到手术床上，正确连接体表电极和监护设备，并接除颤设备，根据需要消毒预计术区，如左锁骨下、右侧颈部及双侧腹股沟区，铺手术巾。

2. 建立血管通路

进行射频消融通常选择右侧股静脉入路，部分情况下也可联合左锁骨下静脉、左股静脉入路置入血管鞘。解剖标志定位后，局部皮下注射 1% 利多卡因或罗哌卡因等局麻药物。可先用 5mL 注射器针头试穿刺判断血管方向和深度，穿刺所选择的静脉，针头斜面朝上，确定进针方向与血管走向保持 45°，缓慢进针，若已超过估测深度仍未及血管，可缓慢退针至皮下，调整方向再次进针，回抽见暗红色血液则提示穿刺成功。必要时可予以血管超声辅助穿刺。穿刺成功后，送入导丝，在透视下观察导丝走向确认血管穿刺正确，沿导丝将 6F 或 7F 血管鞘置入血管，建立血管通路。使用肝素预防导管内血栓形成。

3. 置入标测电极导管

根据预期诊断及拟行术式，沿血管鞘置入电极导管至心腔内不同位置。标准的电生理检查一般需要将标测电极导管分别置入冠状窦静脉、右心室、右心房和希氏束，目前，随着技术进步和设备发展，通常保留冠状窦电极和右心室电极。置入冠状窦电极时，多采用左前斜位，在透视下经右颈内静脉或左锁骨下静脉将电极导管送至右心房中部，调整导管指向左侧，再逆时针方向旋转指向左后向冠状静脉窦口（CSo）方向前送。右前斜 30° 透视时，CSo 一般在膈上 2～3cm 处，脊柱左缘外 2～3cm 处。若电极输送过程中出现室早或右前斜位透视见导管走行向上与脊柱成角约 > 60°，则提示导管进入右心室，应回撤适当增加顺时针方向旋转力。若导管顶端呈较大幅度跳动且阻力较大，提示导管前端可能抵在三尖瓣环处，切忌使用蛮力，应轻轻回撤调整张力。若前送无阻力，导管指向左上，与脊柱近于平行，提示导管可能仍在右心房或进入右心室流出道，应撤回重新调送。因颈内静脉和锁骨下静脉穿刺并发症多，现不少中心已采取可调弯电极经由股静脉入路操作，标志点如上，在输送电极至右心房后，适当弯曲可调弯电极使电极头端进入冠状窦口，再缓慢松弯、旋转电极，使之进入冠状窦。右心室电极一般经由股静脉入路自然送入右心室。输送电极过程中动作需轻柔，避免血管损伤和心脏结构受损引起心脏压塞。

到位标志：冠状窦电极导管在 CSo 打弯，向左后上走行，正位观向上与脊柱成角约 70°，右前斜位导管头端向上与脊柱成角约 45°，左前斜 30° 见导管近水平走行进入脊柱影；导管随心动周期呈均一大幅度上下摆动，位移 ≥ 1.5cm；将电极导管尾端与多导记录仪连接，可见大 A 小 V 波，A 波时相在体表心电图 P 波终末，V 波与 QRS 波同时。心室电极应置于右心室心尖部，与多导记录仪连接显示为大 V 波，导管张力适当，自然弯曲，不促发室早。

4. 电生理检查

连接标测电极导管尾端与电生理记录仪和刺激仪。一般以心动周期减 200ms 为刺激周期，刺激强度以 1∶1 夺获的最低刺激强度为宜。一般先行心室刺激。常用的有 S1S1 刺激法和 S1S2 刺激法，必要时还可进行 S1S2S3 刺激和 RS2 刺激。

5. 射频消融治疗

根据上述电生理检查的结果，选择股静脉或股动脉入路，再次穿刺置入血管鞘，选择适宜消融电极导管至适当位置，详细标测消融靶点，选择适宜功率和温度，进行射频消融治疗。消融成功后再次进行电生理检查，明确引起心律失常的解剖基础是否已消融，能否在相同情况下再次诱发心律失常，术中注意与患者交流沟通，及时安抚患者，观察心律、血压、血氧变化，随时注意导管形态、位置以及电极界面温度、功率、阻抗的变化。

（三）术后处理

射频消融结束后，透视心影大小，观察有无心包外透亮带区，必要时行床旁心脏超声检查排除心包积液。将电极导管撤出体外，拔出动静脉鞘管。局部按压，消毒包扎。一般卧床 8 ～ 12h，观察术区有无出血，为预防静脉血栓形成和肺栓塞，病情允许情况下术后 4 ～ 6h 可予低分子量肝素。由术者或助手及时、准确完成手术记录。

四、结构性心脏病介入治疗

（一）卵圆孔未闭封堵术

1. 卵圆孔未闭的定义和解剖特征

卵圆孔是胎儿发育所必需的一个生命通道，出生后大多数人房间隔原发隔和继发隔相互贴近、粘连、融合，逐渐形成永久性房间隔，若 3 岁以上未完全融合，则将遗留的裂隙样通道称为卵圆孔未闭（patent foramen ovale，PFO），一般认为成年人 PFO 的发生率约为 25%。PFO 的长度范围为 3 ～ 18mm，平均为 8mm；大小范围从 1 ～ 19mm 不等，平均 4.9mm，且随着年龄增加而增大。正常人左心房压力比右心房高 3 ～ 5mmHg，PFO 应处于关闭状态。PFO 的原发隔为纤维样组织，较薄且摆动性较大，当慢性或短暂右心房压力升高超过左心房压力时，就会推开原发隔，PFO 开放出现右向左分流（right to left shunt，RLS）。

2. 分类和危险分层

根据 PFO 的解剖结构和房间隔特征，将其分为简单型 PFO 和复杂型 PFO 两种类型。简单型 PFO 的特征为：长度短（< 8mm）、无房间隔膨出瘤（atrial septal aneurysm，ASA）、无过长的下腔静脉瓣或希阿里氏网、无肥厚的继发间隔（≤ 10mm）及不合并房间隔缺损（atrial septal defect，ASD）。复杂型 PFO 的特征为：长隧道型（≥ 8mm）、合并 ASA、复合病变型、继发间隔过厚（> 10mm）、过长的下腔静脉瓣或希阿里氏网、左心房侧多发出口、主动脉根部扩张引起解剖异常。

3.PFO 的诊断

PFO 的诊断主要通过超声诊断，包括经胸超声心动图（TTE）、经胸超声心动图声学造影（contrast transthoracic echocardiography，cTTE）、经食管超声心动图（TEE）和对比增强经颅多普勒超声声学造影（contrast-enhanced transcranial doppler，cTCD）等检查。

（1）TTE 和 TEE　常规 TTE 虽可清楚显示心脏结构，但由于成人受各种因素如肥胖、肺气过多等的影响，对 PFO 检出率较低，易漏诊。TEE 检查不受肺气干扰，对 PFO 的检测具有不可替代的优越性，可清晰显示房间隔的结构、大小和分型，是目前诊断 PFO 的"金标准"和首选方法。TTE 很难准确测量 PFO 的大小，TEE 可以测量 PFO 的静息直径和开放直径（有效 Valsalva 动作后测量的最大 PFO 直径）。依据其开放直径，可将 PFO 分为大 PFO（≥ 4.0mm）、中 PFO（2.0 ～ 3.9mm）和小 PFO（< 2.0mm）三种类型。

（2）cTTE　通常用加血激活生理盐水作为对比剂，经肘正中 / 贵要静脉，以弹丸式（2 ～ 3s 内）推注激活生理盐水。观察静息状态下及有效 Valsalva 动作后右心显影后 3 ～ 5 个心动周期内左心内微泡显影的数量来判断 RLS 量。有效 Valsalva 动作的标志为：使用压力表吹气测压，将胸腔压提升 ≥ 40mmHg（1mmHg=0.133kPa）。以静止单帧图像上左心腔内出现的微泡数量进行分级：0 级，左心腔内没有微泡，无 RLS ；Ⅰ级，左心腔内 30 个微泡 / 帧，或左心腔几乎充满微泡、心腔浑浊，为大量 RLS。

（3）cTCD　cTCD 是通过在静息状态及 Valsalva 动作后注射激活生理盐水，观察颅脑循环出现气泡的多少判断 RLS。cTCD 微泡数量分级双侧标准为：0 级，没有微栓子信号，无 RLS ；Ⅰ级，1 ～ 20 个微泡信号（单侧 1 ～ 10 个），为少量 RLS ；Ⅱ级，> 20 个微泡信号（单侧 > 10 个）、非帘状，为中量 RLS ；Ⅲ级，栓子信号呈帘状（curtain）或淋浴型（shower），为大量 RLS。cTCD 的缺点在于难以区分 RLS 的来源。

4. 导管封堵 PFO 术操作流程

（1）术前准备　完善各项术前检查，如心电图、胸部 X 线片、超声心动图、右心声学造影检查及相关实验室检查。详细的临床检查及评估后，签署知情同意书。

（2）心导管检查术　成人一般采用局部麻醉，穿刺股静脉，经股静脉行右心导管检查。

（3）封堵器的选择及植入操作　使用的封堵器为 PFO 专用封堵器或 ASD 封堵器。我国主要应用 Amplatzer PFO 封堵器或国产 Cardi-O-Fix PFO 专用封堵器，其型号主要有 18/18mm、18/25mm、25/25mm、30/30mm 和 25/35mm 等。临床上多用 PFO 专用封堵器，ASD 封堵器对于 PFO 合并 ASA 及巨大 PFO 者有优势。目前不主张房间隔穿刺通过卵圆孔。

（4）PFO 封堵操作　放射线引导经皮 PFO 封堵：常规铺单麻醉后，穿刺右股静脉，静脉注射肝素 100U/kg，必要时先行右心导管检查，导管通过 PFO 送入左心房，将交换导丝置于左上肺静脉；必要时可沿交换导丝送入测量球囊明确 PFO 伸展径，然后沿交换导丝将输送鞘管送入左心房；选择合适的封堵器经输送鞘管送至左心房，在 X 线透视（左前斜位 45°～60°）、TTE 或 TEE 监测下，先打开左心房侧伞盘，然后回撤至贴住房间隔左心房面，回撤鞘管的同时适当推送输送钢缆释放封堵器腰部和右心房侧伞盘；轻轻推拉输送钢缆测试封堵器的稳定性，经超声和 X 线透视核实封堵器形态、位置满意，无残余分流，未影响房室瓣活动及肺静脉回流时，逆时针旋转输送钢缆，释放封堵器；拔出输送鞘，压迫穿刺点后，绷带加压包扎。

（二）房间隔缺损封堵术

1. 简介

房间隔缺损约占所有先天性心脏病的 10%，是成年人中最常见的先天性心脏病。分为第一孔型（原发孔）和第二孔型（继发孔）缺损，其中以第二孔型多见。

（1）第二孔型　分为以下四型。①中心卵圆孔型：为最常见的一种，缺损边缘完整，卵圆窝瓣可以完全消失，亦可以部分残留或呈筛状。②下腔型：发病数仅次于中心卵圆孔型，缺损下缘完全缺如或极少，可直接与下腔静脉入口相连，有时还可合并肺静脉异位引流，或者有长而大的下腔静脉瓣。③上腔型：缺损位于上腔静脉入口的正下方，没有后缘，实际上血液引流入左、右心房，经常合并右上肺静脉异位引流入右心房或上腔静脉，而卵圆窝正常。④混合型：上腔静脉缺损和下腔静脉缺损同时存在，房间隔组织几乎完全缺如。

（2）第一孔型 病情较重，多于幼年时死亡。分为以下两型。①单纯型第一孔缺损：位于冠状窦前下方，由二尖瓣主瓣和三尖瓣隔瓣的连接部分构成缺损的下缘。房室瓣可正常或仅有轻度切迹，但未完全分裂，故没有二尖瓣关闭不全。②房室通道：即第一孔缺损合并房室瓣闭锁不全，可分为部分型房室通道（仅二尖瓣主瓣分裂）、完全型房室通道（二尖瓣主瓣和三尖瓣隔瓣均分裂，甚至室间隔上部亦发育不全）和共同心房（房室通道合并巨大的第二孔缺损，实际上为一房两室之三腔心）。大多数 ASD 患者儿童期一般无症状，多数患者到了青春期后因心脏杂音或心电图等表现异常而通过超声心动图确诊。显著的左向右分流导致右心室容量负荷过重和肺血流量增加，最终导致肺动脉高压、右心衰竭并出现疲劳和运动不耐受等临床表现。

2. ASD 经皮介入封堵治疗建议

外科手术与经皮封堵术治疗第二孔型 ASD 远期效果均较好，但经皮封堵术对左、右心室功能的负面影响较小，住院时间短，感染率低，并发症少，总费用低。随着介入器材和导管技术的进步，经皮 ASD 封堵术死亡发生率接近零，严重并发症发生率＜1%，目前已成为解剖条件合适的第二孔型 ASD 的首选治疗方式。结合我国实际情况，我国 ASD 经皮介入封堵治疗建议总结见表 3-1-6。

表 3-1-6 经皮 ASD 介入封堵治疗建议

推荐	推荐等级	证据级别
年龄≥2 岁且体重≥10kg 的继发孔型 ASD 患者	推荐	C
有右心室容量超负荷且无肺动脉高压或左心疾病的继发孔型 ASD 患者，无论有无症状，推荐关闭 ASD	推荐	B
在缺损适合封堵的情况下（ASD 边缘距冠状静脉窦，上、下腔静脉及肺静脉开口距离≥5mm；距房室瓣距离≥7mm），首选经皮 ASD 介入封堵术	推荐	B
合并其他心脏畸形，但可行经皮介入治疗的患者。例如：ASD 合并肺动脉瓣狭窄或动脉导管未闭等	推荐	C
年龄＜2 岁，有血流动力学意义（Qp：Qs≥1.5）且符合上述介入标准的第二孔型 ASD	建议	C
如体重＜10kg 或股静脉途径限制（如合并下腔静脉缺如、下腔静脉滤器植入术后等），可选择经颈静脉途径	建议	C
特殊类型 ASD 如多孔型 ASD、筛孔型 ASD 和后下边缘不良的 ASD，应在临床经验丰富的中心结合 3D 打印、超声引导等技术实施封堵治疗	建议	C
无血流动力学意义且无栓塞危险因素（如使用经静脉起搏系统、长期留置静脉导管或高凝状态等）的第二孔型 ASD	不推荐	C
重度肺动脉高压伴双向分流，艾森门格综合征	不推荐	C

注：ASD，房间隔缺损；Qp，肺循环血量；Qs，体循环血量。

（三）室间隔缺损封堵术

1. 简介

室间隔缺损（ventricular septal defect，VSD）是指心脏室间隔的先天或获得性缺损造成左右心室间的异常交通。先天性 VSD 是由于胚胎发育期室间隔发育不全造成。VSD 可单独存在，也可以是复杂心内畸形的组成部分之一。根据 VSD 所处位置，一般将其分为膜周部（约 80%）、肌部（5% ～ 20%）、双动脉瓣下（约 5%）和流入道缺损（约 5%），其中膜周部和肌部 VSD 可通过介入方法治疗。

2.VSD 经皮介入封堵治疗建议

根据我国的实际情况，在综合国内外相关指南和专家共识的基础上，2021 版《常见先天性心脏病经皮介入治疗指南》修订我国经皮 VSD 介入封堵治疗建议如表 3-1-7 所示。

表 3-1-7　经皮 VSD 介入封堵治疗建议

推荐	推荐等级	证据级别
年龄≥ 3 岁且体重≥ 10kg 的膜周部 VSD	推荐	C
膜周部 VSD 直径 3 ～ 14mm，有临床症状或有左心超负荷表现，Qp∶QS > 1.5	推荐	B
在解剖条件合适的情况下（VSD 上缘距主动脉瓣距离≥ 2mm，VSD 后缘距三尖瓣距离≥ 2mm，无主动脉瓣反流及主动脉右冠瓣脱垂）	推荐	B
肌部 VSD，年龄≥ 3 岁，有临床症状或有左心超负荷表现，Qp∶QS > 1.5	推荐	C
VSD 外科修补术后残余分流且符合上述介入标准	推荐	C
创伤性 VSD 或心肌梗死后室间隔穿孔且符合上述介入标准	建议	C
年龄 2 ～ 3 岁，有临床症状或有左心超负荷表现的膜周部 VSD 且符合上述介入标准。如患者体重 < 10kg，可选择经颈静脉途径	建议	C
VSD 上缘距主动脉瓣距离≤ 2 mm，无主动脉瓣脱垂，不合并主动脉瓣轻度以上反流	建议	C
肌部 VSD，年龄 < 3 岁，有临床症状或有左心超负荷表现，Qp∶Qs > 2.0	建议	C
缺损解剖位置不良，封堵器影响瓣膜功能	不推荐	C
重度肺动脉高压伴双向分流，艾森门格综合征	不推荐	C

注：VSD，室间隔缺损；Qp，肺循环血量；Qs，体循环血量。

（四）动脉导管未闭封堵术

1. 简介

动脉导管是胎儿时期肺动脉与主动脉间的正常血流通道。胎儿出生后，动脉导管可在数月内因废用而闭合。如动脉导管在出生 3 个月至 1 岁后仍持续不闭合，即为动脉导管未闭（patent ductus arteriosus，PDA）。PDA 的临床表现取决于 PDA 的大小以及肺血管阻力。①小型 PDA：无左心室容量超负荷（正常左心室）和正常肺动脉压力（通常无症状）。②中型 PDA：主要表现为左心室容量超负荷（左心室增大，功能正常或降低）和（或）肺动脉高压（可能出现右心衰竭）。③大型 PDA：一般发展为艾森门格综合征，伴有不同程度的低氧血症和不同程度的发绀，而导管动脉瘤形成是一种罕见的并发症。

2. 动脉导管未闭封堵术治疗的建议

根据我国的实际情况，在综合国内外相关指南和专家共识的基础上，2021 版《常见先天性心脏病经皮介入治疗指南》修订我国经皮 PDA 介入封堵治疗建议如表 3-1-8 所示。

表 3-1-8 经皮 PDA 介入封堵治疗建议

推荐	推荐等级	证据级别
体重 ≥ 4kg，有左心室容量超负荷证据且解剖条件适合介入的 PDA 患者，无论有无症状，推荐首选介入封堵 PDA	推荐	B
心腔大小正常的左向右分流的小型 PDA，如果通过标准的听诊技术可闻及杂音，建议介入封堵 PDA	建议	C
"沉默型" PDA 伴有少量左向右分流（包括外科术后或者介入术后残余分流）	不建议	C
PDA 合并重度肺动脉高压，动脉导管水平出现以左向右分流为主的双向分流，急性肺血管扩张试验阳性或试验性封堵后肺动脉收缩压降低 20% 或降低 30mmHg 以上，且无主动脉压力下降和全身不良反应	不建议	C
依赖于动脉导管的开放维持有效肺循环或体循环的先天性心脏畸形	不推荐	C
合并严重肺动脉高压，动脉导管水平出现双向分流或者右向左分流，急性肺血管扩张试验阴性或经靶向药物治疗无改善患者	不推荐	C

注：PDA，动脉导管未闭。

（五）肺动静脉瘘封堵术

1. 简介

肺动静脉瘘（pulmonary arteriovenous fistula，PAVF）是一种少见的右向左分流（RLS）的发绀型肺血管发育畸形疾病，最常见的病因为遗传性出血性毛细血管扩张症（hereditary hemorrhagic telangiectasia，HHT），是一种常染色体显性遗传性疾病。大部分 PAVF 患者无症状，但分流量较大时出现缺氧、慢性心力衰竭、反常性脑梗死或脑脓肿等并发症，其中以反常性脑梗死或脑脓肿较为常见。

2. PAVF 治疗建议

PAVF 最重要的结构是供血动脉。2017 年英国胸科学会关于肺动静脉畸形的临床声明中提出，对于放射可见的 PAVF，无 "3mm 规则"，表明目前对于 PAVF

的治疗倾向于发现即干预。PAVF 的治疗主要有外科手术和介入治疗两种方式。随着介入治疗的发展，介入治疗具有安全、微创、有效的特点，已逐渐成为治疗 PAVF 的首选。

（六）冠状动脉瘘封堵术

1. 简介

冠状动脉瘘（coronary artery fistula，CAF）是指冠状动脉主干及其分支与右侧心腔、冠状静脉（或冠状静脉窦）、肺动脉或左侧心腔相连的畸形。90% 的冠状动脉瘘瘘入右心系统，其中瘘入右心室最多，多为先天性。

2. 适应证和禁忌证

（1）经导管冠状动脉瘘封堵术（TCC 术）的适应证

① 有明显外科手术适应证的先天性 CAF，不合并其他需要手术矫正的心脏畸形。

② 外伤性或冠状动脉介入治疗所致医源性冠状动脉瘘。

③ 易于安全到达、能够清晰显影的瘘管。

④ 非多发的冠状动脉瘘开口：单发 CAF 进行 TCC 术治疗效果较好。

⑤ 冠状动脉瘘口狭窄、内瘘瘤样扩张。

⑥ 少数情况下冠状动脉一支或多支（多为间隔支）形成与心腔相连的多发的微小血管网（mircovascula），可用带膜支架进行封堵。

（2）TCC 术的禁忌证

① 需栓塞的冠状动脉分支远端有侧支发出，该处心肌组织供血正常。

② 受累及的冠状动脉血管"极度"迂曲。

③ 右心导管提示右向左分流，重度肺动脉高压。

④ 封堵术前 1 个月内患有严重感染。

⑤ 对于多个瘘口的 CAF 目前宜作为相对禁忌证。如果瘘口的解剖特征适合栓塞，术者经验丰富可以尝试 TCC 术。

（七）左心耳封堵术

1. 简介

经皮左心耳封堵术是近年发展起来的治疗方法，具有创伤较小、操作简单、耗时较少的特点。目前，在临床上应用的左心耳封堵装置主要有 3 种：Watchman、Amplatzer Cardiac Plug 和 Lariat。

2. 左心耳封堵术的禁忌证

（1）左心房内径＞65mm、经 TEE 检查发现心内血栓和（或）左心耳浓密自发显影、严重二尖瓣病变或心包积液＞3mm 者。

（2）预计生存期＜1 年的患者，低脑卒中风险（CHA$_2$DS$_2$-VASc 评分 0 或 1 分）或低出血风险（HAS-BLED 评分＜3 分）者。

（3）需口服华法林抗凝治疗的除房颤以外的其他疾病者。

（4）存在卵圆孔未闭合并房间隔瘤和右向左分流，升主动脉和（或）主动脉弓处存在复杂可移动和（或）破裂和（或）厚度＞4mm 的动脉粥样硬化斑块者。

（5）有胸膜粘连（包括曾经做过心脏手术，心外膜炎及胸部放疗）者。

（6）需要接受择期心外科手术者。

（7）目前虽无直接证据证实心功能低下为经皮左心耳封堵的不利因素，但对于 LVEF＜35% 或心功能Ⅳ级（NYHA 分级）且暂未纠正者，不建议行经皮左心耳封堵术。对于合并心力衰竭的房颤患者，恢复和维持窦性心律、并保留左心房泵功能具有不可替代的意义。

（八）经皮主动脉瓣置换术

1. 简介

经皮主动脉瓣置换术（transcatheter aortic valve replacement，TAVR）是近年来介入心脏病学出现的一个新领域，为主动脉瓣膜疾病的外科治疗开拓了新视野。

2. 经皮主动脉瓣置换术的适应证

严重的退行性钙化性主动脉瓣狭窄，经超声心动图测量主动脉瓣口的面积＜1.0cm^2，跨瓣压差＞40mmHg 或射血流速＞4.0m/s，主动脉瓣环直径为 18～26mm（减少术后主动脉瓣反流的发生）。

第二节　介入治疗前管理

介入治疗是一种新型诊断与治疗心血管疾病技术，在影像学方法的引导下，经过穿刺体表血管，借助某些器械，将导管送到病变部位，通过特定的心脏导管操作技术对心脏病进行确诊和治疗的方法。虽然介入治疗无须开胸，但其依然属于有创手术方式，并有一定的手术风险，为了给医患双方搭建一个交流沟通的平台，同时规范医疗机构诊疗过程、降低医患冲突风险，医疗机构要求在介入治疗前与患者和（或）家属进行手术风险告知与谈话。本节将简述心血管介入治疗手术风险与谈话的相关内容。

（1）确认患者信息。

（2）确认患者基本病情、临床诊断以及特殊事项。

（3）告知并确认患者拟实施的诊疗项目。

（4）告知并确认内植器材的名称以及型号规格。

（5）详细阐述手术及手术后相关并发症及后果。

① 麻醉意外及药物严重不良反应：皮下注射麻醉药物可能误入血管内造成麻醉意外，以及应用抗凝、抗血小板药物时可能出现严重的不良反应。

② 造影剂致肾损害及肾功能衰竭：是指在使用造影剂 48～72h 内出现的不能以其他原因解释的急性肾功能损害，80% 为非少尿型急性肾衰竭。

③ 急性左心衰竭、肺水肿、泵衰竭：快速注射大量渗透压较高的造影剂会造成循环血容量增加，引起心脏负荷过重，严重时出现心力衰竭甚至死亡。

④ 心搏、呼吸骤停及猝死：操作过程中副交感神经系统活性增强，引起心动过缓及周围血管扩张，出现低血压，可伴随恶心、呕吐、出汗、括约肌功能障碍等症状，严重时会出现心搏、呼吸骤停及猝死。

⑤ 房颤、室速、室颤等严重心律失常：多由术中导丝、导管刺激心房或心室壁引起，停止操作或撤出导管可自行终止；在对血管近端病变的检查中，阻断血流后，下游缺血面积大也可导致，此时应立即回抽球囊，恢复血流，同时电复律，一般均能转复。

⑥ 局部或全身出血、感染及休克：血管穿刺困难、经同一血管反复行心导管术、手术时间延长、延迟拔除动脉鞘、年龄＞60 岁是以上情况出现的危险因素。

⑦ 穿刺部位血肿、动静脉瘘及假性动脉瘤：动脉穿刺部位出血进入周围组织间隙形成局部血肿是常见并发症，发生率为 5%～9%，患者可出现程度不等的疼痛、烧灼感，大血肿可伴有心动过速或低血压，甚至危及生命。穿刺针同时穿透动静脉并在两者之间形成一个通道，使动脉血经通道进入静脉形成动静脉瘘。

⑧ 导管扭结折断及滞留体内需手术处理：导管缠绕的发生率很低，绝大多数与术者操作有关，也与患者的血管病变特点以及术者选用的导丝和介入治疗策略有关。导管断裂的发生率较低，往往是在导管打折的基础上仍粗暴操作有关，可通过抓捕器或者外科手术将导管取出。

⑨ 冠状动脉夹层、无复流：冠状动脉夹层是冠心病介入治疗过程中最常见的并发症之一，可以出现于介入治疗的任何一个环节，也是造成患者围术期死亡和心肌梗死的重要原因之一。无复流是指闭塞的冠状动脉再通后，心肌组织却无灌注的现象。

⑩ 靶血管及支架内再狭窄、血栓闭塞：主要由内膜过度增殖引起，相对不易发生斑块破裂和急性血栓形成，不易出现急性心肌梗死或猝死。

⑪ 心肌梗死、肺梗死及脑卒中：动脉斑块的脱落、导丝或导管上形成的血栓脱落、空气栓塞、介入治疗时血压心率下降导致灌注不足均可导致以上情况。

⑫ 气胸、血气胸及神经麻痹：穿刺时损伤胸膜、动静脉及神经所致。

⑬ 心脏穿孔破裂及心脏压塞：心脏穿孔最常见的部位是左、右心房及心室游离壁，其中以左心室穿孔危险性最大。

⑭ 肺静脉狭窄、左心房食管瘘：肺静脉狭窄是房颤射频消融术后的并发症之一，随着技术方法学的成熟和经验的增加，肺静脉狭窄的发生率已下降至 $5\% \sim 8\%$，最常见的症状为呼吸困难，其次是咳嗽，多数肺静脉狭窄在术中即发生。左心房食管瘘是房颤射频消融的最严重并发症之一，主要见于消融左心房后壁，病死率极高。

⑮ 起搏器综合征：一组以胸闷、憋气、食欲缺乏、双下肢水肿及心力衰竭为主要表现的综合征，主要由心房和心室收缩不同步所致。症状较轻者，可降低起搏频率，恢复自主心律发生严重起搏器综合征时需将起搏方式更换为生理性起搏。

⑯ 起搏囊袋内出血、急慢性感染：出血多发生于术后当日，临床表现为局部剧烈疼痛、肿胀隆起，触诊有波动感，短时间大量出血应清创处理，慢性出血可加压包扎并用沙袋压迫及应用抗生素防止感染，必要时严格按无菌原则进行穿刺抽吸积液。手术时间较长者，感染概率变高，囊袋感染后可能需拔除整个起搏装置。

⑰ 封堵器移位、脱落需紧急或择期外科手术：封堵器边缘缺乏足够的支撑组织、低估缺损直径及封堵器选择过小是常见原因。

⑱ 手术未成功、术后复发需再次介入或外科手术。

⑲ 心脏瓣膜撕裂、腱索断裂及严重心脏瓣膜反流需紧急或择期外科手术。

⑳ 严重并发症经抢救无效出现致残或致死后果。

㉑ 不可预测及防范的其他事件及并发症。

㉒ 其他。

（6）再次确认本次介入治疗项目的必要性、相关并发症和手术风险均已向患者说明，患者需要在知情理解后自愿选择，患者需承担住院医疗过程中所有的费用并及时到位，并由患方签字同意，如由监护人或亲属签字，须写明与患者的关系。

（7）患者方签字意见。我们已充分了解实施本次诊疗项目的必要性，对相关并发症和风险均已知情理解，现经慎重考虑同意并自愿接受该诊疗项目的实施，完全承担全部医疗过程及医疗风险及所发生的所有医疗费用。

第三节　介入治疗中并发症防治

近年来，随着介入治疗技术及器材的不断发展，心脏病介入治疗日趋普及和成熟，应用范围逐渐扩大。但由于存在介入治疗适应证、介入器材选择不当、解剖畸形较特殊，或者介入医师操作技术欠规范及经验不足等因素，加上介入治疗本身固有的风险，围术期不同严重程度的并发症时有发生。本节针对介入手术中的并发症进行总结并给出防治意见。

一、心室颤动

主要是介入治疗时导管置入或导丝操作过程中对冠状动脉内壁产生了机械性刺激而诱导了心肌细胞异常兴奋，造影剂滞留、血液复流后发生再灌注均可引发心室颤动。在发现患者出现心室颤动时，手术医师应及时展开急救，立即行心肺复苏，遵医嘱静脉推注肾上腺素进行复律，并准备非同步直流电复律除颤仪进行除颤，除颤后严密观察患者各项生命体征等指标。

二、迷走神经反射亢进

发生可能与患者术前禁食时间过长、术中患者过度紧张、患者对疼痛耐受能力差及拔鞘管时力度不当等因素有关。经观察发现患者出现意识模糊、视物模糊、连续或间断性打哈欠、心率减慢、血压下降等迷走神经反射亢进表现时，及时给予阿托品静脉注射、用多巴胺等血管活性药维持血压、经静脉快速补液等。

三、急性冠状动脉闭塞

与患者伴有动脉粥样硬化、糖尿病、高血压等基础疾病有着密切联系，尤其高龄患者更为多发，此外还可能与导管置入、导丝操作引发动脉痉挛或支架扩展不完全等因素相关。如发现患者出现持续性剧烈胸痛、血压急剧下降、心律失常、心电监测仪显示 ST 段异常等临床情况时，立马进行急救，并给予替罗非班 $10\mu g/kg$ 冠脉内推注，推注时间 3min，同时经静脉给予推注升压药与正性肌力药物，推注完成后严密观察患者缓解情况，必要时准备再次介入术治疗。

四、冠状动脉穿孔（破裂）

冠状动脉穿孔（破裂）是冠脉介入治疗过程中最为危险、后果最为严重的并发症之一。当患者局部动脉血管内压增高或支架过度扩张，造成血管内膜撕裂，进而出现冠状动脉穿孔，或指引导丝操作不当，造成冠脉穿孔。经诊断明确为冠状动脉穿孔或已引发心脏压塞时，立即行心包穿刺抽出积血以解除压迫症状，并留置心包引流管，如引流量大且持续引流出血性液体，应及时做好输血及外科开胸器械的准备。根据穿孔的部位、大小等情况，及时采取恰当措施如球囊压迫、置入带膜支架或栓塞等方法闭合穿孔部位。

五、造影剂过敏反应

注入造影剂时，部分患者可出现恶心、呕吐、皮疹等过敏反应，迅速将患者的头偏向一侧，清理口腔内呕吐物避免窒息。严重者可表现为过敏性休克，需立即静脉注射肾上腺素和（或）地塞米松。

六、气胸

气胸多数是穿刺患者锁骨下静脉时方向过于偏向上方，从而使得其肺尖被刺。在穿刺过程中，一旦患者主诉气急，在影像检查中发现左肺压缩30%，必须及时进行给氧，保持在 5～6L/min，同时，联合胸外科会诊对其状况进行评估，必要时行胸腔闭式引流术。

七、心脏穿孔／心脏压塞

最常见的穿孔位置是房室瓣环、右心室流出道以及冠状静脉窦。术中一旦发生心脏穿孔，最重要的是在发生心包压塞前及时发现心包积液，及时穿刺抽液。术中患者出现胸闷，一旦怀疑出现心包积液，立即行床旁超声心动图检查。如患者生命体征平稳可先密切观察，如出现心脏压塞症状，应立即行心包穿刺引流，积极处理后心包积液无明显减少者须急诊开胸探查。

八、心律失常

术中由于手术操作刺激心脏，常会发生各种心律失常，包括室上性心动过速、室性早搏和窦性心动过缓等，一般不需特殊处理，停止刺激后心律将自行恢复。封堵器置入后，其对房室结及其周围组织压迫会造成暂时性水肿，患者可能会出现窦性心动过缓、房室传导阻滞、房性早搏或室性早搏等心律失常。如果术中放置封堵器后立即出现房室传导阻滞，建议收回封堵器，待心律恢复后更换小一号封堵器再次尝试，若仍出现房室传导阻滞，推荐放弃封堵。

九、空气栓塞

因输送鞘管内径较大，在低压的心房内工作时，空气容易经输送鞘尾部的止血阀进入左心房。预防空气栓塞最主要的措施是降低空气进入密闭输送系统的机会。封堵器在体外用50mL注射器高压冲洗数次，直至装载鞘内无气泡出现为止；输送鞘进入左心房后要缓慢抽出内芯，同时缓慢经输送鞘尾端的止血阀进行抽吸排气；封堵器送入输送鞘时，应在装满水的盘子中进行，推送动作要平缓，降低空气吸进输送鞘的机会。对于高度怀疑空气栓塞的患者，应立即停止操作，快速评估气道稳定性、呼吸情况及进行对症支持治疗。

十、封堵器移位或者脱落

封堵器脱落后患者可出现心悸、胸闷或心律失常等表现。术中操作应规范、确切，选择合适的封堵器，尤其是下腔静脉缘残端薄而短者。如出现封堵器脱落，推荐外科手术取出封堵器并修补原病变；部分封堵器较小，且脱落后游离于左心房、右心房、肺动脉、主动脉者，可尝试抓捕器抓捕后经鞘管取出；如封堵器卡顿于瓣膜或进入左/右心室者，为防抓捕时损伤瓣膜或腱索，推荐直接外科开胸取出封堵器后修补原病变。

十一、肺动脉瓣环撕裂及心脏破裂

在肺血管介入治疗术中，多由于球囊选择过大，或测量时高估瓣环直径所致。一旦扩张后心脏超声发现心脏压塞，推荐立即行心包引流或开胸探查，如确定为肺动脉瓣环破裂，推荐在体外循环下修补瓣环。

十二、右心室流出道痉挛

右心室流出道痉挛多为右心室流出道处反复暴力操作引起的反应性狭窄，严重时可导致患者死亡。故操作时应轻柔，发现有痉挛表现时推荐暂停操作，待其恢复后再进行，必要时推荐应用 β 受体阻滞剂。

第四节　介入治疗后并发症防治

一、冠状介入治疗后并发症防治

经皮冠状动脉介入治疗（PCI）是一种有创的治疗手段，术中、术后可能出现多种并发症，若不能及时发现或干预，可危及患者生命。本节针对冠状动脉介入手术的并发症进行总结并给出防治意见。

（一）急性冠状动脉闭塞

急性冠状动脉闭塞是冠状动脉严重受损的结果，大多发生在术中或离开导管室前，也可发生在术后 24h 内。其防治重点在于术前应该充分了解患者病史，如抗血小板药物的使用情况等；并对术中各项操作后可能导致的结果有充分的准备。同时，需要正确选用器材，包括导管、导丝等；并规范操作流程，包括避免不必要的导管深插、注射造影剂的力量适当、避免空气注入、导引钢丝选择应当由软至硬、预扩张球囊从小直径开始、支架完全覆盖病变等。对于 PCI 术后可能出现急性冠脉闭塞的高危患者，应当密切观察，及时处理。

（二）无复流

无复流指闭塞的冠状动脉再通后，已无残余狭窄、夹层、痉挛或血栓形成等机械性阻塞，但心肌组织却无灌注的现象。其常用预防方法包括早期冠脉血运重建；药物预防如抗凝剂和血管扩张剂、血小板 GP Ⅱ b/Ⅲ a 受体拮抗剂、他汀类药物及 ACEI/ARB；冠状动脉远端保护装置等器械治疗。治疗措施主要针对功能型无复流，推荐冠状动脉内注射替罗非班、钙通道阻滞剂（calcium channel blocker，CCB）、硝酸酯类、硝普钠、腺苷等药物，或应用血栓抽吸装置及置入 IABP，可能有助于减轻无复流，稳定血流动力学。关于给药部位，与冠状动脉口部给药比较，经灌注导管在冠状动脉靶病变远端注射硝普钠、替罗非班等可改善无复流患者心肌灌注。

（三）支架内血栓形成

虽然其发生率较低（30d 内发生率 0.6%，3 年内发生率 2.9%），但病死率高达 45%。其预防措施包括：术前及围术期充分接受 DAPT 和抗凝治疗，对高危患者或高危病变，可加用血小板糖蛋白 Ⅱ b/Ⅲ a 受体拮抗剂（glycoprotein Ⅱ b/Ⅲ a inhibitor，GPI），但应充分权衡出血与获益风险；选择合适的介入治疗方案，应权衡利弊，合理选用球囊扩张术、BMS 或 DES 置入术；支架贴壁要尽可能良好，建议以命名压释放支架（必要时选用后扩张球囊），尽量减少支架两端血管的损伤；一旦发生支架血栓，应立即行冠状动脉造影，建议行 IVUS 或 OCT 检查，明确支架失败原因，对血栓负荷重者，可采用血栓抽吸，可应用 GPI 持续静脉输注 48h。球囊扩张或重新置入支架仍是主要治疗方法，必要时可给予冠状动脉内溶栓治疗。

（四）支架脱载

较为少见，术前充分预判病变特点及预处理病变（如钙化病变采取旋磨术预处理等），是防止支架脱落的有效手段。发生支架脱落后，若指引导丝仍在支架腔内，可经导丝送入直径≤ 1.5mm 小球囊至支架内偏远端，轻微扩张后，将支架缓慢地撤入指引导管。若因支架近端变形无法撤入指引导管，可先更换更大外径指引导管重新尝试；也可经另一血管路径，送入抓捕器，将支架捕获后取出。如上述方法无效，可沿指引导丝送入与血管直径 1∶1 的球囊将支架原位释放，或置入另一支架将其在原位贴壁。必要时行外科手术，取出脱载支架。

（五）血管并发症

主要与穿刺点相关，其危险因素有女性、年龄 ≥ 70 岁、体表面积 < 1.6m²、急诊介入治疗、外周血管疾病和围术期应用 GPI。

1. 股动脉穿刺主要并发症及其防治

（1）穿刺点及腹膜后血肿　少量局部出血或小血肿且无症状时，可不予处理。血肿较大、出血过多且血压下降时，应充分加压止血，并适当补液或输血。

（2）假性动脉瘤　多普勒超声可明确诊断，局部加压包扎，减少下肢活动，多可闭合。对不能压迫治愈的较大假性动脉瘤，可在超声指导下向瘤体内注射小剂量凝血酶治疗。

（3）动静脉瘘　少部分可自行闭合，也可采取局部压迫，但大的动静脉瘘常需外科修补术。

（4）动脉夹层和（或）闭塞：可由指引导丝或导管损伤血管内膜或斑块脱落引起。预防的方法包括低阻力和（或）透视下推送导丝、导管。

2. 桡动脉穿刺主要并发症及其防治

（1）桡动脉闭塞　发生率 < 5%。术前常规行 Allen 试验检查桡、尺动脉的交通情况，术中充分抗凝，术后及时减压，能有效预防桡动脉闭塞和手部缺血。

（2）前臂血肿　可由亲水涂层导丝穿透桡动脉小分支或不恰当应用桡动脉压迫器引起，预防方法为透视下推送导丝；如遇阻力，应做桡动脉造影。术后穿刺局部压迫时应注意精确压迫血管穿刺点。

（3）骨筋膜间隙综合征　少见但后果严重。当前臂血肿快速进展引起骨筋膜室内压力增高至一定程度时，常会导致桡、尺动脉及正中神经受压，进而引发手部缺血、坏死。因此一旦发生本征，应尽快外科手术治疗。

（4）假性动脉瘤　发生率低于 0.01%，若局部压迫不能奏效，可行外科手术治疗。

二、起搏器植入术后并发症防治

由于各种因素，导致起搏器术后并发症不能完全避免。本节就起搏器术后并发症及其防治作一总结。

（一）起搏器综合征

起搏器综合征由永久性右心室起搏后，心房和心室收缩不同步所致血流动力学及心电生理学方面的异常。临床表现主要为低心排血量所致的一系列症状与体征。为减少起搏器综合征发生，应充分了解起搏器植入的适应证；在患者病情允许的情况下尽量选择生理性的双腔 DDD 型起搏器；发生较严重的起搏器综合征时只有将 VVI 起搏更换为生理性起搏；心室电极选择主动电极，起搏部位选择右心室室间隔、流出道、希氏束旁等位置；通过起搏频率调整，尽量减少患者起搏比例，鼓励采用患者自身心律。

（二）起搏器植入相关的心脏穿孔

可发生在起搏器术中或术后，主要为心房肌和心室肌的穿孔，包括房室间隔的穿孔或房室游离壁的穿孔。对起搏器植入一周或几月内出现胸痛，应检查心电图、胸部 X 线片或进行起搏器功能测试，往往可以诊断。出现该并发症主要风险因素有患者长期使用糖皮质激素，或原有心肌病变，心肌菲薄、心肌张力差；起搏器导线植入选择位置，如心房游离壁、心耳或心室游离壁；手术操作粗暴，用力过大；选择螺旋电极，电极头端螺旋旋出过长、过深。为减少电极导线穿孔的可能性，对于主动电极，建议将电极导线植入室间隔或房间隔；为防止心脏穿孔，在植入心房主动固定电极导线时要特别谨慎，防止心房电极导线的过分旋入。在透视下仔细观察旋入的深度。术中避免操作粗暴和用力过大，选择软硬适中的指引导丝。

（三）起搏器囊袋感染

起搏器囊袋感染是起搏器植入术中较为棘手的问题，感染可发生于起搏器囊袋及周围组织、导线经过的皮下隧道、与导线电极接触的心腔大血管内膜乃至全身。局部感染轻者仅见切口红肿、线头外露有脓痂覆盖或有分泌物；重者表现为囊袋红肿热痛有波动感、皮肤深紫色、继之发亮变薄破溃、瘘管形成或发黑坏死，起搏器导线不同程度外露。预防囊袋感染需严格无菌操作，确保囊袋的部位、大小、深度合适（紧贴胸大肌浅面、靠深筋膜与上方的脂肪组织隔开）且彻底止血，尽量缩短手术时间。使用电凝止血、术后伤口加压包扎等可减少囊袋血肿。过敏者可选用硅胶套密封的双极起搏器。

（四）起搏器电极导线脱位

起搏器电极导线脱位是早期最常见的并发症，其中 90% 发生在起搏器植入后 1 周内，电极脱位分完全脱位和微脱位两种。在术中需要根据患者的病情选择合适的起搏导线；导线植入过程中选择合适的位置，被动电极选择在右心耳，右心室心尖部，主动电极（螺旋电极）可选择右心耳、心尖部、室间隔、流出道等部位；植入电极后仔细检查电极固定牢固程度；对于皮下组织疏松的患者，将起搏器脉冲发生器固定于患者胸大肌上，起搏器植入后患者卧床休息 24 h，避免剧烈咳嗽。

（五）起搏器电池过早耗竭

起搏器电池过早耗竭指出现较起搏器预期寿命明显提前的起搏次数减少或脉宽增加，表明起搏电池提前耗竭。起搏器电池提前耗竭最常见的表现为电源内阻升高、脉宽延长，起搏频率下降及电池电压降低；可出现起搏频率不齐、频率奔放；起搏功能良好或起搏功能不良，而感知功能正常，或起搏、感知功能均不良；双腔起搏工作方式由 DDD 自动转为 VVI 方式，频率应答起搏器频率应答功能关闭，转为 VVI 工作方式；体外程控无法进行，严重时可出现完全不起搏现象。因此应充分了解起搏器的相关知识，掌握起搏器电池耗竭的各种表现，重视随访，尤其是对植入时间较长的起搏器患者。

三、心脏射频消融术后并发症防治

目前，心脏射频消融术已成为越来越多心脏疾病的根治性措施，尤其是心律失常疾病。随着心脏射频消融术的推广与普及，其术后并发症日益引起临床医师的重视。近年来，随着临床经验的积累、标测系统不断完善和新型导管在临床广泛使用，导管消融的并发症明显下降，但发生率仍高达 6.29%。因此，熟悉并发症的成因、临床表现、预防及处理方法极为重要。

（一）心肌损伤后综合征

心肌损伤后综合征是指心脏受到损伤后出现的以心包、胸膜和肺实质炎症为主要表现的综合征。其原因不明，推测可能是因为广泛的左心房和心包损伤，也可能与自身免疫反应引起的抗心肌抗体表达有关，故非类固醇类药物以及糖皮质激素治疗有效。消融时降低能量可减少此并发症的发生。

（二）栓塞

栓塞是导管消融治疗的严重并发症之一，其病因多为血栓脱落、气体栓塞及消融所致的焦痂脱落等。预防房颤消融术栓塞并发症的措施包括：

（1）术前常规行 TEE，排除左心房及左心耳内血栓。

（2）在房间隔穿刺和肺静脉造影过程中，应认真抽吸冲洗鞘管，避免空气进入或鞘管内血栓形成；环状电极因其头端的特殊构型致使其在交换的过程中易将空气通过鞘管注入左心房。

（3）消融术中应持续抗凝，可根据 ACT 调整普通肝素的用量，使 ACT 控制在 250～350s。

（4）盐水灌注导管有助于减少焦痂形成。

（5）术中长时间置于左心房的长鞘内易形成血栓，持续鞘管内肝素盐水灌注可降低栓塞并发症的发生率。对于局部麻醉患者应在术中与患者有定时的沟通交流，可及早发现栓塞征象。术中或术后一旦发现缺血性卒中应立即联系神经科会诊，必要时行 CT/MRI 或脑血管造影检查。确诊后给予脱水、细胞活化剂治疗，病情允许的情况下可尽早给予局部溶栓甚至介入取栓或支架术。

（三）肺静脉狭窄

肺静脉狭窄定义为肺静脉直径减少 50% 以上，其发生率与术式明显相关。预防措施包括：术中避免肺静脉口内消融；避免使用非盐水灌注消融导管；仔细解读肺静脉环状电极的标测结果，尽量减少放电；根据导管构型选择合适的温度上限，或选用其他消融能量如冷冻消融。术前常规 CT 检查有助于了解肺静脉情况，术中采用三维图像融合技术可提高消融精准性，减少肺静脉狭窄发生率。无症状肺静脉狭窄除予以持续抗凝预防血栓栓塞外，并无针对性的治疗方法。症状性肺静脉狭窄可行肺静脉球囊扩张和支架植入术，即刻疗效较好，但术后再狭窄率较高。

（四）左心房 - 食管瘘

任何在左心房后壁进行消融的术式均存在发生此并发症的可能。对于消融术后数日至数周出现的发热、胸痛、畏寒和动脉栓塞症状，一定要首先警惕左心房-食管瘘，此时应避免再行 TEE 检查，以免加重病情。CT 和 MRI 对于明确诊断有重要价值。除对症处理之外，外科手术可挽救部分患者的生命。如何预防左心房-食管瘘尚无成熟的经验，目前使用的方法包括术中经心腔内超声（intracardiac echocardiography，ICE）明确食管与消融部位的解剖关系、放电时监测食管内温度、经外科方法将食管与消融位置分开等，但这些方法的效果尚待进一步证实。术前 CT 三维重建观察食管与左心房毗邻关系有一定价值，但可能出现术中食管移位的情况。在左心房后壁进行消融时，建议每个位点消融时间最好不超过 20s。在两侧肺静脉环形消融线之间的连线应尽可能位于左心房顶部，以避开食管的走行部位。消融术后可应用 PPI 预防左心房-食管瘘。

（五）膈神经损伤

各种消融能量包括射频、冷冻、超声及激光等均可能导致膈神经损伤，其中冷冻球囊消融导致膈神经损伤的发生率最高。绝大多数膈神经损伤为一过性，术后可逐渐完全恢复，但仍有 0.3% 患者遗留膈神经功能障碍。膈神经损伤目前尚无有效治疗方法，主要依靠预防。在冷冻球囊消融治疗房颤的过程中，尽量将冷冻球囊置于肺静脉前庭部位，避免置入肺静脉过深。在右侧肺静脉冷冻消融时，同步起搏膈神经，全程监测膈肌活动，一旦发现膈肌收缩活动减弱或消失，应立刻停止冷冻，这是预防膈神经损伤最重要的手段。此外还可通过以下方法监测膈肌运动情况，X 线透视观察膈肌运动；记录膈肌复合动作电位。

（六）瓣膜损伤

为寻找理想消融靶点，射频消融导管进入心室后，常需要多次弯曲、旋转送入或退出，此时可能与心室内腱索相互缠绕，如果用暴力抽送可引起腱索损伤甚至断裂而导致瓣膜出现不同程度反流。为避免此类并发症发生，要注意操作规范、轻柔。消融导管跨过主动脉瓣进入左心室时，应弯进直出，缓慢进入，遇到阻力时切不可盲目暴力推送。旋转大头消融导管应尽量在左心室流入道或二尖瓣口，这样可避免导管与腱索之间的相互缠绕。

（七）射频消融术后心律失常

1. 房室传导阻滞

完全性房室传导阻滞为射频消融的严重并发症之一，在希氏束附近消融时容易发生，一旦出现完全性房室传导阻滞，多需安装永久性心脏起搏器。消融时应从冠状窦口周围开始标测靶点和放电，放电功率由小到大，并且出现以下心电图变化时应及时停止放电：①在交界性心律中伴间断性或持续性房室传导阻滞：交界性心律时有心房波脱落或室房传导时间延长；②出现快交界性心律；③窦性心律时间断性或持续性出现房室传导阻滞。一旦发生完全性房室传导阻滞，应先进行临时心脏起搏。若在完全性房室传导阻滞发生的几秒内终止放电，一般都有恢复的可能，需观察 3 天至 1 周，前 3 天给予地塞米松 10mg，每日一次，不能恢复者可考虑植入永久性起搏器。

2. 房性心动过速（房速）或心房扑动（房扑）

房颤导管消融后左心房房速好发时间为消融后数日到数周内，已成为房颤消融的一个重要的致心律失常作用。高质量隔离肺静脉是预防消融后房速发生的重要手段。研究表明，部分消融术后左心房房速可在消融术后 2 ～ 5 个月内自行消失，所以一旦消融术后发生左心房房速，并不一定需要马上再次消融治疗，治疗措施应当根据房速的不同电生理机制来选择。

四、结构性心脏病介入治疗后并发症防治

结构性心脏病是指以心脏和大血管结构异常为主要表现的一大类心脏病，既包括先天性也包括后天获得性疾病，主要有先天性心脏病、获得性心脏瓣膜病和心肌病等。近年来，随着介入技术与器械的不断发展，结构性心脏病的治疗方法已从以往的单一外科手术转向综合治疗技术的运用，介入手术治疗已逐渐成熟并广泛应用于临床。但介入治疗适应证选择不当或操作技术欠佳均可造成严重并发

症甚至发生死亡。因此，就先天性心脏病及心脏瓣膜病介入治疗相关的并发症防治措施进行如下阐述。

（一）残余分流

残余分流的原因可能包括：①基于封堵器的设计，血流易从封堵器的间隙中穿过；此外，残余分流也与封堵器型号有关，封堵器越大，越可能产生残余分流；②存在尚未发现的小型缺损或者动静脉瘘；③封堵器过大，术后贴合不良。在封堵器覆盖范围以外发现的残余分流，如果分流≥5mm，视具体解剖条件，建议再置入1枚封堵器，保证完全封堵；如分流＜5mm，建议暂时不处理。

（二）心律失常

封堵器置入后，患者可能会出现各种心律失常。此外，封堵器或者其他机械刺激局部心肌，增强了心肌细胞自律性，可产生多种房性或室性心律失常。若术后出现二度Ⅱ型或三度房室传导阻滞，推荐尽早外科手术取出封堵器并修补缺损；若术后新发一度或二度Ⅰ型房室传导阻滞，可以使用糖皮质激素治疗，一般观察期7~10天，如心律仍不能恢复，推荐积极取出封堵器。因机械刺激引起的心律失常，绝大多数不需特殊处理，常为一过性，调整导管位置或撤出导管后心律失常即可消失。

（三）封堵器磨蚀

封堵器磨蚀为房间隔缺损封堵术后严重并发症，包括主动脉-左心房/右心房瘘、二尖瓣穿孔/反流及心脏压塞等，其原因可能为缺损残端较短而封堵器偏大，置入的封堵器与主动脉和心房壁摩擦引起。故应严格掌握适应证，对缺损较大、残端较短者应谨慎置入封堵器。术后定期复查超声心动图，一旦出现上述并发症，推荐外科手术取出封堵器并修补房间隔缺损和瘘口。

（四）血栓栓塞

术中无特殊情况者一定要按常规剂量肝素化，操作时间过长者（＞2h）应及时补充肝素量防止医源性的血栓栓塞，术中未肝素化以前，应注意带有管腔的操作器械的管腔一定要用肝素盐水冲洗，防止管腔内凝血，冲洗导管时注意排气以防止空气栓塞等。操作中要尽量避免导管及导丝多次接近左心耳处，因此处为血栓的好发部位，防止未被查出的血栓脱落。患者一旦发生了体循环栓塞，应根据情况给予必要的溶栓与抗凝治疗，并根据栓塞的不同部位对症处理。

（五）心包积液/心脏压塞

心包积液/心脏压塞为房间隔缺损封堵术后严重并发症，术后即刻发生的心包积液，多为导丝或导管穿破心房或肺静脉所致，如心包积液量少可以密切观察生命体征，中-大量心包积液会导致心脏压塞，需立即行心包穿刺引流处理，积极处理后心包积液仍无明显减少者需急诊行外科开胸探查。术后有部分患者会出现迟发性心包积液，应加强超声心动图随访，密切监测心包内积血情况，中-大量心包积液需行心包穿刺或开窗术，严重心脏压塞推荐开胸探查。

（六）二尖瓣损伤

在行经皮球囊二尖瓣成形术时应严格掌握手术的适应证。有学者建议在超声心动图监测下行分步扩张，准确测量瓣环大小后选择参考直径合适的球囊。将术前存在二尖瓣反流或存在任何可能增加二尖瓣反流的风险因素或严重瓣膜下疾病的患者定义为高危患者，不伴以上情况者为低危患者，将球囊高压区定义为一根球囊导管标称直径范围的后 2mm，球囊处于这 2mm 时，进一步充盈则球囊内压显著上升，从低压区转为高压区，第一次扩张球囊直径比参考直径小 2mm，之后低危患者球囊高、低压区递增均为 1mm，高危患者仅高压区增加 0.5mm，术中超声心动图如提示二尖瓣反流明显加重应停止手术；明确治疗以改善临床症状为第一目标，不过分追求瓣口面积大小，特别是对瓣膜条件不理想者；避免球囊导管进入腱索、乳头肌；如发生重度主动脉瓣反流，应积极进行强心利尿治疗，保守治疗无效者，应行外科整形或瓣膜置换术。

房间隔缺损封堵术后即刻出现的二尖瓣关闭不全，可能与封堵器影响二尖瓣活动有关，封堵器释放前一定要多切面判断封堵器与二尖瓣距离，如二尖瓣直接接触封堵器，推荐放弃封堵治疗。封堵术后进展性二尖瓣关闭不全的发生率为 10%～37%，可能与封堵术后心脏形态重塑有关，介入封堵时患者年龄越大且房间隔缺损越大，发生二尖瓣关闭不全的可能性越大。

（七）三尖瓣损伤

经皮室间隔缺损介入封堵术中首先避免在建立轨道时误穿三尖瓣腱索，其次在释放封堵器右心室侧伞盘后，回撤伞盘的过程中若遇到阻力，可能是伞盘被三尖瓣腱索阻挡，此时应收回伞盘，回撤输送鞘管，使其头端靠近室间隔缺损且在右心室内，再次释放封堵器右心室侧伞盘。

（八）主动脉瓣损伤

在经皮球囊主动脉瓣成形术中，应严格掌握适应证，准确测量瓣环大小，选择合适大小球囊，球囊瓣环比为 0.8～1.0，避免选用过大的球囊。使用加硬交换导丝，采用右心室临时快速起搏，通常起搏心率为 180～200 次/分，增加心室率以减少心室排血量，保持充盈球囊稳定在主动脉瓣口处，避免多次扩张。

第五节　介入治疗的护理

一、冠脉介入治疗的护理

1. 冠脉介入治前护理

（1）通过视频、文字等方式及使用 Teach-back 技巧向患者及家属介绍冠状动脉造影（coronary angiography，CAG）的方法、意义、必要性和安全性，解除患者思想顾虑和精神紧张，必要时治疗前晚遵医嘱口服促进睡眠药物，保证充足的睡眠。

（2）协助患者完善术前相关检查、检验，如实验室检查、胸部 X 线片、超声心动图等，注意患者血电解质、凝血功能、肾功能等有无异常。

（3）确保患者术前抗凝药物足量。

（4）嘱患者将病服贴身穿着，女性去除内衣，均可穿内裤。天冷时外加毛衣或棉衣，避免受凉。一般于左上肢放置外周静脉留置针，以建立静脉通道，置管前去除患者义齿及身上所有饰品，必要时备皮。穿刺股动脉者，训练患者进行床上排便。

（5）嘱其无须禁食，不宜喝牛奶、吃海鲜和油腻食物，不宜饱餐，以免术后卧床出现腹胀或腹泻。

（6）检查两侧足背动脉搏动情况并标记，便于术前、术后对照观察。

（7）行 Allen 试验，即同时按压桡、尺动脉，嘱患者连续伸屈五指至掌面苍白时松开尺侧，如 10s 内掌面颜色恢复正常，提示尺动脉功能良好，可行桡动脉介入治疗。

2. 冠脉介入治疗后的护理

（1）铺暂空床、备好心电监护仪，待患者返回病房。

（2）协助搬运患者至床单位，与导管室工作人员进行交接，交接内容：①患者神志、精神、生命体征、手术伤口、术肢活动、肢端血运情况及受压皮肤状况等；②病历和手术交接单等处签字；③患者术中情况和术后注意事项。

（3）行床旁 12 导联心电图。根据患者病情及血管病变程度，遵医嘱给予心电监测。术后 6h 内，病情平稳者可 1h 监测一次，病情危重者每 15min 或每半小时监测一次，直至病情平稳。

（4）定时查看患者穿刺部位敷料是否干燥无渗血、有无血肿。不同穿刺部位的观察与护理：包括经桡动脉穿刺和经股动脉穿刺。

① 经桡动脉穿刺者：嘱患者腕关节勿过度弯曲、伸展或负重。观察肢端皮

温、颜色的变化及有无知觉；敷料处有无渗血、包扎处近远端有无肿胀，必要时与对侧肢体进行对比，发现肿胀、渗血应及时加压包扎，间断冰敷；术后根据伤口情况，每隔 2h 予逐步释放包扎伤口压力；可进行六步手指操运动，减少指端肿胀的发生。敷料拆除后关注患者桡动脉搏动情况。

② 经股动脉穿刺者：嘱患者术侧肢体勿过度弯曲或负重，避免伤口渗血或形成血肿及假性动脉瘤。穿刺处需用重 1kg 沙袋压迫 4 ~ 6h，术肢制动 6 ~ 8h，密切观察肢端皮温、颜色、足背动脉搏动以及穿刺部位有无渗血、血肿等情况。病情允许情况下，12h 后可下床活动。患者因肢体制动，有发生 VTE 的可能，术后可采用 Padua 血栓风险评估量表评估患者是否有深静脉血栓（deep venous thrombosis，DVT）的风险，行股动脉穿刺者肢体制动期间需常规进行踝泵运动，对于血栓风险评估为中、重度风险的患者，必要时采取物理方法，如间歇充气加压装置、动静脉足泵等，预防深静脉血栓形成。

（5）病情允许的情况下，鼓励患者少量多次饮水，一般为 6 ~ 8h 内 1000 ~ 2000mL，以便排出体内的造影剂。观察患者的尿量，以术后 6h 内尿量＞ 800mL 为宜。指导患者清淡、易消化饮食；保持大便通畅；卧床期间加强生活护理，满足患者生活需要。

（6）密切观察治疗后的并发症，必要时配合医师及时采取有效措施。

二、起搏器植入术的护理

1. 起搏器植入的术前护理

（1）遵医嘱及时完善术前相关检查，包括血常规、凝血功能、肝肾功能、心电图、胸部 X 线片、超声心动图及 24h 动态心电图等项目。

（2）向患者及家属介绍 PM 植入的方法、意义、必要性和安全性。嘱患者术前保证充足的睡眠，必要时治疗前晚遵医嘱口服镇静药。

（3）保护手术区皮肤，电极位置避开手术区，防止切口感染。

（4）建立静脉通路，遵医嘱进行抗生素皮试，术前半小时使用抗生素。

（5）贴身穿病服或开衫衣服，取下金属饰品、手表、手机等电子产品，天冷时外加毛衣或棉衣，避免受凉。

（6）术前 1d 教会患者床上排大小便，以便术后绝对卧床期间顺利排便。

（7）术前无须禁食，但为避免麻醉药的作用以及手术造成的血管迷走神经反射导致恶心、呕吐，患者术日晨需清淡饮食，排空大小便。

2. 永久起搏器植入的术后护理

（1）病情观察　患者安返病房后，立即予以心电监测，观察心率、心律、起搏信号、血压等情况。根据患者起搏频率设置报警上下限，打开心电监护仪的起搏监测功能，查看患者心率与起搏器设置频率是否相符。

（2）伤口护理　起搏器植入处予以 1kg 沙袋压迫 12 ～ 24h；观察敷料是否固定、有无渗血，若敷料有渗血，及时向医师汇报，更换敷料；观察伤口局部情况，有无淤血、血肿，必要时予冰敷，延长沙袋压迫时间。

（3）疼痛评估　术后进行疼痛评估，一般为轻度疼痛，可忍受，不影响睡眠。疼痛评估为中、重度时，遵医嘱给予镇痛药。

（4）休息与活动　术后采取平卧位，12h 后可适当抬高床头；若病情允许，24h 后可下床活动；指导患者进行上肢及肩关节运动，学习起搏器早期功能锻炼操；嘱患者勿用力咳嗽，必要时用手按压伤口。

（5）皮肤护理及防止感染　术后 8h 及 16h 常规应用抗生素，术后常规每日换药，换药时注意观察皮肤色泽，询问患者伤口有无压痛，观察局部有无血肿，如发现问题及时处理，保持切口周围皮肤的清洁；在卧床期间，协助患者翻身，保持床单位整洁，预防压力性损伤的发生。一个月内禁止右侧卧位，预防起搏器电极移位和脱落，协助患者活动术侧肢体，防止肩关节僵硬、肢体末端水肿。

（6）饮食护理　术后可以正常进食，给予高蛋白质、高维生素、易消化、清淡的食物，充分保证术后营养，增强机体抵抗力和促进切口愈合。

（7）心理护理　患者起搏器术后会有伤口处疼痛，如患者主诉疼痛护理人员应立即给予反应，表示关心，尽可能地减少局部刺激，操作时动作要轻柔，并告知医师，根据不同程度给予相应的处理，消除患者紧张、恐惧的心理。

3. 临时起搏器植入的术后护理

（1）若穿刺锁骨下或颈部血管，则患者上肢的制动较为关键，应避免穿刺部位过度活动，而导致起搏电极脱位。若经股静脉植入临时起搏器，患者需采取平卧位，穿刺肢体制动。

（2）术后记录和保存常规 12 导联心电图，判断起搏器的感知、起搏功能，为后期并发症的发生，如电极导线脱落的判断提供依据。

（3）每小时观察伤口一次，查起搏器植入处敷料是否干燥无渗血，起搏器导线是否固定妥善，每班交接。

（4）临时起搏器电极导线无固定装置，较永久起搏器更容易发生电极导线脱位的现象。因此，术后需予心电监测，密切观察起搏器做功情况，识别起搏钉，如出现频发室早，应考虑是否与电极位置移动有关。

（5）临时起搏器的电极导线通过穿刺处与外界相通，须保持局部清洁、干燥，预防感染，尽量缩短留置时间。临时起搏器电极导管植入时间应少于 2 周，最长不超过一个月，达到目的后，须及时拔除。密切关注患者的体温和白细胞计数的变化，警惕感染的发生。必要时，遵医嘱使用抗生素预防感染。

（6）正确识别临时起搏器上的警示灯和检查起搏器的工作情况。① RATE（频率）：起搏器连续发放脉冲的频率，根据患者所需的心率调节。② OUTPUT（阈值）：引起心脏有效收缩的最低电脉冲强度，一般是 7 ~ 10V。③ SENSITIVITY（感知）：起搏器感知 R 波的能力，一般是 1 ~ 2mV。④与电极的连接："−"接"Distal"，"+"接"2"。⑤"PACE"绿灯闪表示起搏心率，须同时看心电示波确认有 QRS 波，"SENSE"红灯闪表示自身心率。⑥"LOWBATT"橘黄色灯闪表示电池将耗尽，需更换电池，常规留有备用电池悬挂于起搏器上，更换电池时，起搏器仅是短时间内断电，仍会继续做功，此操作应在 10s 内完成。

三、心脏射频消融术的护理

1. 心脏射频消融术前的护理

（1）健康宣教　通过视频、文字等方式及使用 Teach-back 技巧向患者及家属介绍射频消融介入治疗相关知识，如穿刺部位、麻醉方式及介入手术基本流程和方式等。

（2）检查检验　协助患者完善相关检查和检验，特别是电生理检查、经食管超声心动图或 24h 动态心电图等。

（3）心理护理　密切关注患者心理状态，精神紧张者可通过再次宣教及举例身边的成功案例来解除患者思想顾虑和精神紧张，必要时治疗前晚遵医嘱口服催眠药物，保证充足的睡眠。

（4）饮食护理　无须禁食，治疗前一餐以六成饱为宜，合理选择食物，以免术后卧床出现腹胀或腹泻。

（5）药物指导　术前 72h 应停用各种抗心律失常药物，停用药物在体内代谢的 5 个半衰期以上。口服胺碘酮者，需停药 1 个月以上。

（6）术前准备　嘱患者将病服贴身穿着，女性去除内衣，均可穿内裤。一般于左上肢使用外周静脉留置针建立静脉通道。手术穿刺部位可能为左、右腹股沟处，必要时备皮。训练患者床上排便。

2. 心脏射频消融术后护理

（1）转运交接　患者返回病房时与导管室工作人员进行交接。交接内容参见本节冠脉介入治疗后的护理。

（2）病情监测　完善术后 12 导联心电图，与术前心电图进行比对。予心电监测，根据患者的手术具体情况调整各参数警报上、下限，重点监测心率、心律等变化，每小时观察患者穿刺部位有无渗血、血肿以及检查术肢肢端皮温、颜色，足背动脉搏动等，警惕出血、血肿和假性动脉瘤等的发生。

（3）活动与休息　穿刺部位为股静脉者，嘱患者术侧肢体制动 6h，卧床

12h，若穿刺部位为股动脉，则穿刺处予 1kg 的沙袋压迫 4 ～ 6h，制动 6 ～ 8h，卧床 12h。避免过度弯曲或负重，避免伤口渗血或血肿形成及假性动脉瘤形成。非术肢肢体可适当活动。病情允许情况下，12h 后可下床活动。

（4）患者因术肢肢体制动，有可能发生 VTE。术后需采用 Padua 血栓风险评估量表评估患者是否有 DVT 的风险。根据 DVT 风险级别制订下肢血栓预防措施。如多饮水促进血液循环，鼓励非术肢的活动，术后 4h 皮下注射肝素，鼓励早期下床活动和制动肢体进行踝泵运动促进术肢肢体的血液循环等。

（5）密切观察介入治疗后的并发症，必要时配合医师及时采取有效措施。

① 心脏压塞：发生率为 0.15% ～ 0.39%。表现为烦躁、胸闷、呼吸困难、出汗、恐惧和意识模糊等，严重者甚至意识丧失及呼吸和心搏停止。护理措施：进行患者术中情况交接，密切观察患者生命体征和主诉，必要时配合医师行心包穿刺引流。

② 房室传导阻滞：是射频消融术治疗严重并发症之一，在希氏束附近进行消融时容易发生。护理措施：必要时，配合转导管室或床旁置入临时起搏器。前 3 天遵医嘱使用地塞米松 10mg，每日一次，观察 3 ～ 7 天。对于不能恢复正常者可能需要植入永久性人工起搏器进行治疗。

③ 心室颤动：在射频消融术中发生率约为 0.3% ～ 0.6%，主要因为导管刺激心室，超速或程控而终止心动过速，在易引起室性心动过速的部位放电，仪器接触不良而漏电等原因导致。护理措施：及时发现异常，一旦发生，立即予电除颤。

④ 迷走神经反射：常发生于术中和术后，如血管穿刺、血管内操作、心腔内的导管操作所致或心房内放电以及术后压迫止血过重等导致的迷走神经反射有关，表现为血压低、心率慢、意识模糊，甚至呼吸、心搏骤停。护理措施：遵医嘱予静脉注射阿托品、补充血容量、使用升压药物等，密切监测患者心率、血压的变化。

四、结构性心脏病介入治疗的护理

1. 结构性介入治疗的术前护理

下面以最常见 PFO 为例：

（1）向患者及家属讲明该手术的必要性、危险性及操作的全过程、所需时间，以取得患者及家属的积极配合，有助于消除其紧张、忧虑的情绪，增加手术的成功率和安全性。

（2）查看患者是否完成相应辅助检查：血、尿、粪常规，肝、肾功能，电解质，出凝血时间，心电图等。术前必须检查是否有体温升高，如有体温升高必须排除各种感染，并通知术者，必要时暂时停止手术，进一步检查与治疗，待体温正常后 3 天再手术。

（3）清洁双侧腹股沟区，必要时备皮（范围：脐下至大腿中上 1/3 处）。

（4）小儿不合作需静脉复合麻醉者，具体禁食时间参见表 3-5-1。

表 3-5-1　清饮料及不同食物建议禁食时间

食物种类	禁食时间
清饮料	≥ 2h
母乳	新生儿和婴幼儿≥ 4h
配方奶或牛奶	≥ 6h
淀粉类固体食物	≥ 6h
脂肪及肉类固体食物	≥ 8h

（5）术前紧张的患者可使用镇静剂。

（6）建立静脉通道，左侧肢体放置留置针。

2. 结构性心脏病术后护理

下面以最常见 PFO 为例：

（1）与导管室工作人员进行交接。交接内容参见本节冠脉介入治疗后的护理。

（2）24h 持续监测体温、心率、心律、血压、血氧饱和度，观察患者有无胸痛、呼吸困难等表现。

（3）静脉穿刺术侧制动 6 ～ 8h，动脉穿刺术侧用 1kg 的沙袋加压压迫局部 4 ～ 6h，制动 6 ～ 8h，卧床期间做好生活护理，协助患者做术肢下肢的踝泵运动，预防血栓形成。

（4）定时扪及穿刺侧足背动脉搏动的强弱，并与未穿刺侧进行比较，及时发现穿刺侧动脉搏动有无变化，观察穿刺侧有无局部血肿，当穿刺侧血肿明显增大或穿刺点有新鲜出血时，必须加压，直至出血停止。

（5）围术期抗感染治疗。遵医嘱使用抗生素，每 8h 静脉滴注预防感染，密切监测是否存在患者体温、白细胞计数、中性粒细胞比例增高的现象。

（6）术后复查心电图、超声心动图，必要时复查心脏 X 线平片，主要观察封堵器是否在位，是否有残余分流，肺动脉压力是否恢复正常，动脉血压是否正常，左心室是否扩大，根据相关病情进行相应的治疗。

（7）根据先心封堵术后常见的症状进行对症处理。

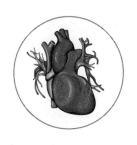

·第四章·

心血管疾病全病程管理

第一节　心力衰竭

一、概述

心力衰竭（heart failure，HF）简称心衰，是多种原因致心脏结构和（或）功能异常，导致心室收缩和（或）舒张功能发生障碍所致的一组复杂临床综合征。主要表现为呼吸困难、乏力和液体潴留（肺淤血、体循环淤血及外周水肿）等。根据主要受累心腔部位的不同，可分为左心衰竭、右心衰竭和全心衰竭。根据左心室射血分数，分为射血分数降低的心衰、射血分数保留的心衰和射血分数中间值的心衰（heart failure with mid-range ejection fraction，HFmrEF）。根据心衰发病缓急，分为慢性心衰和急性心衰。

心衰是各种心脏疾病的严重表现或晚期阶段，死亡率和再住院率居高不下。心力衰竭的发生机制十分复杂，是一个由心功能代偿到失代偿的过程。诱发心力衰竭的病因很多，从病理生理角度可把心衰的病因分为下列两个方面：

（1）原发性心肌舒缩功能障碍　是引起心力衰竭最常见的原因。由冠心病、肺心病、扩张型心肌病、糖尿病心肌病、淀粉样变心肌病等心肌原发/继发损伤影响心肌的舒缩功能而导致心衰。

（2）心脏负荷过大

① 压力负荷过大：又称后负荷过大，造成左心室压力负荷过大的常见原因有高血压、主动脉流出道受阻（主动脉瓣狭窄、主动脉缩窄）等；造成右心室压力负荷过大的常见原因有肺动脉高压、肺动脉瓣狭窄、慢性阻塞性肺疾病及肺栓塞等。

② 容量负荷过重：又称前负荷过大，导致左心室容量负荷过大，常见于主动脉瓣或二尖瓣关闭不全，以及分流性先天性心脏病；导致右心室容量负荷过大常见于肺动脉瓣或三尖瓣关闭不全、房间隔缺损等。

心力衰竭的诊断主要根据临床表现，但其症状和体征缺乏特异性，使不典型病例的诊断难度增加。若能对病史、体检及辅助检查结果作综合分析，用这些资料互相验证，则诊断比较可靠。

（1）左心衰竭的临床表现

① 呼吸困难：是左心衰竭最主要的症状。根据肺淤血的程度不同，呼吸困难逐渐从劳力性呼吸困难发展到更轻的活动或体力劳动后，甚至休息时也发生呼吸困难。或者夜间阵发性呼吸困难，夜间熟睡 1 ~ 2h 后，患者因憋气而被迫坐起，必须采取高枕、半卧甚至坐位以解除或减轻呼吸困难；最严重的即使端坐床边，两腿下垂，仍不能缓解。

② 乏力、运动耐量下降：为心排血量下降的表现。

（2）右心衰竭的临床表现 主要表现为体循环淤血为主的临床综合征。如消化道淤血引起食欲缺乏、恶心、呕吐等；肾脏淤血引起尿量减少、夜尿多；肝淤血引起上腹饱胀，甚至剧烈腹痛，长期肝淤血可引起黄疸、腹水、双下肢水肿等。

二、院前管理

院前评估途径：网络问诊、门诊、急诊。

1. 主要诊疗

心内科门诊/急诊根据患者的主诉和临床表现评估病情，采集现病史、既往史、用药史，完成基本化验和检查，如：三大常规、肝肾功能、电解质等生化全套、心肌酶学、超敏肌钙蛋白 I（high-sensitivity cardiac troponin I，hs-cTnI）、BNP 或氨基末端脑钠肽前体（N-terminal pro-B-type natriuretic peptide，NT-proBNP）、动脉血气分析等。入院前应完成心电图、超声心动图、胸部 X 线检查等常规检查。NT-proBNP < 125ng/L、BNP < 35ng/L 时不支持慢性心衰诊断。结合患者病史及检验报告，明确心功能不全诊断，开预住院证。

2. 个案管理

收集患者个案信息，采集患者现病史、既往史、用药史。填写心血管疾病个案管理收案评估，该问卷详见附表 3。采取线上线下相结合的方法，使患者能够及时接触主诊医师，反馈病情，及时得到连续有效个体化的疗效观察和治疗方案调整。评估病情危重程度：①针对初治/复诊病情稳定的患者，调整治疗方案，随访治疗；②候床住院；③急诊科收治，予以抗心衰治疗等急诊处理，协助患者办理床位预约及预住院手续。

3. 嘱患者配合事项

患者配合院前病情评估，完成常规血液化验及检查。门诊／急诊患者预约床位，办理预住院手续。

三、院中管理

（一）病史采集和体格检查（住院第1天）

1. 病史采集

现病史：由于心衰的代偿程度和受累心室不同，心衰患者的症状和体征有较大的个体差异，代偿良好的心衰患者可以无症状和体征。

首先详细了解患者是否有呼吸困难、乏力等左心衰竭表现，以及是否有体循环淤血等右心衰竭表现。仔细了解外院的诊疗经过，是否有完善病因相关检验、检查，为积极寻找病因、诱因提供参考依据。了解外院是否已使用利尿药等抗心衰的治疗手段，以及治疗效果，从而指导下一步诊疗措施。明确是否需要器械、介入手术干预等特殊治疗。了解患者合并基础疾病的情况，包括高血压病、冠心病、心肌病、心脏瓣膜病等可能导致心功能不全的心脏基础疾病。

既往史：了解患者合并其他基础疾病的情况，包括糖尿病、慢性肾功能不全、慢性肝功能不全、甲状腺功能亢进等，以及相关用药史和疾病控制情况。患者基础疾病的用药史和对药物的反应将影响患者后续药物治疗方案的调整。

个人史：询问患者是否有吸烟史和饮酒史，是否有药物过敏史。

家族史：了解患者是否有心血管疾病家族史和早发心血管疾病家族史［定义为致死性或非致死性心血管事件，和（或）一级男性亲属在55岁以前、女性亲属在65岁以前确诊为心血管疾病］。

2. 体格检查

进行一般生命体征如体温、呼吸、脉搏、血压的测量，患者的基础营养情况评估，全身系统体格检查以及心血管专科体格检查（详见相关章节）。

左心衰竭时，常出现窦性心动过速，严重者可出现快速性室性心律失常。交替脉亦为左心衰竭的早期重要体征之一。一般有心脏扩大，以左心室增大为主。但急性心肌梗死、急性心肌炎引起的左心衰竭及风湿性心脏病二尖瓣狭窄引起的左心房衰竭可无左心室扩大。心尖区及其内侧可闻及舒张期奔马律，肺动脉瓣区第二心音亢进，左心室明显扩张时可发生相对性二尖瓣关闭不全而出现心尖区收缩期杂音。双肺底细湿啰音亦是左心衰竭的重要体征之一。夜间阵发性呼吸困难者，两肺有较多湿啰音，并可闻及干啰音，急性肺水肿时，双肺满布湿啰音、哮鸣音。

右心衰竭时，体查发现水肿，体循环淤血使软组织出现水肿，表现为始于身体低垂部位的对称性凹陷性水肿，也可表现为胸腔积液，以双侧多见，常以右侧为甚，单侧者以右侧多见，主要与体静脉和肺静脉压同时升高、胸膜毛细血管通透性增加有关。甚至可出现腹水、心包积液等多浆膜腔积液。颈静脉充盈、颈静脉怒张和颈静脉搏动增强是右心衰竭时的主要体征，肝颈静脉反流征阳性则更具特征性。可触及肝大，肝淤血肿大常伴压痛，持续慢性右心衰竭可致心源性肝硬化。除基础心脏病的相应体征外，心脏可因右心室显著扩大而出现三尖瓣关闭不全的反流性杂音。

3. 主要护理工作

（1）入院评估　详细询问病史，进行生命体征测量及体格检查，评定患者心功能分级（NYHA 心功能分级、6 分钟步行试验），进行各项常规评估，包括日常生活能力（activities of daily living，ADL）评定、跌倒 / 坠床、压力性损伤、深静脉血栓、管道脱出、营养不良等，根据评估结果进行风险程度分级，制订相应护理措施计划，完善相关护理文书记录。

（2）入院宣教　协助患者及家属熟悉病室环境，包括病室设施、设备、配餐室、处置室、衣服晾晒处及消防通道等。宣教内容包括住院制度、安全制度、陪护制度、探视制度等。根据风险分级采取的针对性健康宣教，包括预防跌倒、皮肤压力性损伤、下肢深静脉血栓形成、各种管道非计划性拔管、营养不良等潜在风险预防措施，由此形成医师、护士、患者及家属共同参与患者风险管理。

4. 个案管理

完善患者现病史、既往史、个人史和家族史的记录，评估患者及家属对疾病的认知情况、治疗效果期望值、心理状态、家庭支持、医保付费类型、生活质量情况等。填写心血管疾病个案管理收案评估（附表 3），进行收案。

（二）检验检查（住院第 1 ~ 7 天）

1. 常规检验项目

主要包括：①血常规、尿常规、粪常规＋隐血试验；②肾功能、电解质、酸碱平衡检查；③肝功能、血脂、血糖等生化全套、凝血功能、C 反应蛋白（C-reaction protein，CRP）、心肌酶学、hs-cTnI、BNP 或 NT-proBNP、动脉血气分析、甲状腺功能等。NT-proBNP 或 BNP 显著升高或治疗后降幅＜ 30%，均预示心衰预后不良。心肌损伤标志物（心肌酶、肌钙蛋白）升高提示心肌损伤。

2. 病情危重程度评估

可通过 6 分钟步行试验来评估心衰严重程度。

3.特殊检查

（1）动态心动图、动态血压等。

（2）放射性核素心肌检查　放射性核素心血池显影能相对准确地评价心脏大小和 LVEF，还可通过记录放射活性-时间曲线计算左心室最大充盈速率以反映心脏舒张功能。常同时行心肌灌注显像评价存活 / 缺血心肌，但在测量心室容积或更精细的心功能指标方面价值有限。

（3）心脏磁共振（cardiac magnetic resonance，CMR）　能评价左右心室容积、心功能、节段性室壁运动、心肌厚度、心脏肿瘤、瓣膜结构、先天性畸形及心包疾病等。因其精确度及可重复性而成为评价心室容积、室壁运动的金标准。增强磁共振能为心肌梗死、心肌炎、心包炎、心肌病、浸润性疾病提供诊断依据。

（4）冠状动脉造影　用于拟诊冠心病或有心肌缺血症状、心电图或负荷试验有心肌缺血证据者明确病因。

4.主要护理工作

（1）配合常规检验、检查　根据医嘱安排好各项常规检验、检查项目的时间，向患者介绍注意事项、检查地址、检查结果领取方式等，并安排好陪检人员陪同。及时关注患者检验、检查结果的异常值，并给予针对性的护理措施。

（2）配合特殊检查

① 放射性核素心肌检查：检查前当日告知患者早餐禁食、禁药（扩血管药物、β 受体阻滞剂及钙通道阻滞剂）；检查当日携带油煎鸡蛋 1 个或全脂牛奶 250mL 等脂肪餐到核医学科（促进药物从胆囊排出），注射完显像剂（放射性核素）后 30min 服用脂肪餐；检查后 24 ～ 48h 指导患者适量饮水，频繁排尿，保持大便通畅，以利造影剂排出。整个检查过程约 2h，应告知家属陪同检查。

② 心脏磁共振：做检查前要明确患者体内是否有金属的医疗器械，例如心脏起搏器、钛夹、动脉瘤夹、胰岛素泵、人工电极或人工耳蜗等人工金属植入物或电子植入物；告知做核磁共振前要摘掉所有的金属饰品；告知患者在磁共振时会有噪声，让患者有心理准备并放松心情，不要紧张；指导患者检查前避免吃得太饱，且不能剧烈运动。

③ 冠脉造影检查：术前术后护理详见第三章第五节介入治疗的护理。

（3）个案管理　向患者及家属解释检验、检查结果，尤其是异常结果，做好记录，为下一步治疗方案的拟定做好诊疗和护理计划。

（三）治疗方案（住院第 1 ~ 10 天）

1.一般治疗（住院第 1 ~ 10 天）

（1）去除或缓解基本病因　所有患者都应对心力衰竭的基本病因和危险因素

进行评价并积极治疗。原发性心脏瓣膜病伴 NYHA Ⅱ 级及以上心力衰竭，主动脉疾病伴晕厥、心绞痛的患者均应予以手术修补或瓣膜置换。缺血性心肌病心力衰竭伴心绞痛，但证实有存活心肌的患者，行冠状动脉血管重建术，有望改善心功能。其他包括有效控制高血压、甲状腺功能亢进的治疗、室壁瘤的手术矫正等。

（2）消除心力衰竭的诱因　控制感染；治疗心律失常特别是心房颤动伴快速心室率；纠正贫血、电解质紊乱、酸碱失衡等。

（3）改善生活方式，降低新的心脏损害危险性　戒烟；限酒；肥胖患者应减轻体重；低盐、低脂饮食，重度心力衰竭患者应限制入水量并每日称体重以早期发现液体潴留。

（4）密切观察病情变化及定期随访。

（5）避免应用某些药物　如非甾体抗炎药（nonsterioidal anti-inflammatory drug，NSAID）、Ⅰ类抗心律失常药等。

2. 药物治疗（住院第 1 ～ 10 天）

（1）改善症状的药物治疗

① 利尿药：利尿药是心力衰竭治疗中改善症状的基石，是心衰治疗中唯一能够控制体液潴留的药物，但不建议作为单一治疗。原则上在慢性心衰急性发作和明显体液潴留时应用。恰当使用利尿药是心衰药物治疗取得成功的关键和基础。剂量不足则体液潴留，剂量过大则容易出现容量不足。a. 袢利尿药：以呋塞米（速尿）为代表，其次为托拉塞米。袢利尿药的利尿效应与单剂剂量密切相关，在未达到其最高极限前，剂量越增大，利尿作用越强。静脉注射的效果优于口服。b. 噻嗪类利尿药：常用制剂氢氯噻嗪 12.5 ～ 50mg/d。利尿作用强度中等，弱于袢利尿药。肾小球滤过率低于 30mL/min 时，利尿作用明显受限，因而不适合治疗严重心力衰竭（肾血流量明显减少）或伴慢性肾功能不全的患者。c. 醛固酮受体拮抗剂：利尿作用弱，大多与上述两类利尿药联合应用，以加强利尿效果并预防低钾血症。肾功能不全者慎用。在与 ACEI 或 ARB 合用时应监测血钾，以免引起高钾血症。d. 血管升压素 V_2 受体拮抗剂：作用于肾脏集合管，通过结合 V_2 受体抑制自由水的重吸收，从而排出过多的水，不增加排钠。托伐普坦是目前常用药物，适用于利尿药抵抗尤其是伴低钠血症的心力衰竭患者。通常 7.5 ～ 15mg/d，口服。

② 正性肌力药物：a. 洋地黄，洋地黄类药物作为正性肌力药物的代表，是治疗心衰的经典用药。可显著减轻轻中度心衰患者的临床症状，但对生存率无明显改变。伴有快速房颤 / 房扑的收缩性心力衰竭是应用洋地黄的最佳适应证，包括二尖瓣或主动脉瓣病变、冠心病、扩张型心肌病及高血压心脏病等所致慢性心力衰竭。肺源性心脏病常伴低氧血症，与心肌梗死、缺血性心肌病均易发生洋地黄

中毒，应慎用；窦房传导阻滞及二度或高度房室传导阻滞且无永久起搏器保护的患者禁用；与能抑制窦房结或房室结功能的药物（如胺碘酮、β受体阻滞剂）合用时须谨慎。存在左心室流出道梗阻如梗阻性肥厚型心肌病、主动脉瓣狭窄的患者，增加心肌收缩性可能使原有的血流动力学障碍更为加重，故禁用洋地黄；风湿性心脏病单纯二尖瓣狭窄伴窦性心律的肺水肿患者，因增加右心室收缩功能可能加重肺水肿程度而禁用。对于液体潴留或低血压等心衰症状急性加重的患者，应首选静脉制剂，待病情稳定后再应用口服制剂地高辛作为长期治疗策略之一。

b. 非洋地黄类正性肌力药物。例包括多巴胺、多巴酚丁胺、米力农和左西孟旦等，经利尿药、ACEI/ARB/ARNI、β受体阻滞剂、螺内酯、洋地黄等药物治疗后心衰症状仍然不能缓解的患者，可考虑静脉使用非洋地黄类正性肌力药物。例如多巴胺 $2\sim5\mu g/(kg\cdot min)$；多巴酚丁胺 $2\sim5\mu g/(kg\cdot min)$；米力农 $25\sim50\mu g/kg$ 负荷量，继以 $0.375\sim0.750\mu g/(kg\cdot min)$ 维持；左西孟旦 $6\sim12\mu g/kg$ 静脉注射 10min，继以 $0.1\mu g/(kg\cdot min)$ 维持。洋地黄可增加细胞内钙负荷，对左心室舒张功能有弊无利，除心房颤动的患者外，一般不用于 HFpEF 的治疗。

③ 血管扩张药：血管扩张药已广泛应用于治疗心衰。收缩压＞90mmHg 的心衰患者可使用，尤其适用于伴有高血压的急性心衰患者。例如硝酸甘油 $5\sim10\mu g/min$；硝普钠 $0.3\sim5.0\mu g/(kg\cdot min)$；注射用重组人脑利钠肽 $1.5\sim2.0\mu g/kg$ 静脉注射，继以 $0.0075\sim0.01\mu g/(kg\cdot min)$ 维持 $3\sim5$ 天，以缓解症状。应用过程中需密切监测血压，根据血压情况调整合适的维持剂量。

（2）改善预后的药物治疗

① β受体阻滞剂：慢性心力衰竭时肾上腺素能神经过度兴奋，非选择性肾上腺素受体阻滞剂可抑制交感兴奋，减少去甲肾上腺素（NE）的过度刺激，降低周围循环阻力，减轻心脏后负荷，同时减慢心率，延长心室舒张时间，增加冠脉供血，改善心肌缺血，减少心律失常的发生，降低死亡、住院、猝死风险。对无禁忌证、病情稳定且 LVEF＜45% 的患者应积极使用 β受体阻滞剂，但 β受体阻滞剂有强大的负性肌力作用，应从小剂量开始，如美托洛尔片起始剂量一般为 6.25mg，可每 $3\sim5d$ 递增 $6.25\sim12.5mg$，每日分 2 次服用。在 $1\sim3$ 周内达到最大耐受剂量，以达到静息心率不小于 55 次/分为目标剂量或最大耐受量，病情稳定后亦可选择同等剂量美托洛尔缓释片，每日 1 次。比索洛尔可从 1.25mg 开始，逐渐增至 $2.5\sim5mg$ 或最大耐受量，每日 1 次。卡维地洛可从 $5\sim10mg$ 开始，逐渐增至 20mg 口服，每日 2 次。长期治疗（≥3 个月）可改善心功能，使 LVEF 增加。禁忌证主要包括支气管痉挛性疾病、低血压休克、症状性心动过缓（心率＜55 次/分）、二度及以上房室传导阻滞（除非已安装起搏器）。

② 血管紧张素转换酶抑制剂（ACEI）/血管紧张素受体拮抗剂（ARB）：

ACEI 通过抑制血管紧张素转换酶（ACE）的活性而减少血管紧张素Ⅱ（Ang Ⅱ）的生成，减少缓激肽、Ang1 ～ 7、Ang1 ～ 9 的降解。ACEI 还可增强 ACE2 活性，从而促进 Ang Ⅰ转化为 Ang 1 ～ 9，Ang Ⅱ转化为 Ang 1 ～ 7。Ang1 ～ 7 通过 Mas 受体有降低血压、保护内皮、抗心肌缺血、抗心肌肥厚、抑制心肌纤维化、改善心肌重构的作用，Ang1 ～ 9 作用于 AT2 受体，具有抑制心肌纤维化、改善心肌重构的作用。ARB 通过选择性阻断 Ang Ⅱ受体（AT1 型），阻断 Ang Ⅱ收缩血管、升高血压、水钠潴留、促进醛固酮分泌等作用，产生与 ACEI 相似的药理学作用。

③ 血管紧张素受体脑啡肽酶抑制剂（ARNI）：脑啡肽酶（neprilysin，NEP）是一种中性肽酶，可以降解几种内源性血管活性多肽，包括利钠肽、缓激肽和肾上腺髓质素、Ang Ⅱ等，抑制脑啡肽酶减少利钠肽的降解，使利钠肽浓度升高，进而扩张血管、降低血压，抑制心肌肥厚，改善心室重构。沙库巴曲缬沙坦（ARNI）是一种新型的血管紧张素受体脑啡肽酶抑制剂，两种成分相辅相成，一起发挥了更强大的心血管保护作用。

④ 盐皮质激素受体拮抗剂（mineralcorticoid recept antagonist，MRA）：心力衰竭患者短期应用 ACEI 时，可降低血醛固酮水平，但长期应用，血醛固酮水平却不能保持稳定、持续的降低，即所谓"醛固酮逃逸现象"。因此，如能在 ACEI 基础上加用醛固酮拮抗药，则能进一步抑制醛固酮的有害作用，可望有更大的益处。因此对于在 ACEI 和 β 受体阻滞剂基础上仍有症状且无肾功能严重受损（肌酐清除率＞ 30mL/min）的患者应该使用，应密切监测电解质水平。

⑤ 钠-葡萄糖协同转运蛋白-2（sodium-glucose cotransporter-2，SGLT2）抑制剂：近年来，SGLT2 抑制剂在心衰患者中改善心血管结局的证据日益增加，为心衰的治疗提供了新选择。然而，SGLT2 抑制剂治疗心衰的药理作用和作用机制尚不清楚。目前主要归纳为两大作用：利尿、降压、促进红细胞生成等调节血流动力学和改善心肌能量代谢等心脏代谢重构。心衰患者使用 SGLT2 抑制剂的目标剂量：达格列净 10mg/d、恩格列净 10mg/d、卡格列净 100mg/d、索格列净 200mg/d、艾托格列净 5mg/d。根据心衰患者基线血压、体重、血容量、血糖、肾功能等因素，起始治疗时药物剂量可酌情减半；不推荐超目标剂量 SGLT2 抑制剂治疗心衰，肾功能严重受损（肌酐清除率＜ 20mL/min）的患者禁用。

3.其他治疗（住院第 2 ～ 10 天）

（1）心衰的超滤治疗　心衰失代偿患者，出现高容量负荷如肺水肿或严重外周水肿，同时合并利尿药抵抗时，可行超滤治疗，可减少心衰患者的住院时间、降低患者再住院率。禁忌证：低血压；合并全身性感染，有发热、全身中毒症状、白细胞升高等表现；血肌酐≥ 265μmol/L，需要透析或血液滤过治疗；有肝素抗凝禁忌证。对于难治性心衰合并肾功能不全者，可使用床边肾脏替代治疗。

（2）心脏再同步化治疗（CRT）/植入型心律转复除颤器（ICD）治疗　部分心力衰竭患者存在房室、室间和（或）室内收缩不同步，进一步导致心肌收缩力降低。CRT通过改善房室、室间和（或）室内收缩同步性增加心排血量，可改善心衰症状、运动耐量，提高生活质量，减少住院率并明显降低死亡率。慢性心力衰竭患者CRT的Ⅰ类适应证包括：经标准和优化药物治疗后仍持续有心衰症状的窦性心律患者，LVEF ≤ 35%、QRS波呈CLBBB图形、QRS间期≥ 150ms。对于有高度房室传导阻滞和心室起搏指征的射血分数减低的心衰患者，无论NYHA心功能分级如何，均推荐使用CRT，包括房颤患者。

中至重度心衰患者逾半数死于恶性室性心律失常所致的心脏性猝死，而ICD可用于LVEF ≤ 35%，优化药物治疗3个月以上NYHA心功能仍为Ⅱ级或Ⅲ级患者的一级预防，也可用于HFrEF心脏停搏幸存者或伴血流动力学不稳定的持续性室性心律失常患者的二级预防。

对伴顽固性持续快速室性心律失常的符合CRT植入指征的患者可考虑心脏再同步化治疗合并有除颤功能的起搏器（CRT-D）治疗。

（3）体外循环支持装置　包括主动脉内球囊反搏（intra-aortic ballon pump，IABP）、体外膜肺氧合（extracorporeal membrane oxygenation，ECMO）、心室辅助系统Impella左心辅助技术等，可用于严重心脏事件后患者（例如心脏部分切除术后休克、心肌梗死后休克、心肌缺血）或准备进行心脏移植的患者的短期过度治疗或者急性心衰的辅助性治疗。左心室辅助设备提供了血流动力学支持。

（4）心脏移植　是目前治疗顽固性心力衰竭唯一成熟的外科方法。心脏移植适应证主要是终末期心衰患者，最大运动氧耗量小于15mL/min（或小于预计正常值的50%）或长期依赖于静脉正性肌力药物的患者。目前存在的主要问题是移植心脏的来源，排斥反应，需长期服用免疫抑制剂以及巨大的经济负担。

4.主要护理工作

（1）体位　明显呼吸困难时，取高枕位或半卧位；有严重呼吸困难、端坐呼吸时，取半坐卧位或坐位；下肢明显水肿但无呼吸困难时，可抬高下肢。

（2）活动与休息　告知患者急性期应卧床休息，待病情稳定后根据心功能分级及患者基本状况决定活动量。NYHA心功能Ⅳ级：Ⅳb级卧床休息，日常生活由他人照顾；Ⅳa级可下床站立或室内缓步行走，在协助下生活自理，以不引起症状加重为度。NYHA心功能Ⅲ级：严格限制一般体力活动，鼓励日常生活自理，每天下床行走。NYHA心功能Ⅱ级：适当限制体力活动，增加午睡时间，鼓励适当运动。NYHA心功能Ⅰ级：不限制一般体力活动，但应避免剧烈运动。

（3）氧疗　呼吸困难或血氧饱和度降低者，给予吸氧，氧流量2 ~ 4L/min。根据缺氧程度调节氧流量，将患者血氧饱和度维持在95%以上。病情特别严重者可予面罩给氧、高流量无创湿化治疗、持续气道正压通气（CPAP）或无创性正压机械通气（NIPPV）。

（4）心电监测 遵医嘱予心电监护仪监测生命体征及血氧饱和度，密切关注患者心率、呼吸、血压、血氧饱和度及心电示波的变化。

（5）饮食护理 给予低盐、低脂、易消化食物，多食蔬菜及水果，少量多餐。限制钠盐摄入，轻度心衰 < 5g/d，中度心衰 2.5 ~ 3g/d，重度心衰 < 1g/d。如使用利尿药，注意水电解质平衡，如发生缺钠性低钠血症给予补充钠盐，尽量口服，如食物中可适当增加钠盐摄入；出现低钾血症时可食用香蕉、橙子等含钾高的食物。心衰伴营养不良风险者，应给予营养支持。

缺钠性低钠血症发生于大量利尿后，属容量减少性低钠血症，患者可有体位性低血压，尿少而比重高，治疗应给予补充钠盐；稀释性低钠血症（又称难治性水肿）的水潴留多于钠潴留，属高血容量性低钠血症，尿少而比重低，治疗应限制入水量，并按利尿药抵抗处理。

（6）用药护理 遵医嘱使用正确的剂量，注意药物不良反应的观察和预防，包括利尿药、β受体阻滞剂、ACEI、ARB、正性肌力药、血管扩张药等。

（7）皮肤护理 水肿明显者长期卧床处于端坐位或半坐卧位，易发生压力性损伤，协助患者经常更换体位，长期卧床患者可使用气垫床。保持皮肤清洁，保持床单位干净整洁。

（8）呼吸道管理 定时给患者翻身拍背，协助患者有效进行咳嗽和排痰。心衰缓解期，指导患者进行呼吸功能锻炼等肺康复。

（9）容量管理 轻、中度心衰不必限水，严重低钠血症或重度心衰严格限水，控制入水量不超过 1.5 ~ 2L/d。每日做好出入水量登记，每周测量体重一次，必要时，每天进行测量。

（10）心理护理 保持环境安静，根据患者的心理状态，针对性做好心理护理和疏导。及时发现异常，告知医师，必要时遵医嘱予药物干预。

（11）潜在并发症的预防与护理

① 急性心力衰竭发作：严密观察是否有急性心力衰竭发作的先兆，避免诱发的高危因素。急性心衰发作时协助患者取半卧位或端坐位；立即高流量鼻管给氧，严重者采用持续气道正压通气（continuous positive pressure，CPAP）或双水平气道正压通气（bilevel positive airway pressure，BiPAP）；开放静脉通道，有条件时留置导尿管；观察患者症状是否缓解，严密监测生命体征和体温的变化；吗啡 3 ~ 5mg 静脉注射镇静，必要时每间隔 15min 重复 1 次，共 2 ~ 3 次；去乙酰毛花苷（西地兰）0.2 ~ 0.4mg 静脉注射，2 ~ 4h 后可酌情再给 0.2mg；呋塞米 20 ~ 40mg 静脉注射；硝普钠 50mg 加入 5% 葡萄糖注射液中经静脉微量泵入

扩张血管，起始剂量 0.3μg/（kg·min），根据血压情况逐步增加剂量；根据情况使用抗心律失常药物；血压降低时（收缩压≤ 90mmHg），使用血管活性药物（如多巴胺、去甲肾上腺素）进行升压；水、电解质紊乱时可采用超滤或血滤，维持水电解质平衡。

② 洋地黄中毒：观察是否出现新的心律失常（主要是室性心律失常，如二联律、三联律、室速；房室传导阻滞等），视物模糊或"黄、绿视"，警惕中毒。用药前后监测心律和心率，低于 60 次 / 分暂停用药。出现心律失常立即停药；低血钾者可口服或静脉补钾，停用排钾利尿药；纠正心律失常，快速性室性心律失常可用利多卡因，有传导阻滞及缓慢性心律失常者可用阿托品静脉注射或安置临时心脏起搏器。

③ 心脏性猝死：心衰终末期患者容易出现心脏性猝死，观察患者心率、心律、血压及血氧饱和度变化，出现明显气促、心悸等及时报告医师。如发生心搏骤停，立即予以心肺复苏。

（12）围术期护理　如需植入 CRT/CRT-D/ICD 时，具体护理措施详见第三章第五节介入治疗的护理。

（四）出院医嘱及注意事项（住院第 11 ~ 14 天）

1. 出院标准

患者在出院前应满足以下标准：①患者的检查、检验项目均已完善，心衰病因的诊断已明确；②患者的一般情况良好，血压、心率等控制平稳，患者的心衰症状得到有效缓解；③若患者在住院期间接受了 CRT/CRT-D/ICD 植入术治疗，要求患者在出院前起搏器伤口愈合良好，无严重手术并发症存在或术后并发症已妥善处理，无需继续住院观察。

2. 出院医嘱

出院医嘱包括非药物治疗和药物治疗。

非药物治疗方面包括：①戒烟和限酒，特别是酒精性心肌病患者；②监测体重和预防营养不良；③限制钠盐的摄入（＜ 5g/d）；④学习监测并调整液体摄入，如：在高温和高湿、恶心、呕吐时，增加摄入，一般情况下严重心衰患者可考虑限制液体 1.5 ~ 2L/d，以缓解症状；⑤保障睡眠。

药物治疗方面需在患者出院时制订个体化的药物方案，若患者在住院期间接受 CRT/CRT-D/ICD 植入术治疗，出院后特殊医嘱：①起搏器勿与硬物碰撞；②乘坐飞机时需出示起搏器植入证明或起搏器植入卡，植入卡在国外也有效；③禁止进入强磁场，如电视发射站、雷达区、变电站、有电弧光焊接的场所，以免干扰起搏器工作。一些医用设备如磁共振、电热疗、磁疗、手术电刀、心脏除颤器、冲击碎石仪、经皮电刺激仪等也可能会影响起搏器工作。但一般家电对起搏器无影响。接打手机时将电话与起搏器之间保持 15cm 以上的距离即可。

3. 出院后注意事项

（1）心衰患者在出院后需定期至心内科门诊复查，常规出院后复查的周期为出院后 1、3、6、12 个月，病情稳定的基础上，每 0.5 ～ 1 年复查一次。若患者出院后发生了病情变化，尤其是夜间阵发性呼吸困难、端坐呼吸、下肢水肿等提示再发心衰 / 心衰加重可能，建议患者及时就诊。

（2）复查项目包括生化全套、NT-proBNP、心电图、超声心动图，必要时起搏器程控等。

（3）若患者在住院期间接受了 CRT/CRT-D/ICD 植入治疗，需注意术后 3 个月内起搏器植入侧上肢不要做大幅度活动。术后规律随访，担保期的前一年开始随访次数应增加，以便及时发现电池将耗尽。

4. 出院健康指引

为患者和家属（或照顾者）提供强化自我护理的个性化教育及咨询、合适的治疗信息以协助对患者的延续性护理。自我护理管理教育具体内容如下：

（1）避免复发指导　向患者及家属解释心力衰竭的病因，在心衰的早期积极干预各种高危因素，包括控制血压、血糖、血脂，积极治疗原发病。避免可增加心力衰竭危险的行为，如不健康饮食、吸烟、饮酒等。避免各种诱发因素，如感染（尤其是呼吸道感染）、过度劳累、情绪激动等。

（2）饮食指导　嘱低盐、低脂、清淡、富营养饮食，忌饱餐和刺激性食物，多食新鲜蔬菜和水果；保持大便通畅，养成定时排便的习惯；戒烟酒。

（3）活动指导　所有稳定型慢性心衰且能参加体力适应计划者鼓励进行运动锻炼，根据心肺运动试验制订个体化运动处方，以中强度有氧运动为主。

（4）用药指导　发放出院带的药，制订患者出院服药清单，告知各种药物的名称、剂量、作用和不良反应，嘱患者遵医嘱规律服药，勿自行停药。

（5）自我监测病情指导　指导患者每天自测体重、准确记录 24h 尿量，若 3 天内体重增加 2kg 以上则考虑有水钠潴留，需要利尿。出现静息心率增加 > 15 ～ 20 次 / 分、活动后气急加重等病情加重的表现时及时就诊。

（6）家庭照顾者指导　指导家属给予患者积极的支持，帮助其增强信心，积极配合治疗，出院后帮助患者做好自我健康监测及管理，预防疾病复发。

5. 个案管理

协助患者及家属了解治疗方案，向患者及家属解释慢性心力衰竭基础疾病治疗和避免心衰急性发作诱因的重要性；强化疾病的饮食、活动、药物、心理等相关知识宣教；汇总医师、护士、营养师、药师、康复师、心理咨询师的意见，患者病情平稳后，制订心脏康复计划，包括运动、药物、营养、戒烟、情绪等方面的管理；掌控康复计划的实施进度并进行效果评价；制订出院前准备计划。填写心血管疾病住院期间信息登记和个案管理计划，详见附表4。

四、院后随访管理

（1）制订个性化院后随访计划　组织主管医师、责任护士、营养师、康复师制订出院随访管理计划，包括短期、中期、长期随访计划（表4-1-1）。根据患者所患疾病的危险因素，制订患者个性化随访重点。疾病管理能够达到：积极控制高危因素；各项指标控制良好，如血压、血糖、心率、血脂、hs-cTn、BNP或NT-proBNP、电解质、BMI等；遵医嘱按时服用药物；避免疾病诱因等。心力衰竭病情平稳后在康复师的指导下进行心脏康复。

表4-1-1　心力衰竭患者出院随访管理计划

时间 项目	短期随访 （出院后1～30日，出院后1个月复诊）	中期随访 （出院后31～365日，出院后3、6、12个月复诊）	长期随访 （出院后365⁺日，每年复诊一次）
主要诊疗	□监测症状、NYHA心功能分级、血压、心率、心律、体重 □常规复查项目包括血常规、肝肾功能、电解质、心肌酶、血脂、血糖、BNP或NT-proBNP、心电图、超声心动图 □根据患者具体情况选择评估胸部X线检查、动态心电图、心脏MRI等 □抗心衰口服药物是否达最大耐受或目标剂量 □评估治疗依从性和不良反应	□监测症状、NYHA心功能分级、血压、心率、心律、体重 □常规复查项目包括血常规、肝肾功能、电解质、心肌酶、血脂、血糖、BNP或NT-proBNP、心电图、超声心动图 □根据患者具体情况选择评估胸部X线检查、动态心电图、心脏MRI □抗心衰口服药物是否达最大耐受或目标剂量等 □经过3～6个月优化药物治疗后，是否有CRT/CRT-D/ICD植入指征 □评估治疗依从性和不良反应 □病情和治疗方案稳定的慢性心衰患者可在社区或基层医院进行随访	
专科护理	1. 出院后一周内电话随访，具体内容有： □症状和体征 □体重和尿量 □日常生活能力 □服药情况及副作用 □水电解质、酸碱平衡情况 □营养状态改善情况 □伤口愈合情况（如行CRT/CRT-D/ICD植入术） 2. 随访数据收集	1. 出院后3、6、12个月内电话随访，具体内容有： □心衰自我管理落实情况 □服药和复诊依从性 □药物副作用 □日常生活活动能力 □精神、心理状态 □营养状态 □检验指标 □评估起搏器的工作情况（心衰症状、ICD是否放电） 2. 随访数据收集	1. 每年电话随访1次，具体内容有： □日常生活能力 □精神、心理状态 □营养状态 □检验指标 □评估起搏器的工作情况 □危险因素复评（感染、高血压、心律失常、冠心病等） 2. 随访数据收集

时间 项目	短期随访 （出院后 1～30 日，出院后 1 个月复诊）	中期随访 （出院后 31～365 日，出院 后 3、6、12 个月复诊）	长期随访 （出院后 365⁺ 日，每年复诊 一次）
个案管理	□回答患者咨询问题 □推送心衰自我管理患教的软文和视频，强调自我管理的重要性、必要性 □收集患者饮食、运动、服药依从性、体重、血压、心率等信息 □记录下次随访重点评估的内容 □信息反馈	□回答患者咨询问题 □推送饮食、运动、服药、自我监测单独的患教软文和视频 □收集患者饮食、运动、服药依从性、体重、血压、心率等信息 □记录下次随访评估和关注内容 □信息反馈	□回答患者咨询问题 □推送疾病相关知识的软文和视频，强调心衰长期治疗和管理的重要性 □推送心衰常见诱因（上呼吸道感染、便秘等）预防的患教软文和视频 □收集患者饮食、运动、服药依从性、体重、血压、心率等信息 □记录下次随访评估和关注内容 □信息反馈
患者配合事项	□出院后满 1 个月完成面诊 □注意自我症状评估，及时报告异常 □注意观察药物副作用 □学习药物相关知识和心衰自我管理常识	□出院后 3、6、12 个月完成面诊 □注意自我症状评估，及时报告异常 □注意观察药物副作用 □落实生活方式的改变，如饮食、运动、情绪等 □学习心衰自我管理落实的方法	□出院满 1 年后，每年完成 1 次面诊 □注意自我症状评估，及时报告异常 □学习疾病相关内容，避免疾病的诱发因素 □落实心衰自我管理

（2）安排复诊时间　常规出院后 1 个月、3 个月、6 个月、12 个月各复诊一次，如出现严重呼吸困难、咳粉红色泡沫样痰、端坐呼吸、明显水肿等症状和体征，立即复诊。心力衰竭患者建议长期进行随访管理，满 1 年后，每一年复诊 1 次。根据病情和症状随时进行处理，控制疾病发作的高危因素，预防急性心力衰竭发作，降低再住院率，提高生存质量。

（3）复诊结束后填写心血管疾病复诊后信息登记和个案管理计划　详见附表 5。

第二节　心房颤动

一、概述

心房颤动，简称房颤，是临床上最常见的快速心律失常之一，伴有不协调的心房电激动和无效的心房收缩。心电图表现为 P 波消失，代之以大小不等、形态不一、间距不等的 f 波，房颤波的频率多波动在 350 ～ 600 次 / 分，RR 间期绝对不等（未合并房室传导阻滞时）。目前，根据房颤发生的时长等，将其分为阵发性房颤、持续性房颤、长程持续性房颤及永久性房颤，如表 4-2-1 所示。

表 4-2-1　房颤的分类

类型	定义
阵发性房颤	发病 7 天内可自行终止或通过干预可终止的房颤
持续性房颤	持续时间超过 7 天的房颤，含 7 天后经药物或其他治疗终止发作者
长程持续性房颤	当决定采取节律控制治疗时，房颤时间持续超过 12 个月
永久性房颤	无论什么原因，医师和患者共同决定放弃恢复或维持窦性节律的房颤。如重新考虑节律控制治疗，则按持续性房颤处理

房颤可表现为心悸、胸闷、乏力、运动耐量下降等临床症状，严重者可出现头晕、黑蒙、晕厥。部分心房颤动患者无任何症状或以卒中、动脉栓塞、心力衰竭等并发症为首发症状。房颤导致全因死亡率男性增加 1.5 倍，女性增加 2 倍。房颤患者主要死亡原因为心力衰竭、恶性肿瘤、感染 / 败血症，其每年住院率是年龄和性别匹配的非房颤患者的 2 倍。

房颤的主要危害包括脑卒中及血栓栓塞、心衰、心肌梗死、认知功能下降和痴呆、肾功能损伤等。其中房颤相关的缺血性卒中风险是非房颤患者的 4 ～ 5 倍，致死致残率分别高达 20% 和 60%，其早期复发和出血风险均增加。无论是否接受抗凝治疗，亚裔房颤患者的缺血性卒中及出血性卒中风险均高于非亚裔患者。心衰与房颤常常同时存在，阵发性房颤、持续性房颤和永久性房颤的心衰发生率分别为 33%、44% 和 56%。房颤致 HFrEF 或 HFpEF 的发病率增加 2 倍；NYHA Ⅰ 级的心衰患者房颤发生率 < 10%，而 NYHA Ⅳ 级患者中为 55%。房颤患者心肌梗死的年发病率为 0.4% ～ 2.5%，其中合并稳定型心绞痛、心脏瓣膜病、心衰、冠状动脉介入治疗后的患者发生率更高。肾功能不全是房颤的危险因素，同时房颤患者中肾功能不全的风险也增加。此外，房颤患者生活质量 / 运动耐量明显下降，甚至出现致残症状。房颤患者也更易出现焦虑、抑郁症状。目前，大量临床研究已证实，房颤导管射频消融是房颤症状控制的有效手段之一。

二、院前管理

院前评估途径：网络问诊、门诊、急诊。

1. 主要诊疗

目前认为，对于高龄、心衰、肥胖、高血压、糖尿病、阻塞性睡眠呼吸暂停综合征或结构性心脏病、接受过心脏手术、隐源性卒中/短暂性脑缺血发作、遗传性心律失常患者和特殊职业人群（如职业运动员）等高危人群应当常规进行房颤筛查。可通过普通心电图、重复心电图、心电监护仪、动态心电图、可植入电子设备、心脏电生理检查等进行筛查，此外，一些基于移动医疗模式的便携设备如手持设备、穿戴式贴片、智能手机、一些基于非心电的mHealth技术也可用于帮助发现房颤患者。

2. 个案管理

收集患者个案信息，采集患者现病史、既往史、用药史。填写心血管疾病个案管理收案评估表（附表3）。房颤患者确诊后，通过症状、体征、实验室检查和影像学检查对房颤的病因、患者基本情况、房颤的进展情况和并发症合并症进行全面评估，制订合理的治疗方案。采取线上线下相结合的方法，使患者能够及时接触主诊医师，反馈病情，及时得到连续有效个体化的疗效观察和治疗方案调整。评估病情危重程度：①针对初治/复诊病情稳定的患者，制订治疗方案，进行随访；②择期手术治疗者，协助患者办理床位预约及预住院手续；③房颤发作伴有明显症状或血流动力学有改变者，协助患者办理绿色通道收治入院或急诊。

3. 嘱患者配合事项

（1）配合院前完成病情评估。

（2）完成急、门诊开具的相关检验检查。

（3）根据医嘱完成门诊/急诊床位预约流程，办理住院。

（4）自我病情的评估，在候床期间，出现心悸、头晕等症状。

三、院中管理

（一）病史采集和体格检查（住院第1天）

1. 病史采集

现病史：详细了解患者房颤的特点，房颤时长，有无诱因，与活动及排便是否相关，心悸、胸闷、胸痛、乏力、头晕、黑蒙、晕厥等症状的具体描述及演变过程。当阵发性房颤患者症状转为无特殊不适时，可能已转为持续性房颤。另外还需询问患者是否存在心绞痛、劳力性呼吸困难或者夜间阵发性呼吸困难、端坐呼吸等症状，判断患者是否合并冠心病或心功能不全。还需了解患者既往是否进行过房颤相关的治疗，含抗凝治疗、心律或心率控制的药物治疗，是否曾经接受过电复律或射频消融治疗，疗效如何。了解患者是否存在常见的可能导致房颤的病因诊断，如心脏瓣膜病、冠心病、高血压、甲状腺功能亢进等，疾病的诊疗情况和目前用药等。此外应询问患者既往是否接受过心电图检查，及当时心电图的情况。患者的一般情况，近期体重变化，神志和智力改变，精神、食欲、睡眠及大小便情况。

既往史：了解患者合并基础疾病或既往是否曾出现并发症，包括高血压病、冠心病、糖尿病、血脂异常、慢性肾功能不全、甲状腺功能亢进、卒中及血栓栓塞等，以及相关用药史、手术史和疾病控制情况。卒中及血栓栓塞患者要着重询问发病时情况，缺血性或出血性卒中，有无后遗症，如何治疗等。患者基础疾病的用药史和对药物的反应将影响患者后续药物治疗方案的调整。还需询问患者出血史，含脑出血、胃肠道出血史及其他出血情况。患者的抗凝治疗方案需根据合并症与出血情况等进行 CHA_2DS_2-VASc 评分和 HAS-BLED 评分。

个人史：询问患者是否有吸烟史和饮酒史，药物过敏史。

家族史：了解患者是否有家族史和早发心血管疾病家族史［定义为致死性或非致死性心血管事件，和（或）一级男性亲属在 55 岁以前、女性亲属在 65 岁以前确诊为心血管疾病］。

2. 体格检查

进行全身系统体格检查以及心血管专科体格检查（详见相关章节）。着重注意房颤特征性体征表现：脉率小于心率，心律绝对不齐，第一心音强弱不等，同时要注意心界是否扩大、有无心脏杂音，是否存在心衰相关体征，另外，要注意对患者进行神经系统体格检查，排查有无脑卒中。除此之外，还可对患者进行心理问卷评估筛查潜在的焦虑、抑郁等心理疾病。

3. 主要护理工作

（1）重点评估患者有无下肢深静脉血栓、肺栓塞、脑血栓、心肌梗死等既往史。

（2）利用 Caprini、Padua、Wells 评估量表对患者的血栓发生风险进行分级，制订相应护理措施计划，完善相关文书记录。

（3）余详见本章第一节心力衰竭。

4. 个案管理

详见本章第一节心力衰竭。

（二）检验检查（住院第 1 ~ 2 天）

1. 常规检验项目

包括血常规、粪常规＋隐血试验、尿常规、肝肾功能、电解质、心肌酶学、BNP 或 NT-proBNP、血脂常规、空腹血糖、糖化血红蛋白（HbA1c）、同型半胱氨酸、甲状腺功能、凝血功能、感染性疾病筛查（乙型肝炎、丙型肝炎、艾滋病、梅毒等）。若空腹血糖和糖化血红蛋白无法完全排除糖尿病，可加做口服葡萄糖耐量试验。如考虑其他可疑病因，需进行与可疑病因相关的临床实验室检查。

2. 常规检查项目

包括静息心电图、胸部 X 线或 CT、经胸超声心动图、颈部血管彩超、腹部彩超、头颅 MRI、睡眠呼吸监测，必要时可根据病情选择进行心脏磁共振检查等。如已安装心脏起搏器或植入性心律转复除颤器及心电记录仪要查看记录明确房颤负荷。

动态心电图：主要用于筛查短阵房颤、无症状房颤并进行房颤负荷评估。对于治疗方案的制订和疗效评估也有重要意义。

肺部影像学：可同时提供心脏和肺部病变的客观依据，尤其对于呼吸困难疑由肺部疾病所致者。

经胸超声心动图：可提供心脏各房室大小及心脏大血管的基本结构信息，左心室射血分数是明确是否存在心脏瓣膜病及评估患者心功能的重要检查。

颈动脉彩超：可观察是否存在颈动脉斑块，为系统性动脉粥样硬化提供一定依据，协助判断是否存在大血管病变。

3. 特殊检查项目

TEE：当患者计划进行房颤复律治疗时（包括房颤射频消融治疗），需行 TEE 排查心脏内血栓，应当在手术当天或术前一天进行，不能采用前期的检查结果进行参考。发现心脏血栓，需取消介入手术，予以抗凝治疗 1 ~ 3 个月，再次行 TEE 排查，血栓消失方可手术。

多排心房 CT：可以观察整体心脏结构，并作为无法耐受 TEE 患者的替代检查。对于存在脑卒中或短暂性脑缺血发作（transient ischemic attack，TIA）的患者，要进行头颅 CT 或 MRI 检查，排查脑卒中，指导抗凝决策。心脏 MRI 可用于评估患者心房组织纤维化程度，预测房颤射频消融术的复发率。如考虑患者存在其他影响预后的疾病，需进行与可疑病因相关的辅助检查。

4. 主要护理工作

（1）TEE 检查前后的护理 ①检查前的护理：需了解患者有无上消化道疾病，评估患者心脏以及全身情况，严格掌握 TEE 的禁忌证。告知患者及其家属该检查为有创性操作，检查后可能会发生口咽损伤、食管损伤、消化道出血、上消化道穿孔吸入性肺炎、心律失常等并发症。TEE 相关口咽损伤，可能出现口唇损伤、牙齿损伤、声音嘶哑、咽喉痛、吞咽困难或吞咽痛等症状；消化道出血表现为呕鲜血或咖啡色样物；上消化道穿孔时，可能出现口咽部出血过多、皮下气肿等，或者仅表现为呼吸困难、烦躁、发热或胃管血性引流物；吸入性肺炎可能表现为咳嗽气短，症状逐渐加重，出现咳痰，精神差，持续气短等；心律失常常见为房室传导阻滞，可能表现为心悸、胸闷等，甚至因室速、室颤导致意识丧失。

因此，检查后，应立即返回病房。检查前 12h 内禁食禁饮。检查过程中采取左侧卧位并尽量压低嘴角。②检查后的护理：检查结束后 4h 内禁食禁饮；嘱患者注意休息，若出现短期内痰中带血丝则无须紧张，若出现呕血的症状，应及时告知医师；警惕 TEE 检查的并发症，及时发现，配合医师采取相应的处理。

（2）余参考本章第一节心力衰竭。

（三）治疗方案（住院第 1 ～ 7 天）

1. 一般治疗（住院第 1 ～ 7 天）

非药物治疗方面应包括运动、营养、戒除烟酒、心理和睡眠管理，帮助患者控制危险因素并改善生活方式。饮食方面：改变不良饮食行为，对患者及其家庭成员进行膳食指导和营养健康宣教，针对不同患者制订不同膳食目标，适量补充镁、维生素 C、B 族维生素和叶酸，了解常见食物中盐、脂肪和水分含量。积极的健康宣教能提高患者对自身疾病的认知，指导患者养成良好的生活习惯。肥胖可增加房颤风险，推荐肥胖患者降低体重、管理其他危险因素。酒精是房颤、血栓栓塞及导管射频消融术后复发的危险因素，限制酒精的摄入是房颤患者管理的重要组成部分。运动对于房颤的作用具有两面性，应鼓励房颤患者进行轻、中度运动，但需告知运动员长时间持续性高强度体育运动可能促发房颤。综上，非药物治疗涵盖适度运动，保持良好的睡眠，避免激动或剧烈情感刺激，维持良好的心境等方面。合并慢性心功能不全的患者需注意控制饮水量，监测自身体重变化评估水肿情况以及对利尿药治疗的反应等。合并高血压者需注意血压、心率的监测。合并糖尿病患者需注意饮食管理、监测血糖及观察降糖药物的反应。如有其他合并症，要同时兼顾其他疾病的治疗。

2. 药物治疗（住院第 1 ～ 7 天）

房颤的药物治疗包括预防卒中和栓塞风险的抗凝治疗、症状控制的药物治疗，以及其他合并症和并发症的治疗。

（1）抗凝治疗　房颤患者脑卒中和血栓栓塞风险显著增加，目前一般对于非瓣膜性房颤使用 CHA_2DS_2-VASc 评分对患者进行栓塞风险评估，指导抗凝治疗（表 4-2-2）。男性 ≥ 2 分或女性 ≥ 3 分，推荐抗凝治疗；男性 1 分或女性 2 分，考虑抗凝治疗；男性 0 分或女性 1 分，无须抗凝治疗。口服抗凝药物首选非维生素 K 拮抗剂口服抗凝药（non-vitamin K antagonist oral anticoagulants，NOAC），其次为华法林（行心脏机械瓣膜置换术或合并中重度二尖瓣狭窄的患者）。住院期间需行射频消融术的患者其抗凝治疗策略可参照以下：CHA_2DS_2-VASc ≥ 2 分的阵发性房颤患者和所有持续性房颤患者，建议口服抗凝药，术前服用华法林者，建议监测 INR，若 INR 2.0 ～ 2.5，无须停用华法林，不用低分子量肝素桥接；

表 4-2-2 CHA₂DS₂-VASc 评分

项目	危险因素	分值 / 分	说明
C	充血性心衰（congestive heart failure） 临床诊断心衰或有左心室功能中度到重度下降的客观证据，或肥厚型心肌病	1	近期存在失代偿性心衰，无论左心室射血分数下降与否（包含 HFrEF 或 HFpEF）；或超声心动图提示中重度左心室收缩功能损害（即使无症状）；肥厚型心肌病具有较高的卒中风险，OAC 有利于减少卒中
H	高血压（hypertension）和（或）接受降压治疗	1	高血压可导致易患卒中的血管变化，而且目前控制良好的血压随着时间的推移可能无法得到很好的控制。能够使缺血性卒中、死亡和其他心血管疾病的风险降到最低的最佳血压目标是（120 ～ 129）/（< 80）mmHg
A	年龄（age）≥ 75 岁	2	年龄是卒中风险的强大驱动因素，大多数人群队列显示，卒中风险从 65 岁开始上升。年龄相关风险是一个连续变量，但出于简单和实用的原因，65 ～ 74 岁得 1 分，75 岁以上得 2 分
D	糖尿病（diabetes mellitus）使用口服降糖药物和（或）胰岛素治疗，或空腹血糖 > 7mmol/L（125mg/dL）	1	糖尿病是公认的卒中风险因素，近期卒中风险与糖尿病持续时间（糖尿病持续时间越长，血栓栓塞的风险越高）和糖尿病靶器官损害的存在有关，例如视网膜病变。尽管年龄 < 65 岁的 2 型糖尿病患者的风险可能略高于 1 型糖尿病患者，总体上 1 型和 2 型糖尿病合并房颤患者的血栓栓塞风险大致相似
S	卒中（stroke）既往有卒中、TIA 或血栓栓塞	2	既往卒中、全身性栓塞或 TIA 导致缺血性卒中的风险特别高，因此加权 2 分。尽管被排除在随机对照试验之外，但患有脑出血（包括出血性卒中）的房颤患者发生缺血性卒中的风险也非常高，最近的观察性研究表明，此类患者使用 OAC 可获益
V	血管疾病（vascular disease）心血管造影明确的 CAD、既往心肌梗死、PAD 或主动脉斑块	1	血管疾病（PAD 或心肌梗死）可导致 17% ～ 22% 的额外卒中风险，尤其是在亚洲患者中。心血管造影明确的 CAD 也是房颤患者缺血性卒中的独立风险因素。降主动脉上的复杂主动脉斑块，作为重要血管疾病的指标，也是缺血性卒中的有力预测因子
A	年龄（age）65 ～ 74 岁	1	来自亚洲的最新数据表明，卒中风险可能从 50 ～ 55 岁开始上升，亚洲患者的年龄评分可能更低
S	女性 [sex category (female)]	1	女性是卒中风险的矫正因素而不是危险因素
总分值		9	

服用 NOAC 者，可以不停用或手术当天停用 1 次。应在术后当天或第 2 天继续应用 NOAC 治疗。术前未进行系统抗凝或术前中断抗凝治疗者，应于术后止血后 3 ～ 5h 尽早启动抗凝治疗，术后如果采用华法林抗凝治疗，需在起始治疗时给予低分子量肝素或普通肝素进行桥接。所有患者术后均需应用华法林或 NOAC

规律抗凝至少 2 个月，后根据患者 CHA$_2$DS$_2$-VASc 评分和卒中风险评估是否继续用药。

目前常用的口服抗凝药物主要有华法林和 NOAC。华法林是经典的抗凝药物，能显著降低非瓣膜性房颤患者发生脑卒中的风险。虽然华法林的抗凝疗效确切，但不同个体的有效剂量变异幅度较大且有效治疗窗较窄，其抗凝作用易受多种食物和药物的影响，应在用药过程中定期监测凝血功能及 INR。临床研究证实抗凝强度为 INR 2.0 ～ 3.0 时，华法林可有效预防房颤脑卒中事件，且并不明显增加出血的风险。如果 INR ＜ 2.0，出血并发症少，但脑卒中预防作用显著减弱；INR ＞ 4.0 时，则出血并发症显著增多，而进一步降低脑卒中事件的作用增加有限，因此目前华法林用于房颤抗凝大多采用的 INR 目标范围为 2.0 ～ 3.0。应用华法林时，应定期监测 INR 并据此调整药物剂量。INR 维持在治疗目标范围内的时间越长，华法林抗凝效果越明显，安全性也越高，疗效越稳定。

因华法林治疗窗窄、需要频繁监测，对于非严重二尖瓣狭窄及心脏机械瓣置换术后或由于其他原因如严重肾功能不全必须使用华法林的患者，可以首选 NOAC。目前常用的 NOAC 包括直接凝血酶抑制剂达比加群酯及直接 Xa 因子抑制剂利伐沙班、阿哌沙班与艾多沙班。在 RE-LY、ROCKET-AF、ARISTOTLE、ENGAGE AF-TIMI 48 这 4 项著名随机对照试验中，达比加群酯、利伐沙班、阿哌沙班、艾多沙班对脑卒中或体循环栓塞的预防作用均不劣于华法林，且颅内出血风险和危及生命的大出血风险低于华法林，无须监测凝血功能，依从性也更好。对于已接受 NOAC 进行抗凝治疗的患者，应定期复查肝肾功能，及时调整抗凝治疗方案。

在进行抗凝治疗的同时，也要注意出血风险，临床上一般使用 HAS-BLED 评分评估（表 4-2-3）。

HAS-BLED ≥ 3 分的视为高危患者，应严密观察以防止出血事件，但并不能因此不进行抗凝治疗。而抗血小板药物在预防房颤患者血栓栓塞事件的有效性远不如抗凝药物，因此，除合并急性冠脉综合征等特殊情况外，不推荐单一使用抗血小板药物进行房颤的脑卒中预防。

当栓塞风险高、出血风险也高时，或者患者不愿意或不能长期规律使用抗凝药物时，可以考虑在射频消融治疗的同时进行左心耳封堵治疗，降低栓塞风险。左心耳封堵治疗患者术后应用华法林或 NOAC 抗凝至少 45 天，继而双联抗血小板聚集药物（阿司匹林 81 ～ 325mg/d 和氯吡格雷 75mg/d）治疗 6 个月，之后阿司匹林终身服用；抗凝出血风险高或因其他原因抗血小板治疗收益更大的患者可术后双联抗血小板聚集药物治疗 6 个月，之后阿司匹林终身服用。

（2）抗心律失常治疗　术前抗心律失常药物：为避免抗心律失常药物对消融

表 4-2-3 HAS-BLED 评分表

项目	危险因素和定义	分值 / 分
H	未控制的高血压 收缩压 > 160mmHg	1
A	肝肾功能异常 透析，肾移植，血清肌酐 > 200μmol/L，肝硬化，胆红素升高 2 倍或更高	各 1 分
S	脑卒中 既往有缺血性或出血性卒中病史	1
B	出血	1
L	INR 不稳定 使用华法林的患者治疗目标范围内的时间百分比（TTR）< 60%	1
E	高龄 年龄 > 65 岁或极度衰弱	1
D	药物或酗酒 同时使用抗血小板药物或非甾体抗炎药，酗酒	各 1 分
总分值		9

的影响，除胺碘酮外，其他抗心律失常药物至少停用 5 个半衰期；但在心律失常症状严重时，有效的抗心律失常药物可继续应用。

术后抗心律失常药物：对于阵发性房颤患者术后可使用或不再使用抗心律失常药物；对于持续性房颤患者建议术后常规应用抗心律失常药物 3 个月。

目前常用的长期节律维持药物包括胺碘酮、普罗帕酮、决奈达隆、索他洛尔。胺碘酮能安全用于心衰患者，所以当合并器质性心脏病、缺血性心肌病和心衰时，应首选胺碘酮，一般使用 200mg，每日 3 次，口服 1 周后，改为 200mg，每日 2 次，口服 1 周，之后 200mg，每日 1 次维持。其副作用包括 QT 间期延长、甲状腺功能异常、肺纤维化、肝脏毒性和视网膜色素沉积等。故应定期监测心电图、甲状腺功能、肝功能和肺功能情况，并避免和其他延长 QT 间期的药物合用，避免诱发心律失常。普罗帕酮是一种 I_C 类抗心律失常药，它降低心肌细胞兴奋性，也作用于兴奋的形成及传导，但它可能增加房扑周长，引起 1∶1 房室传导，反而加快心室率，严重肝肾疾病、缺血性心肌病、心衰和哮喘的患者禁用，一般使用 150～300mg，每日 3 次。决奈达隆在节律控制效果方面不如胺碘酮，但其心外不良反应少，对于近期失代偿心衰患者可能增加死亡率，同样，该药禁忌与延长 QT 间期的药物合用。决奈达隆禁止与其他强 CYP3A4 抑制剂如维拉帕米、地尔硫䓬合用，也禁止与达比加群酯合用；一般用量 400mg，每日 2 次，当与利伐沙班或艾多沙班联用时，抗凝药物需减量。

（3）术后抑酸治疗 80% 的房颤导管射频消融患者存在不同程度的食管损

伤，为预防心房食管瘘，建议常规给予质子泵抑制剂 4 周。

（4）抗生素预防感染　如需进行左心耳封堵，术中术后要预防性使用抗生素预防感染。

3. 心房颤动的介入治疗（住院第 2 ~ 3 天）

节律控制和心室率控制是改善房颤患者症状的两项主要措施。节律控制可恢复患者窦性心律，对于 1 年内新诊断的房颤，包括初诊、无症状和合并心衰者，早期节律控制可降低主要终点事件［心血管死亡、脑卒中、因心衰恶化和（或）ACS 住院的复合终点］，目前认为症状性房颤尤其是合并心衰者，早期节律控制可改善症状、生活质量和预后，无症状性房颤患者早期节律控制治疗亦可改善预后。而大量研究证实，房颤导管射频消融在维持窦律方面显著优于药物治疗，在改善症状及生活质量方面均具有统计学意义。其手术适应证如下：

阵发性房颤：对于阵发性房颤患者，导管消融在维持窦律、减少房颤负荷、改善症状和运动耐量、提高生活质量等方面均明显优于抗心律失常药物。

持续性房颤：随着一系列临床试验的发布及导管消融经验的积累，导管消融在持续性房颤治疗中的作用得到了肯定。

房颤合并心衰：房颤合并心衰者导管射频消融成功率和围术期并发症发生率与心功能正常房颤患者相近，术后左心室功能、运动耐量、生活质量、生存率改善明显，降低房颤复发、非预期住院和死亡，同时可以改善 LVEF。总之，在心衰伴房颤患者的临床研究中，导管消融相对于优化药物治疗可以明显改善症状。

总之，在心衰伴房颤患者的临床研究中，导管消融相对于优化药物治疗可明显改善症状。房颤患者具体的射频消融建议如表 4-2-4 所示。

4. 电复律

对于房颤患者可采取即刻电复律或择期电复律。即刻电复律是针对血流动力学不稳定的房颤患者的急性节律控制。择期电复律针对术后出现房颤复发者。和药物复律比电复律更有效，能够立刻恢复窦性心律，且电复律前使用抗心律失常药物可以提高电复律疗效。

5. 主要护理工作

（1）用药护理　遵医嘱给药，进行药物宣教，观察药物治疗效果及副作用。

① 抗栓药物：房颤患者卒中风险高，因此，抗凝是房颤卒中有效的预防手段，能够显著降低卒中新发 / 再发风险。抗凝药物为处方药，需要按照医师处方的剂量使用。增药、减药需经过医师评估，并在医师的指导下逐渐增减量。如经过医师评估后确需停药，也需要在医师的指导下逐步减量，最终停用。a. 华法林：严密观察口腔黏膜、鼻腔、皮下出血及大便隐血、血尿等，定期检测 INR 值，应避免突然改变饮食习惯，避免异常增加或减少食用富含维生素 K 的食物。

表 4-2-4　关于房颤导管射频消融的建议

建议	推荐级别	证据
导管消融的治疗选择应与患者共同决定	I	C
症状性阵发性房颤患者，以肺静脉电隔离为主要策略的导管消融可作为一线治疗	I	A
症状性持续性房颤患者，无论是否合并复发的主要预测因素，经至少一种 I 类或Ⅲ类抗心律失常药物治疗后效果不佳或不能耐受者，可导管消融	I	A
合并左心室射血分数下降的心衰的房颤患者，若高度怀疑为心律失常性心肌病，可行导管消融以改善心功能	I	B
对具有心血管危险因素的新诊断房颤患者（1 年内），应积极进行包括导管消融在内的早期节律控制策略	I	B
不合并复发的主要预测因素的症状性持续性房颤患者，在使用 I 类或Ⅲ类抗心律失常药物治疗前，导管消融可作为一线治疗	Ⅱa	A
伴有快慢综合征的房颤患者，导管消融可作为合理治疗选择	Ⅱa	B
合并左心室射血分数下降的房颤患者，可行导管消融以改善生存率并减少心衰住院次数	Ⅱa	B
高龄患者（≥75 岁）或肥厚型心肌病患者房颤导管消融适应证与一般患者相同	Ⅱa	B
合并房颤复发的主要预测因素的症状性持续性房颤患者，在使用 I 类或Ⅲ类抗心律失常药物治疗前，导管消融可作一线治疗	Ⅱb	C
对具有心血管危险因素的新诊断无症状房颤患者（1 年内），可积极进行包括导管消融在内的早期节律控制策略	Ⅱb	B
存在抗凝禁忌的房颤患者	Ⅲ	C
存在左心房 / 左心耳血栓的患者	Ⅲ	C

b. NOAC-Ⅹa 因子抑制剂：主要药物包括利伐沙班、阿哌沙班与艾多沙班等。大剂量（≥15mg）的利伐沙班对胃肠道影响较大，应与食物同服，但口服 10mg 时也可单独服用。若在服药期间需要进行手术治疗或麻醉，遵医嘱在术前 24h 停止服用药物。c. NOAC-直接凝血酶抑制剂：主要药物包括达比加群酯等，饮食对达比加群酯影响较小，建议在餐时或餐后服用，减轻恶心、呕吐等胃肠道反应。

② 抗心律失常药物：对于发作频繁或症状明显的阵发性房颤患者，或持续性房颤不能自动转复为窦性心律者，可选用长期节律维持药物，主要包括普罗帕酮、胺碘酮、决奈达隆、索他洛尔等。现总结药物护理的要点如下。a. 胺碘酮：禁用于甲状腺功能异常、碘过敏、二度或三度房室传导阻滞、双束支传导阻滞（除已安装起搏器者外）和病态窦房结综合征者。多数不良反应与剂量有关，故需长期服药者尽可能用最小有效维持量。胺碘酮会导致心率减慢，甚至诱发恶性心律失常，需严密监测心率 / 律的变化。胺碘酮呈强酸性，刺激性强，静

脉使用易造成静脉炎，严重者可导致血管硬化，甚至组织坏死。静脉炎的预防措施：药物浓度控制在 6g/L 以下。最好选择中心静脉输液，若选择周围静脉输液时，应合理选择弹性好、易固定、较粗大的上肢静脉。避免短时间内反复穿刺同一血管，如需再次穿刺应远离上次穿刺的部位。加强巡视、交班。若出现疼痛即使未发现静脉炎的症状也应更换穿刺部位。静脉炎的处理措施：一旦出现红肿或疼痛，立即停止胺碘酮的输注，将患肢抬高、制动、避免受压。局部用地塞米松 20mg 加七叶皂苷凝胶 20g 混合后涂抹，每 2h 1 次或者使用 50% 硫酸镁湿敷。b. 决奈达隆：在治疗过程中应该规律监测心电图、电解质和肝肾功能，并注意与其他药物的相互作用。c. 索他洛尔：用于心房颤动时控制心室率。注意观察患者有无乏力、恶心、呕吐、腹胀、皮疹、晕厥、呼吸困难等症状，伴心功能不全或慢性阻塞性肺疾病、哮喘的患者禁用。

（2）同步电复律的护理

① 房颤电复律的适应证：a. 有血流动力学障碍或症状严重，但药物治疗未能奏效时需尽快复律；b. 无明显血流动力学障碍时无须紧急复律，但考虑到复律后可望维持正常的窦性心律以改善心功能，缓解症状时可考虑择期复律。

② 房颤电复律前注意事项：a. 确定 TEE 检查结果，应确定患者左心耳无血栓才能行电复律。b. 评估电复律的适应证，协助签署电复律的知情同意书；c. 抢救车和抢救设备置于患者床旁，处于完好备用状态；d. 连接心电监护仪、除颤仪，建立静脉通路，吸氧；e. 复律前适当使用镇静药，使患者处于深度睡眠的状态下，再进行电复律。能够有效消除患者紧张情绪及减少电复律的不适。一般采用静脉注射地西泮，具体的剂量决定于患者对药物的敏感性，应备好地西泮逆转药物氟马西尼，必要时静脉注射。

③ 房颤电复律注意事项：a. 复律后注意观察复律过程中及复律后的心律、心率、血压、脉搏、呼吸、意识，判断疗效；b. 观察并发症并配合医师进行对症处理，电复律的主要并发症包括皮肤灼伤、短暂心律失常、麻醉所致低血压和呼吸抑制、肺水肿、心肌损伤等。

（3）介入治疗的护理

① 落实 TEE 检查结果，确定左心耳位置有无血栓。如有血栓则无法手术治疗，需口服抗凝药物 1～3 个月溶栓。

② 术前 3 天应停用各种抗心律失常药物，停用药物在体内代谢的 5 个半衰期以上，口服胺碘酮者，需要停药 1 个月以上。

③ 需行左心耳封堵术患者遵医嘱执行抗生素皮试，并准备好术中及术后需要用的抗生素。

④ 参考第三章第五节介入治疗的护理。

（四）出院医嘱及注意事项（住院第 4 ~ 7 天）

1. 出院标准

房颤射频消融治疗患者在出院前需满足以下标准：①生命体征平稳；②无其他需要继续住院治疗的并发症；③手术伤口愈合良好。

2. 出院医嘱

出院医嘱包括非药物治疗和药物治疗。非药物治疗方面包括健康饮食，保持良好的生活习惯，戒烟和限酒，肥胖者控制体重，每周适度运动，保持良好心态等方面。注意家庭血压、心率的监测，有睡眠呼吸暂停综合征的患者建议到相关门诊就诊。

药物治疗方面需在患者出院时制订个体化的药物方案，一般需要至少抗凝治疗 2 个月，抗心律失常治疗 3 个月，并使用 4 周质子泵抑制剂，如存在高血压、冠心病、心衰、糖尿病等并发症，也需进行相关用药指导。

3. 出院后注意事项

（1）房颤患者在出院后需定期至心内科门诊复查，常规出院后复查的周期为出院后第 1、3、6、12 个月。若出院后发生了病情变化，建议患者及时就诊。

（2）复查项目包括心电图、动态心电图、超声心动图、肝功能、肾功能、电解质、心肌酶、甲状腺功能等，服用华法林需检测凝血功能。

（3）患者出院后行抗凝治疗期间需警惕出血风险。日常注意监测是否有牙龈、鼻出血，皮肤瘀点、瘀斑，大便变黑或尿色加深等情况，若有出现提示出血事件的可能，建议尽快就医并重新调整抗凝治疗方案。

（4）出院后患者需加强自身监管，尤其是按医嘱规律服药，不得擅自停药或改动药物方案。任何药物方案的变动均需在心内科医师指导下进行。

4. 出院健康指引

（1）用药指导　出院常规服用抗凝及抗心律失常药物 1 ~ 3 个月，视情况延长。观察有无口腔黏膜、鼻腔、皮下出血及大便隐血、血尿等，部分药物或食物会影响华法林的作用（表 4-2-5），造成 INR 的波动。因此，需密切监测 INR，出现异常可线上联系个案管理师，个案管理根据具体情况安排医师线上问诊，必要时安排线下复诊。

表 4-2-5　药物或食物对华法林的影响

华法林药效	药物	食物
增强	阿司匹林、头孢菌素类、甲硝唑、氯霉素、红霉素、对乙酰氨基酚	芒果、大蒜、葡萄柚
减弱	苯妥英钠、巴比妥类、口服避孕药、雌激素、利福平、维生素 K 类	鱼肝油、豆类、蛋黄、胡萝卜、菜花、西红柿、菠菜、油菜、生菜、苹果、梨

① 华法林漏服 1 天内的处理原则：漏服 4h 内，立马补上。超过 4h，请勿补服，第 2 天继续正常用药。切记不能因为忘记服药而在第 2 天加倍用药。

② 新型口服抗凝药漏服的处理原则：每日 1 次用药的药物漏服 12h 以内，每日 2 次用药的药物漏服 6h 以内，可补服药物。超过上述期限，不再补服，且下次仍服用原来药物剂量，切勿加倍。如果忘记是否已服用，每日 1 次的药物应立即服用 1 次，以后按原常规时间和剂量服用。每日 2 次的药物，不补服，下次按常规时间和剂量服用。

③ 服用抗心律失常药物时，患者需学会自行数脉搏，时间选择在休息时，避免吃饭、洗澡、运动后的半小时内。对测量的数据进行记录（表 4-2-6），出现不适时可以让家属帮助数脉搏，在备注中对不适的症状进行描述，记录出现症状前自己在干什么事情，不适持续多长时间，是否使用了药物，药物的名称和计量等。复诊时可以把"自行监测表"提供给医师参考。请勿擅自调整药物的剂量和种类，定期进行复诊，如有不适无法缓解时，立即急诊就诊。

表 4-2-6　患者服用抗心律失常药物后自行监测表

时间	血压	脉搏 / 心率	是否有不适	备注
11-02 08:00	112/65	72	否	
11-04 12:00	142/89	101	是	吃饭时出现心悸，休息 5min 自行缓解

（2）识别和管理生活方式、危险因素和伴随疾病　在房颤治疗 I 类推荐级别中强调识别和管理危险因素、伴随疾病和改变不健康的生活方式的重要性，并总结了影响房颤复发的 16 大危险因素，分别包括心衰、冠状动脉疾病、血管疾病、急性手术、瓣膜病、炎症、慢性阻塞性肺疾病、高血压、糖尿病、慢性肾病、睡眠呼吸暂停、运动、血脂、饮酒、抽烟、肥胖。

（3）余参考本章第一节心力衰竭。

5. 个案管理

协助患者及家属了解房颤的治疗方案以及疾病自我管理的内容；根据患者的生活方式和疾病特征识别和管理引起房颤复发的危险因素，制订个人目标；汇总医师、护士、营养师、药师、康复师、心理咨询师的意见，制订心脏康复计划；掌控康复计划的实施进度并进行效果评价；制订出院前准备计划。填写心血管疾病住院期间信息登记和个案管理计划（附表 4）。

四、院后随访管理

（1）录入患者的出院记录，以及检验、检查的阳性结果，做好备注，填写心血管疾病复诊信息登记表和个案管理计划表。特别是针对 TEE 显示心脏内有血栓者，根据出院医嘱，抗凝治疗 1 ～ 3 个月后，安排复诊，复查 TEE。若 TEE 显示心脏内无血栓者，安排住院行介入手术治疗。若 TEE 显示心脏内仍有血栓者，继续抗凝治疗或转心胸外科治疗。

（2）根据房颤复发的危险因素，制订患者个性化关注重点。如生活习惯的调整：戒烟限酒，适当运动，拒绝熬夜等。疾病管理能够达到：是否遵医嘱按时服用药物，INR 是否达标，心律和心率是否达标；血压、血糖、血脂等是否达标等。

（3）根据房颤出院随访管理计划（表4-2-7）安排复诊。出现不适，就近复诊，行心电图检查，线上联系个案管理师，安排主治医师线上问诊，与当地医师联合诊治，必要时，安排转院。

（4）复诊结束后，填写心血管疾病复诊后信息登记和个案管理计划（附表5）。

表 4-2-7　房颤患者出院随访管理计划

项目 \ 时间	短期随访（出院后 1 ～ 30 日，出院后 1 个月复诊）	中期随访（出院后 31 ～ 90 日，出院后 3 个月复诊）	长期随访（出院后 91 ～ 365 日，出院后 6、12 个月，之后每年 1 次复诊）
主要诊疗	□常规复查项目包括血常规、粪常规和隐血试验、凝血功能、肝功能、肾功能、电解质、心电图、动态心电图、超声心动图 □根据患者具体情况选择评估 BNP、血糖、胸部 X 线检查、甲状腺功能、凝血功能、心肌酶等 □根据患者检验检查结果调整用药方案	□常规复查项目包括肝功能、肾功能、电解质、凝血功能、心电图、动态心电图、超声心动图 □根据患者具体情况选择评估 BNP、血糖、甲状腺功能、凝血功能、心肌酶、粪常规和隐血试验、胸部 X 线检查等 □调整用药方案，根据 CHA$_2$DS$_2$-VASc 评分评估是否继续抗凝治疗	□常规复查项目包括肝功能、肾功能、电解质、凝血功能、心电图、动态心电图、超声心动图 □根据患者具体情况选择评估 BNP、血糖、甲状腺功能、凝血功能、心肌酶、粪常规和隐血试验、胸部 X 线检查等 □调整用药方案，根据房颤负荷及 CHA$_2$DS$_2$-VASc 评分评估是否继续抗凝及抗心律失常治疗或是否需再次射频消融治疗
专科护理	1. 出院后一周内电话随访 □评估术肢局部是否恢复正常 □评估患者症状的改善情况，有无心悸发作，心悸发作情况（次数和持续时间），评估术后并发症 □评估服药副作用，如出血和肝肾功能损伤 □评估患者对房颤复发相关危险因素和伴随疾病的掌握程度 2. 随访数据收集	1. 出院后 3 个月内电话随访 □评估患者对房颤复发相关危险因素和伴随疾病管理的实施情况 □评估服药和复诊依从性 □评估服药副作用，如出血和肝肾功能损伤 □评估患者焦虑、抑郁症状 □评估患者较入院时症状的改善情况 2. 随访数据收集	1. 出院后 6、12 个月内电话随访 □根据患者具体情况评估血栓综合管理落实情况 □评估服药和复诊依从性 □评估患者焦虑、抑郁症状 □评估患者症状的改善情况 2. 随访数据收集

续表

时间 项目	短期随访 （出院后 1 ～ 30 日，出院 后 1 个月复诊）	中期随访 （出院后 31 ～ 90 日，出院后 3 个月复诊）	长期随访 （出院后 91 ～ 365 日，出院后 6、 12 个月，之后每年 1 次复诊）
个案管理	□回答患者咨询问题 □推送房颤综合管理患教的软文和视频，强调自我管理的重要性、必要性 □收集患者饮食、运动、服药依从性等信息 □信息反馈	□回答患者咨询问题 □推送饮食、运动单独的患教软文和视频 □收集患者饮食、运动、服药依从性等信息 □信息反馈	□回答患者咨询问题 □推送疾病恶化监管的软文和视频，强调坚持长期管理的重要性 □收集患者饮食、运动、服药依从性等信息 □信息反馈
患者配合事项	□出院后 1 个月完成面诊 □处理康复期，术肢评估 □注意自我症状评估，及时报告异常 □注意观察药物副作用，如牙龈出血、血尿、腰部疼痛、腹泻、腹胀等 □识别引起房颤复发的危险因素	□出院后 3 个月完成面诊 □注意自我症状评估，及时报告异常 □注意观察药物副作用，如牙龈出血、血尿、腰部疼痛、腹泻、腹胀等 □落实生活方式的改变，如饮食、运动、情绪等	□完成出院后 6、12 个月和之后每年 1 次面诊 □注意自我症状评估，及时报告异常 □注意观察药物副作用，如牙龈出血、血尿、腰部疼痛、腹泻、腹胀等 □根据自身疾病和生活习惯个性化管理房颤复发的危险因素

第三节　室上性心动过速

一、概述

室上性心动过速简称室上速，为静息状态下，由希氏束或希氏束以上组织参与的除房颤外，引起心房率和（或）心室率＞ 100 次 / 分的心动过速。主要类型包括窦性心动过速（窦速）、局灶性房性心动过速（房速）、大折返性房速［包括典型心房扑动（房扑）、交界性心动过速、房室结折返性心动过速（atrioventricular node reentrant tachycardia，AVNRT）和房室折返性心动过速（atrioventricular reentrant tachycardia，AVRT）］。其中，阵发性室上性心动过速（paroxysmal supraventricular　tachycardia，PSVT）特指 AVNRT 和 AVRT。

室上速是一类常见的心律失常疾病，由于不同患者室上速发作的频率与持续时间差异大，无特定规律，发作时心电图难以捕捉，且难以通过发作心电图与其他心动过速鉴别，这些因素使得室上速的流行病学研究较为困难。美国的调查数据显示一般人群中室上速的患病率为 2.29‰，每年新发 36 例 /10 万人。室上速患者发病年龄较其他心血管疾病更为年轻，多为青中年。女性患室上速的风险是男性的 2 倍，＞ 65 岁的人患室上速的风险是年轻人的 5 倍以上。

室上速常见于无器质性心脏病者，也可见于心肌炎、心肌病及先天性心脏病如 Ebstein 畸形等。也可见于一些严重的器质性心脏病，并且在缺血、药物等一些诱因下可诱发。多数发作时有心悸、胸闷、气短、乏力等。小婴儿表现可不典型，无特殊症状或仅有食欲缺乏等。持续发作较久者可有休克、心力衰竭。阵发性室上速发作时表现为突然发作与突然终止，心率常在 160 ～ 250 次 / 分，心律绝对规则，刺激迷走神经的物理机械方法和药物可终止发作或使心率减慢。发作时完善心电图是确诊室上速的主要手段。心电图特征为：①快而规则的 QRS 波群；②心律规则，频率在 160 ～ 250 次 / 分；③可见直立或倒置的异位 P 波，或难以辨认；④部分病例 ST 段下移，T 波低平或倒置。当伴有预激发生逆传型室上速、心室内差异传导或束支阻滞时，则 QRS 波宽大畸形。另外平日发作心电图难以捕捉的，可行经食管心脏调搏明确诊断。

治疗方案的选择：①排查引起心动过速的病因和诱因；②刺激迷走神经；③药物治疗或直流电复律；④射频消融术。

二、院前管理

院前评估途径：网络问诊、门诊、急诊。

1. 主要诊疗

心内科门诊 / 急诊根据患者的主诉和临床表现评估病情，采集现病史、既往史、用药史，重点询问既往发作的情况和既往发作时是否完善心电图。如患者正在室上速发作，首先需完善血压、心率测量和心电图检查，评估有无血流动力学改变，确认是否需要急诊处理；入院前可常规完成心电图、超声心动图，若无既往发作心电图，需先完善食管心脏调搏以明确诊断。明确诊断后预开住院证。

2. 个案管理

收集患者个案信息，采集患者现病史、既往史、用药史，发作时有无采集到心电图。填写心血管疾病个案管理收案评估，该问卷详见附表 3。采取线上线下相结合的方法，使患者能够及时接触主诊医师，反馈病情，及时得到连续有效个体化的疗效观察和治疗方案调整。评估病情危重程度：①对当前无室上速发作的病情稳定的患者，完善基本检查，嘱其停用抗心律失常药物，观察随访；②候床住院；③若室上速发作期，急诊科收治，予以复律或联系行急诊射频消融术等急诊处理，协助患者办理床位预约及预住院手续。

3. 嘱患者配合事项

患者配合院前病情评估，完成常规检查。门诊 / 急诊患者预约床位，办理预住院手续。

三、院中管理

（一）病情评估（住院第 1 ~ 3 天）

1. 发作期评估

（1）明确室上速的诊断。

（2）明确患者血流动力学状态，确定终止室上速的方式（是否需要紧急电复律）。

（3）初步筛查引起室上速的基础疾病，确定后续治疗方案。

2. 病史采集和体格检查

按常规采集患者的病史和进行体格检查，需重点关注以下几点。

（1）现病史　详细询问心动过速发作的临床表现及其演变经过。详细询问有无心悸、胸闷、气短的症状，重点询问起病过程：发病年龄、发作频率、持续时间、终止方式，有无突发突止特点，有无伴随晕厥等。还需详细询问抗心律失常药物的使用情况。

（2）家族史　在直系亲属中是否有类似发病情况。

（3）体格检查　室上速未发作时心脏体查可无明显阳性体征。发作时需重点检查心率快慢、节律，血压情况，注意有无神志意识改变，判断有无血流动力学改变。

3. 主要护理工作

（1）评估患者有无室上速的发作，判断有无血流动力学的改变，必要时予以心电监护仪监测。

（2）若患者发作时间长且伴有血流动力学的改变，立即协助医师予以紧急处理终止室上速的发作。

（3）余参见本章第一节心力衰竭。

4. 个案管理

参见本章第一节心力衰竭。

（二）检验检查（住院第 1 ~ 3 天）

1. 常规检验项目

入院后需完善相关检验项目进一步明确室上速的病因和诱因，包括：血常规、肝肾功能、电解质、心肌酶、肌钙蛋白、凝血常规、甲状腺功能；根据病情需要可检查血气分析、BNP 或 NT-proBNP。

2. 常规检查项目

需完善 12 导联心电图，如有发作应立即完善用以明确诊断，必要时完善动态心电图；另外还需完善胸部 X 线片检查和超声心动图排查心脏基础疾病。

3. 特殊检查项目

经食管心电生理检查（食管心脏调搏）：用于心动过速的鉴别诊断及终止药物无效的室上速。

4. 主要护理工作

（1）食管心脏调搏（transesophageal atrial pacing，TEAP）配合工作。①检查前告知患者检查的名称、地点、大致检查过程、禁食，做完检查即可出结果，将结果带回病房。检查结束后，注意休息，予心电监护仪监测患者心电示波的变化情况，若患者出现恶心、呕吐等不适症状，嘱患者暂禁食，继续观察，待症状缓解后再进软食。

（2）余参考本章第一节心力衰竭。

（三）治疗方案（住院 1 ~ 4 天）

1. 室上速发作期（住院期间）

明确患者为室上速发作后，应立即评估血流动力学状态，终止室上速发作。

（1）根据患者血流动力学状态，确定终止室上速的方式。

① 血流动力学不稳定，出现意识不清、血压不稳定者，立即给予直流电复律，终止室上速。

② 血流动力学不稳定，但意识尚清楚者，给予静脉诱导麻醉后行直流电复律。

③ 血流动力学稳定者，先给予刺激迷走神经，如无效则静脉给予抗心律失常药物或食管调搏终止，如效果不好，患者进一步出现血流动力学不稳定情况可参照①和②。

（2）初步筛查引起室上性的基础疾病，确定治疗方案。

① 存在电解质紊乱或药物毒性等诱因的患者，室上速终止后给予补充电解质、停药观察等治疗。

② 无心内畸形及电解质紊乱等，发作频率较少，在本次室上速发作终止后可门诊随访。

③ 反复发作但年龄较小，不适于射频消融或伴有心肌病、心肌炎等予以药物治疗。

④ 年龄大于 7 岁且反复发作的室上速患者或者药物控制困难的患者进入电生理检查＋经导管射频消融手术流程。

（3）药物治疗（发作期终止发作）。

① 三磷酸腺苷（ATP）：常用剂量 0.2 ~ 0.4mg/kg，不稀释，快速"弹丸式"推注。有心肌炎或心功能不全等基础疾病者慎用。需心电监测并备有阿托品。

② 维拉帕米：为钙通道阻滞剂，对房室结折返和顺传型房室折返 PSVT 显效，每次 0.1 ～ 0.2mg/kg，＜ 1mg/min 缓慢静脉注射。因有明显负性心肌作用，年长儿可选用，＜ 1 岁婴儿禁用。

③ 普罗帕酮：1 ～ 2mg/kg 缓慢静脉推注，无效者可于 20min 后重复 1 ～ 2 次。累积剂量不超过 5mg/kg。对有心肌炎等基础心脏病和心功能不全及传导阻滞者慎用，严重者禁用，对新生儿及小婴儿慎用。

④ 洋地黄类：首剂量为饱和量的 1/2（饱和量为 0.03 ～ 0.04mg/kg），余量分 2 次，1 次 /（4 ～ 6h）。主要用于新生儿、小婴儿和有心功能不全者。

⑤ 胺碘酮：为长效抗心律失常药物，因副作用大，若无器质性心脏病或心功能不全，不建议使用。在静脉注射治疗 PSVT 时，负荷量 5mg/（kg·次），30 ～ 60min 缓慢注射；然后胺碘酮静脉维持 5 ～ 15μg/（kg·min）。

慢性或频繁反复发作的室上速在儿童少见，常引起心功能不全和心脏扩大，联合用药治疗此类心律失常疗效较好。

（4）食管心脏调搏术终止 用于药物终止室上速效果不佳，或有药物使用禁忌的情况（如孕妇和小儿）。

2. 室上速射频消融治疗（住院第 1 ~ 4 天）

（1）导管射频消融根治室上速的方法具有安全迅速和有效的特点，根治率达到 95% 以上，其主要风险是房室传导阻滞和心脏压塞，这些并发症在有经验的心脏中心已极少发生，因此可以作为频繁发作、症状明显患者的首选治疗方法。抗心律失常药物只用于有射频消融禁忌证、不愿接受导管射频消融治疗或心动过速偶发的患者。

（2）室上速导管射频消融手术过程详见第三章第一节介入治疗。

（四）主要护理工作

（1）病情观察 必要时，上心电监护仪，关注患者心率、心律的变化情况。

（2）活动与休息 患者住院期间室上速未发作者不限制其活动，避免重体力活，发作者在未复律之前嘱其卧床休息，教会患者自我放松的方法。

（3）饮食 若患者无其他诊断，饮食无特殊要求，普食即可，应避免刺激性食物，戒烟、酒、浓茶和咖啡。若合并其他疾病，则遵循该疾病的饮食注意事项，做好相应饮食宣教。

（4）心理护理 部分患者对疾病的认知及预后知识缺乏，应耐心向患者解释疾病相关知识及手术的成功案例，消除患者的紧张情绪。

（5）非手术终止室上速的护理 对于决定行择期手术的患者，术前发作室上速。为避免影响手术效果，需尽量选择非药物治疗。因此，护士可配合医师，在监护下采取迷走神经刺激、食管心脏调搏、同步电复律进行处理。

① 迷走神经刺激：主要适用于阵发性室上性心动过速发作的终止治疗，其包括按摩颈动脉窦、面部冰刺激、Valsalva 动作，临床较常用的是改良的 Valsalva 动作。

1850 年，德国医学家 Ernst Heinrich Weber 在莱比锡的一次会议上证明了 Valsalva 动作可使心率变慢，甚至可能诱发心搏骤停。2015 年，《柳叶刀》杂志发表的一项 REVERT 研究，公布了改良的 Valsalva 动作，通过体位的配合，将室上性心动过速复律的成功率由 17.0% 提升到 43.5%。

改良的 Valsalva 动作的操作步骤：a. 嘱患者保持 45°半卧位，对着 10mL 的注射器用力吹气 15s 并推开注射器（相当于产生 40mmHg 的张力）；b. 吹气结束后立即平卧，同时举起患者双腿至 45°～90°，维持 15s；c. 再取半卧位，保持 30s，再复查心电图。

改良的 Valsalva 动作的护理配合：a. 整个 Valsalva 动作需要在医师的指导下进行，护士配合医师完成。b. 持续心电监护仪监测，护士需密切关注患者神志及生命体征的变化，备好抢救车及除颤仪，一旦出现紧急情况配合医师进行抢救。c. 做好心理护理，关注患者心理状态，若患者出现紧张情绪要及时予以安慰。d. 创造安静舒适的环境，告知患者尽量避免诱发 PSVT 的因素，如烟酒、过度劳累、熬夜、饮咖啡及浓茶等。

② 食管心脏调搏：可通过超速抑制终止 PSVT 的发作。护士需协助医师将患者送入心电图室进行该项操作。

③ 同步电复律：若患者持续发作室上速并伴有血压下降、面色苍白、出冷汗等休克症状时，可予地西泮镇静后紧急电复律。电复律的注意事项详见本章第二节心房颤动。

（6）室上速的药物复律　治疗室上速选择抗心律失常药物，其目的复律。一般选择 ATP、维拉帕米、普罗帕酮、洋地黄类和胺碘酮等，使用期间密切关注患者心率、心律及血压的变化情况，慎用于合并有支气管痉挛性疾病患者，用药时应尽量使用小剂量，一旦出现支气管痉挛应立即停药。

（7）射频消融治疗的术前、术后护理　详见第三章第五节介入治疗的护理。

（五）出院医嘱及注意事项（住院第 3 ～ 4 天）

1. 出院标准

（1）患者无心悸等不适，无室上速发作。

（2）患者相关检查已完善，室上速病因及诱因明确，并予以处理。

（3）手术后恢复正常，无需要继续住院的并发症。

2. 出院医嘱

出院医嘱包括非药物治疗和药物治疗。

非药物治疗：包括保持良好的生活习惯，如戒烟和限酒、限咖啡，每周适度运动，保持良好的心态等方面。注意家庭血压、心率的监测。

药物治疗：术后需口服抗血小板药物，一般阿司匹林100mg，每天1次口服，持续1个月。一般出院后无须口服抗心律失常药物。

3. 出院后注意事项

（1）患者出院后1个月复诊一次。若再次出现心悸，则需就近完善心电图。

（2）出现不适时心内科门诊复诊，复查项目包括心电图、超声心动图等。

（3）患者出院后行抗血小板治疗期间需警惕出血风险。余参见心房颤动相关内容。

（4）出院后患者需加强自身症状的监管，按医嘱规律服用药物。

4. 出院健康指引

（1）伤口护理　术肢伤口结痂后等待自行脱落，若发现伤口红肿、疼痛、有硬结等情况及时就诊。

（2）饮食及活动　无其他疾病者可普食，术后即可正常生活，避免劳累及重体力活动。

（3）随诊指导　若出院后出现心悸等室上速发作的不适症状时，建议平躺，卧床休息，避免情绪有过大的波动。若发作时无特殊不适，可就近行心电图检查，复诊时给医师提供依据。持续不舒适时及时到医院就诊。

（4）药物指导　告知患者遵医嘱服用药物。若在服药期间出现恶心、呕吐、上腹部不适、胃肠道出血或溃疡，过敏反应等情况，建议尽快就医并重新评估抗血小板治疗方案。

5. 个案管理

协助患者及家属了解室上速的治疗方案，向患者及家属解释出院后自我监测和管理的重要性，包括药物管理、生活方式管理。汇总医师、护士、药师、心理咨询师的意见。制订出院后复诊计划。汇总住院资料，完善附表4。

四、院后随访管理

（1）根据患者所患疾病的危险因素，制订患者个性化关注重点。

（2）安排复诊时间。出院后1个月的随访（表4-3-1）；患者出现不适，安排复诊；症状严重者，立即至急诊就诊，再安排线上就诊，协助外院医师共同诊治。

（3）患者复诊结束后，完善心血管疾病复诊后信息登记和个案管理计划（附表5）。

表 4-3-1　室上速患者出院随访管理计划

时间 项目	短期随访 （出院后 1～30 日，出院后 1 个月复诊）	长期随访 （出现不适时复诊）
主要诊疗	□常规复查项目包括心电图 □根据患者具体情况选择评估血常规、凝血常规、胸部 X 线检查、动态心电图 □一般无须长期服药，根据患者检验检查结果调整用药方案	若患者仍有心动过速发作： □发作时完善心电图 □完善动态心电图 □食管心脏调搏 □根据病情和结果评估药物治疗或再次行射频导管消融术
专科护理	□出院后一周内电话随访 □评估术肢局部是否恢复正常 □评估患者有无室上速发作，了解发作频率及持续时间、伴随症状等 □评估服药副作用，如出血和肝肾功能损伤等 □随访数据收集	□出院后 12 个月内电话随访 □评估患者有无室上速发作 □随访数据收集
个案管理	□回答患者咨询问题 □收集患者饮食、运动、服药依从性等信息 □信息反馈	□回答患者咨询问题 □信息反馈
患者配合事项	□出院后满 1 个月完成面诊 □术肢伤口评估 □注意自我症状评估，及时报告异常 □注意观察药物副作用，如恶心、呕吐、上腹部不适、胃肠道出血或溃疡、过敏反应等	□注意自我症状评估，及时报告异常 □落实生活方式的改变，如饮食、运动、情绪等

第四节　室性期前收缩、室性心动过速

一、概述

　　室性期前收缩又称室性早搏，简称室早，是指希氏束及其分支以下心室肌的异位兴奋灶提前除极而产生的心室期前收缩。连续出现三个或三个以上的室早称为室性心动过速。室性心动过速根据发作特点分为：非持续性室速（non-sustained ventricular tachycardia，NSVT）、持续性单形性室速（sustained monomorphic ventricular tachycardia，SMVT）、持续性多形性室速（sustained polymorphic ventricular tachycardia，PMVT）。NSVT 是指连续 3 个及 3 个以上的室性心律、频率＞100 次 / 分、持续时间＜30s、血流动力学稳定、能够自行终止。NSVT 通常无症状，然而，即使患者左心室功能处于代偿状态，心室率过快、持续时间超过数秒的

NSVT 仍可引起晕厥。单形性室速持续时间≥30s，或持续时间虽＜30s，但室速发作时伴随血流动力学障碍需早期进行干预治疗，SMVT 大多发生于结构性心脏病患者，但也可见于目前的诊断技术尚不能发现的心脏病患者，后者称之为特发性室速（idiopathic ventricular tachycardia，IVT）。

在普通人群中，室早的发病率为 1%～4%。任何导致心室肌提前除极的因素均可为室早的病因。不良生活方式如精神紧张、过度劳累、过量吸烟、饮酒、摄入咖啡等均可诱发室早。各种器质性心脏病如冠心病、心肌病和瓣膜性心脏病等亦是室早和室性心动过速的常见病因。其他如洋地黄类药物、奎尼丁、三环类抗抑郁药中毒、电解质紊乱（低钾、低镁）等也可诱发室早。

室早的临床表现差异很大，大多数患者可无明显症状，但偶发室早也可引发严重的症状，包括心悸、胸闷、心跳停搏感等。因频发室早导致心脏扩大、心功能下降，且室早根除后心功能改善、心脏扩大逆转，排除其他原因与其他类型的心肌病后，可诊断为室早诱导性心肌病。

对于无结构性心脏病且症状轻微的患者，首先是对患者进行健康教育，告知其室早的良性特性并给予安抚。对于健康教育后症状仍然不能有效控制的患者，可考虑使用 β 受体阻滞剂或非二氢吡啶类钙通道阻滞剂，但疗效有限；对于室早诱导性心肌病患者，应积极推荐导管消融，以期根治室早、改善心脏功能。明显的频发室早患者，可以推荐导管消融治疗，但具体室早负荷多少为导管消融的最强适应证尚无定论，实践中大多以室早 24h＞10000 次或超过总心搏 10% 为筛选标准。

室性心动过速的治疗策略选择则需评估患者是否合并器质性心脏病，对心脏结构正常的患者，可选用药物或导管消融；对伴有器质性心脏病的患者，需积极治疗基础心脏病，对 LVEF≤35% 的患者都应考虑植入 ICD 治疗。

二、院前管理

院前评估途径：网络问诊、门诊、急诊。

1. 主要诊疗

（1）该疾病需结合患者病史及检验报告，结合动态心电图的结果，明确室性心律失常诊断。根据治疗方案开具住院证。

（2）余参见本章第一节心力衰竭的相关内容。

2. 个案管理

参见本章第一节心力衰竭的相关内容。

3. 嘱患者配合事项

参见本章第一节心力衰竭的相关内容。

三、院中管理

（一）病史采集和体格检查（住院第1天）

1. 按常规采集患者的病史和进行体格检查的补充内容

（1）现病史　详细询问主要症状、起病过程、发作频度、持续时间等。主要症状如心悸、胸闷、气短、头晕、黑蒙、晕厥等，同时详细询问是否有胸痛、心功能不全等表现，寻找是否合并器质性心脏病的证据；另外还要仔细询问使用药物情况，特别是洋地黄类药物、有无长期服用利尿药及是否长期使用抗心律失常药物的情况。

（2）既往史　有无高血压、冠心病、心肌病等病史，明确室性心律失常是否与相关器质性心脏病有关；并详细询问相关诊治药物使用情况，排除有无药物引起的心律失常。

（3）家族史　在直系亲属中是否有类似发病情况，如因离子通道病引起的室性心律失常往往有家族史。

（4）体格检查　按常规进行体格检查，包括血压、心率的测量，特别是持续性室速的患者评估是否存在血流动力学不稳定，评估是否需要紧急处理。

2. 主要护理工作

（1）评估患者是否存在心悸、胸闷、气短、头晕、黑蒙、晕厥等症状，必要时予以心电监护仪监测。

（2）注意观察患者有无持续性室速并伴有血流动力学改变，必要时协助医师紧急处理。

（3）余详见本章第一节心力衰竭。

3. 个案管理

详见本章第一节心力衰竭。

（二）检验检查（住院第1~3天）

1. 常规检验项目

入院后需完善相关检验项目，进一步筛查室性心律失常的病因和诱因，包括：血常规、肝肾功能、电解质（重点关注有无低钾低镁）、心肌酶、肌钙蛋白、凝血常规、甲状腺功能，根据病情需要可检查血气分析、BNP 或 NT-proBNP 等。

2. 常规检查项目

完善 12 导联心电图和动态心电图，辅助诊断室性心律失常的类型、起源部位和 24h 发作频次。超声心动图或心脏 MRI 用于筛查有无合并心肌病变并评估心功能情况。合并冠心病的患者必要时需行冠脉造影检查明确冠脉血运情况。

3. 特殊检查项目

植入式心电事件记录装置（insertabile cardiac monitor，ICM）：对于那些怀疑症状和室速发作有关的患者（如不明原因晕厥患者），可协助诊断，尤其适用于症状发作较少而难以通过其他方法记录的患者。

4. 主要护理工作

（1）特别关注患者血钾、血镁情况，若患者出现低钾血症、低镁血症，除遵医嘱使用补钾、补镁的药物以外，还要鼓励患者多食用含钾含镁的食物，例如香蕉、橘子、红薯、马铃薯等。血钾低的患者还要注意防跌倒。

（2）协助患者完成 24h 或更长时间的动态心电图。告知患者检查前需停用抗心律失常药物 3 天，检查期间应避免靠近强力电源、磁场、潮湿环境，以免受干扰。

（3）植入式心电事件记录装置是一种小型、无导线、可植入到胸部皮下的医疗器械，其表面有一对电极。植入前可协助医师向患者及家属讲解 ICM 的基本情况，简单地向患者介绍手术的过程和大概所需的时间，有效地缓解患者的紧张情绪和恐惧感。术后需连续观察患者生命体征、植入部位伤口情况，包括有无渗血、红肿、瘀斑等。告知患者 ICM 的使用方法及术后随访时间。

（4）余参考本章第一节心力衰竭。

（三）治疗方案

在明确室性心律失常的诊断后，首先评估患者的症状及血流动力学情况，评估是否需要紧急终止室速发作。

（1）血流动力学不稳定，出现意识不清者，立即给予同步直流电复律，终止室性心动过速。

（2）血流动力学不稳定但意识清楚、血压低或症状明显者，给予静脉使用镇静剂后行直流电复律。

（3）血流动力学稳定者，先静脉给予抗心律失常药物，如效果不好（症状加重或血流动力学不稳定）可给予镇静剂并进行直流电复律。

（4）持续性室速如转变为心室颤动应立即行非同步电除颤。

初步筛查引起室性心动过速的病因和诱因，确定治疗方案：

（1）存在电解质紊乱或药物毒性等诱因的患者，室性心动过速终止后给予补充电解质、停药观察等治疗，后进一步药物治疗。

（2）急性心肌梗死导致室性心动过速的患者，室性心动过速终止后进行急诊PCI 治疗。

（3）一过性心肌缺血导致室性心动过速发作的患者，室性心动过速终止后择期进行 PCI 治疗。

（4）特发性室性心动过速患者需行电生理检查＋经导管消融手术。

（5）伴有心肌病、心力衰竭、遗传性心律失常综合征等有 ICD/ 经导管消融的室性心动过速患者，则行 ICD 植入术 / 经导管消融手术。

1. 一般治疗（住院第 1 ～ 5 天）

非药物治疗方面应包括积极的健康宣教提高患者对自身疾病的认知，保持良好的睡眠，避免激动或剧烈情感刺激，维持良好的心境等方面。保持患者心态平和有助于减少室性心律失常的发作。

2. 介入治疗（住院第 2 ～ 4 天）

若患者需行冠脉 PCI 手术详见手术相关章节。本节重点介绍 ICD 和经导管消融术，具体手术流程详见相关章节。

手术指征如下：

（1）对于室早诱导性心肌病患者，应积极推荐导管消融。

（2）对于症状明显的无器质性心脏病的频发室早患者，可以推荐导管消融治疗，但具体室早负荷多少为导管消融的最强适应证尚无定论，实践中大多以室早 24 h ＞ 10000 次或超过总心搏 10% 为筛选标准。

（3）特发性室速。

（4）遗传相关的室性心律失常。先天性 QT 间期延长、离子通道病等患者建议植入 ICD。

（5）器质性心脏病合并心功能不全（LVEF ≤ 35%）需行 ICD 植入术。若患者积极行心脏基础病治疗及抗心律失常药物效果不佳时，可考虑行导管射频消融减少 ICD 放电次数。

术后第一天常规复查心电图。若行 ICD 植入，出院前需复查心电图，必要时复查起搏器程控。

3. 药物治疗

根据基础心血管疾病情况对症治疗，如合并高血压病者降压治疗。

（1）抗心律失常药物（包括静脉和口服） 拟行电生理检查 + 导管消融术的患者术前如病情允许可停用抗心律失常药物 5 个半衰期以上。

（2）抗凝及抗血小板药物的调整（行 ICD 植入术的患者）

① 非缺血性心脏病患者且血栓低危（如合并非瓣膜性房颤 CHA_2DS_2-VASc 评分＜ 2 分）或稳定型缺血性心脏病：华法林术前需停用 3 ～ 4 天，NOAC 停用 5 个半衰期以上，抗血小板药物（如阿司匹林、氯吡格雷等）停用 7 天以上，不使用肝素或低分子量肝素桥接。

② 非缺血性心脏病患者，血栓高危（如合并机械瓣膜或非瓣膜性房颤

CHA$_2$DS$_2$-VASc 评分 ≥ 2 分）：服用华法林的患者术前监测 INR，手术当日 INR 小于需要达到的治疗上限值。

③ 缺血性心脏病患者，如急性心肌梗死后 6 周或近期植入支架需继续使用双联抗血小板患者围术期不停用。

（3）ICD 植入术前使用预防性抗菌药物。

4. 主要护理工作

（1）体位　根据患者具体病情取正确舒适体位：①当患者因心律失常发生导致胸闷、心悸、头晕等不适，应采取高枕位或半卧位休息，避免左侧卧位，因其可使患者感觉到心脏的搏动而使不适感加重；②出现心力衰竭时，协助患者半坐卧位，减轻肺淤血，缓解呼吸困难；③发生严重心律失常，出现血压下降、休克时，协助患者去枕平卧，抬高头部和下肢 15°～ 20°，以增加回心血量，保证脑组织的血液供应；④当出现意识丧失、抽搐时，让患者保持平卧位，头偏向一侧，防止分泌物流入气管引起窒息，并注意防止舌咬伤。

（2）休息与活动　对无器质性疾病的良性心律失常患者鼓励正常活动，避免劳累。持续性室速引起血压下降者应卧床休息，减少心肌耗氧量（卧床期间加强生活护理）。

（3）饮食护理　若患者无其他诊断，饮食无特殊要求，普食即可，应避免刺激性食物，戒烟、酒、浓茶和咖啡。若合并其他疾病，则遵循该疾病的饮食注意事项，做好相应的饮食宣教。

（4）病情监测　对于决定行择期手术的患者，术前若发作室速且血流动力学不稳定，出现意识障碍，应立即协助医师给予电复律。血流动力学不稳定但意识清楚、血压低或症状明显者，遵医嘱给予静脉使用镇静剂后协助医师行直流电复律。待患者恢复窦性心律之后，对患者的心率及心律的变化进行监测，如患者再次出现严重心律失常，包括频发室性早搏、多源性室性早搏、R-on-T 现象、高度房室传导阻滞、窦性静止及严重的心动过缓，应迅速抢救。另外注意患者的神志、瞳孔、血压的变化及是否发生抽搐，并备齐抢救药品及器械。在对患者施行常规护理之外，还要关注患者的心理变化情况，患者通常会存在紧张、恐惧等心理，此时需要加强心理疏导，缓解其不良情绪，使其树立治疗信心，有时患者需要进行反复抢救，更应注意对患者及家属进行心理护理。

（5）用药护理　室早、室速患者一般使用抗心律失常药物、抗凝及抗血小板药物、抗生素、极化液。根据药物的使用方法、副作用等进行用药护理。

（6）心理护理　告诉患者有关室早、室速的基础知识和治疗、护理方法，并讲解患者需要注意的事项。加强患者的心理护理，鼓励患者增加战胜疾病的信心。

（7）介入治疗护理　参考第三章第五节介入治疗的护理。

（四）出院医嘱及注意事项（住院第5～6天）

1. 出院标准

（1）患者无明显心悸、胸闷等症状，相关的检查、检验项目均已完善。

（2）患者的一般情况良好，血压、心率等控制平稳，无室性心律失常发作。

（3）若患者在住院期间接受了介入检查或治疗，要求患者在出院前恢复良好，无严重手术并发症存在或术后并发症已妥善处理，无需住院继续观察。

（4）若住院期间植入了 ICD，出院前行 ICD 程控检查，确保 ICD 工作正常。

2. 出院医嘱

出院医嘱包括非药物治疗和药物治疗。非药物治疗方面包括低盐、低脂的健康饮食，保持良好的生活习惯，如戒烟和限酒，肥胖者控制体重，每周适度运动，保持良好的心态等方面。注意家庭血压、心率的监测。

药物治疗方面需在患者出院时制订个体化的药物方案，包括合并器质性心脏病的原发病治疗和诱因的预防。导管消融/ICD 术后需根据室性心律失常的病因选择是否需要口服抗心律失常药物，根据病情具体决定。

3. 出院后注意事项

患者在出院后需定期至心内科门诊复查，常规出院后复查的周期为出院后第1、3、6、12 个月。若患者出院后发生了心悸、黑蒙、晕厥等，需及时就诊，复查项目包括心电图、动态心电图、ICD 程控等，必要时酌情完善超声心动图、肝功能、肾功能、电解质、心肌酶、肌钙蛋白、BNP 或 NT-proBNP 等。

出院后患者应加强自身监管并遵医嘱规律服药，不得擅自停药或改动药物方案。

4. 出院健康指引

（1）饮食及活动 指导患者清淡、易消化食物，避免饮用刺激性饮料，如咖啡、浓茶、可乐、酒等。评估患者心律失常的类型及临床表现，与患者及家属共同制订活动计划，对无器质性疾病的良性心律失常患者，术后鼓励正常工作和生活。持续性室速等严重心律失常患者引起的血压下降，应卧床休息，减少心肌耗氧量。

（2）避免诱因 根据患者性格及基本情况针对性进行心理安慰，减轻压力，使其保持情绪稳定，为患者讲解诱发心律失常的常见因素，如情绪紧张、过度疲劳、急性感染、寒冷刺激、不良生活习惯等。

（3）指导患者测量脉搏并教其掌握相对应的应急措施（如心肺复苏术），告知患者需要就诊的情形：①脉搏过慢，少于 60 次/分，并有头晕、目眩及黑蒙；②脉搏过快，超过 100 次/分，休息及放松后不能缓解；③使用抗心律失常药物后出现药物副作用等；④脉搏节律不齐，出现漏搏、过早搏动，超过 5 次 / 分；⑤原本整齐的脉搏出现忽快忽慢、忽强忽弱现象。

（4）按医嘱规律用药，定期复查。不能擅自停药或加减剂量，注意用药后的不良反应。

5. 个案管理

协助患者及家属了解室早、室速的治疗方案，向患者及家属解释出院后自我监测和管理的重要性，包括药物管理、生活方式管理以及心率和心律的自我监测。汇总医师、护士、药师、康复师、心理咨询师的意见。制订出院后复诊计划和心脏康复计划。汇总住院资料，完善附表 4 的内容。

（五）个案管理师工作内容

（1）根据患者所患疾病的危险因素，制订患者个性化关注重点。

（2）备注患者最终介入治疗的方法。若行导管消融，出院随访管理计划可参考表 4-3-1。若行 ICD 植入术，出院随访管理计划详见表 4-4-1。

表 4-4-1　ICD 植入患者出院随访管理计划

时间 项目	短期随访 （出院后 1 ~ 30 日，出院后 1 个月复诊）	中期随访 （出院后 31 ~ 365 日，出院后 3、6、12 个月复诊）	长期随访 （出院后 365⁺ 日，每年复诊一次）
主要诊疗	□ 常规复查项目包括心电图、血常规、肝肾功能、电解质 □ 根据患者具体情况选择评估动态心电图、超声心动图、起搏器程控 □ 根据患者检验检查结果调整用药方案		□ 常规复查项目包括心电图、血常规、肝肾功能、电解质、超声心动图、起搏器程控 □ 根据患者具体情况选择评估心肌酶、血脂、血糖、BNP 或 NT-proBNP、动态心电图 □ 根据患者检验检查结果调整用药方案
专科护理	1. 出院后一周内电话随访 □ 评估起搏器伤口恢复情况 □ 评估患者术测肢体活动情况 □ 询问患者有无 ICD 放电的情况 □ 评估服药副作用，如胃肠道反应、肝肾功能损伤 2. 随访数据收集	1. 出院后 3、6、12 个月内电话随访 □ 评估服药和复诊依从性 □ 评估服药副作用，如胃肠道反应、肝肾功能损伤 □ 评估患者焦虑、抑郁症状 □ 告知患者 ICD 放电的情况，若有放电，应及时线上联系 □ 评估患者较入院时症状的改善情况 □ 评估患者 ICD 注意事项的掌握程度 2. 随访数据收集	1. 出院满 1 年后，每年 1 次电话随访 □ 评估服药和复诊依从性 □ 评估患者焦虑、抑郁症状 □ 评估患者症状的稳定情况 □ 评估疾病危险因素（生活方式、情绪等） 2. 随访数据收集

续表

时间 项目	短期随访 （出院后 1 ～ 30 日，出院后 1 个月复诊）	中期随访 （出院后 31 ～ 365 日，出院后 3、6、12 个月复诊）	长期随访 （出院后 365⁺ 日，每年复诊一次）
个案管理	□回答患者咨询问题 □推送 ICD 术后康复宣教的软文和视频，强调术后康复的重要性 □收集患者饮食、运动、服药依从性等信息 □信息反馈	□回答患者咨询问题 □推送 ICD 相关知识的患教软文和视频，强调 ICD 维护的重要性 □收集患者饮食、运动、服药依从性等信息 □信息反馈	□回答患者咨询问题 □推送室速相关知识的软文和视频，强调长期药物和健康生活习惯维持的重要性 □收集患者饮食、运动、服药依从性等信息 □信息反馈
患者配合事项	□出院后满 1 个月完成面诊 □处于康复期，评估术肢活动及伤口情况 □注意自我症状评估，及时报告异常 □注意观察药物副作用，如胃肠道反应、肝肾功能损伤等 □学习起搏器康复及生活中注意事项相关知识	□出院后 3、6、12 个月完成面诊 □注意自我症状评估，报告异常，及时与医师取得联系 □ICD 放申，及时通知医师 □注意观察药物副作用，如胃肠道反应、肝肾功能损伤等 □落实生活方式的改变，如饮食、运动、情绪等 □学习 ICD 的注意事项相关知识	□出院满 1 年后，每年完成 1 次面诊 □注意自我症状评估，及时报告异常 □掌握室性心律失常的风险因素和诱因，学会自我预防

（3）根据患者的复诊结果，填写心血管疾病复诊后信息登记和个案管理计划（附表5）。

第五节　病态窦房结综合征

一、概述

窦房结在正常情况下是人体心脏的主要起搏点。窦房结功能障碍，也称病态窦房结综合征（sick sinus syndrome，SSS），是指窦房结产生的心率无法满足人体的生理需求。SSS 是一种临床综合征，表现为慢性窦房结功能障碍、心脏电复律后窦房结起搏缓慢或缺失。SSS 的特征为窦房结功能紊乱，常继发于窦房结及其周围心房肌的衰老。心电自律性、传导或两者皆发生障碍会导致窦房结功能障碍。局部心脏病变，以及累及心脏的全身性疾病、药物和毒物均可造成窦房结功能障碍，从而导致 SSS。

SSS 的临床表现有以下特点：有症状的 SSS 患者主要是老年人，常有合并症。

患者常因头晕目眩、晕厥前兆、晕厥症状来就诊，有心动过缓-心动过速交替的患者会有心悸和（或）心率过快引起的其他症状，偶也有心电图或动态心电图检查发现异常者。合并心脏病变的患者可能有劳力性呼吸困难加重或胸部不适加重，这与心率较慢及其导致的心排血量下降有关。由于症状的性质多变，无特异性且往往为一过性，有时很难明确症状与心律的对应关系。诊断 SSS 通常来自病史和心电图检查，不过症状和心电图表现往往不明确且缺乏特异性。初步诊断性评估应包括寻找窦房结抑制的可治疗病因，如减慢心率的药物（β 受体阻滞剂、非二氢吡啶类钙通道阻滞剂、地高辛等）和代谢性疾病（如甲状腺功能减退）。对 SSS 采用对症治疗，通常需植入永久性起搏器。SSS 的心电图表现详见表 4-5-1。

表 4-5-1　SSS 的心电图表现

① 严重的窦性心动过缓（心率＜ 50 次 / 分）

② 窦性停搏和（或）窦房传导阻滞

③ 慢-快综合征：阵发性心动过速（心房颤动、心房扑动、室上性心动过速）和心动过缓交替出现

④ 持续性心房颤动在电复律后无可维持的窦性心律

⑤ 持久、缓慢的房室交界性逸搏节律，部分患者可合并房室传导阻滞和室内传导阻滞

⑥ 活动后心率不提高或提高不足

二、院前管理

1. 院前评估途径（网络问诊、门诊、急诊）

根据患者的主诉和临床表现评估病情，采集现病史、既往史、用药史，完成基本检验和检查如血常规、肝肾功能、电解质等生化全套、心电图、动态心电图、超声心动图等。结合患者病史及检验、检查报告，评估病情危重程度：①针对初治 / 复诊病情稳定的患者，调整治疗方案，候床住院；②对于病情不稳定，有症状或（和）血流动力学不稳定者，先入住急诊，遵医嘱使用抗心律失常药物或临时起搏器植入术等紧急处理，协助患者办理绿色通道住院。

2. 个案管理

收集患者个案信息，采集现病史、既往史、用药史。填写心血管疾病个案管理收案评估，该问卷详见附表 3。采取线上线下相结合的方法，使患者能够及时接触主诊医师，反馈病情，及时得到连续有效个体化的疗效观察和治疗方案调整。

3. 嘱患者配合事项

患者配合院前病情评估，完成必要的辅助检查。门诊 / 急诊患者预约床位，办理预住院手续。

三、院中管理

（一）病史采集和体格检查（住院第1天）

1. 病史采集

询问病史应关注心动过缓症状的频率、严重程度和持续时间，症状与体力活动、情绪、体位改变、药物、典型触发因素（如排尿、排便、咳嗽、长时间站立和剃须）的关系，以及事件发作时的脉率。完整的病史还应该包括家族史、全面的心血管风险评估以及既往和近期可能导致心动过缓的疾病。

现病史：详细询问患者有无乏力、头晕目眩、晕厥前兆、晕厥、劳力性呼吸困难、胸部不适、心悸等症状。临床表现轻重不一，可呈间歇发作。心率缓慢所致的脑、心、肾等脏器供血不足引起的症状多见，严重者可引起黑矇、先兆晕厥、晕厥或阿-斯综合征发作。部分患者合并短阵室上性快速性心律失常发作，又称慢-快综合征。严重心动过缓可加重原有心脏病症状，引起呼吸困难、心力衰竭或心绞痛。除此之外，心排出量过低时还严重影响肾脏等的灌注而致尿少、消化不良。慢-快综合征还可能导致血栓栓塞症状。

既往史：了解患者合并基础疾病的情况，包括高血压病、冠心病、糖尿病、血脂异常、慢性肾功能不全、甲状腺功能异常等，以及相关用药史和疾病控制情况。

个人史：询问患者有无吸烟史和饮酒史，有无药物过敏史。

家族史：了解患者有无心律失常家族史。年轻患者尤其要关注家族史。

2. 体格检查

重点进行血压、静息心率的测量，体查应侧重心动过缓的表现和潜在的结构性心脏病或传导系统疾病的征象。有症状的脉搏减慢可通过心脏听诊或心电图确认，以免其他节律干扰被误诊为心动过缓（如室性早搏）。自主神经调节障碍在晕厥或晕厥前兆的鉴别诊断中非常重要，因此，体位性心率和血压的变化有助于患者的评估。颈动脉窦按摩（carotid sinus massage，CSM）对于40岁以上患者颈动脉窦综合征（carotid sinus syndrome，CSS）的确诊有帮助。

全面的病史采集和体格检查、静息12导联心电图、回顾既往病历和心电图记录、行运动负荷试验在诊断SSS中至关重要。合理诊治SSS的关键在于明确症状与心率之间的关联。详细了解病史和症状发作时的心电图表现往往足以诊断SSS。仔细回顾既往病历，尤其是既往心电图记录，可以找出心电图随时间变化的细微线索。如果临床上疑似SSS的患者在行初次心电图检查后仍不能确定诊断，可行运动负荷试验。

鉴别诊断：虽然SSS很常见，但鉴别诊断时也应考虑其他情况，包括颈动脉窦过敏、血管迷走性晕厥等，以及生理状态下的明显心动过缓（特别是适应大量训练的运动员）。

3. 主要护理工作

参考本章第一节心力衰竭。

4. 个案管理

详见本章第一节心力衰竭。

（二）检验检查（住院第 1 ~ 3 天）

1. 常规检验项目

包括血常规、尿常规、粪常规 + 隐血试验、肝肾功能、电解质、心肌酶、血糖、凝血功能、感染性疾病筛查（乙型肝炎、丙型肝炎、艾滋病、梅毒等）。如存在电解质紊乱（如高钾），根据电解质结果进行相应处理并动态复查。

2. 常规检查项目

12 导联心电图、胸部 X 线检查、超声心动图检查、动态心电图（如近期已查，可不再重复检查）。12 导联心电图可提供患者的节律、室率及传导障碍的类型等信息，同时可提供器质性心脏病或全身性疾病的信息如左心室肥厚、病理性 Q 波、QT 间期延长、低电压、电解质紊乱等。对于症状发作频繁，24 ~ 48h 之内可能监测到的患者，可选用连续动态心电图检查。

3. 特殊检查

体外事件记录仪：可记录发作不频繁的窦房结自律性减低的表现，如窦性停搏、窦性心动过缓、慢 - 快综合征、房扑或房颤转复后心脏停搏及心脏变时功能不全的证据。

运动试验：可用来评估心脏变时功能不全。有助于诊断由于心肌缺血、冠脉痉挛引起的心动过缓。

冠脉 CTA、冠脉造影：可用来诊断冠心病，明确冠脉狭窄程度，用来评估是否因冠心病心肌缺血引起窦房结供血不足导致的 SSS。

颈动脉窦按摩检查：确诊 SSS 一般不会使用颈动脉窦按摩法，但该方法通常用于识别颈动脉窦过敏。以往的报道称颈动脉窦过敏与 SSS 有关，故有人提倡将此法用于评估 SSS。按摩颈动脉窦时，出现超过 3s 的停搏和（或）有症状的血压下降提示颈动脉窦过敏。该检查在鉴别晕厥是否由颈动脉窦过敏导致的特异性有限。无症状的老年人偶尔也可出现持续 3s 以上的窦性停搏。因此，在解读颈动脉窦按摩试验的结果时务必要结合具体的临床情况。

阿托品试验：其原理是窦房结的自律性受自主神经影响，迷走神经张力过高可致使窦性心率减慢。因此对疑有 SSS 所致心率过缓患者，应排除迷走神经的影响。阿托品是抗胆碱药，能解除迷走神经对窦房结的抑制作用从而使交感神经占据优势，使心率加速。因此，对怀疑 SSS 需做进一步检查的时候，阿托品试验可作为最常用的鉴别方法之一。

方法：①试验前停用影响心率的药物（如美托洛尔、普萘洛尔、阿托品等）2～3 天；②卧位，描记 12 导联心电图作为对照；③阿托品 1mg(0.02～0.04mg/kg)，加 5mL 0.9% 氯化钠注射液（生理盐水）稀释，静脉快速注射（1min 内）；④分别于注药后 1、2、3、4、5、10、15、20min 描记心电图，计算窦性心率并观察心率的变化。判定标准：阳性——全部观察时间内心率＜90 次/分；出现窦性停搏或窦房传导阻滞；出现交界性逸搏心律，或原为交界性心律持续存在者；出现室上性快速心律（如房颤等）。阴性——全部观察时间内心率＞90 次/分；首次使用阿托品 1mg 静注阴性者，次日可再次静推 2mg，若＞90 次/分或超过对照时心率的 25% 以上者，则为阴性。禁忌证：对于有青光眼、前列腺增生、尿潴留患者不宜做此项试验，高温季节应避免使用。

4. 侵入性检查

（1）植入心电事件记录装置（insertable cardiac monitor，ICM） 是一种能够长时间持续监测患者心电信号的可程控器械，植入于患者的胸前皮下，可自动及手动记录患者的心律失常事件，并可以无线程控来读取数据。ICM 克服了体外心电监测仪监测时间相对较短，间断监测，对于偶发、短时间的心律失常的诊断能力有限的局限性，能够提供更长程的持续心脏节律监测，适用于症状发作不频繁或不可预测性的疑似心动过缓或传导异常患者，便于明确心动过缓与临床症状的关系。因此，对于怀疑心动过缓相关症状的患者，若发作不频繁（症状发作间隔＞30d），常规的非侵入性检查未能明确时，应使用 ICM 进行长程心脏节律监测。另外，ICM 不仅能够提高诊断率，而且有助于患者及时治疗，从而降低整体医疗成本，对于诊断未明且疑似心动过缓或传导阻滞患者，应尽早植入 ICM。

（2）心内电生理检查（electrophysiology study，EPS） 是导管介入的侵入性检查，可对窦房结功能及房室传导功能进行评估，通常不作为首选方案。对于高度怀疑症状与心动过缓相关的患者，当非侵入性检查不能明确时，可考虑进行 EPS。

5. 主要护理工作

（1）侵入性检查需注意以下方面

① 植入型心脏监测仪：是一项有创的侵入性检查，检查前需征求患者同意并签署检查同意书，检查前需评估患者胸前区皮肤情况，必要时备皮，植入后需注意观察胸前区皮肤伤口情况，协助医师每日换药一次，植入侧上肢一周内抬高不过肩，监测仪与手机最少间隔 15cm，避免接触强磁场地点。

② 心内电生理：做检查前也需签署同意书，检查后右下肢需制动 8h，注意观察右侧腹股沟穿刺处敷料有无渗血，制动期间需预防血栓，嘱患者多喝水，右

下肢做踝泵运动，尽早下床活动。

（2）余参考本章第一节心力衰竭。

（三）治疗方案（住院第1～4天）

1. 一般治疗（住院第1～4天）

非药物治疗方面应包括积极的健康宣教提高患者对自身疾病的认知，指导患者养成良好的生活习惯（戒烟和限酒等），控制体重，适度运动，保持良好的睡眠，避免激动或剧烈情感刺激，维持良好的心境等方面。指导患者注意监测自己的血压、心率、脉搏，注意观察是否有与心率变化有关的头晕、黑蒙、晕厥症状。合并慢性心功能不全的患者需注意控制饮水量，监测自身体重变化评估水肿情况以及对利尿药治疗的反应等。合并高血压者需注意血压、心率的测量。合并糖尿病患者需注意饮食管理、监测血糖及观察降糖药物的反应。

2. 药物治疗（住院第1～4天）

（1）提高心率（起搏器植入前），急救治疗，根据基础疾病情况对症治疗。SSS常用药物治疗详见表4-5-2。

表 4-5-2　SSS 常用药物治疗

药物名称	给药途径	常用剂量	给药间隔时间	适应证	禁忌证
阿托品	静脉注射	0.5～1mg	3～5min	急性心肌梗死所致的 SSS	心脏移植所致 SSS
多巴胺	静脉泵入	5～20μg/（kg·min）	每 2min 可调整剂量		
异丙肾上腺素	静脉滴入	1～20μg/min			急性心肌梗死所致的 SSS
肾上腺素	静脉泵入	0.1～0.5μg/（kg·min）			
茶碱片	口服	5～10mg/（kg·d）		心脏移植术后、急性脊髓损伤所致 SSS	慢-快综合征、室性心律失常
氨茶碱	静脉滴注	6mg/kg 溶于 100～200mL 溶剂，静脉滴注 20～30min		心脏移植术后、急性脊髓损伤所致 SSS	

（2）使用抗凝药物者，需评估患者出血相关危险因素，再决定围术期药物治疗方案。

① 服用华法林者，如无出血高危因素，一般不停用，建议 INR 控制在 2.5以下。目前术前不建议使用低分子肝素来桥接。

② 服用直接凝血酶抑制剂或 X a 因子抑制剂者，如无出血高危因素，可以

停用一剂（每日两次的药物）或不停用（每日一次的药物），并在末次服药18～24h后手术；如患者有出血高危因素，停药1～2天后手术，无需抗凝桥接。

（3）服用抗血小板药物（如阿司匹林、ADP受体拮抗剂等）者，需评估患者的血栓事件风险决定是否可停用。如患者存在高血栓事件风险（如冠脉支架植入术后6个月内），应继续使用（包括单独或联用两种抗血小板药）；如患者血栓事件风险较低，可考虑停用，根据药物种类决定停用时间（如阿司匹林7天、氯吡格雷5天）。

（4）术前常规预防性使用抗菌药物。

3. 起搏器植入手术治疗（住院第2～4天）

可采用临时起搏和（或）永久起搏器进行治疗。对于药物效果不佳、血流动力学不稳定的SSS患者，应选择临时起搏治疗作为永久起搏器植入术前的过渡，或者疾病进展阶段的观察期，以评估是否需要永久起搏治疗。美国一项研究观察了2004～2014年共有超过36万人置入临时起搏器，后续只有37.9%的患者置入永久起搏器。临时起搏方式可选择经静脉临时起搏，心脏外科术后可选用心外膜临时起搏，经皮临时起搏不作为首选，有些情况下，可选用永久起搏导线（主动固定导线）作为临时起搏器导线，具有易固定、不移位、易拔除的优点。具体适应证及手术流程见第三章第一节起搏器植入术的相关内容。

4. 主要护理工作

（1）体位与休息　当患者出现头晕等不适时，可取高枕位或半卧位休息，避免左侧卧位；出现血压下降、休克时，协助去枕平卧，抬高头部和下肢15°～20°，以增加回心血量；当出现意识丧失、抽搐时，让患者保持平卧位，头偏向一侧，防止分泌物流向气管引起窒息。

（2）吸氧　伴呼吸困难、发绀等缺氧表现时，遵医嘱予氧疗。

（3）病情观察　遵医嘱上心电监护仪及血氧饱和度监测，密切观察患者生命体征、意识、神志、面色等变化，特别关注心率/律的变化，及时发现及处理心电监护仪的警报，出现严重心动过缓及心动过速时立即告知医师。

（4）跌倒预防　由于患者存在心率过慢或停搏而发生晕厥的风险，因而尤其注意安全防护，拉起床栏，床头设置防跌倒标志，提醒患者注意安全，安排家属24h陪护。

（5）饮食　日常饮食以高蛋白质、高维生素、清淡易消化食物为主。

（6）对症护理　建立静脉通路，备好抢救仪器及药物。

（7）用药护理　用药期间密切观察患者有无不良反应及监测心率/律变化，及时告知医师，调整药物剂量。静脉输注增快心率药物时，需使用输液泵控制速度，且需注意预防静脉炎及药物外渗，可将复方七叶皂苷凝胶20mg和地塞米松

20mg混匀后涂抹于输液血管上方的皮肤处。

（8）心理护理　护理人员需要积极进行心理护理，视患者表现的情绪予以针对性指导，如针对恐惧情绪的患者，告知其导致晕厥的原因和治疗方案，结合真实有效案例，提高患者对其疾病治愈的自信。通过视频、图片详细讲解永久性心脏起搏器安置手术的流程，提高患者的认知。

（9）预防感染　了解患者过敏史，必要时术前行抗生素皮试。

（10）临时、永久起搏器植入术前术后护理　参考第三章五节介入治疗的护理。

（四）出院医嘱及注意事项（住院第5～6天）

1. 出院标准

（1）起搏器工作正常。

（2）生命体征稳定。

（3）手术切口愈合良好。

2. 出院医嘱

（1）饮食指导　适度饮酒不影响起搏器工作，起搏器本身不受饮食影响。

（2）出院用药指导　遵医嘱服药，不可擅自停药或更改剂量，如服药后出现不适症状，请及时就诊。

（3）门诊随访指导　①定期随访，测试起搏器功能。出院后每1～3个月随访1次，情况稳定后每半年至1年随访1次，电池消耗时起搏器脉冲减慢，此时应缩短随访间隔，在电池消耗前及时更换起搏器。②出院后注意保持伤口敷料干燥、清洁；继续伤口换药5～7天直至伤口完全愈合，每2～3天换药1次。如发现伤口处红肿、破溃等异常现象，应及时返院就诊。

3. 出院后注意事项

（1）患者手术过后要左侧卧位或者平卧24h，同时减少术侧肢体活动，避免不小心造成牵拉伤口，形成损伤。24h过后可以适当活动，预防身体长期静止不动造成肢体血栓。手术后一周内起搏器容易出现电极移位、外界磁场干扰、导线断裂等问题，所以在活动中要特别注意观察起搏器频率。

（2）患者出院以后一定要坚持随诊，频率为出院后第1、3、6、12个月，之后是每半年或1年随诊1次，目的是观察起搏器的工作状态是否良好，包括起搏器的参数是否合适以及电量剩余情况。尤其是在术后7～8年时，起搏器的电量可能会耗尽。

（3）患者植入起搏器之后要远离磁场，因为强磁场会干扰起搏器的功能。患者禁止行磁共振检查，除非植入的起搏器具有抗磁共振功能，但是可以使用手机、微波炉，而且应在植入起搏器的对侧去接听手机，起搏器距离手机的距离要保持

15cm 以上。同时要避免使用电刀、电动床等，以免干扰起搏器的功能。植入起搏器的患者如果乘坐飞机，可以向安检处工作人员提供免检卡，而无需通过安检。

4. 主要护理工作

（1）伤口指导：针对患者术后伤口，住院期间，协助医师每日换药一次，更换纱布，并观察伤口愈合情况，有无渗血、血肿，拍照留图，并跟患者和家属共同分析伤口的情况。告知患者及家属出院后应到就近诊所或医院进行伤口换药，直至术后 14 天或伤口完全愈合。如发现伤口渗血、血肿，及时与个案管理师线上联系，安排主治医师与当地医师联合诊疗。

（2）随身携带起搏器随访卡。

（3）教会患者自测脉搏　告知患者用食、中、环指三指并排同时按压在手腕拇指侧的桡动脉处，用指尖触诊，测量桡动脉 1min 内搏动的次数，则为脉搏数。自测脉搏可以间接地检查起搏器的功能，末期探测可及早发现电池剩余能量。也可通过仪器测量，如指脉氧检测仪和电子血压计也可测量脉搏。应每天清晨醒来或静坐 15min 后自数脉搏，低于设定的起搏频率的误差超过 5 次 / 分，应立即到医院就诊。

（4）告知患者植入侧的手臂避免做剧烈活动及负重。起搏器患者应尽量避免手机靠近起搏器，打电话时最好使用对侧手，使手机与起搏器的距离保持在 15cm 以上。当起搏器受到低频（100Hz 左右）震动时，可能导致感知功能异常，应避免打开引擎盖修理汽车发动机、驾驶摩托车或乘坐剧烈颠簸的汽车。

（5）避免磁铁靠近起搏器，包括磁疗健身器械。植入起搏器的患者，应远离电台发射站、电视发射台、转播车、发射机、雷达、马达、内燃机、高压电场、变压器、发电厂的发电车间、电弧焊接、医院的磁共振仪等强磁场和强电场。

（6）行磁共振检查的注意事项　仅植入抗核磁的起搏器患者可行磁共振检查，而且不是做磁共振检查完全自由，还需注意以下几点：

① 抗核磁起搏器对磁场的强度有一定的限制，有 2 种不同磁场强度，分别为 1.5T 和 3.0T，3.0T 核磁兼容起搏器可以在 3.0T 和 1.5T 的设备上进行检测，1.5T 核磁兼容起搏器只能在 1.5T 的核磁设备上进行检测。

② 担保卡上会标明植入的抗核磁起搏器可以接受的磁场强度，检查前请与医师确认核磁设备的磁场强度，检查时随身携带卡片。

③ 在植入 6 周之后才可以进行核磁共振检查，且需调整为抗核磁模式。

④ 预约核磁共振检查后，检查当日，先入程控室由工程师将起搏器调为抗核磁模式，进入检查室，进行磁共振检查，检查完后再由工程师将起搏器的模式调整为核磁共振检查前的设置。

（7）如果没有严重的器质性心脏病或其他疾病，可正常工作。

（8）可以开车、游泳，乘坐汽车、火车、飞机或轮船等。

（9）适度饮酒不影响起搏器，起搏器本身不受饮食的影响。

（10）可乘坐飞机外出旅行，但应随身携带起搏器识别卡。向机场安检人员出示该卡，证明装有心脏起搏器。

（11）余参考本章第一节心力衰竭。

四、出院后随访管理

（1）录入患者的出院记录，以及检验、检查的阳性结果。填写心血管疾病住院期间信息登记和个案管理计划（附表4）。若置入起搏器，应注明起搏器的厂家、起搏器的工作模式等。

（2）根据患者所患疾病的危险因素，制订患者个性化关注重点。评估患者自测脉搏掌握的程度以及执行情况。

（3）根据缓慢心律失常患者出院随访管理计划（表4-5-3）安排复诊。临近起搏器电池耗竭时逐渐缩短复诊时间。若出现不适，应立即复诊。

（4）复诊结束后，填写心血管疾病复诊后信息登记和个案管理计划（附表5）。

表 4-5-3　缓慢心律失常患者出院随访管理计划

时间／项目	短期随访（出院后1～30日，出院后1个月复诊）	中期随访（出院后31～365日，出院后3、6、12个月复诊）	长期随访（出院后365⁺日，每年复诊一次）
主要诊疗	□常规复查项目包括心电图、血常规、肝肾功能、血脂 □起搏器功能分析与随访 □根据患者具体情况选择评估电解质、胸部X线检查、超声心动图	□常规复查项目包括心电图、血常规 □起搏器功能分析与随访 □选择评估电解质、肝肾功能、胸部X线检查、超声心动图、动态心电图等	□常规复查项目包括心电图、血常规 □起搏器功能分析与随访 □选择评估电解质、肝肾功能、血脂、胸部X线检查、超声心动图、动态心电图等
专科护理	1. 出院后一周内电话随访 □评估起搏器伤口是否愈合，有无感染，是否高蛋白质饮食 □评估术侧上肢活动情况 □评估患者症状的改善情况，有无头晕、黑蒙甚至晕厥，评估术后并发症 □评估患者对起搏器注意事项的掌握程度 □评估起搏器工作情况，通过患者自测脉搏的结果初步判定起搏工作情况 2. 随访数据收集	1. 出院后3、6、12个月内电话随访 □评估术侧上肢是否正常活动 □推送起搏器并发症的相关内容，强化患者识别起搏器异常情况的能力 □评估服药和复诊依从性 □评估患者焦虑、抑郁症状 □强化患者起搏器注意事项 □评估患者自我评估起搏器工作情况的能力 2. 随访数据收集	1. 每年电话随访1次 □评估服药和复诊依从性 □评估患者焦虑、抑郁症状 □评估患者是否再次出现术前的症状 □强化患者起搏器注意事项 2. 随访数据收集

续表

项目 \ 时间	短期随访 （出院后 1～30 日，出院后 1 个月复诊）	中期随访 （出院后 31～365 日，出院 后 3、6、12 个月复诊）	长期随访 （出院后 365⁺日，每年复诊 一次）
个案管理	□回答患者咨询问题 □推送起搏器管理的软文和视频，强调自我管理重要性、必要性 □信息反馈	□回答患者咨询问题 □推送疾病相关的软文和视频，强调自我管理重要性、必要性 □信息反馈	□回答患者咨询问题 □推送起搏器管理的软文和视频 □推送疾病自我检测的软文和视频 □信息反馈
患者配合事项	□出院后满 1 个月完成面诊 □处于康复期，进行术肢早期功能锻炼 □注意自我症状评估，及时报告异常	□出院后 3、6、12 个月完成面诊 □注意自我症状评估，及时报告异常	□出院满 1 年后，每年完成 1 次面诊 □学习疾病（包括风险因素）相关内容 □熟悉起搏器的注意事项

第六节　房室传导阻滞

一、概述

正常心脏心房和心室之间的心电冲动传导经由特殊的房室传导系统，它包括房室结、希氏束、左右束支以及心内膜下的浦肯野纤维网。房室传导阻滞是指解剖或功能性传导系统障碍导致心房至心室的心电冲动传导延迟或中断。传导障碍可以是暂时性或永久性；可以是传导延迟、间歇性传导或完全性传导中断。房室传导阻滞的病因多样，既有遗传性，又有生理性或获得性疾病所致。房室传导阻滞的治疗取决于多种因素，包括病史、症状、病因（基础心脏病）、心功能状态、阻滞程度、阻滞持续时间（暂时性或永久性）和阻滞部位。治疗措施依据严重程度或可能的潜在风险决策，包括观察、纠正诱因、药物治疗、临时起搏及永久起搏植入术等。

（一）分类

临床上通常根据传导阻滞程度及心电图表现将房室传导阻滞进行分型，分为一度房室传导阻滞、二度房室传导阻滞和三度房室传导阻滞；阻滞部位可位于房室结、希氏束内（局限在希氏束）或希氏束下（希氏束以下）。

（二）病因

房室传导阻滞的病因多样，既有遗传性，又有生理性或获得性疾病所致。通常分为遗传性与获得性，其中获得性因素更为常见，包括退行性病变、缺血、感染、炎症、内环境紊乱、迷走神经过度激活、药物、医源性、肿瘤等。而房室传导系统退行性病变是临床中最为常见的病因。

1. 先天性房室传导阻滞

（1）先天性完全性房室传导阻滞　是胚胎时期房室结发育不良所致，主要继发于心房和周围传导组织联系的缺失，房室结和结区传导束被脂肪组织代替。约50%的先天性房室传导阻滞的患者合并先天性心脏病（如先天性矫正型大血管转位、房室不一致性、房/室间隔缺损等）。

（2）家族性房室传导阻滞　家族性房室传导阻滞可能以常染色体显性方式遗传，其特征为阻滞程度逐渐进展、阻滞部位各异。目前已证实，*SCN5A* 基因的突变（编码心脏钠离子通道的 a 亚基）和 *KCNJ2* 基因与房室传导阻滞相关。此外，*PRKAG2* 基因的突变在 Wolff-Parkinson-White 综合征和房室传导阻滞的患者中已有描述。

2. 获得性房室传导阻滞

（1）退行性病变　传导系统纤维化和硬化是获得性传导系统疾病中最常见的，约占房室传导阻滞病例的一半，可能由几种不同的疾病导致，临床上通常难以区分。Lenegre 病传统上是指较年轻个体（＜60 岁）中传导系统发生的进展性、纤维化、退行性硬化疾病。

（2）缺血性心肌病　约40%的房室传导阻滞病例由缺血性心脏病所致，急性冠脉综合征或慢性缺血性心脏病均可能发生传导障碍。其中急性心肌梗死患者房室传导阻滞的发生率为12%～15%，其发生率和严重程度与缺血/梗死的面积和程度有关。一度房室传导阻滞和二度Ⅰ型房室传导阻滞更常见于下壁心肌梗死，通常由迷走张力增高引起，多数是暂时的（心肌梗死后 48～72h 逐渐恢复正常）且没有症状，很少发展为高度或三度房室传导阻滞。二度Ⅱ型房室传导阻滞在急性心肌梗死患者中发生率仅为1%，前壁心肌梗死比下壁心肌梗死患者多见，与希氏束或束支缺血或梗死密切相关，可进展为三度房室传导阻滞。三度房室传导阻滞在急性心肌梗死患者中发生率为8%～13%，可见于急性下壁或前壁心肌梗死。急性下壁心肌梗死的阻滞部位通常在房室结水平，出现窄 QRS 波的交界区逸搏心律，心率 40～60 次/分；可以被抑制迷走神经的药物或儿茶酚胺逆转，通常几天之内可以恢复。

（3）心肌病和心肌炎　房室传导阻滞可见于各种类型心肌病、心肌浸润性疾病患者，包括肥厚型、扩张型或限制型心肌病，致心律失常性心肌病，浸润性疾病（如淀粉样变性、结节病、血色病）；也可见于任何原因引起的心肌炎患者，包括风湿热、莱姆病、白喉、病毒感染、系统性红斑狼疮、弓形虫病、细菌性心内膜炎和梅毒。心肌炎中发生房室传导阻滞通常是预后较差的一个征象，3% 发展为三度房室传导阻滞。

（4）药物　多种药物可损害传导系统，引起房室传导阻滞。以抗心律失常药物较常见，包括：Ⅱ 类抗心律失常药物 β 受体阻滞剂和阻滞 Na^+/K^+ 通道的地高辛，可以影响自主神经系统间接作用于房室结；Ⅳ 类钙通道阻滞剂如非二氢吡啶类药物和 Ⅲ 类抗心律失常药物钾通道阻滞剂，如胺碘酮可直接减慢房室传导。

（5）医源性原因　医源性房室传导阻滞可以是医疗操作直接损伤导致，也可能是叠加潜在的疾病导致生理性或病理性房室传导阻滞恶化。心脏外科手术中可能因传导系统的创伤或缺血导致不同程度的房室传导阻滞，如主动脉瓣置换术、传导系统所在区域的先天性心脏缺损（心内膜垫畸形、室间隔缺损等）的修补术。这类传导阻滞通常是由围术期心肌水肿引起的短暂现象，可在手术后数小时至数天内消退。心内导管操作可能引起不同程度的房室传导阻滞：接受经皮经导管主动脉瓣置换术的患者术后发生房室传导阻滞率为 2% ～ 8%；房室结折返性心动过速的导管消融通常涉及紧邻房室结的心房区域，该手术导致心脏传导阻滞的风险为 1%；梗阻性肥厚型心肌病患者接受经皮室间隔酒精消融后，患者出现三度房室传导阻滞的风险高达 8% ～ 10%。

二、院前管理

参考本章第五节病态窦房结综合征。

三、院中管理

（一）病史采集和体格检查（住院第 1 天）

1. 病史采集

现病史、既往史、个人史、家族史采集同本章第五节病态窦房结综合征。额外补充以下内容：询问患者有无胸闷、胸痛等心绞痛病史，有无近期发生过急性心肌梗死。因冠心病可因影响房室结血供引起房室传导阻滞，冠脉血流重建后，房室传导阻滞可能恢复。

2. 体格检查

同本章第五节病态窦房结综合征。

3. 主要护理工作

（1）入院常规护理详见本章第五节病态窦房结综合征。

（2）对于有晕厥史患者需着重宣教预防跌倒坠床，上双护栏，嘱患者 24h 留陪护，加强巡视。

4. 个案管理

参考本章第一节心力衰竭的相关内容。

（二）检验检查（住院第1～3天）

参考本章第五节病态窦房结综合征。

（三）治疗方案（住院第1～4天）

1. 一般治疗（住院第1～4天）

对于一度、二度Ⅰ型房室传导阻滞的患者若无明显临床症状且无血流动力学改变，一般不需要治疗，需交代患者注意改变自身生活习惯，忌咖啡、浓茶，避免熬夜，适当运动，提高免疫力，定期复查动态心电图。余参考本章第五节病态窦房结综合征。

2. 药物治疗（住院第1～4天）

（1）房室传导阻滞的药物治疗　详见表4-5-2。

（2）房室传导阻滞的药物治疗的推荐级别

① Ⅱa类适应证：对于二度或三度房室传导阻滞患者，若存在心动过缓相关症状或血流动力学不稳定，应使用阿托品以改善房室传导、提高心率、改善症状。

② Ⅱb类适应证：a. 若房室传导阻滞病因排除急性冠状动脉缺血，可考虑使用β受体激动剂，如异丙肾上腺素、多巴胺、肾上腺素等提高心室率。b. 对于急性冠状动脉缺血引起的房室传导阻滞，可考虑静脉使用氨茶碱提高心室率。

3. 起搏器植入术（住院第2～4天）

对于药物效果不佳、血流动力学不稳定的房室传导阻滞患者，应选择临时起搏治疗作为永久起搏器前的过渡，或者疾病进展阶段的观察期，以评估是否需要永久起搏治疗。临时起搏方式可选择经静脉临时起搏，心脏外科术后可选用心外膜临时起搏，经皮临时起搏不作为首选，有些情况下，可选用永久起搏导线（主动固定导线）作为临时起搏器导线，具有易固定、不易脱位、易拔除的优点。对于一度、二度Ⅰ型房室传导阻滞，有无心动过缓症状是决定是否采用永久起搏治疗的主要依据。但若阻滞位点在房室结以下或存在系统性疾病可能导致房室传导阻滞进展，即使没有心动过缓症状，亦需考虑永久起搏治疗。对于已知可逆原因导致的症状性房室传导阻滞患者，首先予病因及支持治疗。若治疗潜在疾病后仍存在房室传导阻滞，推荐行永久起搏治疗。迷走神经张力增高引起的房室传导阻滞，若患者无症状，不应行永久起搏治疗。起搏器植入术的具体内容参考第三章第一节的起搏器植入术。

4. 主要护理工作

详见本章第五节病态窦房结综合征。

5. 出院医嘱及注意事项（住院第 5 ~ 6 天）

详见本章第五节病态窦房结综合征。

四、出院后随访管理

详见本章第五节病态窦房结综合征。

第七节　慢性冠脉综合征

一、概述

冠状动脉粥样硬化性心脏病（coronary atherosclerotic artery disease，CAD），简称冠心病。《中国心血管健康与疾病报告 2022》中指出冠心病仍是威胁我国城乡居民身体健康的主要心血管疾病之一，虽然近年来医学上对冠心病的防治取得了巨大进步，但我国城乡居民冠心病的死亡率仍呈缓慢上升趋势，前景不容乐观。传统上将冠心病分为 5 个类型，包括：①隐匿型或无症状型；②心绞痛型；③心肌梗死型；④缺血性心肌病型；⑤猝死型。在临床工作中为了更好地识别和管理冠心病高危患者，学界提出了急性冠脉综合征（acute coronary syndrome，ACS）的概念，具体包括以下三种类型：不稳定型心绞痛（unstable angina，UA）、非 ST 段抬高型心肌梗死和 ST 段抬高型心肌梗死。其中不稳定型心绞痛和非 ST 段抬高型心肌梗死又合成为非 ST 段抬高型急性冠脉综合征（non-ST-segment elevation acute coronary syndrome，NSTE-ACS）。参照上述标准，学界内又将除 ACS 之外的冠心病称之为稳定性冠状动脉疾病（stable coronary artery disease，SCAD）。

2019 年欧洲心脏病学会（European Society of Cardiology，ESC）首次将除 ACS 之外的冠心病，即既往称为"稳定性冠状动脉疾病"重新定义为"慢性冠脉综合征（chronic coronary syndrome，CCS）"，与"急性冠脉综合征"这一概念相对应。新的分类方法更符合冠心病疾病发展的动态变化，之前诊断为 ACS 的患者经过药物治疗、介入治疗后病情稳定者可重新归类至 CCS，而 CCS 患者可因生活方式未改善、药物依从性差或疾病进展等原因，导致冠脉病变不稳定，乃至发生急性血栓事件需重新划分为 ACS 来管理。2019 年 ESC 版《CCS 诊断和管理指南》中对 CCS 包括的几种临床情况进行了定义（表 4-7-1）。

CCS 临床表现包括以下特点：典型者可表现为稳定型心绞痛或劳力性心绞痛的特点，即心绞痛的诱因、发病性质和程度、症状持续时间、缓解方式等在

表 4-7-1 2019 年 ESC《CCS 诊断与管理指南》

① 疑似冠心病，但无胸闷、心绞痛等相关症状，临床表现相对稳定的患者

② 心力衰竭或左心功能不全并怀疑为缺血性心脏病的患者

③ 有 / 无症状，但症状相对稳定，且持续时间＜ 1 年，之前诊断为 ACS，或近期接受了血运重建（包括 PCI 和 CABG）的患者

④ 有症状且超过 1 年，首次行血运重建或新近诊断的患者

⑤ 有心绞痛症状，但冠脉主要血管无狭窄，考虑冠脉痉挛或冠脉微血管病变

⑥ 无心绞痛症状，在进行冠脉影像学检查后发现冠脉狭窄者

一段时间内均保持相对稳定状态。但部分患者心绞痛发作时以呼吸困难为主要表现，其他患者亦可无明显临床症状，或仅出现慢性心功能不全的表现，如劳力性气促、夜间阵发性呼吸困难等。

二、院前管理（入院前准备 1 ～ 2 日）

1. 主要诊疗工作

门诊常规就诊：了解患者的病史，包括主要症状的描述，当前的用药情况，相关的合并疾病情况；测量血压、心率，对患者进行心血管系统基本体格检查；进行血生化常规检验，包括血常规、血糖、血脂、肝肾功能、心肌酶、肌钙蛋白、电解质等，以及心电图、超声心动图、胸部 X 线片等常规检查。

2. 个案管理

对于有住院需求的患者开住院证，办理住院登记预约住院。

三、院中管理

（一）病史采集和体格检查（住院第 1 天）

1. 病史采集

现病史：详细了解患者心绞痛发作的特点，询问并了解患者是否存在呼吸困难或水肿，判断是否合并心功能不全。

既往史：合并基础疾病的情况，包括高血压、糖尿病、血脂异常、慢性肾功能不全、甲状腺功能异常等，以及相关用药史和疾病的控制情况。询问是否有自发性出血史，其中最常见的是胃肠道出血史。既往是否曾行冠脉血运重建治疗。入院前是否已接受抗血小板、降脂、控制心室率、抗心绞痛等药物治疗。

个人史：询问患者有无吸烟史和饮酒史，有无药物过敏史，包括造影剂过敏史。

家族史：了解患者有无冠心病家族史和早发心血管疾病家族史［定义为致死性或非致死性心血管事件，和（或）一级男性亲属在 55 岁以前、女性亲属在 65 岁以前确诊为心血管疾病］。

2. 体格检查

重点进行血压、静息心率的测量，以及身高、体重、腰围、臀围的测定并由此计算出身体重指数（body mass index，BMI）、腰高比（腰围和身高的比值）、腰臀比（腰围和臀围的比值），综合判断患者是否存在超重或肥胖以及肥胖的类型，患者的基础营养情况评估。全身系统体格检查以及心血管专科体格检查（详见前文相关内容）。对患者进行心理问卷评估筛查潜在的焦虑症、抑郁症等心理疾病。

3. 主要护理工作

参考本章第一节心力衰竭的相关内容。

4. 个案管理

参考本章第一节心力衰竭的相关内容。

（二）检验检查（住院第 1～3 天）

1. 常规检验项目

包括血常规、粪常规＋隐血试验、尿常规、肝肾功能、电解质、心肌酶学、hs-cTn、BNP 或 NT-proBNP、常规血脂四项（TC、LDL-C、HDL-C、TG），以及其他血脂指标如脂蛋白 a、载脂蛋白 A-1、载脂蛋白 B 等，还应检查空腹血糖、糖化血红蛋白（HbA1c）、甲状腺功能。若空腹血糖和糖化血红蛋白无法完全排除糖尿病，应加做口服葡萄糖耐量试验。特殊情况下，如患者在服用氯吡格雷期间出现支架内再狭窄，可行血小板聚集率检测和 *CYP2C19* 基因多态性检测评估氯吡格雷的药物代谢反应，判断是否存在氯吡格雷抵抗。

2. 常规检查项目

包括静息心电图、胸部 X 线片或胸部 CT、经胸超声心动图、颈部血管彩超、腹部彩超等。普通静息心电图是所有心血管疾病患者的基础检查，可初步评估患者是否存在心肌缺血。典型的心肌缺血心电图改变为相邻两个导联出现 ST 段水平型或下斜型压低 ≥ 0.5mm 伴或不伴 T 波倒置 ≥ 1mm。病理性 Q 波提示陈旧性心肌梗死也有助于冠心病的诊断。胸部影像学可同时提供心脏和肺部病变的客观依据，尤其怀疑呼吸困难是由肺部疾病所致者。

3. 特殊检查

评估心肌缺血的非侵入性检查主要包括以下几个：运动负荷心电图，冠脉CT 血管造影，心脏正电子发射断层扫描（positron emission tomography，PET）和心脏单光子发射计算机断层扫描（single photon emission computed tomography，SPECT）检查等。

4. 主要护理工作

（1）常规检验、检查配合　参考本章第一节心力衰竭的相关内容。

（2）特殊检查——冠脉CT血管造影配合：检查当日可进食，检查当天去检查室打留置针，做完检查后需多饮水促进造影剂排泄，以预防造影剂肾病的发生。24h后，在检查区域的自助机取结果。

（三）治疗方案（住院第1～5天）

1.一般治疗（住院第1～5天）

非药物治疗方面应包括低盐低脂饮食，积极的健康宣教提高患者对自身疾病的认知，指导患者养成良好的生活习惯（戒烟和限酒等），控制体重，适度运动，保持良好的睡眠，避免激动或剧烈情感刺激，维持良好的心境等方面。存在心绞痛症状者，需注意总结心绞痛发作的诱因并在日常生活中尽量避免类似场景发生。合并慢性心功能不全的患者需注意控制饮水量，监测自身体重变化评估水肿情况以及对利尿药治疗的反应等。合并高血压者需注意血压、心率的监测。合并糖尿病患者需注意饮食管理、监测血糖及观察降糖药物的反应。

2.药物治疗（住院第1～5天）

CCS的治疗以药物治疗为主，建议每个患者均能达到个体最优化的药物治疗。目前药物治疗主要包括以下几个方面：

（1）抗血小板药物治疗 抗血小板治疗是冠心病患者的一线治疗，且无论是否有心肌缺血症状，CCS患者均需行抗血小板治疗，除非合并较高的出血风险以致完全不能耐受任何抗血小板治疗。抗血小板常用药物有COX-1抑制剂阿司匹林（75～100mg，每日1次）和P2Y12抑制剂氯吡格雷（75mg，每日1次）。另一种P2Y12抑制剂替格瑞洛（90mg，每日2次）更适用于冠脉血栓事件风险较高的ACS患者，故在CCS患者中不建议常规使用。病情稳定的CCS患者需接受长期单药抗血小板治疗。若住院期间患者有行冠脉造影尤其是PCI的计划，则在术前需常规接受双联抗血小板治疗并在术前达到最大程度的血小板抑制率。常规的双联抗血小板方案为阿司匹林＋氯吡格雷。若患者在入院前已长期服用了一种抗血小板药物，则需在入院后增加另一种抗血小板药物，并在起始时给予负荷剂量。CCS患者在PCI术后常规双抗血小板的疗程为6个月，随后改为单药抗血小板治疗。若患者合并心房颤动，则需计算CHA_2DS_2-VASc评分和HAS-BLED评分来评估者卒中和体循环栓塞的风险及抗凝治疗时的出血风险。若男性患者CHA_2DS_2-VASc评分≥2分，女性患者CHA_2DS_2-VASc评分≥3分，则建议给予抗凝治疗。HAS-BLED评分≥3分提示抗凝治疗时高出血风险。口服抗凝药物首选NOAC，常用的药物有Xa因子抑制剂利伐沙班（15/20mg，每日1次）、阿哌沙班（2.5/5mg，每日2次）和艾多沙班（30/60mg，每日1次），以及直接凝血酶抑制剂达比加群酯（110/150mg，每日2次）。如果患者为瓣膜性房颤（中到重度的二尖瓣狭窄）或金属瓣膜置换术后，NOAC 则不适用于此两种临床情况，口服抗凝药物仅能选择维生素 K 拮抗剂华法林，并且要求控制 INR 在 2.0～3.0。若患者既有抗凝指征，又接受了 PCI 治疗，则住院期间需行三联抗栓治疗，即在两种抗血小板药物的基础上联合一种抗凝药物。其中抗血小板药物推荐阿司匹林 + 氯吡格雷联合，抗凝药物首选 NOAC。若三联抗栓治疗中抗凝药物只能选用华法林，为降低出血风险应将 INR 控制在 2.0～2.5 即可。因三联抗栓治疗期间患者出血风险较高，故对于高出血风险的 CCS 患者其 NOAC 可选用低剂量方案。合并房颤的 CCS 患者三药抗栓的疗程一般为 1 周到 1 个月（根据血栓和出血风险适当调整），随后改为氯吡格雷联合口服抗凝药物至 6 个月，6 个月后改为单药长期抗凝治疗。抗栓治疗的主要风险是出血，其中最常见的是消化道出血。对于既往有胃溃疡等消化道基础疾病的患者，或预估不能耐受双联抗血小板或三联抗栓治疗者以及高龄患者（年龄大于 65 岁），抗栓治疗期间可加用质子泵抑制剂来减少胃黏膜损伤，降低胃肠道出血的风险。

（2）调脂治疗　降脂治疗是动脉粥样硬化性心血管疾病（atherosclerotic cardiovascular disease，ASCVD）的一线基础治疗。按照目前的指南所有 CCS 患者均是 ASCVD 的极高危人群，其降脂目标为 LDL-C < 1.4mmol/L 并且较基线值下降 50% 以上。若患者既往未接受过降脂治疗则首选他汀类药物进行初始治疗，如阿托伐他汀（10～20mg，每日 1 次）、瑞舒伐他汀（5～10mg，每日 1 次）、普伐他汀（40mg，每晚 1 次）等。若患者既往已使用了最大耐受剂量的他汀类药物后 LDL-C 仍未达标，可采用他汀类药物 + 依折麦布（10mg，每日 1 次）联合治疗。若患者在使用了他汀类药物 + 依折麦布联合治疗后 LDL-C 仍不达标，或患者的 LDL-C 基线值水平较高且预计他汀类药物 + 依折麦布仍无法达标，则建议使用他汀类药物联合前蛋白转化酶枯草溶菌素 9（proprotein convertase subtilisin/kexin type 9，PCSK9）抑制剂（依洛尤单抗 140mg 皮下注射，每两周 1 次；或阿立西尤单抗 75/150mg，皮下注射，每两周 1 次）的方案。若患者既往发生过对任何种类或剂量的他汀类药物不耐受，如横纹肌溶解或氨基转移酶升高等情况，建议采用非他汀类药物治疗。

（3）控制心室率　CCS 患者需将静息心率控制在 55～60 次 / 分，从而降低心脏耗氧量、减轻冠脉缺血症状。β 受体阻滞剂除具有抑制交感神经兴奋性、控制心室率的作用之外还具有降低 CCS 患者尤其是既往发生过心肌梗死或合并心功能不全的患者远期心血管事件的风险，因此被认为是 CCS 患者的一线治疗药物。目前常用的 β 受体阻滞剂包括美托洛尔缓释片和比索洛尔。起始从小剂量开始，在住院期间逐渐增量滴定至目标剂量或最大耐受剂量。若患者存在 β 受体阻滞剂不耐受或相对禁忌证时，可选择非二氢吡啶类钙通道阻滞剂进行替代，常用药物有地尔硫䓬和维拉帕米。需要注意的是非二氢吡啶类钙通道阻滞剂具有负性肌力作用，射血分数下降的心功能不全患者使用本类药物会引起心功能恶化。若患者在最大耐受剂量的β受体阻滞剂治疗下静息心率仍不能达标，可加用伊伐布雷定（2.5～7.5mg，每日2次）联合控制心室率。

（4）肾素血管紧张素系统（renin-angiotensin system，RAS）抑制剂　RAS抑制剂包括ACEI和ARB，两者均具有显著的心血管保护作用，适用于既往有心肌梗死、合并心功能不全或合并糖尿病的ASCVD高危患者。RAS抑制剂首选ACEI，如依那普利、贝那普利、培哚普利等，若不能耐受则选择ARB，如缬沙坦、坎地沙坦、氯沙坦、厄贝沙坦等。

（5）抗心绞痛药物　CCS患者在日常生活中仍会有心绞痛发作，影响生活质量，需使用抗心绞痛药物改善症状。缓解心绞痛发作的常用药物有以下几类：①硝酸酯类是最经典的缓解心绞痛的药物，其能扩张外周动、静脉，尤其是静脉系统，从而降低心脏的前后负荷，另外具有扩张心外膜冠状动脉及抗冠脉痉挛的效用从而增加冠脉血流。以上综合效应可使心肌耗氧量减少、供氧量增多，心绞痛得以缓解。最经典的硝酸酯类药物为硝酸甘油，其片剂常用在心绞痛发作时即刻使用，用法为0.5mg舌下含服，大多数患者的心绞痛症状可在5min内有效缓解。需要注意的是由于硝酸酯类易发生耐药性而影响后续的使用，故在每日治疗时需留有10～14h空窗期来避免耐药性发生。部分患者在硝酸酯类治疗初期会出现血管扩张性头痛，大部分可在治疗数日后逐渐缓解。②钙通道阻滞剂（CCB）是经典降压药物之一，因其还具有扩张血管减轻心脏负荷以及缓解冠脉痉挛的作用，其亦被用作抗心绞痛的一线药物。CCB包括两类：二氢吡啶类CCB和非二氢吡啶类CCB。常用的二氢吡啶类CCB有硝苯地平、氨氯地平，因其具有强效的降压效果，使用时需注意血压的耐受性。非二氢吡啶类CCB不仅有减慢心率的效用，还能够缓解冠脉痉挛，因此常用来治疗冠脉痉挛性心绞痛，其常用药物有地尔硫䓬和维拉帕米。③曲美他嗪可改善心肌细胞在缺血或缺氧状态下的能量代谢水平，维持心肌细胞内环境稳定，增加冠脉血流储备。曲美他嗪可作为二线药物来控制心绞痛发作，能够提高患者运动耐量，降低心绞痛发作的频率及发作时硝酸甘油的使用量。④传统中医药对心绞痛的治疗效果得到了临床多年来的验证。常用药物有复方丹参滴丸、速效救心丸、麝香保心丸等。抗心绞痛中医药类具有改善气滞血瘀所致的胸痹、改善冠脉血流的作用，并且其副作用小，易于被患者接受。在减少心绞痛发作频次以及症状缓解方面均具有显著效果。⑤尼可地尔兼具有类硝酸酯类和ATP敏感的钾通道开放的双重作用，不仅能够扩张心外膜冠状动脉又能够扩张冠脉微循环，改善心肌整体灌注水平，为抗心绞痛的二线药物。因其独特的改善冠脉微循环血流的作用，对冠脉微循环心绞痛具有较好的治疗效果。以上几类常用的抗心绞痛药物作用机制各不相同，临床中可单独使用或几种不同机制的药物联合使用。

（6）血压和血糖的控制管理　CCS 患者常合并原发性高血压病。根据目前的指南建议，CCS 患者的血压控制目标为 130/80mmHg 以下，若为老年人则降压标准可适当放宽（初始目标小于 150/90mmHg，若能耐受可进一步控制在 140/90mmHg 以下）。降压药物选择上应首选具有心血管保护作用的降压药物，如 β 受体阻滞剂、RAS 抑制剂（ACEI 或 ARB 类），以及 ARNI（沙库巴曲缬沙坦）。CCS 患者合并糖尿病者首选具有改善心血管预后的降糖药物。目前具有心血管保护的降糖药物主要有两种：SGLT2 抑制剂和胰高糖素样肽-1 受体（glucagon-like peptide-1 receptor，GLP-1R）激动剂。常用的 SGLT2 抑制剂有恩格列净（10mg，每日 1 次）、达格列净（5 ～ 10mg，每日 1 次）和卡格列净（100mg，每日 1 次）。常用的 GLP-1R 激动剂有利拉鲁肽（0.6 ～ 1.8mg，皮下注射，每日 1 次）和司美格鲁肽（0.25 ～ 1mg，皮下注射，1 次 / 周）。合并糖尿病的 CCS 患者其降糖目标为 HbA1c < 7%。

3. 冠脉造影及冠脉介入治疗（住院第 2 ~ 4 天）

行冠脉造影的主要目的是明确冠心病的有无。而其他部分患者其冠心病诊断已确立（包括既往接受过冠脉血运重建的患者），本次行冠脉造影检查的主要目的是评估冠脉狭窄的严重程度、冠脉病变是否较前有进展，以及是否需要行血运重建治疗以缓解心绞痛症状或改善缺血心肌的灌注。目前冠脉血运重建主要有两种方式：PCI 和 CABG。若选择 CABG，需转心脏外科继续治疗。CCS 患者行冠脉介入的手术指征可参照 2016 版中国 SCAD 患者血运重建管理指南（表 4-7-2）。冠脉造影仅为相对初级的冠脉病变评估手段，还可结合冠脉腔内影像学和冠脉功能学方法来综合评价冠脉病变特点、评估血运重建指征，具体包括血管内超声

表 4-7-2　2016 版中国 SCAD 患者血运重建指征

冠心病程度（解剖 / 功能）	推荐类别	证据水平
针对预后		
LM 直径狭窄 > 50%	I	A
LAD 近端直径狭窄 > 70%	I	A
二支或三支冠状动脉直径狭窄 > 70%，且左心室功能受损	I	A
大面积缺血（缺血面积>左心室 10%）	I	B
单支通畅冠状动脉直径狭窄 > 50%	I	C
针对症状		
任一冠状动脉直径狭窄 > 70%，表现为活动诱发的心绞痛或等同症状，并对药物治疗反应欠佳	I	A

检查、光学相干断层成像检查、血流储备分数测定、冠脉血流储备测定、微循环阻力指数测定等。具体选择上述哪种检查方法需结合患者冠脉病变特点和心导管室的客观条件来决定。目前建议对合并左主干病变或三支血管病变的患者行SYNTAX评分，指导PCI或CABG的选择：①SYNTAX评分≤22分，PCI和CABG两种方式均可；②SYNTAX评分在22～32分，优先选择CABG，其次为PCI；③SYNTAX评分>32分，首选CABG，且不建议PCI。选择血运重建的方式需结合患者的冠脉病变特点、基础心功能情况、合并症情况等，但最重要的是遵从患者自身的意愿。

4. 主要护理工作

（1）心绞痛的护理　评估心绞痛的部位、性质、程度、持续时间及缓解方式；描记疼痛发作时心电图，必要时持续心电监测，严密监测心率、心律、血压变化；观察患者有无面色苍白、大汗、恶心、呕吐等伴随症状。依据评估结果，遵医嘱及时给予硝酸酯类药物或速效救心丸等舌下含服，观察药物的作用与不良反应。

（2）用药护理　嘱患者积极和规律服用治疗冠心病的药物，遵医嘱使用正确的剂量，注意药物不良反应的观察和预防。硝酸甘油主要用于急性心绞痛发作的治疗，是缓解急性心绞痛发作效果最快的药物。硝酸甘油只能舌下含服，使用硝酸甘油后可能会出现短暂的脑供血不足。服药时，不要采取站立体位，尽量坐着或者躺着，以避免跌倒。在服药后静坐或者卧床休息15min，症状缓解后再起来活动。

（3）饮食护理　宜选择低盐、低脂、清淡、易消化的食物，少量多餐，避免过饱，以免加重心脏负担。多进食新鲜蔬菜、水果，适量摄入粗纤维食物，预防便秘。

（4）心理护理　保持环境安静，观察患者的心理状态，及时发现异常，必要时告知医师，针对性地做好心理护理和疏导，必要时遵医嘱予药物干预。

（5）介入治疗护理　详见第三章第五节介入治疗的护理。

（四）出院医嘱及注意事项（住院第5～6天）

1. 出院标准

CCS患者在出院前需满足以下标准：①患者的检查、检验项目均已完善，冠心病的诊断已明确；②患者的一般情况良好，血压、心率等控制平稳，患者的心绞痛或心衰症状得到有效缓解；③若患者在住院期间接受了介入检查或治疗，要求患者在出院前恢复良好，无严重手术并发症存在或术后并发症已妥善处理，无需住院继续观察。

2. 出院医嘱

出院医嘱包括非药物治疗和药物治疗。非药物治疗方面参见室性早搏、室性心动过速的相关内容。

药物治疗方面需在患者出院时制订个体化的药物方案，包括抗血小板治疗、降脂治疗、控制心室率的治疗、抗心绞痛治疗、抗心衰治疗、针对合并症的治疗等。

3. 出院后注意事项

（1）CCS 患者在出院后需定期至心内科门诊复查，常规出院后复查的周期为出院后第 1、6、12 个月。若患者出院后发生了病情变化，尤其是剧烈胸痛提示心肌梗死可能，建议患者及时就诊。

（2）复查项目包括心电图、超声心动图、血常规、肝肾功能、血糖、血脂等。患者出院后行抗血小板治疗期间需警惕出血风险，余参见心房颤动。

（3）出院后患者需加强自身监管，尤其是按医嘱规律服药，不得擅自停药或改动药物方案。任何药物方案的变动均需在心内科医师指导下进行，否则可能会造成灾难性后果。

4. 出院健康指引

（1）二级预防　目的是阻止病情的进展，改善预后，防止复发。指导患者积极进行"二级预防"，预防再梗死和其他心血管事件。目前国际统一推荐的方案就是以 A、B、C、D、E 为代表的五个方面，亦适用心绞痛者，故又称为冠心病二级预防 ABCDE 原则，具体内容有：

① A 即长期服用阿司匹林和血管紧张素转换酶抑制剂（ACEI）：目的是抗血小板聚集和释放，改善前列腺素与血栓素 A2 的平衡，预防动脉粥样硬化形成，延缓冠心病的进一步发展。

② B 即应用 β 受体阻滞剂及严格控制血压与体重（BMI）：高血压可加快加重动脉粥样硬化发展的速度和程度，有效降压治疗则可预防心脑血管病的复发。理想体重（kg）= 身高（cm）−105，体重指数（BMI）= 体重（kg）/ 身高（m）^{2}（正常值为 18.5 ～ 25）。

③ C 即降低胆固醇（cholesterol）和戒烟（cigarette）：血脂紊乱会使得血液黏稠，血流缓慢，供应脑的血液量减少，还会损伤血管内皮，形成粥样硬化斑块，导致心脑血管疾病的发生和发展。因此，需根据 ASCVD 危险分层制订 LDL-C 的目标值，确保血脂控制是否达标。研究证实，吸烟及尼古丁依赖与高血压、冠心病和脑卒中等心血管疾病密切相关，小剂量尼古丁可兴奋神经节和心血管系统，大剂量则阻滞神经节引起低血压、心动过缓、恶心、呕吐和面色苍白等，需加强戒烟的宣教，落实戒烟执行的力度。

④ D 即控制饮食（diet）和治疗糖尿病（diabetes mellitus）：糖尿病会导致脂

质代谢异常，且血液内葡萄糖含量增多也会使血黏度和凝固性增高，给冠心病的形成创造条件。多吃粗粮、坚果、海藻等富含镁的食物；多吃蔬菜、薯类等纤维素多的食物；每天吃奶类、豆类或其制品；常吃适量鱼禽蛋、瘦肉，少吃肥肉；食量与体力活动要平衡，保持适宜体重；把食盐量降至每天 6g 左右。

⑤ E 即教育（education）和体育锻炼（exercise）：适当锻炼可增加脂肪消耗，减少体内胆固醇沉积，提高胰岛素敏感性，对预防肥胖、控制体重、增加循环功能、调整血脂和降低血压、减少血栓均有益处，是防治冠心病的积极措施。运动强度以运动时稍有出汗，轻度呼吸加快但不影响讲话为宜。不宜做剧烈运动，如快跑、登山等。可进行慢跑、散步、柔软体操、打太极拳等有氧运动。

（2）用药指导

① 心绞痛发作的用药指导：a.嘱患者随身携带硝酸甘油片或速效救心丸备用，患者及家属应熟知药物放置处；b.药品应妥善保管，开瓶 6 个月后失效；c.需防止受潮、受热。硝酸甘油的服用方法：一次需服用 $0.25 \sim 0.5mg$，即半片或一片，舌下含服。每 5min 可重复一片，直到疼痛能自行缓解，如果 15min 之内总服用频次达三遍之后，疼痛仍持续存在，应立即就近就医。硝酸甘油的不良反应，主要包括头痛，偶尔也可出现眩晕、虚弱、心悸和低血压的表现；改变体位时，采用"起床三部曲"，以预防体位性低血压。

② 按医嘱规律用药，定期复查。

（3）指导患者自救　若心绞痛发作频繁，时间延长，程度加重，含服硝酸甘油无效者，须警惕心肌梗死的先兆，应指导家属做家庭救护，具体步骤如下：①让患者立即就地休息，不要用力；②阿司匹林 300mg 口服；③尽快送医救治；④家中有制氧机的尽快给患者吸氧，氧浓度 $4 \sim 6L/min$；⑤若患者突然出现面色发绀、意识丧失时，应在患者胸前区重锤 $2 \sim 3$ 次，予以胸外按压和人工呼吸，为抢救赢得时间。

5. 个案管理

协助患者及家属了解治疗方案，向患者及家属解释 CCS 治疗和预防的重要性；强化疾病的饮食、活动、药物、心理等相关知识宣教；汇总医师、护士、营养师、药师、康复师、心理咨询师的意见，制订心脏康复计划，包括运动、药物、营养、戒烟、情绪等方面的管理；掌控康复计划的实施进度并进行效果评价；制订出院前准备计划。填写心血管疾病住院期间信息登记和个案管理计划（附表4）。

四、院后随访管理

（1）录入患者的出院记录，以及检验、检查的阳性结果。填写心血管疾病复诊后信息登记和个案管理计划（附表5）。

（2）制订个性化院后随访计划　组织主管医师、责任护士、营养师、康复师制订出院随访管理计划，包括短期、中期随访计划（表4-7-3）。根据患者所患疾病的危险因素，制订患者个性化关注重点。如生活习惯的调整：戒烟限酒，通过饮食和运动达到降低体重指数。疾病管理是否达到：遵医嘱按时服用药物，LDL-C达标，血压和血糖达标。

（3）安排复诊时间　常规出院后第1、6、12个月连续三次复诊，复诊间隔期间若出现不适，立即复诊。慢性冠脉综合征患者建议长期进行随访管理，根据病情和症状随时进行处理，控制疾病发作的高危因素。

表 4-7-3　慢性冠脉综合征患者出院随访管理计划

时间 项目	短期随访 （出院后1～30日，出院后第1个月复诊）	中期随访 （出院后31～365日，出院后第6，12个月复诊）
主要诊疗	□常规复查项目包括血常规、粪常规和隐血试验、肝肾功能、血脂、心肌酶、电解质、心电图 □根据患者具体情况选择评估血糖、BNP 或 NT-poBNP、胸部 X 线片、超声心动图	
	□根据患者检验、检查结果调整用药方案	□调整用药方案，根据是否行 PCI 调整抗血小板药物方案，评价血脂综合管理的效果
专科护理	1. 出院后一周内电话随访 □评估术肢局部是否恢复正常 □评估患者症状的改善情况，有无心绞痛发作，心绞痛发作情况、次数和持续时间，评估术后并发症 □评估服药不良反应，如出血、肝肾功能损伤 □评估血脂综合管理的掌握程度 2. 随访数据收集	1. 出院后 6、12 个月内电话随访 □根据患者具体情况评估血脂综合管理落实情况 □评估服药和复诊依从性 □评估服药不良反应，如出血、肝肾功能损伤 □评估患者焦虑、抑郁症状 □评估患者较入院时症状的改善情况 2. 随访数据收集
个案管理	□回答患者咨询问题 □推送血脂综合管理患教的软文和视频，强调重要性、必要性 □收集患者饮食、运动、服药依从性等信息 □信息反馈	
患者配合事项	□出院后满 1 个月完成面诊 □处理康复期术肢评估 □注意自我症状评估，及时报告异常 □注意观察药物副作用，如牙龈出血、血尿、腰部疼痛、腹泻、腹胀等 □学习药物相关知识和血脂综合管理	□出院后第 6、12 个月完成面诊 □注意自我症状评估，及时报告异常 □注意观察药物副作用，如牙龈出血、血尿、腰部疼痛、腹泻、腹胀等 □落实生活方式的改变，如饮食、运动、情绪等 □学习血脂综合管理落实的方法

第八节 非 ST 段抬高型急性冠脉综合征

一、概述

冠心病是我国常见的心血管疾病之一，根据急性胸痛时的心电图表现，将急性冠脉综合征（ACS）分为 ST 段抬高型心肌梗死（STEMI）和非 ST 段抬高型急性冠脉综合征（NSTE-ACS）。其中 NSTE-ACS 还可分为 NSTEMI 和 UA，详见本章第七节慢性冠脉综合征中相关内容。尽管两者的病理机制均包括冠脉粥样硬化斑块破裂、血栓形成，但 STEMI 时，冠脉常常发生急性完全阻塞，因此需直接行冠脉介入治疗（PCI）或静脉溶栓，以早期、充分和持续开通血管，使心肌充分再灌注。然而，NSTE-ACS 时冠脉虽严重狭窄但常常存在富含血小板的血栓性不完全阻塞。患者常有一过性或短暂 ST 段压低或 T 波倒置、低平或"伪正常化"，也可无心电图改变。根据心肌损伤血清生物标志物（肌酸激酶同工酶和肌钙蛋白）测定结果，将 NSTE-ACS 分为 NSTEMI 和不稳定型心绞痛。

NSTE-ACS 的病理生理基础主要为冠脉严重狭窄和（或）易损斑块破裂或糜烂所致的急性血栓形成，伴或不伴血管收缩、微血管栓塞，引起冠脉血流减低和心肌缺血。与稳定斑块相比，易损斑块纤维帽较薄、脂核大、富含炎症细胞和组织因子。斑块破裂的主要机制包括单核巨噬细胞或肥大细胞分泌的蛋白酶（例如胶原酶、凝胶酶、基质溶解酶等）消化纤维帽；斑块内 T 淋巴细胞通过合成 γ-干扰素抑制平滑肌细胞分泌间质胶原，使斑块纤维帽变薄；动脉壁压力、斑块位置和大小、血流对斑块表面的冲击；冠脉内压力升高、血管痉挛、心动过速时心室过度收缩和扩张所产生的剪切力以及斑块滋养血管破裂，诱发与正常管壁交界处的斑块破裂。NSTE-ACS 患者通常存在多部位斑块破裂，因此多种炎症、血栓形成及凝血系统激活的标志物增高。高胆固醇血症、吸烟及纤维蛋白原水平升高等因素也与 NSTE-ACS 患者的斑块不稳定、血栓症状的发生有关。斑块糜烂多见于女性、糖尿病和高血压患者，易发生于轻度狭窄和右冠脉病变时，此时血栓附着于斑块表面。NSTE-ACS 时，内皮功能不全促使血管释放收缩介质（例如内皮素-1）、抑制血管释放舒张因子（例如前列环素、内皮衍生的舒张因子），引起血管收缩。尽管血管收缩在变异型心绞痛发病中占主导地位，但冠脉造影显示，血管收缩往往发生在原有冠脉狭窄处。

少数 NSTE-ACS 由非动脉粥样硬化性疾病所致，如动脉炎、外伤、夹层、血栓栓塞、先天异常、滥用可卡因，或心脏介入治疗并发症。剧烈活动、发热、心动过速、甲状腺功能亢进、高肾上腺素能状态、精神压力、睡眠不足、过饱进食、左心室后负荷增高（高血压、主动脉瓣狭窄）等，均可增加心肌需氧。贫血、正铁血红蛋白血症及低氧血症降低心肌供氧。

对于确诊 NSTE-ACS 患者，血运重建是其治疗的关键。NSTE-ACS 患者应根据其病史、症状、生命体征和体检发现、心电图和实验室检查，给出初始诊断和最初的缺血性及出血性风险分层，根据危险分层的不同采取不同的血运重建治疗策略（表 4-8-1）。对于有至少 1 条极高危标准的患者选择紧急侵入治疗策略（＜2h）；对于有至少 1 条高危标准患者选择早期侵入治疗策略（＜24h）；对于有至少 1 条中危标准（或无创检查提示症状或缺血反复发作）的患者选择侵入治疗策略（＜72h）；对于无任何一条危险标准和症状无反复发作的患者，建议在决定有创评估之前先行无创检查（首选影像学检查）以寻找缺血证据。

表 4-8-1　NSTE-ACS 患者有创治疗策略风险标准

危险分层	症状及临床表现
极高危	血流动力学不稳定或心源性休克；药物治疗无效的反复发作或持续性胸痛；致命性心律失常或心搏骤停；心肌梗死合并机械并发症；急性心力衰竭；反复的 ST-T 动态改变，尤其是伴随间歇性 ST 段抬高
高危	心肌梗死相关的肌钙蛋白上升或下降；ST-T 动态改变（有或无症状）；GRACE 评分＞140 分
中危	糖尿病；肾功能不全 [eGFR＜60mL/（min·1.73m^2)]；LVEF＜40% 或慢性心力衰竭；早期心肌梗死后心绞痛；PCI 史；CABG 史；109 分＜GRACE 评分＜140 分
低危	无任何上述提及的特征

注：eGFR 为估算的肾小球滤过率，LVEF 为左心室射血分数。

二、院前管理

1. 主要诊疗（入院前或门诊就诊时）

心内科门诊/急诊根据患者的主诉和临床表现评估病情，完善相关基本检查，对 NSTE-ACS 患者进行危险分层。

现病史：详细了解患者胸痛发作的特点，包括胸痛发作的诱因、疼痛性质、累及的部位及有无放射、每次持续时间和缓解方式，以及对硝酸甘油等缓解心绞痛药物的反应；心血管疾病相关的既往史与用药史。

辅助检验：包括血常规、粪常规、尿常规、肝肾功能、电解质、心肌酶学、超敏肌钙蛋白、BNP 或 NT-proBNP、常规血脂四项，根据情况必要时完善血气分析、D-二聚体检测等。

辅助检查：包括心电图、胸部 X 线检查，条件允许可完善超声心动图，必要时完善主动脉全程 CTA 或肺动脉 CTA。

体格检查：绝大多数 NSTE-ACS 患者无明显的体征，高危患者心肌缺血引起心功能不全时，可有新出现的心脏杂音、第三心音、肺部啰音或啰音增加。体格检查时应注意非心源性胸痛表现（例如主动脉夹层、急性肺栓塞、气胸、肺炎、胸膜炎、心包炎、心脏瓣膜疾病），以及焦虑、惊恐症状，有助于鉴别诊断。

2. 个案管理

（1）对于风险分层为极高危/高危患者，应立刻启动急性心肌梗死绿色通道，迅速完善冠脉造影检查，根据造影的结果决定血运重建方案，术后收入心内科监护病房进行后续治疗。

（2）对于风险分层为中危的患者，应开具住院证收住院进一步完善检查，择期行冠脉造影再制订冠脉血运重建方案。全病程团队交代患者配合院前病情评估，完成门诊开具的化验及检查，协助患者办理床位预约及预住院手续，提醒患者/家属进行医保备案等事项。

（3）对于风险分层为低危的患者，全病程管理团队收集患者个案信息，指导患者完成门诊/急诊开具的化验及检查，协助将结果反馈给医师，门诊/急诊医师开具治疗处方，交代随访注意事项，全病程团队进行后续随访追踪，并将病情反馈给医师，根据具体情况进行线上指导调整，或安排线下复诊进行治疗评估和调整。以线上线下相结合的方式，使患者能够及时接触主诊医师，反馈病情，及时得到连续有效的个体化的疗效观察和治疗方案调整。

三、院中管理

（一）病史采集和体格检查（住院第1天）

1. 主要内容
同门诊，记录应更加全面而详细，进行系统的全身体格检查。

2. 主要护理工作
参考本章第一节心力衰竭的相关内容。

3. 个案管理
参考本章第一节心力衰竭的相关内容。

（二）检验检查（住院第1~3天）

1. 常规检验项目
动态观察心肌酶、肌钙蛋白、BNP或NT-proBNP变化情况，常规完善血常规、粪常规、尿常规、肝肾功能、电解质、血脂常规、血糖、凝血功能、输血前四项、甲状腺功能、红细胞沉降率、C反应蛋白等检验。

2. 常规检查项目
动态观察心电图变化情况，完善胸部X线片、经胸超声心动图，对于低危、非急诊血运重建患者，完善 24h 动态心电图、心脏负荷实验、心肌缺血评估，必要时完善主动脉全程 CTA 或肺动脉 CTA 协助鉴别诊断。

3. 主要护理工作

（1）常规检验、检查配合　参考本章第一节心力衰竭的相关内容。

（2）特殊检查配合

① 主动脉全长 CTA：检查前明确禁忌证及患者的身体表面不含有金属样的物品或饰品；告知患者检查前 12h 内不服含咖啡因饮料，检查前 48h 停服双胍类降血糖药（糖尿病患者）；检查当日嘱患者不作任何运动，提前到检查室静坐，稳定心率，如患者心率过快可提前半小时口服 β 受体阻滞剂；指导患者检查前 4h 禁食，鼓励饮水，进行对比剂过敏试验，并签订检查协议书；如患者过度紧张，检查前半小时可口服镇静剂（地西泮）；检查中协助患者取仰卧位，扫描前进行屏气训练；检查后 24～48h 指导患者适量饮水，频繁排尿，保持大便通畅，以利显像剂排出。

② 肺动脉 CTA 或肺动脉造影：肺动脉 CTA 检查配合参见主动脉全长 CTA。肺动脉造影前向患者及家属交代造影的目的及可能出现的并发症和意外，签订造影协议书；检查前询问相关病史，检查肝肾功能、血常规及凝血时间；指导患者术前 4h 禁止饮食，术前半小时地西泮 10mg 肌内注射，因此，需提前建立静脉通道，密切监测血氧饱和度，必要时，查动脉血氧分压。

③ CTA 检查：在检查前一天严禁喝酒、咖啡、浓茶等，避免引起心率上升。糖尿病患者需要提前 48h 内停止使用二甲双胍药物。检查前空腹 4～6h，检查当日要携带相关的检查结果，如心电图。在检查前要用专用留置针建立静脉通路，在检查后 24～48h 指导患者适量饮水，频繁排尿，保持大便通畅，以利造影剂排出。整个检查过程约 2h，需告知家属陪同检查。如在检查后出现发热、红疹、呼吸困难等情况，应及时告知医护人员。

④ 心电图运动负荷试验：试验前应禁食、禁吸烟 3h，不要饮用含咖啡因的饮料；穿着舒适的鞋子和宽松的衣服；在试验前停用可能影响试验结果的药物，如洋地黄类药物；12h 内须避免剧烈体力运动。

⑤ 冠脉 CT 血管造影：注意事项详见本章第七节慢性冠脉综合征。

⑥ 放射性核素心肌检查：检查注意事项详见第一节心力衰竭。

⑦ 冠脉造影检查：术前术后护理详见第三章第五节介入治疗的护理。

（三）治疗方案（住院第 1～7 天）

1. 一般治疗（住院第 1～7 天）

（1）患者卧床休息至少 12～24h，给予持续心电监测。

（2）对患者进行宣教和鼓励，使其配合治疗，消除焦虑和紧张情绪，可应用小剂量镇静药。

（3）有明确的低氧血症（血氧饱和度＜90%）或存在左心功能衰竭时吸氧。

（4）低盐低脂饮食，保持大便通畅，便时避免用力。

2. 药物治疗（住院第1～7天）

目前药物治疗主要包括以下几个方面：抗血小板治、抗凝治疗、降脂治疗、抗心肌缺血。肾素-血管紧张素-醛固酮系统抑制剂。

（1）抗血小板药物治疗

① 阿司匹林：阿司匹林是抗血小板治疗的基石，如无禁忌证，无论采用何种治疗策略，所有患者均应口服阿司匹林，首剂负荷量150～300mg（未服用过阿司匹林的患者）并以75～100mg/d的剂量长期服用。

② P2Y12受体抑制剂：除非有极高出血风险等禁忌证，在阿司匹林基础上应联合应用1种P2Y12受体抑制剂，并维持至少12个月。选择包括替格瑞洛（180mg负荷剂量，90mg、2次/d维持）或氯吡格雷（负荷剂量300～600mg，75mg/d维持）。无论采取何种治疗策略，一旦诊断NSTE-ACS，均应尽快给予P2Y12受体抑制剂，对计划接受保守治疗的NSTE-ACS患者，如无禁忌证，确诊后应尽早给予P2Y12受体抑制剂。接受药物保守治疗、置入裸金属支架（BMS）或药物涂层支架（DES）的患者，P2Y12受体抑制剂治疗（替格瑞洛、氯吡格雷）应至少持续12个月（Ⅰ，B）；能耐受双联抗血小板治疗（DAPT）、未发生出血并发症且无出血高风险（如曾因DAPT治疗、凝血功能障碍、使用OAC出血）的患者，DAPT可维持12个月以上。DES置入后接受DAPT且伴有出血高风险（如接受OAC治疗）、严重出血并发症高风险（如重大颅内手术）或伴有明显出血的患者，P2Y12受体抑制剂治疗6个月后停用是合理的。

③ 提前终止抗血小板治疗：a. 服用P2Y12受体抑制剂且需进行择期非心脏手术的患者，术前至少停服替格瑞洛或氯吡格雷5d，除非患者有高危缺血事件风险。b. 择期非心脏手术应延迟到BMS置入30d后进行，最好在DES置入6个月后进行（Ⅰ，B），若必须接受手术治疗而停用P2Y12受体抑制剂，推荐在可能的情况下继续服用阿司匹林并在术后尽早恢复P2Y12受体抑制剂治疗。c. 不能推迟的非心脏手术或存在出血并发症的情况下，置入BMS最短1个月后停用P2Y12受体抑制剂，或DES最短3个月后停用。

（2）抗凝治疗

① 急性期的抗凝治疗：a. 拟行PCI且未接受任何抗凝治疗的患者使用普通肝素70～100U/kg，如果联合应用GPI，则给予50～70U/kg剂量。b. 无论采用何种治疗策略，磺达肝癸钠（2.5mg/d皮下注射）的药效和安全性最好，正在接受

磺达肝癸钠治疗的患者行 PCI 时，建议术中一次性静脉推注普通肝素 85U/kg 或在联合应用 GPI 时推注普通肝素 60U/kg。c. PCI 时比伐芦定［静脉推注 0.75mg/kg，然后以 1.75mg/（kg·h），术后维持 3～4h］可作为普通肝素联合 GPI 的替代治疗。

② 急性期后的抗凝治疗：a. 无卒中/短暂性脑缺血发作、高缺血风险，有低出血风险的 NSTEMI 患者，可停用肠外抗凝药，接受阿司匹林、氯吡格雷或低剂量利伐沙班（2.5mg、2 次/d）治疗，持续约 1 年。但该适应证在欧洲通过，国内尚未获批。b. 对有 OAC 指征的患者（例如心房颤动 CHA$_2$DS$_2$-VASc 评分 ≥ 2 分、近期静脉血栓栓塞、左心室血栓或机械瓣膜置换术），建议 OAC 与抗血小板治疗联合使用。低出血风险（HAS-BLED 评分 ≤ 2 分）的患者，可使用 OAC、阿司匹林（75～100mg/d）和氯吡格雷（75mg/d）三联治疗 6 个月，然后 OAC 联合阿司匹林（75～100mg/d）或氯吡格雷（75mg/d）维持至 12 个月。高出血风险（HAS-BLED 评分 > 3 分）患者，无论支架为何种类型（BMS 或新一代 DES），OAC、阿司匹林和氯吡格雷三联治疗维持 1 个月，然后 OAC 联合阿司匹林或氯吡格雷维持至 12 个月。不建议三联抗栓治疗中使用替格瑞洛。

（3）调脂治疗　降脂治疗是 ASCVD 的一线基础治疗。如无禁忌证，应尽早启动强化他汀类药物治疗，并长期维持（推荐级别 ⅠA）。对已接受中等剂量他汀类药物治疗但 LDL-C 仍 ≥ 1.4mmol/L 的患者，可联合依折麦布进一步降低 LDL-C，仍无法达标则建议使用他汀类药物联合 PCSK9 抑制剂。

（4）抗心肌缺血

① β 受体阻滞剂：β 受体阻滞剂可竞争性抑制循环中的儿茶酚胺对心肌的作用，通过减慢心率、降低血压和减弱心肌收缩力，降低心肌耗氧量。存在持续缺血症状的 NSTE-ACS 患者，如无禁忌证，推荐早期使用（24h 内）β 受体阻滞剂，并建议继续长期使用，争取达到静息目标心率 55～60 次/min，除非患者心功能 Killip 分级Ⅲ级或以上。建议 β 受体阻滞剂从小剂量开始应用并逐渐增加至患者最大耐受剂量。以下患者应避免早期使用，包括有心力衰竭症状、低心排血量综合征、进行性心源性休克风险及其他禁忌证患者。另外，怀疑冠状动脉痉挛或可卡因诱发的胸痛患者，也应当避免使用。

② 钙通道阻滞剂（CCB）：持续或反复缺血发作，并且存在 β 受体阻滞剂禁忌的 NSTE-ACS 患者，非二氢吡啶类 CCB（如维拉帕米或地尔硫䓬）应作为初始治疗。在应用 β 受体阻滞剂和硝酸酯类药物后患者仍然存在心绞痛症状或难以控制的高血压，可加用长效二氢吡啶类 CCB。临床有严重左心室功能障碍、心源性休克、PR 间期 > 0.24s 或二三度房室传导阻滞而未置入心脏起搏器的患者应避免使用。

③ 硝酸酯类：硝酸酯是非内皮依赖性血管扩张剂，具有扩张外周血管和冠

状动脉的效果。推荐舌下或静脉使用硝酸酯类药物缓解心绞痛。如患者有反复心绞痛发作，难以控制的高血压或心力衰竭，推荐静脉使用硝酸酯类药物。症状控制后，则没有必要继续使用硝酸酯类药物。随机对照试验没有证实硝酸酯类可降低主要心血管事件。

④ 尼可地尔：兼具有类硝酸酯类和 ATP 敏感的钾通道开放的双重作用，不仅能够扩张心外膜冠状动脉又能够扩张冠脉微循环，改善心肌整体灌注水平，为抗心绞痛的二线药物。推荐尼可地尔用于对硝酸酯类不能耐受的 NSTE-ACS 患者。

（5）肾素-血管紧张素-醛固酮系统抑制剂　它不具有直接抗心肌缺血作用，但通过阻断肾素-血管紧张素系统发挥心血管保护作用。近期心肌梗死患者应用 ACEI 可降低患者的病死率，尤其是左心室功能不全伴或不伴有肺瘀血的患者。

所有 LVEF < 40% 的患者，以及高血压病、糖尿病或稳定的慢性肾脏病患者，如无禁忌证，应开始并长期持续使用 ACEI。

对 ACEI 不耐受的 LVEF < 40% 的心力衰竭或心肌梗死患者，推荐使用 ARB。

心肌梗死后正在接受治疗剂量的 ACEI 和 β 受体阻滞剂且合并 LVEF ≤ 40%、糖尿病或心力衰竭的患者，如无明显肾功能不全（男性血肌酐 > 212μmol/L 或女性血肌酐 > 170μmol/L）或高钾血症，推荐使用醛固酮受体拮抗剂。

3. 介入手术治疗（住院第 1 ~ 7 天）

（1）血运重建治疗　根据危险分层，对于极高危、高危和中危患者，采用不同的策略，选择合适的时机进行冠脉造影检查，根据冠脉情况选择合适的血运重建方式。目前建议对合并左主干病变或三支血管病变的患者行 SYNTAX 评分，指导 PCI 或 CABG 的选择：① SYNTAX 评分 ≤ 22 分，PCI 和 CABG 两种方式均可；② SYNTAX 评分在 22 ~ 32 分，优先选择 CABG，其次为 PCI；③ SYNTAX 评分 > 32 分，首选 CABG，且不建议 PCI。在强化药物治疗下持续心肌缺血而不适宜或不能行 PCI 时，可考虑 CABG。但是 CABG 不可避免地会导致血运重建延迟，NSTE-ACS 患者需立即进行心肌血运重建时，应选择 PCI。只有 PCI 不成功或不适合时，才应进行急诊 CABG。

（2）其他介入治疗

① 临时起搏器：窦性停搏或二度 Ⅱ 型及三度以上房室传导阻滞导致心动过缓可考虑行临时起搏器植入。

② IABP 或 ECMO：a. 患者出现难以纠正的心源性休克或心衰时，可考虑行 IABP 或 ECMO，进行机械循环支持。b. 强化药物治疗后仍有持续性或反复发作心肌缺血症状的患者，尤其对于等待血管造影和血运重建治疗时可考虑 IABP。

4. 主要护理工作

（1）活动与休息　告知患者急性期 12h 内绝对卧床休息，如无并发症，24h

内鼓励患者在床上行肢体活动，第3天可在病房内走动，第4～5天逐步增加活动至每天3次步行100～150m。若出现心衰时，护理工作需参见本章第一节心力衰竭的相关内容。

（2）氧疗　血氧饱和度＞90%者不给予吸氧；呼吸困难或血氧饱和度降低者，给予吸氧，氧流量为2～4L/min。

（3）用药护理　①使用抗心律失常药物时应严密观察患者是否出现低血压、心动过缓、传导阻滞等心脏毒性症状，肝功能不全、充血性心力衰竭、青光眼、休克等患者慎用。②使用吗啡镇痛时应严密观察患者血压，呼吸及瞳孔情况，过敏、呼吸功能抑制、颅内压增高、胆道及胰腺疾病、急腹症、休克等患者禁用。

（4）心理护理　PCI术后入住冠心病监护病房（CCU），限制活动、无家属陪护，持续心电监护、IABP的应用及多种药物持续泵入等，患者易产生紧张、恐惧和焦虑等不良心理，护士应主动关心患者，倾听患者主述，及时了解心理状态并予疏导，同时告知患者治疗的目的及安全性，以减轻患者恐惧、焦虑情绪，积极配合治疗。

（5）冠脉介入治疗护理

① 参见第三章第五节介入治疗的护理。

② 术后行主动脉内球囊反搏的特殊护理：a. 术后严密观察患者神志、生命体征及有无胸闷、胸痛情况。常规每小时做12导联心电图检查，连续4h，了解心电图动态演变和有无再灌注性心律失常。认真倾听患者主诉，若出现胸闷不适、心悸、血压下降等，及时报告医师进行相应处理。b. 严密监测IABP显示屏中反搏压、反搏波形、主动脉收缩压、舒张压、平均压等，做好详细记录，观察患者神志、呼吸变化及外周循环情况，记录每小时的尿量，准确判断反搏效果。IABP采用心电图触发模式，选择R波振幅清楚的导联为监护导联，并固定好心电图电极片，以防电极片脱落发生反搏终止。护理中要特别注意心电图的变化，及早发现异常，确保窦性心率在80～110次/分反搏效果最佳，心动过速（心率＞150次/分）、心动过缓（心率＜50次/分）、室颤等均可影响球囊反搏效果甚至停搏。c. 反搏期间患者绝对卧床休息，取平卧位或低坡卧位，头部抬高＜30°。导管以宽胶布沿大腿纵向固定，穿刺侧肢体伸直制动，避免屈曲，并用约束带适当固定于床尾，协助患者翻身时幅度不宜过大，注意保护好导管，防止导管移位、打折及球囊压迫左锁骨下动脉或肾动脉。观察导管外露部位刻度做好标记，并做好交班记录。密切观察左桡动脉搏动情况及左上肢皮肤颜色、温度。d. 反搏期间IABP管道应用肝素盐水（生理盐水500mL+肝素钠2500U）置入加压袋内，压力保持在300mmHg，每30min冲洗测压管道1次，以免血栓形成，注意严格无菌操作，每小时检查穿刺局部有无出血、血肿及有无栓塞征象。

余参见本章第七节慢性冠脉综合征的相关内容。

（四）出院医嘱及注意事项（住院第 7 ～ 14 天）

1. 出院标准

NSTE-ACS 患者在出院前需满足以下标准：①生命体征平稳，心肌缺血症状得到有效控制，心功能稳定；②血流动力学稳定，心电稳定；③若患者在住院期间接受了介入检查或治疗，无严重手术并发症存在或术后并发症已妥善处理，无需住院继续观察。

2. 出院医嘱

包括非药物治疗和药物治疗，可参照本章第七节慢性冠脉综合征中相关内容。

3. 出院后注意事项

（1）NSTE-ACS 患者在出院后需定期至心内科门诊复查，常规出院后复查的周期为出院后第 1、3、6、12 个月。若患者出院后发生了病情变化，尤其是剧烈胸痛提示 ACS，随时就诊。

（2）复查项目包括心电图、超声心动图、血常规、肝功能、肾功能、心肌酶、血脂等。

（3）患者出院后行抗血小板治疗期间需警惕出血风险，余参见心房颤动。

（4）出院后患者需加强自身监管，尤其是按医嘱规律服药，不得擅自停药或改动药物方案。任何药物方案的变动均需在心内科医师指导下进行。

4. 出院健康指引

参见本章第七节慢性冠脉综合征。

5. 用药指导

参见本章第七节慢性冠脉综合征。

6. 个案管理

（1）个案管理师采集患者基本情况及门诊就诊记录、出院记录以及关键的检查结果，建立患者档案。

（2）按照医师开具的出院医嘱及交代事项，向患者及家属进行关键信息的叮嘱、解释，督促其严格执行。交代患者进行病情的反馈和复诊。评估患者及家属对疾病的认知情况、治疗效果期望值、心理状态、家庭支持、医保付费类型等。

（3）全病程团队进行后续随访追踪，并将病情反馈给医师，根据具体情况进行线上指导调整，或安排线下复诊进行治疗评估和调整。以线上线下相结合的方式，使患者能够及时接触主诊医师，反馈病情，及时得到连续有效个体化的疗效观察和治疗方案调整。

（4）必要时协助患者再次住院诊疗。

四、院后随访管理

（1）录入患者的出院记录，以及检验、检查的阳性结果。填写心血管疾病复诊后信息登记和个案管理计划（附表5）。

（2）制订个性化院后随访计划　组织主管医师、责任护士、营养师、康复师制订出院随访管理计划，包括短期、中期、长期随访计划。根据患者所患疾病的危险因素，制订患者个性化关注重点，如生活习惯的调整：戒烟限酒，通过饮食和运动达到降低体重指数。疾病管理能够达到：遵医嘱按时服用药物，LDL-C达标，血压和血糖达标。

表 4-8-2　NSTE-ACS 患者出院随访管理计划

时间 项目	短期随访 （出院后 1～30 日，出院后 1 个月复诊）	中期随访 （出院后 31～365 日，出院 3、6、12 个月复诊）	长期随访 （出院大于 365+ 日，每年复诊一次）
主要诊疗	□常规复查项目包括血常规、粪常规和隐血试验、凝血常规、肝肾功能、血脂、心电图、超声心动图 □根据患者具体情况选择评估电解质、BNP 或 NT-proBNP、血糖、胸部 X 线片 □根据患者检验检查结果调整用药方案 □出院 1～3 个月之内启动门诊心脏康复，完成对心脏康复患者初始评估和制订处方 □术后 1 个月评估缺血/血栓风险和出血风险，制订抗栓治疗方案	□常规复查项目包括血常规、粪常规和隐血试验、肝肾功能、血脂、心电图、超声心动图 □根据患者具体情况选择评估电解质、凝血常规、BNP 或 NT-proBNP、血糖、胸部 X 线片 □调整用药方案，评价血脂综合管理的效果 □康复治疗，3、6 和 12 个月评估和制订处方，完成整个心脏康复计划 □完成血运重建和最佳药物治疗后 6～12 周再次评估心脏功能和猝死风险，确定 ICD 适应证 □评估缺血/血栓风险和出血风险，制订抗栓治疗方案	□常规复查项目包括血常规、粪常规和隐血试验、电解质、肝肾功能、血脂、血糖、BNP 或 NT-proBNP、心电图、超声心动图、胸部 X 线片、冠脉 CTA、运动负荷心电图 □调整用药方案，评价血脂综合管理的效果 □1 年后每年进行一次心血管综合评估 □评估缺血/血栓风险和出血风险，制订抗栓治疗方案
专科护理	1. 出院后一周内电话随访，具体内容： □术肢局部伤口 □术后并发症 □症状改善 □规律用药 □药物副作用 □生活习惯 □自我管理能力 2. 随访数据收集	1. 出院后 3 个月内电话随访，具体内容： □规律用药 □门诊复诊 □药物副作用 □生活习惯 □精神心理状况 □症状改善 □血脂综合管理 2. 随访数据收集	1. 出院后 6、12 个月内电话随访，具体内容： □血脂综合管理 □服药和复诊依从性 □药物副作用 □生活习惯 □精神心理状况 □症状改善 2. 随访数据收集

续表

项目 \ 时间	短期随访 （出院后 1 ～ 30 日，出院后 1个月复诊）	中期随访 （出院后 31 ～ 365 日，出院后 3、6、12 个月复诊）	长期随访 （出院大于 365⁺ 日，每年复诊一次）
个案管理	□回答患者咨询问题 □推送血脂综合管理患教的软文和视频，强调重要性、必要性 □收集患者饮食、运动、服药依从性等信息 □信息反馈	□回答患者咨询问题 □推送运动、饮食单独的患教软文和视频 □收集患者饮食、运动、服药依从性等信息 □信息反馈	□回答患者咨询问题 □推送疾病相关知识的软文和视频，强调长期坚持的重要性 □收集患者饮食、运动、服药依从性等信息 □信息反馈
患者配合事项	□出院后满 1 个月完成面诊 □处理康复期，术肢评估 □注意自我症状评估，及时报告异常 □注意观察药物副作用，如牙龈出血、血尿、腰部疼痛、腹泻、腹胀等 □学习药物相关知识和血脂综合管理	□出院后 3、6、12 个月完成面诊 □注意自我症状评估，及时报告异常 □注意观察药物副作用，如牙龈出血、血尿、腰部疼痛、腹泻、腹胀等 □落实生活方式的改变，如饮食、运动、情绪等 □学习血脂综合管理落实的方法	□每年完成 1 次面诊 □注意自我症状评估，及时报告异常 □落实生活方式的改变，如饮食、运动、情绪等 □学习疾病相关内容，疾病的风险因素

（3）安排复诊时间　常规出院后第 1、3、6、12 个月各一次，一年以后每 1 年复诊一次，出现不适，立即复诊。建议长期进行随访管理，根据病情和症状随时进行处理，控制疾病发作的高危因素。

第九节　急性 ST 段抬高型心肌梗死

一、概述

急性 ST 段抬高型心肌梗死是冠心病的严重类型，是致死致残的主要原因。发达国家经过数十年规范化的心血管疾病预防，STEMI 的发生率已明显下降，而我国则呈现快速增长态势。从 2013 年开始，农村地区急性心肌梗死病死率大幅超过城市。发病 12h 内到达医院的 STEMI 患者有 70.8% 接受再灌注治疗，但县级医院的再灌注治疗率明显较低。近年来，胸痛中心和 STEMI 区域协同救治网络更加完善，使得再灌注治疗率有所提高。本文强调 STEMI 患者的全程管理从首次医疗接触（first medical contact，FMC）开始，应最大限度地提高再灌注效率，建议进行缺血和出血风险评估，规范药物治疗。出院后应积极控制心血管危险因素，进行科学合理的二级预防和以运动为主的心脏康复治疗，改善患者的生活质量和远期预后。

二、院前管理（入院前）

STEMI 患者首次医疗接触最常见的形式是急诊就诊。建议 STEMI 患者管理从 FMC 开始，应最大限度地提高再灌注效率。

（一）初始诊断

STEMI 的初始诊断通常是基于持续性心肌缺血症状和心电图检查。

1. 病史采集

STEMI 典型的缺血性胸痛为胸骨后或心前区剧烈的压榨性疼痛（通常超过 10 ～ 20min），可向左上臂、下颌、颈部、背或肩部放射；常伴有恶心、呕吐、大汗和呼吸困难等，部分患者可发生晕厥；含服硝酸甘油不能完全缓解。应注意典型缺血性胸痛等同症状和非特异性症状。

冠心病的危险因素及既往病史有助于诊断，采集的内容包括冠心病病史（心绞痛、心肌梗死、CABG 或 PCI 治疗史）、原发性高血压、糖尿病、外周动脉疾病、脑血管疾病（缺血性脑卒中、颅内出血或蛛网膜下腔出血）、高脂血症及吸烟等。此外，还应记录早发冠心病家族史、消化道系统疾病（包括消化性溃疡、大出血、不明原因贫血或黑便）、出血性疾病、外科手术或拔牙史以及药物治疗史（他汀类药物及降压药物、抗血小板、抗凝和溶栓药物应用史等）。

2. 体格检查

应密切关注患者生命体征，患者一般状态，有无皮肤湿冷、面色苍白、烦躁不安、颈静脉怒张等；听诊有无肺部啰音、心律不齐、心脏杂音和奔马律；评估神经系统体征。

3. 检验检查

心电图：对疑似 STEMI 的胸痛患者，应在 FMC 后 10min 内记录 12 导联心电图，推荐记录 18 导联心电图，尤其是下壁心肌梗死需加做 V_3R ～ V_5R 和 V_7 ～ V_9 导联。对有持续性胸痛症状但首份心电图不能明确诊断的患者，需在 15 ～ 30min 内复查心电图，对症状发生变化的患者随时复查心电图，与既往心电图进行比较有助于诊断。

血清学检查和影像学检查：症状和心电图能够明确诊断 STEMI 的患者不需等待心肌损伤标志物和（或）影像学检查结果，应尽早给予再灌注及其他相关治疗。推荐急性期常规检测心肌损伤标志物水平，优选肌钙蛋白，但不应因此延迟再灌注治疗，宜动态观察心肌损伤标志物的演变。超声心动图等影像学检查有助于急性胸痛患者的鉴别诊断和危险分层。

4. 鉴别诊断

STEMI 应与主动脉夹层、急性心包炎、急性肺动脉栓塞、气胸和消化道疾病（如反流性食管炎）等引起的胸痛相鉴别。

5. 危险分层

危险分层是一个连续的过程。有以下临床情况应判断为高危 STEMI。①高龄：尤其是老年女性。②有严重的基础疾病：如糖尿病、心功能不全、肾功能不全、脑血管病、既往心肌梗死或心房颤动等。③重要脏器出血病史：脑出血或消化道出血等。④大面积心肌梗死：广泛前壁心肌梗死、下壁合并右心室和（或）正后壁心肌梗死、反复再发心肌梗死。⑤合并严重并发症：恶性心律失常（室性心动过速或心室颤动）、急性心力衰竭、心源性休克和机械并发症等。⑥院外心搏骤停。

（二）院前及院内急救

早期、快速并完全地开通梗死相关动脉（infarct related artery，IRA）是改善STEMI 患者预后的关键。应尽量缩短心肌缺血总时间，包括：①减少患者自身延误，缩短自发病至 FMC 的时间；②减少院前系统和院内救治延误，缩短自 FMC 至导丝通过 IRA 的时间；③生命体征监测及复苏；④缓解疼痛、呼吸困难和焦虑。

三、院中管理

（一）病史采集和体格检查（住院第 1 天）

1. 主要内容

同院前，记录应更加全面而详细，进行系统的全身体格检查。

2. 主要护理工作

（1）采用 Killip 分级法评估心功能，完善 18 导联心电图检查，仔细观察心电图动态变化。

（2）余参考本章第一节心力衰竭的相关内容。

3. 个案管理

参考本章第一节心力衰竭的相关内容。

（二）检验检查（住院第 1～6 天）

1. 常规检验项目

常规血生化检查项目可参照本章第七节慢性冠脉综合征中相关内容。其中血清肌钙蛋白是诊断心肌坏死最特异和敏感的心肌损伤标志物，其升高和（或）回落支持急性心肌梗死的诊断。但对于根据典型症状和心电图即可明确诊断为 STEMI 的患者，应尽早给予再灌注及其他相关治疗，无需等待心肌损伤标志物的检查结果。D-二聚体水平如进行性升高，有助于鉴别肺栓塞。

2. 常规检查项目

主要有静息心电图、动态心电图、胸部 X 线片或 CT、经胸超声心动图、颈部血管彩超、腹部彩超等。

推荐 STEMI 患者发病早期及出院前行超声心动图检查，评价 LVEF，明确心肌梗死范围、有无附壁血栓、室壁瘤和机械并发症等。对于 STEMI 诊断尚不确定的患者，如果出现心搏骤停、心源性休克、血流动力学不稳定或疑似机械并发症时，推荐行紧急超声心动图检查。但在超声心动图图像不理想或诊断不确定的情况下，心脏磁共振有助于明确诊断。

STEMI 患者应进行残余缺血或存活心肌评估。可选择负荷超声心动图或单光子发射计算机断层成像检查，CMR 和正电子发射体层成像（PET）的价值仍有待确定。

3. 特殊检查项目

如患者诊断尚未明确，需根据病情完善相关检查，进一步排查其他疾患，如患者表现为向背部放射的严重撕裂样疼痛伴有呼吸困难或晕厥，但无典型的 STEMI 心电图变化，建议完善主动脉全长 CTA，排查主动脉夹层。如患者表现为呼吸困难、血压降低、低氧血症，且 D-二聚体升高明显，建议行肺动脉 CTA 或肺动脉造影，排查肺栓塞。

评估冠脉情况相关检查：冠脉造影过程中，如未发现明确罪犯血管，冠脉狭窄程度＜50%，建议完善冠脉腔内影像学检查，如 IVUS 或 OCT，明确是否存在斑块破裂、斑块侵蚀、冠状动脉夹层等情况。

4. 主要护理工作

（1）常规检验、检查配合　参见本章第一节心力衰竭。

（2）特殊检查配合　①主动脉全长 CTA、肺动脉 CTA 或肺动脉造影：注意事项参见本章第八节非 ST 段抬高型急性冠脉综合征。②冠脉造影检查：术前术后护理详见第三章第五节介入治疗的护理。

（三）治疗方案（住院第 1～10 天）

STEMI 患者应尽早评估短期风险，包括心肌损伤的程度，再灌注治疗是否成功，以及是否存在高风险不良心血管事件的临床特征。STEMI 早期死亡的独立预测因子包括：年龄、Killip 分级、再灌注时间、心搏骤停、心动过速、低血压、前壁心肌梗死、既往有陈旧性心肌梗死、糖尿病、吸烟、肾功能不全和生物标志物持续升高。推荐使用全球急性冠状动脉事件登记（GRACE）评分进行风险评估。

1. 再灌注治疗（入院 90min 之内）

经救护车收治且入院前已确诊为 STEMI 的患者，若 120min 内能转运至 PCI 中心并完成直接 PCI 治疗（FMC 至导丝通过 IRA 时间＜ 120min），则应首选直接 PCI 治疗，相关 PCI 中心应在患者到达医院前尽快启动心导管室，并尽可能绕过急诊室直接将患者送入心导管室行直接 PCI；若 120min 内不能转运至 PCI 中心完成再灌注治疗，最好于入院前在救护车上开始溶栓治疗，院前溶栓后具备条件时应直接转运至具有直接 PCI 能力的医院，根据溶栓结果进行后续处理。PCI 相关内容，参照本书第三章冠脉介入治疗的相关内容。

2. 生命体征监护及支持治疗

STEMI 患者无论是否接受再灌注治疗，均建议收住冠心病监护病房（CCU）进行持续的病情监护、治疗和专科护理，尽早启动心脏康复。CCU 医护人员应熟练掌握 STEMI 的管理、药物治疗、机械循环支持、侵入性和非侵入性血流动力学监测、呼吸监测和机械通气。

3. 其他一般治疗

根据病情应该选择合理、舒适的体位，避免用力活动，以减少应激刺激和心脏负担。应该给予语言安慰，心理疏导，消除紧张、恐惧的心理压力。建立顺畅的静脉通路，并同时同步进行静脉采血（应尽量避免肌内注射）。血氧饱和度＜ 90% 时，可酌情考虑给氧。

4. 药物治疗

药物治疗包括：①抗栓治疗；② β 受体阻滞剂；③ ACEI/ARB；④醛固酮受体拮抗剂；⑤硝酸酯类药物；⑥镇静镇痛药；⑦钙通道阻滞剂；⑧他汀类药物。具体内容详见本章第七节慢性冠脉综合征的相关内容。

5. 并发症治疗

包括心力衰竭、心源性休克、心律失常、机械并发症等的治疗。

6. 主要护理工作

参见本章第八节非 ST 段抬高型急性冠脉综合征。

（四）出院医嘱及注意事项（住院第 5 ~ 6 天）

1. 出院标准

① 生命体征平稳；②心电稳定；③心功能稳定；④心肌缺血症状得到有效控制。

2. 出院医嘱

若无禁忌证，所有 STEMI 患者出院后均应长期服用双抗血小板治疗、ACEI 和 β 受体阻滞剂。

STEMI 患者出院后应进行有效的血压管理，目标血压为＜ 130/80mmHg（收缩压不低于 110mmHg），年龄＞ 80 岁的患者目标血压为＜ 150/90mmHg。

STEMI 患者出院后应持续强化调脂治疗，根据 LDL-C 治疗目标值调整用药方案。

STEMI 患者病情稳定后均应进行空腹血糖检测，必要时行口服葡萄糖耐量试验。合并糖尿病的 STEMI 患者应在积极控制饮食和改善生活方式的同时给予降糖药物治疗。合并糖尿病的 STEMI 患者应强化其他冠心病危险因素的控制。

3. 出院后注意事项

（1）非药物干预 STEMI 患者应终生戒烟。合理膳食，控制总热量和减少饱和脂肪酸、反式脂肪酸以及胆固醇的摄入。对超重和肥胖的 STEMI 患者，建议通过控制饮食与增加运动降低体重。还应注意识别患者的精神心理问题并给予相应治疗。单纯血运重建并不能预防 STEMI 合并严重左心室功能不全患者心脏事件的发生。ICD 可以显著降低此类患者心脏性猝死的发生率及总死亡率。出院前 LVEF ＜ 40% 的患者，建议在完成血运重建和最佳药物治疗后 6 ～ 12 周再次评估心脏功能和猝死风险。

（2）康复治疗 基于运动的心脏康复可降低 STEMI 患者的全因死亡率和再梗死，有助于更好地控制危险因素、提高运动耐量和生活质量。如患者病情允许，应在住院期间尽早开始康复治疗。建议患者住院期间进行运动负荷试验，客观评估运动能力，以指导日常生活或制订运动康复计划。STEMI 后早期行心肺运动试验具有良好的安全性与临床价值。建议病情稳定的患者出院后每日进行 30 ～ 60min 中等强度有氧运动（如快步行走等），每周至少 5d，并逐渐增加抗阻训练。运动锻炼应循序渐进，避免诱发心绞痛和心力衰竭。

4. 出院健康指引

参见本章第七节慢性冠脉综合征。

5. 用药指导

参见本章第七节慢性冠脉综合征。

6. 个案管理

患有 STEMI 者在 CCU 和住院总时长应根据治疗策略、风险评估、是否存在并发症、心功能状态和伴随疾病等决定。PAMI-Ⅱ标准把年龄＜ 79 岁、LVEF ＞ 45%，单支或双支病变、成功 PCI 及无持续性心律失常的患者定义为低危，可在 PCI 后 2 ～ 3d 内出院。患者在出院后（尤其是住院时程较短者）应接受心血管科医师或专科护士定期随访，并参与心脏康复计划。

STEMI 患者在出院前均应进行长期风险评估。依据冠状动脉造影、功能学评价（如血流储备分数）或负荷试验评估未完全血运重建患者非梗死相关血管是否需要择期 PCI 及其治疗时机（同次住院期间或择期）。根据风险评估结果制订详细、清晰的出院后随访计划和指导，包括药物治疗的依从性和剂量调整、心脏康复、饮食和心理干预、戒烟计划等。STEMI 患者出院后应积极控制心血管危险因素，进行科学合理的二级预防和以运动为主的心脏康复治疗，以改善患者的生活质量和远期预后。

四、院后随访管理

参考本章第八节急性 ST 段抬高型心肌梗死的相关知识。

第十节 原发性高血压

一、概述

我国 18 岁及以上居民高血压患病率总体呈增高的趋势。人群高血压患病率随年龄增加而显著增高。不同人口学特征比较，知晓率、治疗率和控制率均为女性高于男性，城市高血压治疗率显著高于农村；与我国北方地区相比，南方地区居民高血压患者的知晓率、治疗率和控制率较高；不同民族比较，少数民族居民的高血压治疗率和控制率低于汉族。

高血压危险因素包括遗传因素、年龄以及多种不良生活方式等多个方面。人群中普遍存在危险因素的聚集，随着高血压危险因素聚集的数目和严重程度增加，血压水平呈现升高的趋势，高血压患病风险增大。高钠、低钾膳食是我国人群重要的高血压发病危险因素。近年来，我国人群中超重和肥胖的比例明显增加，中国成年人超重和肥胖与高血压发病关系的随访研究结果发现，随着体重指数的增加，超重组和肥胖组的高血压发病风险是体重正常组的 $1.16 \sim 1.28$ 倍。我国饮酒人数众多，限制饮酒与血压下降显著相关。长期精神紧张是高血压患病的危险因素，精神紧张可激活交感神经从而使血压升高。除了以上高血压发病危险因素外，其他危险因素还包括年龄、高血压家族史、缺乏体力活动，以及糖尿病、血脂异常等。

血压水平与心脑血管病发病和死亡风险之间存在密切的因果关系。SBP 每升高 20mmHg 或 DBP 每升高 10mmHg，心、脑血管病发生的风险倍增。血压水平与心力衰竭发生也存在因果关系。长期高血压-左心室肥厚-心力衰竭构成一条重要的事件链。高血压主要导致 HFpEF；如果合并心肌梗死，也可以发生 HFrEF。高血压是心房颤动发生的重要原因。高血压-心房颤动-脑栓塞构成另一条重要的易被忽视的事件链。长期临床队列随访发现，随着诊室血压水平升高，终末期肾病（end-stage renal disease，ESRD）的发生率也明显增加。24h 动态血压水平、夜间血压水平和清晨血压水平，与心脑血管病风险的关联甚至更密切、更显著。

《中国心血管健康与疾病报告 2022》发布，2019 年我国农村、城市心血管病分别占总死因的 46.74% 和 44.26%，每 5 例死亡中就有 2 例死于心血管病。脑卒中的年发病率为 250/10 万，冠心病事件的年发病率为 50/10 万，脑卒中发病率是冠心病事件发病率的 5 倍。因此，脑卒中仍是我国高血压人群最主要的心血管事件，预防脑卒中是我国治疗高血压的重要目标。

根据《中国高血压防治指南 2018 年修订版》，高血压定义：在未使用降压药物的情况下，非同日 3 次测量诊室血压，诊室收缩压（SBP）≥ 140mmHg 和（或）舒张压（DBP）≥ 90mmHg。患者既往有高血压史，目前正在使用降压药物，血压虽然低于 140/90mmHg，仍应诊断为高血压。动态血压监测（ABPM）的高血压诊断标准：平均 SBP/DBP 24 h ≥ 130/80mmHg；白天 ≥ 135/85mmHg；夜间 ≥ 120/70mmHg。家庭血压监测（HBPM）的高血压诊断标准为 ≥ 135/85mmHg，与诊室血压的 140/90mmHg 相对应。根据血压升高水平，将高血压分为 1 级、2 级和 3 级。根据血压水平、心血管危险因素、靶器官损害、临床并发症和糖尿病进行心血管风险分层，分为低危、中危、高危和很高危 4 个层次。

虽然高血压是影响心血管事件发生和预后的独立危险因素，但是并非唯一决定因素，大部分高血压患者还有血压升高以外的其他心血管危险因素。因此，高血压患者的诊断和治疗不能只根据血压水平，必须对患者进行心血管综合风险的评估并分层。高血压患者的心血管综合风险分层，有利于确定启动降压治疗的时机，优化降压治疗方案，确立更合适的血压控制目标和患者的综合管理。

二、院前管理

院前评估途径：网络问诊、门诊、急诊。

1. 主要诊疗

心内科门诊/急诊：①根据患者的血压水平，明确患者是否达到高血压诊断界值；②对可疑为继发性高血压的患者进行初步筛查；③对排除继发性病因的原发性高血压患者初步进行危险因素、靶器官损害和伴发临床疾病情况的评估和危险分层。

病史：了解初次发现或诊断高血压的时间、场合、血压最高水平。如已接受降压药治疗，记录既往及目前使用的降压药物种类、剂量、疗效及有无不良反应。是否有继发性高血压的线索，例如肾炎史或贫血史；肌无力、发作性软瘫等；阵发性头痛、心悸、多汗；打鼾伴有呼吸暂停；是否长期应用升高血压的药物。既往是否有脑卒中、房颤、冠心病、糖尿病、肾病、心衰等。职业、生活、饮食习惯。是否有家族遗传病史。

体格检查：测量血压、脉搏；测量身高、体重、腰围及臀围，计算 BMI；观察有无库欣面容、神经纤维瘤性皮肤斑、甲状腺功能亢进性突眼征、下肢水肿；听诊颈动脉、胸主动脉、腹部动脉和股动脉有无杂音；触诊甲状腺，全面的心肺检查，检查腹部有无肾脏增大（多囊肾）或肿块，检查四肢动脉搏动和神经系统体征。

测量血压的方法：诊室血压，要求受试者安静休息至少 5min 后开始测量坐位上臂血压，上臂应置于心脏水平。推荐使用经过验证的上臂式医用电子血压计，水银柱血压计将逐步被淘汰。使用标准规格的袖带（气囊长 22～26cm、宽 12cm），肥胖者或臂围大者（＞32cm）应使用大规格气囊袖带。首诊时应测量两上臂血压，以血压读数较高的一侧作为测量的上臂。测量血压时，应相隔 1～2min 重复测量，取 2 次读数的平均值记录。如果 SBP 或 DBP 的 2 次读数相差 5mmHg 以上，应再次测量，取 3 次读数的平均值记录。老年人、糖尿病患者及出现体位性低血压情况者，应该加测站立位血压。站立位血压在卧位改为站立位后 1min 和 3min 时测量。在测量血压的同时，应测定脉率。

2. 个案管理

对于高血压急症/亚急症，或需进一步详细完善继发性高血压检查的患者，开具住院证。全病程团队交代患者配合院前病情评估，完成门诊开具的检验及检查，协助患者办理床位预约及预住院手续，提醒患者/家属进行医保备案等事项。

对于诊断为高血压病的患者，收集患者个案信息，评估患者及家属对疾病的认知情况、治疗效果期望值、心理状态、家庭支持、医保付费类型等。填写心血管疾病个案管理收案评估（附表3）。指导患者完成门诊/急诊开具的检验及检查，协助将结果反馈给医师，门诊/急诊医师开具治疗处方，交代随访注意事项，全病程团队进行后续随访追踪，并将病情反馈给医师，根据具体情况进行线上指导调整，或安排线下复诊进行治疗评估和调整。以线上线下相结合的方式，使患者能够及时接触主诊医师，反馈病情，及时得到连续有效个体化的疗效观察和治疗方案调整。

3. 嘱患者配合事项

（1）病情稳定时，遵医嘱进行疾病管理，定期门诊复诊，评估疾病自我管理的效果。

（2）病情较稳定时，完成住院预约，按医院通知办理住院。

（3）病情不稳定时，根据医嘱办理急诊住院。

三、院中管理

（一）病史采集和体格检查（住院第1天）

1. 主要内容

同门诊，记录应更加全面和详细，进行系统的全身体格检查。

2. 主要护理工作

（1）常规检验、检查配合　参考本章第一节心力衰竭的相关内容。

（2）根据患者的既往史、生活习惯和心理社会因素等评估影响高血压的重要危险因，如心血管危险因素、靶器官损害和伴发临床疾病。

（3）进行高血压疾病饮食、活动与休息相关的宣教。

3. 个案管理

参考本章第一节心力衰竭的相关内容。

（二）检验检查（住院第1～3天）

1. 常规检验项目

主要包括血常规、粪常规＋隐血试验、尿常规分析（尿蛋白、尿糖和尿沉渣镜检）、肝肾功能、电解质、心肌酶学、血脂、血糖等。推荐项目：口服葡萄糖耐量试验、糖化血红蛋白、血高敏C反应蛋白、尿白蛋白/肌酐比值、尿蛋白定量、血同型半胱氨酸。对怀疑继发性高血压患者，根据需要可以选择以下检查项目：血浆肾素活性或肾素浓度、血和尿醛固酮、血和尿皮质醇、血游离甲氧基肾上腺素及甲氧基去甲肾上腺素、血或尿儿茶酚胺。

2. 常规辅助检查

主要包括静息心电图、胸部X线片或CT、经胸超声心动图、腹部彩超、颈动脉超声等。眼底检查、脉搏波传导速度以及踝臂指数等。对怀疑继发性高血压患者，根据需要可以选择肾动脉超声和造影、肾和肾上腺超声、CT或MRI、肾上腺静脉采血以及睡眠呼吸监测等。

建议完善动态血压：动态血压目前临床上主要用于诊断白大衣高血压、隐匿性高血压和单纯夜间高血压；观察异常的血压节律与变异；评估降压疗效、全时间段（包括清晨、睡眠期间）的血压控制。

3. 主要护理工作

（1）参考本章第一节心力衰竭。

（2）特殊检查，如眼底检查、PWV和ABI的宣教。①眼底检查可以反映高血压动脉硬化程度，对及时调整患者的治疗方案及防治措施也有一定的参考价值。高血压患者病情发展到一定程度时，其眼底视网膜血管会发生某些病理改变。高血压早期患者可发现眼底小动脉痉挛性收缩，病情较重者可见到血管反光增强，且有动静脉交叉压迫现象，血管硬化可是银丝状。一些患者血压急剧升高时，眼底小血管还可呈现出血，甚至见到视盘水肿，严重者可出现视神经萎缩及视力下降等病变。② PWV 和 ABI 是综合评估动脉硬化及下肢动脉阻塞程度，为早期检出心血管高危患者提供了无创检测指标，同时也为判断临床干预效果提供操作简便的替代终点。可利用这些无创检测指标筛查出心血管病高危患者，为制订科学规范的预防措施和治疗策略提供科学依据。

（三）治疗方案（住院第 1 ~ 5 天）

1. 非药物治疗（生活方式干预，全程）

加强宣教，生活方式干预在任何时候对任何高血压患者（包括正常高值者和需要药物治疗的高血压患者）都是合理、有效的治疗，其目的是降低血压、控制其他危险因素和临床情况。

生活方式干预对降低血压和心血管危险的作用肯定，所有患者都应采用，主要措施包括：

（1）减少钠盐摄入，每人每日食盐摄入量逐步降至 < 6g，增加钾摄入。

（2）合理膳食，平衡膳食。

（3）控制体重，使 BMI < 24kg/m²；腰围：男性 < 90cm，女性 < 85cm。

（4）不吸烟，彻底戒烟，避免被动吸烟。

（5）不饮或限制饮酒。

（6）增加运动，中等强度；每周 4 ~ 7 次；每次持续 30 ~ 60min。

（7）减轻精神压力，保持心理平衡。

2. 药物治疗

（1）改善生活方式仍不能使血脂达标，可予药物治疗。常用降压药物包括：CCB、ACEI、ARB、利尿药和 β 受体阻滞剂五大类，以及由上述药物组成的固定配比复方制剂。五大类降压药物均可作为初始和维持用药的选择，应根据患者的危险因素、亚临床靶器官损害以及合并临床疾病情况，合理使用药物，优先选择某类降压药物。指南推荐优先使用长效抗高血压药，起始剂量为常规剂量，高龄患者小剂量起始。推荐联合用药，对血压 ≥ 160/100mmHg、高于目标血压 20/10mmHg 的高危者，或单药治疗未达标的高血压患者应进行联合降压治疗，包括自由联合或单片复方制剂。对血压 ≥ 140/90mmHg 的患者，也可起始小剂量联合治疗。推荐使用单片复方制剂，增加患者的依从性和疗效。

（2）其他药物 ①根据血脂异常的类型选择药物种类。胆固醇升高为主的患者一般首选他汀类药物，可联合依折麦布和（或）PCSK9抑制剂。②高血压伴糖尿病、心血管高风险患者，在血压控制的前提下，可用阿司匹林 75 ～ 100mg/d 予一级预防，伴缺血性心血管疾病者可予二级预防。③其他伴随疾病的治疗药物。

3. 主要护理工作

（1）生活方式干预

① 合理膳食：减少钠盐摄入，增加钾摄入，减少烹调用盐及含钠高的调味品（包括味精、酱油）；避免或减少含钠盐量较高的加工食品，如咸菜、火腿、各类炒货和腌制品；建议在烹调时尽可能使用定量盐勺，以起到警示的作用。增加富钾食物（新鲜蔬菜、水果和豆类）的摄入量；肾功能良好者可选择低钠富钾替代盐。饮食以水果、蔬菜、低脂奶制品、富含食用纤维的全谷物、植物来源的蛋白质为主，减少饱和脂肪和胆固醇摄入。

② 规律运动：除日常生活的活动外，每周 4 ～ 7 天，每天累计 30 ～ 60min 的中等强度运动（如步行、慢跑、骑自行车、游泳等）。运动形式可采取有氧、阻抗和伸展等。以有氧运动为主，无氧运动作为补充。推荐进行中等即 40% ～ 59% 心率储备（HRR）或高强度即 60% ～ 75% HRR 的有氧运动［HRR法计算运动靶心率：如运动强度拟为70%，运动靶心率=（最大心率－静息心率）×70%＋静息心率］；对于血压未得到有效控制或有严重靶器官损害或心血管临床合并症的患者，则不推荐进行高强度有氧运动和抗阻力量练习，可引导其根据自身情况尽可能增加力所能及的身体活动。运动项目可选择骑车、游泳、健步走、跑步、羽毛球、乒乓球、健身操、团体类运动等有氧运动项目，以及哑铃、小沙袋和弹力带等抗阻力量练习，需注意避免低头和憋气的动作。

③ 戒烟：评估吸烟者的戒烟意愿，帮助吸烟者在 1 ～ 2 周的准备期后采用"突然停止法"开始戒烟；必要时指导患者应用戒烟药物对抗戒断症状，如尼古丁贴片、尼古丁咀嚼胶（非处方药）、盐酸安非他酮缓释片和伐尼克兰；对戒烟成功者进行随访和监督，避免复吸。

④ 限制饮酒：过量饮酒显著增加高血压的发病风险，且其风险随着饮酒量的增加而增加，限制饮酒可使血压降低。建议高血压患者不饮酒。如饮酒，则应少量并选择低度酒，避免饮用高度烈性酒。每日酒精摄入量男性不超 25g，女性不超 15g；每周酒精摄入量男性不超过 140g，女性不超过 80g。白酒、葡萄酒、啤酒摄入量分别少于 50mL、100mL、300mL。

⑤ 精神心理减压，保持心理平衡：精神紧张可激活交感神经从而使血压升高。精神压力增加的主要原因包括过度的工作和生活压力以及病态心理，包括抑郁症、焦虑症、A型性格、社会孤立和缺乏社会支持等。必要情况下采取心理治

疗联合药物治疗缓解焦虑和精神压力，主要适用于焦虑障碍的药物包括苯二氮䓬类（阿普唑仑、劳拉西泮）和选择性 5-羟色胺 1A 受体激动剂（丁螺环酮、坦度螺酮）。也可建议患者到专业医疗机构就诊，避免由于精神压力导致血压波动。

（2）用药护理　根据医师开具的医嘱发放口服药，并依据患者入院评估做好用药指导，主要包括服用药物名称、种类、剂量、服用时间，常用药物的作用机制及不良反应，详见表 4-10-1。

表 4-10-1　高血压常用药物的作用机制和不良反应

药物种类	作用机制	主要不良反应
CCB	通过阻断血管平滑肌细胞上的钙离子通道发挥扩张血管降低血压的作用	反射性交感神经激活导致心跳加快、面部潮红、脚踝部水肿、牙龈增生等
ACEI	抑制血管紧张素转换酶，阻断肾素血管紧张素 Ⅱ 的生成，抑制激肽酶的降解而发挥降压作用	刺激性干咳、低血压、皮疹，偶见血管神经性水肿及味觉障碍，长期应用有可能导致血钾升高
ARB	阻断血管紧张素 Ⅱ 受体而发挥降压作用	偶有腹泻，长期应用可升高血钾
利尿药	利钠排尿、降低容量负荷而发挥降压作用	低血钾，螺内酯长期应用有可能导致男性乳房发育等不良反应
β 受体阻滞剂	抑制过度激活的交感神经活性、抑制心肌收缩力、减慢心率发挥降压作用	有疲乏、肢体冷感、激动不安、胃肠不适等，还可能影响糖、脂代谢
α 受体阻滞剂	选择性的与 α 肾上腺受体结合，并不激动或减弱激动肾上腺素受体，却能阻滞相应的神经递质及药物与 α 受体结合，从而产生抗肾上腺素作用	常见胃肠道症状，如恶心、呕吐、腹痛等，还可引起体位性低血压、心悸、鼻塞等
肾素抑制剂	直接抑制肾素，继而减少血管紧张素 Ⅱ 的产生	不良反应为皮疹，腹泻

（3）高血压急症的护理

① 警惕高血压危象的发生，如患者在某些诱因作用下，血压突然或显著升高（一般超过 180/120mmHg），同时伴有进行性心、脑、肾等重要靶器官功能不全的表现。

② 去除或纠正引起血压升高的诱因及病因。

③ 必要时，遵医嘱使用镇静药，以消除恐惧心理。

④ 尽快静脉应用合适的抗高血压药控制血压，以阻止靶器官进一步损害，对受损的靶器官给予相应的处理，降低并发症并改善预后。

⑤ 在不影响脏器灌注的基础上降压，渐进地将血压调控至适宜水平。初始阶段（1h 内）血压控制的目标为平均动脉压的降低幅度不超过治疗前水平的25%。在随后的 2 ～ 6h 内将血压降至较安全水平，一般为 160/100mmHg 左右。如果可耐受，在以后 24 ～ 48h 逐步降压达到正常水平。对于妊娠合并高血压急症的患者，应尽快、平稳地将血压控制到相对安全的范围（＜ 150/100mmHg），

并避免血压骤降而影响胎盘血液循环。

（四）出院医嘱及注意事项（住院第5～6天）

1. 出院标准

原发性高血压患者在出院前应满足以下标准：①生命体征平稳，血压得到有效控制，心率稳定；②血流动力学稳定，心电稳定；③若患者在住院期间接受了介入检查或治疗，无严重手术并发症存在或术后并发症已妥善处理，无需住院继续观察。

2. 出院医嘱

（1）包括非药物治疗和药物治疗。非药物治疗方面包括低盐、低脂的健康饮食，保持良好的生活习惯，如戒烟和限酒、超重或肥胖者控制体重、每周适度运动及保持良好的心态等方面。注意家庭血压、心率的监测。

（2）药物治疗方面需在患者出院时制订个体化的药物方案，包括降压药物，必要时予抗血小板治疗、降脂治疗及针对合并症的治疗等。患者出院后的降压药物方案需结合患者家庭自测血压、门诊复诊时测量的诊室血压、动态血压来评估血压、心率控制情况，以及结合危险因素、合并症控制情况，来对降压药物的种类、剂量进行及时调整。需充分向患者说明具体药物方案及使用时程。

（3）家庭血压监测用于一般高血压患者的血压监测，以便鉴别白大衣高血压、隐匿性高血压和难治性高血压，评价血压变异性或长时血压变异，辅助评价降压疗效，预测心血管风险及预后等。

3. 出院后注意事项

（1）高血压患者在出院后需定期至心内科门诊复查，常规出院后复查的周期为出院后第1、3、6、12个月。若患者出院后发生病情变化，尤其是血压升高、过低或波动过大，或出现头晕、心悸、气促等症状时，随时就诊。

（2）复查项目包括测量血压、动态血压、心电图、超声心动图、血常规、肝功能、肾功能、电解质、血脂、血糖等。

（3）患者出院服用降压药物期间需警惕低血压风险。日常注意监测血压、心率，是否有体位改变相关的头晕、心悸、乏力等，若有明确低血压，暂停抗高血压药并立即就诊，明确低血压病因。若降压药物中含有利尿药，注意尿量、有无乏力等，必要时就近抽血查电解质。

（4）出院后患者需加强自身监管，尤其是按医嘱规律服药，不建议自行停药或擅自改动药物方案。

4. 出院健康指引

（1）告知患者家庭血压监测的重要性。家庭血压监测需要选择合适的血压测量仪器，并对患者进行血压自我测量知识、技能和方案的指导。①推荐使用经过国际标准方案认证的上臂式家用自动电子血压计，血压计使用期间应定期校准，每年至少 1 次。②测量方案：对初诊高血压患者或血压不稳定高血压患者，建议每天早晨和晚上测量血压，每次测 2～3 遍，每次测量间隔 1～2min，取平均值；若第 1、2 次血压读数的差值＞10mmHg，则建议测量第 3 次，取后 2 次读数平均值；测量血压前 30min 避免剧烈运动、饮酒、喝含咖啡因的饮料以及吸烟。早上最好在起床后，服抗高血压药；早餐前，排尿后，固定时间自测坐位血压；晚上在晚餐前测量血压，条件不允许时建议在睡前 1h 内测量。建议连续测量家庭血压 7 天，取后 6 天血压平均值。血压控制平稳且达标者，可调整为每周自测 1～2 次。③详细记录每次测量血压的日期、时间以及所有血压读数，而不是只记录平均值，直到复诊时可向医师提供完整的血压记录。④精神高度焦虑患者，不建议家庭自测血压。

（2）强调非药物治疗与长期随访的重要性和坚持终身治疗的必要性。视高血压患者具体影响预后的心血管重要因素，有针对性地进行行为纠正和生活方式指导。

（3）余参考本章第一节心力衰竭。

5. 个案管理

协助患者及家属了解高血压的治疗方案，向患者及家属解释出院后自我监测和管理的重要性，包括药物管理、生活方式管理以及血压的自我监测。汇总医师、护士、营养师、药师、康复师、心理咨询师的意见。制订出院后复诊计划和心脏康复计划。设置个性化管理目标，一般患者的血压控制在 130/80mmHg 以下；BMI＜24kg/m²；腰围：男性＜90cm，女性＜85cm。汇总住院资料，填写心血管疾病住院期间信息登记和个案管理计划（附表 4）。

四、院后随访管理

（1）根据心血管预后危险因素，制订患者个性化关注重点。如生活习惯和饮食习惯的调整，戒烟限酒，通过饮食控制和增加运动达到降低体重指数。评估患者自我疾病管理能力，如血压自我监测、健康生活方式、服药依从性和血压值是否达标。掌控患者康复计划的实施进度并进行效果评价。

（2）根据表 4-10-2 高血压患者出院随访管理计划安排复诊，出院后第 1、3 个月后复诊，之后每季度复诊一次；待血压值达标后，调整复诊间隔时间每半年一次；满一年以后，每年一次；如出现不适，立即复诊。

（3）根据复诊结果，填写心血管疾病复诊后信息登记和个案管理计划（附表 5）。

表 4-10-2　原发性高血压患者出院随访管理计划

时间 项目	短期随访 （出院后 1 ～ 30 日，出院后 1 个月复诊）	中期随访 （出院后 31 ～ 365 日，出院后 3、6、12 个月复诊）	长期随访 （出院大于 365$^+$ 日，每年复诊 一次）
主要诊疗	□ 常规复查项目包括粪常规和隐血试验，心电图、血常规、肝肾功能、血脂 □ 高血压相关项目 □ 根据患者检验检查结果调整用药方案	□ 常规复查项目包括粪常规和隐血试验，心电图、血常规、肝肾功能、血脂 □ 高血压相关项目 □ 调整用药方案，评价血压综合管理的效果	
专科护理	1. 出院后一周内电话随访 □ 患者每天血压监测情况，是否达到控制目标 □ 患者是否规律用药，生活习惯有没有改变 □ 评估服药后副作用及应对措施 □ 评估患者血压监测自我管理程度 2. 随访数据收集	1. 出院后 3 个月内电话随访 □ 评估血压控制有没有达标 □ 评估服药和门诊复诊次数 □ 评估服药副作用及生活习惯的改变程度 □ 评估患者精神心理（焦虑、抑郁）症状 □ 对比患者入院时症状有无好转 2. 随访数据收集	1. 血压未达标前，每季度一次；待血压达标后，调整间隔时间为每半年一次；满一年以后，每年一次电话随访 □ 根据患者具体情况评估血压综合管理落实情况 □ 评估服药和复诊依从性 □ 评估服药副作用及生活习惯的改变程度 □ 评估患者焦虑抑郁症状 □ 评估患者血压控制情况及症状有无好转 2. 随访数据收集
个案管理	□ 回答患者咨询问题 □ 推送血压综合管理患教的宣传资料和视频，强调重要性、必要性 □ 收集患者饮食、运动、生活习惯和服药依从性等信息 □ 信息反馈	□ 回答患者咨询问题 □ 推送患者干预生活方式的患教资料和视频 □ 收集患者饮食、运动、服药依从性等信息 □ 信息反馈	□ 回答患者咨询问题 □ 推送疾病用药知识的文章，强调长期服药坚持的重要性 □ 收集患者饮食、运动、服药依从性等信息 □ 信息反馈
患者配合事项	□ 出院后满 1 个月完成复诊 □ 记录 1 个月内血压监测情况，根据医嘱调整药物 □ 注意观察药物副作用 □ 学习药物相关知识和血压综合管理	□ 出院后 3 个月完成面诊 □ 血压监测及症状评估 □ 注意观察药物副作用 □ 落实生活方式的改变，如饮食、运动、情绪等 □ 学习自我生活方式干预管理	□ 出院后 6、12 个月完成面诊，之后每年一次完成面诊 □ 注意血压、脉搏和症状评估 □ 注意观察药物副作用 □ 自我评估高血压患者心血管预后的重要因素 □ 落实生活方式的改变，如饮食、运动、情绪等

第十一节 继发性高血压

一、概述

继发性高血压也称为症状性高血压，是某些疾病在发生发展过程中产生的症状之一，当原发病治愈后血压也会随之下降或恢复正常。继发性高血压除了高血压本身造成的危害以外，与之伴随的电解质紊乱、内分泌失衡、低氧血症等还可导致其他心血管损害，其危害程度较原发性高血压更大，早期识别、早期治疗尤为重要。新诊断高血压患者应该进行常见的继发性高血压病因筛查。难治性高血压应该考虑到继发性高血压的可能性。必要时建议到高血压专科或相应的内分泌、肾病等专科就诊。

继发性高血压的常见类型：

1. 肾实质性高血压

常见的导致肾实质性高血压的疾病包括各种原发性肾小球肾炎（IgA 肾病、局灶节段肾小球硬化、膜增生性肾小球肾炎等）、多囊肾性疾病、肾小管-间质疾病（慢性肾盂肾炎、梗阻性肾病、反流性肾病等）、代谢性疾病肾损害（糖尿病肾病等）、系统性或结缔组织疾病肾损害（狼疮性肾炎、硬皮病等）、单克隆免疫球蛋白相关肾脏疾病（轻链沉积病）和遗传性肾脏疾病（Liddle 综合征等）。

2. 肾动脉狭窄及其他血管病变引起的高血压

（1）肾动脉狭窄 主要特征是肾动脉主干或分支狭窄，导致患肾缺血，肾素-血管紧张素系统活性明显增高，引起高血压及患侧肾功能减退。肾动脉狭窄是引起高血压和（或）肾功能不全的重要原因之一，患病率约占高血压人群的 1% ～ 3%。动脉粥样硬化是引起我国肾动脉狭窄的最常见病因，约为 82%，其次为大动脉炎（约 12%）、纤维肌性发育不良（约 5%）及其他病因（占 1%）。

（2）主动脉狭窄 主动脉狭窄包括先天性及获得性主动脉狭窄。先天性主动脉狭窄表现为主动脉的局限性狭窄或闭锁，发病部位常在主动脉峡部原动脉导管开口处附近，个别可发生于主动脉的其他位置。获得性主动脉狭窄主要包括大动脉炎、动脉粥样硬化及主动脉夹层剥离等所致的主动脉狭窄。本病的基本病理生理改变为狭窄所致血流再分布和肾组织缺血引发的水钠潴留和 RAS 激活，引起左心室肥厚、心力衰竭、脑出血及其他重要脏器损害。

3. 内分泌性高血压

（1）原发性醛固酮增多症（原醛症） 是肾上腺皮质球状带自主分泌过多醛固酮，导致高血压、低钾血症、肾素活性受抑为主要表现的临床综合征。常见类型有醛固酮瘤（35%）、特发性醛固酮增多症（60%），其他少见类型有肾上腺皮质癌、家族性醛固酮增多症，如糖皮质激素可抑制性醛固酮增多症（GRA）。原发性醛固酮增多症患者在高血压人群中约占 5%～10%，其中仅有部分存在低血钾，在难治性高血压人群中约占 20%，可显著增加罹患代谢综合征、动脉硬化和心脑血管病的风险。

（2）嗜铬细胞瘤/副神经节瘤　嗜铬细胞瘤是来源于肾上腺髓质或交感神经节或其他部位嗜铬组织的细胞肿瘤，瘤体可分泌过多儿茶酚胺（CA），引起持续性或阵发性血压升高和多个器官功能及代谢紊乱，是临床可治愈的一种继发性高血压。

（3）库欣综合征　即皮质醇增多症，过高的皮质醇血症可伴发多种合并症，引起向心性肥胖、高血压、糖代谢异常、低钾血症和骨质疏松为典型表现的综合征。体格检查可见向心性肥胖、满月脸、多血质、皮肤紫纹等。

4. 阻塞性睡眠呼吸暂停综合征（obstructive sleep apnea syndrome, OSAS）

OSAS 包括睡眠期间上呼吸道肌肉塌陷，呼吸暂停或口鼻气流量大幅度减低，导致间歇性低氧、睡眠片段化、交感神经过度兴奋、神经体液调节障碍等。该类患者中高血压的发病率约 35%～80%。

5. 药物性高血压

药物性高血压是常规剂量的药物本身或该药物与其他药物之间发生相互作用而引起血压升高，当血压＞140/90mmHg 时即考虑药物性高血压。涉及的药物主要包括：①激素类药物；②中枢神经类药物；③非甾体抗炎药物；④中草药类；⑤其他。原则上，一旦确诊高血压与用药有关，应该尽量停用这类药物，换用其他药物或者采取降压药物治疗。

6. 其他少见的继发性高血压

根据已有的流行病学数据资料，临床上尚可见到一些少见病因导致的血压升高，它们在高血压病因构成中所占比例均小于 1%，主要包括甲状腺功能异常、甲状旁腺功能亢进症、肾素瘤等。

7. 单基因遗传性高血压

单基因遗传性高血压的突变大部分与肾脏肾单位离子转运蛋白或 RAS 组分发生基因突变所致功能异常相关，主要分为以下几类：①基因突变直接影响肾小管离子通道转运系统相关蛋白功能：包括 Liddle 综合征、Gordon 综合征、拟盐皮质激素增多症、盐皮质激素受体突变导致妊娠加重的高血压等；②基因突变导致肾上腺类固醇合成异常：包括家族性醛固酮增多症（Ⅰ、Ⅱ、Ⅲ型）、先天性肾上腺皮质增生症（11-β 羟化酶缺乏症、17α-羟化酶/17,20 裂解酶缺乏症）、家族性糖皮质激素抵抗；③以嗜铬细胞瘤等为代表的各种神经内分泌肿瘤、高血压伴短指畸形、多发性内分泌肿瘤（multiple endocrine neoplasm，MEN）和冯·希佩尔-林道病（Von Hippel-Lin-dau disease，VHL）等。

二、院前管理

参考本章第十节原发性高血压。

三、院中管理

（一）病史采集和体格检查（住院第1天）

1. 病史采集

现病史内容参考本章第十节原发性高血压中相关内容。此外还需了解患者有无阵发性、持续性或阵发性加重的高血压，高血压发作时是否常伴头痛、心悸、多汗三联征，以及是否合并糖、脂代谢异常。

既往史：询问目前及既往有无脑卒中或一过性脑缺血发作、冠心病、心力衰竭、心房颤动、外周血管病、糖尿病、痛风、血脂异常、性功能异常和肾脏疾病等病史及治疗情况。有无特殊服药史。

个人史：特殊饮食习惯，盐、酒及脂肪的摄入量，吸烟状况、体力活动量、体重变化、睡眠习惯等情况。心理社会因素：包括家庭情况、工作环境、文化程度以及有无精神创伤史。

家族史：询问患者有无高血压、脑卒中、糖尿病、血脂异常、冠心病或肾脏病的家族史，包括一级亲属发生心脑血管病事件时的年龄。

2. 体格检查

主动脉狭窄主要表现上肢高血压，而下肢脉弱或无脉，双下肢血压明显低于上肢（ABI ＜ 0.9），故需要测量四肢血压。余参考本章第十节原发性高血压中体格检查相关内容。

3. 主要护理工作

参考本章第十节原发性高血压。

4. 个案管理

进行引起继发性高血压的疾病相关知识的介绍，如嗜铬细胞瘤、库欣综合征等，余详见本章第一节心力衰竭。

（二）检验检查（住院第1～3天）

1. 常规检验项目

参考本章第十节原发性高血压中相关内容。

2.特殊检验项目

对怀疑继发性高血压患者，根据继发性高血压的诊断线索，可以选择以下检查项目：肾病全套、24h尿电解质（E4A）、血浆醛固酮/肾素浓度比值（aldosterone to renin ratio，ARR）初筛试验（血浆肾素活性或肾素浓度、血和尿醛固酮、ARR比值，具体方法见下述）、血皮质醇、尿皮质醇、血游离甲氧基肾上腺素及甲氧基去甲肾上腺素、血或尿儿茶酚胺、尿VMA、尿-17羟、尿-17酮等。

ARR初筛试验筛查对象包括持续性高血压者、3种常规抗高血压药（包括利尿药）无法控制在140/90mmHg以下者、使用4种抗高血压药才能控制血压在140/90mmHg以下者、高血压合并自发性或利尿所致的低钾血症者、高血压合并肾上腺意外瘤者、早发现高血压家族史或早发脑血管意外家族史的高血压患者、原醛症患者中存在高血压的一级亲属、高血压合并阻塞性睡眠呼吸暂停综合征的患者、不明原因的房颤患者、高血压靶器官损害显著者。操作方法包括：在测试前使电解质血钾正常，正常摄钠，并进行降压药物洗脱（可以使用α受体阻滞剂、非二氢吡啶类CCB）2～4周以上，然后在清晨，非卧位2h并休息5～15min后采血，标本尽快送检。年龄＞65岁的女性经前期及排卵期，肾功能不全，可能对结果造成一定影响。

如ARR＞20为初筛结果阳性，推荐进行≥1种确诊试验以明确诊断。

心功能储备良好者，优先选择盐水输注试验。心功能不佳者，优先选择卡托普利试验。口服高钠饮食和氟氢可的松试验目前已很少使用。

如皮质醇、ACTH异常，可完善午夜地塞米松抑制试验或转介内分泌科进一步完善检查。CS的定性、定位诊断及治疗比较复杂，建议积极与高血压专科或内分泌科的医师沟通和协作。

3.常规检查项目

参考本章第十节原发性高血压中相关内容。

4.特殊检查项目

肾实质性高血压的诊断必要时行肾脏活检病理检查。同时需与高血压引起的肾脏损害相鉴别，前者肾脏病变的发生常先于高血压或与其同时出现，血压较高且难以控制，蛋白尿、血尿发生早、程度重、肾脏功能受损明显。

肾血管DSA：肾动脉狭窄诊断目的包括明确病因、明确病变部位及程度、血流动力学意义、血管重建是否能获益。经动脉血管造影目前仍是诊断肾动脉狭窄的金标准。

肾上腺静脉采血（adrenal venous sampling，AVS）：如怀疑原醛症，经过初筛试验ARR＞20并完成至少1个原醛症确诊试验结果为阳性，即诊断原醛症，尚需进行功能分型来指导诊疗决策。肾上腺静脉采血是"金标准"，核医学PET/

CT-CXCR4 也可作为补充方法。

多导睡眠监测仪（PSG）：是诊断 OSAS 的"金标准"。呼吸暂停低通气指数（AHI）是指平均每小时睡眠呼吸暂停低通气的次数，依据 AHI 可分为轻、中、重三度，轻度：AHI 5 ～ 15 次 /h；中度：AHI 15 ～ 30 次 /h；重度：AHI ≥ 30 次 /h。

怀疑嗜铬细胞瘤 / 副神经节瘤的患者，建议增强 CT 作为胸、腹、盆腔病灶定位诊断的方法，磁共振检查作为颅底和颈部病灶定位诊断的首选方法。另外间碘苄胍（MIBG）、^{18}F-FDG-PET/CT 及生长抑素显像对转移性、肾上腺外的肿瘤可进行功能影像学定位。

5. 主要护理工作

（1）常规检验、检查配合 参见本章第十节原发性高血压。

（2）特殊检查配合

① 盐水试验：做之前先监测患者的心功能，心功能良好的情况下可做。全程监测患者心率、血压变化。若患者出现血压高、心衰等症状，应立即停止该试验。

② 肾上腺 CT：饮食上不做具体要求，可空腹可禁食。金属物品要取下，若体内放置了钢板或植入其他金属物要提前告知医师。做完后多饮水排出造影剂。

③ 肾上腺取血：术前停用 β 受体阻滞剂、ACEI、ARB 至少 2 周，利尿药至少 4 周，可用 CCB 和 α 受体阻滞剂。操作前平卧 8h，纠正血钾至正常水平。术前需静脉滴注 0.9% 氯化钠注射液 1000mL。左手需留置静脉通路。

④ 地塞米松抑制试验：试验前 1 周停用 ACTH、皮质激素、口服避孕药、雌激素、抗癫痫药及中枢兴奋或抑制药。做此试验的女患者应在月经结束后或月经前 1 周进行。试验日应避免各种应激反应，如外伤、高热、精神过度紧张、强烈体力活动和低血糖等。不饮浓茶、咖啡等饮料。

⑤ 多导睡眠监测：监测当日禁服催眠药，禁止饮酒，喝咖啡、可乐、茶等兴奋性饮料。监测当日白天尽量少睡，以保证夜间睡眠质量。夜间需要起夜者，尽可能减少入睡前的饮水量。监测前洗澡、洗头、更衣，男子必须剃净胡须，不要使用化妆品。最好自带一套宽松的睡衣、睡裤，睡衣必须是可以从前面解开的样式，以便安放电极。监测前避免剧烈运动，并保持精神情绪稳定，以免影响睡眠。监测前避免上呼吸道感染。

（3）个案管理 参见本章第一节心力衰竭。

（三）治疗方案（住院第 1 ～ 5 天）

1. 非药物治疗（生活方式干预，全程）

参考本章第十节原发性高血压中相关内容。

2. 药物治疗（住院第 1 ~ 5 天）

（1）常用降压药物　对于怀疑原醛症的患者，可以选择 α 受体阻滞剂，例如特拉唑嗪、哌唑嗪，也可使用非二氢吡啶类 CCB，例如维拉帕米、地尔硫草。原醛症确诊后，对于无手术适应证、无手术意愿或不能耐受手术治疗者，采取药物治疗。一线用药为盐皮质激素受体拮抗剂，推荐首选螺内酯。

肾实质性高血压合并蛋白尿的患者首选 ACEI 或 ARB 作为降压药物；长效 CCB、利尿药、β 受体阻滞剂、α 受体阻滞剂均可作为联合治疗的药物。目标血压 130/80mmHg。

CCB 是安全有效的药物，ACEI 或 ARB 是最有针对性的药物，慎用于单功能肾或双侧肾动脉狭窄。

库欣综合征相关高血压起始治疗首选 ACEI 或 ARB 类降压药物，如果血压仍高于 130/80mmHg，则根据疾病的严重程度和有无低钾血症，可选择与盐皮质激素受体拮抗剂或 CCB 联合；如果血压仍高于 130/80mmHg，可在此基础上加用 α 受体阻滞剂或硝酸酯制剂，滴定剂量后血压仍不能达标，可再谨慎选用 β 受体阻滞剂和利尿药。

（2）其他药物治疗　参考本章第十节原发性高血压中相关内容。此外，活动期大动脉炎需给予糖皮质激素及免疫抑制剂治疗。

3. 手术治疗（住院 3 ~ 5 天）

有手术意愿和适应证的原醛症患者需行 AVS 检查，仅年龄小于 35 岁具有典型表现（高醛固酮、PRA 受抑制、低钾血症、肾上腺单侧占位）者可免于 AVS 检查。小于 5 岁并单侧腺瘤或大结节（> 1cm）者或经 AVS 确诊单侧优势分泌的腺瘤或结节者应采取手术治疗。根据 AVS 检查，确定是否存在优势侧，决定是否转介泌尿外科行外科手术。

对于有病理生理意义的严重肾动脉狭窄（直径狭窄 > 70%），如出现血压控制不良、肾萎缩或肾功能减退，建议行血管重建。血管重建策略首选腔内治疗，失败病变建议行开放直视手术。

转外科手术：库欣综合征根据具体病情选择腔内治疗或开放手术。对于嗜铬细胞瘤 / 副神经节瘤，手术切除肿瘤是重要的治疗方法。术前可先服用 α 受体阻滞剂。不要在未用 α 受体阻滞剂的情况下使用 β 受体阻滞剂。术后应终身随访。

4. 主要护理工作

（1）参考本章第十节原发性高血压。

（2）若需要转科，根据相关外科（泌尿外科等）的会诊记录安排患者转科事宜。

（3）做好患者的沟通和疾病的宣教工作，安抚患者焦虑情绪。

（4）根据患者情况，填写转科交接卡，根据患者的诊疗过程和转科记录完善附表4。

（5）与转科科室的个案管理师进行患者个案管理信息的交接，包括已填写的附表3和附表4。

（四）出院医嘱及注意事项（住院第5～6天）

1. 出院标准

参考本章第十节原发性高血压中相关内容。

2. 出院医嘱

参考本章第十节原发性高血压中相关内容。此外，OSAS患者可以使用家庭呼吸机。

3. 出院后注意事项

参考本章第十节原发性高血压中相关内容。必要时复查肾动脉彩超/CT，测定肾素、醛固酮、ARR、皮质醇、ACTH等。

4. 主要护理工作

原发性高血压，需补充以下几点。

（1）避免复发指导 对于继发性高血压要早发现、早诊断、早治疗。对于原发疾病（病因）可祛除的继发性高血压也应在疾病早期接受处理，达到最佳效果。对于手术可治愈的继发性高血压原发疾病（病因）一定要进行手术；而对于药物治疗原发疾病者，要及时、足量、全程治疗。对于只能使用抗高血压药物治疗的患者，也应针对这些疾病导致的病理生理改变选用合适的抗高血压药物，并坚持长期治疗。

（2）家庭照顾者指导 参考本章第一节心力衰竭的相关内容。

四、院后随访管理

（1）根据高血压的危险因素和患者真实世界现状，制订患者可变危险因素的调整计划。

（2）疾病管理是否达标，如服药依从性、血压和血糖等。

（3）根据继发性高血压患者出院随访管理计划（表4-11-1）安排复诊时间，出院后第1、3、6、12个月，出现不适，立即复诊。

（4）根据患者的复诊结果，完善心血管疾病复诊后信息登记和个案管理计划（附表5）。

表 4-11-1　继发性高血压患者出院随访管理计划

时间 项目	短期随访 （出院后 1～30 日，出院后 1 个月复诊）	中期随访 （出院后 31～365 日，出院后 3、6、12 个月复诊）
主要诊疗	□常规复查项目包括尿常规＋沉渣镜检、血常规、肝肾功能、电解质、血糖、血脂、心电图 □必要时复查肾动脉彩超/CT、肾素、醛固酮、ARR、皮质醇、ACTH 等 □根据患者家庭自测血压、检验、检查结果，调整用药方案	□常规复查项目包括尿常规＋沉渣镜检、血常规、肝肾功能、电解质、血糖、血脂、心电图 □根据患者具体情况选择评估动态血压、动态心电图、超声心动图 □必要时复查肾动脉彩超/CT、肾素、醛固酮、ARR、皮质醇、ACTH 等 □根据患者家庭自测血压、检验、检查结果，调整用药方案 □必要时呼吸机随访
专科护理	1. 出院后一周内电话随访，具体内容有： □症状和体征 □血压监测 □术后伤口恢复情况 □服药情况及副作用 □日常生活能力 2. 随访数据收集	1. 出院后 3、6、12 个月内电话随访，具体内容有： □血压监测管理落实情况 □服药和复诊依从性 □药物副作用 □生活习惯改变 □精神、心理状态 □运动情况 □检验指标 2. 随访数据收集
个案管理	□回答患者咨询问题 □推送继发性高血压相关知识和视频，强调重要性、必要性 □收集患者血压监测情况 □信息反馈	□回答患者咨询问题 □推送服药、生活习惯改变、精神压力放松的自我监测患教软文和视频 □推送疾病相关知识的软文和视频，强调长期坚持的重要性 □收集患者饮食、运动、服药依从性、体重、血压、心率等信息 □记录下次随访评估和关注内容 □信息反馈
患者配合事项	□出院后满 1 个月完成面诊 □注意自我症状评估，及时报告异常 □注意观察药物副作用 □学习药物相关知识和血压自我管理常识	□出院后 3、6、12 个月完成面诊 □注意自我症状评估，及时报告异常 □注意观察药物副作用 □落实生活方式的改变，如饮食、运动、情绪等 □学习疾病相关内容，避免疾病的复发或加重 □学习血压自我管理的方法

第十二节　梗阻性肥厚型心肌病

一、概述

肥厚型心肌病（hypertrophic cardiomyopathy，HCM）是一类以心肌肥厚为特征的心肌疾病，表现为非完全由心脏负荷异常导致的左心室单节段或多节段室壁厚度≥15mm，若致病基因检测阳性者或者遗传受累家系成员左心室壁厚度≥13mm亦可诊断。数据显示，约50%～70%的HCM患者具有家族遗传性，多呈常染色体显性遗传。目前，研究人员已发现多个致病基因与HCM相关，这些基因编码粗肌丝、细肌丝、Z盘结构蛋白或钙调控相关蛋白等，但基因突变导致HCM的机制仍不明确，另外约30%的HCM病因不明。

根据超声心动图检查时测定的左心室流出道压力阶差（left ventricular outflow tract gradient，LVOTG），可将HCM患者分为梗阻性、非梗阻性及隐匿梗阻性三种类型。安静时LVOTG≥30mmHg为梗阻性；安静时LVOTG正常，负荷运动时LVOTG≥30mmHg为隐匿梗阻性；安静或负荷时LVOTG均＜30mmHg为非梗阻性。另外，约3%的患者表现为左心室中部梗阻性HCM，可能无左心室流出道梗阻，也无收缩期二尖瓣前向运动征象。有研究认为这类患者的临床表现及预后与梗阻性HCM相同，甚至更差。这种分型有利于指导选择治疗方案，是目前临床最常用的分型方法。

HCM临床症状变异大，有些患者可长期无症状或症状轻微，而有些患者首发症状就是猝死。儿童或青年时期确诊的HCM患者症状更多、预后更差。症状与左心室流出道梗阻、心功能受损、心律失常等有关。劳力性呼吸困难是最常见的症状。25%～30%的患者有胸痛，多呈劳力性胸痛，也有可能表现为持续症状或休息时疼痛。15%～25%的患者至少发生过一次晕厥，另有20%的患者有先兆晕厥，一般见于活动时。部分患者出现心悸，可能与心功能减退或心律失常有关；可能出现心脏性猝死，一般与致命性心律失常相关，多为室性心动过速（持续性或非持续性）、心室颤动，亦可为停搏、房室传导阻滞。约10%的患者发生左心室扩张，称之为HCM扩张期，为HCM终末阶段表现之一。

HCM体征取决于患者疾病状态，无梗阻或梗阻轻的患者可无明显的阳性体征。心脏听诊常见的两种杂音与左心室流出道梗阻和二尖瓣反流有关。对HCM患者的初步评估，问诊内容主要包括晕厥、胸痛、心悸、心衰相关症状以及家族史的问诊；辅助检查包括心电图、超声心动图、动态心电图、心脏MRI和基因检测等。诊治流程如图4-12-1所示。

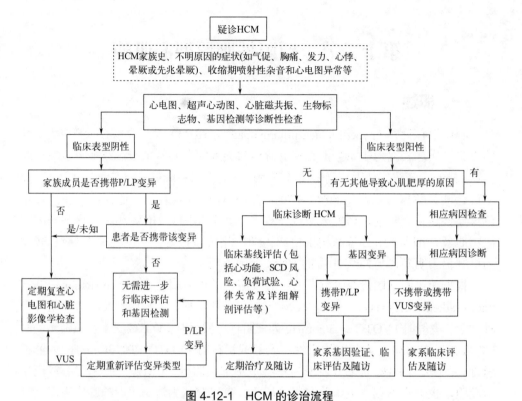

图 4-12-1　HCM 的诊治流程

HCM—肥厚型心肌病；SCD—心脏性猝死；P/LP—致病 / 可能致病；VUS—意义未明

二、院前管理

1. 主要诊疗工作

门诊常规就诊。门诊医师了解病史，包括主要症状的描述、当前的用药情况、相关的合并疾病及家族史。测量血压、心率，对患者进行基本体格检查。可在门诊进行血生化常规检验，包括血常规、血糖、血脂、肝肾功能、心肌酶、肌钙蛋白、BNP 或 NT-proBNP、电解质等，以及心电图、超声心动图、胸部 X 线片等常规检查。

2. 个案管理

对于有住院需求的患者开住院证，办理住院登记预约住院。

3. 嘱患者配合事项

（1）配合完成住院预约相关流程。

（2）自我病情的监测　密切关注是否出现胸闷、气促、晕厥等症状，必要时急诊就诊。

三、院中管理

（一）病史采集和体格检查（住院第 1 天）

1. 病史采集

现病史：详细了解患者呼吸困难、端坐呼吸等症状，判断是否存在心功能不全，胸痛是否与活动相关，心悸及发作时心率快慢情况，特别要注意询问有无晕厥病史。还需了解患者既往有无感染等病史，是否曾行胸部 X 线、心电图、超声心动图等检查。还需获知患者入院前是否已接受心律失常控制、起搏器植入等治疗。

既往史：了解患者合并疾病的情况，包括神经肌肉疾病、系统性疾病、代谢性疾病等，及相关用药史和疾病控制情况。

个人史：询问患者有无发育异常，如头面部畸形、脊柱侧弯、肌力肌张力改变等病史，是否有食物药物过敏史。

家族史：家族中有无近亲结婚史。多代家族史，亲属是否被诊断为心脏肥大、早期卒中、心律失常或心衰、心脏性猝死等，以及是否过早或意外死亡等。

2. 体格检查

HCM 体格检查所见与患者疾病状态有关。典型体征与左心室流出道梗阻有关，无梗阻或梗阻较轻的患者可无明显的阳性体征。

进行血压、心率的测量，完成神经反射、肢体肌力、肌张力的测定，患者的基础营养情况评估，全身系统体格检查（详见相关章节）。

心脏体格检查可能发现以下阳性体征：①心尖搏动常常横向移位，心尖搏动范围扩大，异常有力。②第二心音一般是正常分裂的，但在流出道压力阶差大的患者中，可闻及矛盾分裂的第二心音。③ S3 奔马律。④梗阻性 HCM 患者胸骨左缘第 3 ～ 4 肋间可闻及较粗糙的收缩期喷射性杂音，杂音通常是收缩期渐强-渐弱杂音，不向颈部传导，增加心肌收缩力（如运动、室性期前收缩后）或减轻心脏前负荷的措施（如站立位、Valsalva 动作、含服硝酸甘油等）可使杂音增强；相反，减弱心肌收缩力或增加心脏前负荷（如 β 受体阻滞剂或蹲位、抬腿等）可使杂音减弱。⑤收缩期二尖瓣前叶前向运动（systolic anterior motion，SAM）征阳性和存在明显 LVOTG 增高的患者可闻及心尖区收缩期杂音，向腋下传导。

3. 主要护理工作

（1）参考本章第一节心力衰竭。

（2）评估患者有无胸痛的症状，胸痛的部位、性质、持续时间、伴随症状、疼痛评分等，告知医师，必要时遵药物给药。

（3）评估患者有无心悸、晕厥的症状，必要时予以多参数心电监护仪监测，密切关注患者生命体征及心电示波变化。

4. 个案管理

参考本章第一节心力衰竭的相关内容。

（二）检验检查（住院第1～5天）

1. 常规检验项目

包括血常规、尿常规、粪常规、肝肾功能、电解质、心肌酶学、超敏肌钙蛋白、BNP 或 NT-proBNP、血脂、血糖、甲状腺功能、铁代谢指标等。

2. 常规辅助检查

包括心电图、动态心电图、胸部 X 线或 CT、超声心动图、CMR 等。HCM 患者心电图变化出现较早，可先于临床症状。超过90%的 HCM 患者有心电图改变；心尖肥厚者常见 $V_2 \sim V_4$ 导联 T 波深倒。对静息时无左心室流出道梗阻而有症状的患者，可做运动负荷检查以排除隐匿性梗阻。运动负荷检查方法有限制 Bruce 方案，如果无法行该方案，则替代的方法包括药物激发（即亚硝酸异戊酯、多巴酚丁胺、异丙肾上腺素）试验和 Valsalva 试验。HCM 患者均建议行 24h 或 48h 动态心电图监测，以评估室性心律失常和猝死的风险。

HCM 患者胸部 X 线可见左心室增大，亦可在正常范围，可见肺部瘀血，但严重肺水肿少见。

超声心动图可观察心脏结构与功能，流出道压力阶差，目前仍是 HCM 诊断最常用、最经济又可靠的方法。必要时还需进行心脏超声造影和经食管超声心动图检查。

CMR 在形态学、组织学及容量评估方面提供了更多信息，是目前最敏感、可靠的无创诊断方法。可观察局部心肌肥厚，注射钆造影剂可观察瘢痕，纤维化，定量观察肥厚程度，对一些超声不能明确诊断的患者非常有用。钆对比剂心肌延迟强化（late gadolinium enhancement，LGE）是识别心肌纤维化最有效的方法，LGE 与死亡、心脏性猝死等风险呈正相关。约65%的 HCM 患者出现 LGE，多表现为肥厚心肌内局灶性或斑片状强化，以室间隔与右心室游离壁交界处局灶状强化最为典型。但若患者太胖，或有"幽闭恐惧症"或心律失常心室率太快则检查效果欠佳。

3. 特殊项目

主要包括心肌肥厚的鉴别诊断，如血尿轻链、尿固定蛋白电泳、α 半乳糖苷酶检测、神经肌电图、心导管检查、心内膜活检，以及心脏 PET 和 SPECT 检查等。反映炎症、纤维化、细胞死亡的标志物，如肿瘤坏死因子 α、基质金属蛋白酶等，有利于疾病的危险分层与预后评价。多项指标的组合检测可能是未来发展的方向。若患者出现胸闷痛，冠状动脉的情况将影响下一步治疗策略。对于有心脏停搏的成年幸存者，或合并持续性室性心律失常的患者也建议行冠状动脉评估。疑诊 HCM，存在以下一种或多种情况，可行心内导管检查：①需要与限制型心肌病或缩窄性心包炎鉴别；②怀疑左心室流出道梗阻，但临床表现和影像学检查之间存在差异；③需行心内膜活检鉴别不同病因的心肌病；④拟行心脏移植的患者术前评估。心内膜活检可明确心肌病理学特征，是诊断 HCM 的金标准。心脏 PET 和 SPECT 主要用于鉴别其他原因导致的心肌肥厚。具体详见辅助检查相关章节。

4. 遗传咨询及基因检测

无论是否行进一步临床诊疗或基因筛查，推荐所有 HCM 患者进行遗传咨询。基因检测是 HCM 诊断的重要手段。但携带基因突变患者，并不一定出现 HCM 的临床表现。HCM 在遗传和表型上都是异质性的，外显率不完全，表达率可变。测序技术的进步，如全外显子测序在过去十年中发现了许多与 HCM 相关的新基因和变异。然而，仍有一些 HCM 病例具有罕见或不明确的遗传原因。这对于伴有心肌病和骨骼肌受累的复杂临床表型尤其如此。

5. 主要护理工作

协助患者完成 24h 或更长时间的动态心电图，注意受检者检查前停用抗心律失常药物 3 天，检查期间应避免靠近强力电源、磁场、潮湿环境，以免受干扰。具体内容参考第二章第三节仪器辅助检查和本章第一节心力衰竭。

（三）治疗方案（住院第 1～5 天）

1. 一般治疗（住院第 1～5 天）

HCM 目前仍无根治方法，但多数患者与正常人具有相同的寿命和生活质量。一般治疗应包括低盐低脂饮食，积极的健康宣教提高患者对自身疾病的认知，指导患者养成良好的生活习惯（戒酒，保持良好的睡眠，避免激动或剧烈情感刺激，不参加竞争性运动特别是能使心率突然增加的运动，维持良好的心境等）。存在胸痛、晕厥等症状者，需注意总结症状发作的诱因并在日常生活中尽量避免类似场景发生。合并慢性心功能不全的患者需注意控制饮水量，监测自身体重变化评估水肿情况以及对利尿药治疗的反应等。

2. 药物治疗（住院第 1～5 天）

（1）经典药物

① Ⅰ类推荐

a. 对于静息时或刺激后出现左心室流出道梗阻的患者，推荐一线治疗方案为无血管扩张作用的 β 受体阻滞剂（剂量可加至最大耐受剂量）以改善症状。β 受体阻滞剂可以减慢心率，降低心肌收缩力，改善舒张期心室充盈，降低耗氧，减低运动激发的梗阻程度。

b. 对于静息时或刺激后出现左心室流出道梗阻但无法耐受 β 受体阻滞剂或有禁忌证的患者，推荐给予钙通道阻滞剂，如维拉帕米能改善症状（小剂量开始，剂量可加至最大耐受剂量）。但对 LVOTG 严重升高（≥100mmHg）、严重心衰或窦性心动过缓的患者，维拉帕米应慎用。合并肺动脉高压患者尽量避免使用维拉帕米，因其可能扩血管导致肺动脉压升高，使流出道梗阻加重而致猝死。其他具有扩血管作用的钙通道阻滞剂，如硝苯地平、地尔硫䓬等，应避免应用；其中地尔硫䓬治疗 HCM 的临床经验不多。

c. 治疗急性低血压时对液体输入无反应的梗阻性 HCM 患者，推荐静脉用去氧肾上腺素（或其他单纯血管收缩剂）。

d. 对于 HCM 合并临床房颤的患者，无论 CHA_2DS_2-VASc 评分情况，在无禁忌证时均建议抗凝治疗。

② Ⅱa 类推荐

a. 静息时或刺激后左心室流出道梗阻的患者应避免使用动静脉扩张剂，包括硝酸盐类药物和磷酸二酯酶抑制剂。

b. 对于 β 受体阻滞剂和维拉帕米不耐受或有禁忌证的有症状的左心室流出道梗阻患者，应考虑给予地尔硫䓬以改善症状（剂量可加至最大耐受剂量）。

③ Ⅱb 类推荐

a. 对于有症状的左心室流出道梗阻患者，可考虑谨慎采用低剂量袢利尿药或噻嗪类利尿药改善劳力性呼吸困难。

b. 可考虑给予丙吡胺作为单一疗法，改善静息或刺激后出现左心室流出道梗阻患者的症状。丙吡胺是 Ⅰa 类抗心律失常药，有副性变力作用。用于左心室流出道梗阻，但 β 受体阻滞剂、维拉帕米无效的患者。二异丙吡胺是目前临床最强的降低左心室流出道压力差的药物。每次 100～200mg，每日 3 次，减轻 SAM 引起的左心室流出道梗阻及休息时流出道梗阻。由于二异丙吡胺可加速房室结传导，心房颤动时可引起心室率加快，存在心房颤动的患者使用二异丙吡胺时要加 β 受体阻滞剂，以防止心室率过快。非梗阻性 HCM 使用二异丙吡胺会减少心排血量，使症状加重。

④ Ⅲ 类推荐

a. 对梗阻性 HCM 患者，采用多巴胺、多巴酚丁胺、去甲肾上腺素和其他静脉应用的正性肌力药治疗急性低血压可能有害。

b. 静息时或刺激后左心室流出道梗阻的患者应避免使用静脉扩张剂。

c. 对有静息或可激发左心室流出道梗阻的 HCM 患者，采用硝苯地平或其他二氢吡啶类钙通道阻滞剂对症（心绞痛或呼吸困难）治疗有潜在的危险。

　　d. 对有全身低血压或严重静息呼吸困难的梗阻性 HCM 患者，维拉帕米有潜在危险。

　　（2）新型药物　近年来，HCM 的药物治疗有新的进展，主要包括 Mavacamten 和 Aficamten。目前，两种药物均已获得美国食品药品监督管理局（FDA）的突破性疗法认定。Mavacamten 是一种小分子心肌肌球蛋白变构调节剂，可通过抑制肌钙-肌球蛋白结合，阻止肌桥形成。Aficamten 是一种新型选择性小分子心肌肌球蛋白抑制剂，可减少每个心动周期中活性肌动蛋白-肌球蛋白交叉桥的数量，从而抑制心肌过度收缩。

3. 非药物治疗（住院第 2 ～ 4 天）

　　（1）室间隔肥厚减轻治疗　目前减轻室间隔肥厚主要有两种方式：外科手术和内科介入治疗。

　　① 外科室间隔心肌切除术包括经典 Morrow 手术或改良扩大 Morrow 手术及心脏移植术，需心脏外科医师通过开胸手术来完成。

　　② 内科介入治疗包括经皮室间隔心肌消融术和间隔支栓塞术，由心内科介入医师来完成。内科介入治疗通过造成人为的局部梗死与瘢痕，从而使流出道加宽。尽管此种方法创伤小，容易被患者及医师接受，但目前仍有争议。随着医疗技术及器械的进展，内科介入治疗的疗效较前显著提高，也越来越被接受。对于以下情况的 HCM 患者，若冠状动脉造影有合适的间隔支，可考虑介入治疗减轻室间隔肥厚：a. 临床症状显著，药物不能控制或对药物不能耐受；b. 原外科治疗或植入起搏器治疗后疗效欠佳的室间隔局限性肥厚；c. 症状不严重但导管测定 LVOTG 高且有猝死的高危因素；d. 有症状且 LVOTG 静息时 > 50mmHg 或应激时 > 100mmHg；e. 超声心动图显示有明显的主动脉瓣下梗阻，SAM 征阳性。而对于以下患者，内科介入治疗需要慎重：a. 非梗阻性 HCM；b. LVOTG 高但患者无或仅有轻微临床症状；c. 合并严重二尖瓣病变等须进行外科手术的 HCM 患者。主要相对禁忌证有：未控制的感染、发热、严重贫血、电解质紊乱、凝血功能异常、未控制的活动性出血、未控制的甲状腺功能亢进、严重的肾功能不全、未控制的高血压、未控制的心功能不全、造影剂过敏、洋地黄中毒等。内科介入手术分两步，首先行心导管检查明确梗阻及压力阶差，寻找合适的间隔支或心肌，然后处理间隔支或心肌解除室间隔肥厚。对拟行内科介入治疗的患者，医师在术前无法精确评估压力阶差、间隔支的情况以及是否有处理间隔支或心肌的指征，因此建议医师在术前谈话时，可常规告知患方在心导管检查发现存在压力阶差及合适的间隔支或心肌有介入手术干预指征时，若患方同意即刻行内科介入治疗。否则只行心导管检查和（或）冠脉造影检查，随后再和患方、必要时请心脏外科医

师会诊共同评估制订患者的下一步治疗方式。

（2）起搏器植入

① 植入 DDD 起搏器对有严重症状的梗阻性 HCM 可能有效。对梗阻性 HCM 患者植入起搏器需注意两点：a. 心室起搏电极必须精准置于右心室尖；b. 房室间期（AV 间期）必须短于患者窦性心律的 PR 间期。对于部分静息或刺激时 LVOTG ≥ 50mmHg、窦性心律且药物治疗无效的患者，若合并导管消融治疗减轻室间隔肥厚或外科室间隔切除术禁忌证，或术后发生心脏传导阻滞风险较高，应考虑房室顺序起搏并优化 AV 间期，以降低 LVOTG，并改善 β 受体阻滞剂和（或）维拉帕米的疗效。另外当存在房性心律失常药物控制心室率不满意时，可考虑行房室结消融加永久起搏器植入治疗。

② HCM 患者 SCD 危险分层和预防是临床上最重要的问题。目前认为安装 ICD 是预防 HCM 患者 SCD 唯一可靠的方法。预测 SCD 的高危因素包括：早发猝死家族史、非持续性室性心动过速（NSVT）、左心室重度肥厚、不明原因的晕厥以及运动血压反应异常。

③ 有关 HCM 危险分层和 ICD 植入的建议如下：

HCM 患者初始评估时均应进行综合 SCD 危险分层，若存在下述情况任意一项均建议植入 ICD：a. 具有室颤、持续性室性心动过速或心脏骤停（SCD 未遂）的个人史；b. 早发 SCD 家族史，包括室性快速性心律失常的 ICD 治疗史；c. 不明原因的晕厥；d. 动态心电图证实的 NSVT；e. 左心室壁最大厚度 ≥ 30mm。

也可应用 HCM 预测模型（HCMRisk-SCD）对患者进行个体化风险评估，5 年 SCD 风险 ≥ 6% 建议植入 ICD、< 4% 不建议植入 ICD、4% ~ 6% 者根据具体情况而定。

在评估了常规危险因素后，具备下述潜在 SCD 危险因素任意一项者可考虑植入 ICD：a. 心脏磁共振成像 LGE 阳性；b. 携带多个 HCM 致病基因突变（即致病突变个数 > 1）。

对未行 ICD 植入的患者，定期（每 12 ~ 24 个月 1 次）进行 SCD 危险分层是合理的。

4. 主要护理工作

（1）一般护理　保持病房环境安静，确保病房通风，空气洁净，并且保持适宜的室内温度与湿度，全心全意为患者创造一个安全舒适，有利于病情治疗和康复的环境。指导患者减少活动，预防呼吸道感染。协助患者完成相应的检查项目，包括心电图、超声心动图、24 ~ 48h 动态心电图、CMR 等检查。关注患者检查的异常项目，为治疗提供依据。

（2）饮食护理　指导患者进食营养丰富、易消化的食物；尤其是补充富含维生素 C 的食物，如新鲜蔬菜、水果，以促进心肌代谢与恢复。戒烟酒等。

（3）用药护理　药物治疗的目的在于改善症状、减少并发症、预防猝死。应遵医嘱给药，进行药物宣教。观察患者执行药物治疗情况、疗效及副作用。

① β 受体阻滞剂：作为临床一线药物，明显改善劳力性呼吸困难、心绞痛等症状，可长期甚至终身服药。需密切关注患者是否出现心率减慢和低血压的情况。

② 丙吡胺：具有显著的负性肌力作用。用药过程中要密切关注药物过量引起的呼吸暂停、意识丧失、心律失常和自主呼吸消失等情况。严重者可致死。血清丙吡胺达中毒水平时，可发生心电图 QRS 波增宽、Q-T 间期增宽、充血性心力衰竭和低血压，不同种类和程度的传导异常。

（4）症状护理

① 胸痛：20% ～ 30% 的肥厚型心肌病患者有胸痛不适的症状，多呈劳力性胸痛，嘱患者卧床休息，护理时要及时评估患者胸痛的部位、性质、持续时间、伴随症状、疼痛评分等，报告医师后必要时予以药物处理。

② 心悸：症状明显时，指导患者卧床休息，切忌左侧卧位，以免加重症状。可予鼻导管给氧减轻症状。

③ 头晕、黑蒙、晕厥：既往有晕厥史的患者，嘱其 24h 留陪人。给予预防跌倒、坠床的相关知识宣教。嘱当患者感到头晕、黑蒙时，立即蹲下，再躺下，以防跌倒造成外伤。监测生命体征，建立静脉通路，必要时遵医嘱给予药物治疗。当患者发生晕厥时，立即判断患者意识及大动脉搏动，并启动应急反应系统。

④ 呼吸困难：90% 的肥厚型心肌病患者有劳力性呼吸困难，遵医嘱予抽血查血气分析，根据血气结果予以氧气吸入。嘱患者多卧床休息。

⑤ 猝死：心脏性猝死是肥厚型心肌病常见的主要死亡原因之一，多与致命性心律失常有关，可表现为室性心动过速、室颤，也可为停搏、房室传导阻滞等，应立即予以心电监测及血氧饱和度监测，备除颤仪于床旁。密切关注患者心电示波的动态变化情况。

（5）介入治疗护理　参考第三章第五节介入治疗的护理。术后除常规护理之外，还要加强术后并发症的观察及护理。

① 胸痛、胸闷：室间隔支栓塞或室间隔消融导致心肌缺血，造成人为心肌梗死，一般表现为不同程度的胸痛胸闷，持续数分钟至 24h 不等。加强巡视，指导患者做深呼吸放松活动，对疼痛难以忍受者遵医嘱给予吗啡 5 ～ 10mg 镇痛，并观察疗效，严密观察心电变化，以便早期发现异常心肌梗死灶的发生。

② 传导阻滞：高位室间隔区域缺血、缺氧坏死可以引起异位激动，间隔支

血管阻塞和化学消融可以直接造成房室传导阻滞，多为暂时的、可逆的，也可能是不可逆的房室传导阻滞。严密观察心电示波，一旦发生三度房室传导阻滞，立即报告医师并配合进行紧急处理，必要时植入永久起搏器。

③ 室性心律失常：部分患者可出现室早，严重时可诱发非持续或持续性室速甚至室颤。与急性心肌缺血、心肌细胞复极不均匀造成心肌异位起搏点兴奋性增高有关。术后备好抗心律失常药物，除颤仪处于备用状态。

④ 迷走神经反射：因情绪紧张、压迫止血后血容量不足等原因，致使迷走神经反射增强。主要表现为心率减慢、血压降低、面色苍白、出汗、恶心和呕吐。及时予以心理护理，并遵医嘱予以扩张血容量、升压等对症处理，如有恶心、呕吐，应将患者头偏向一侧防止误吸。必要时给予药物拮抗迷走神经反射。

（6）心理护理　及时评估患者的心理状态，根据心理评估结合性格特征给予患者有效心理疏导，同时保持环境安静，避免焦虑，消除患者紧张的情绪。

（四）出院医嘱及注意事项（住院第 5 ~ 6 天）

1. 出院标准

患者在出院前需满足以下标准：①患者的检查、检验项目均已完善，HCM诊断及疾病具体分型已明确；②患者的一般情况良好，血压、心率等控制平稳，心绞痛或心衰症状得到有效缓解；③若患者在住院期间接受了介入检查或治疗，要求患者在出院前恢复良好，无严重手术并发症存在或术后并发症已妥善处理，无需住院继续观察。

2. 出院医嘱

出院医嘱包括非药物治疗和药物治疗。非药物治疗方面参见室性早搏、室性心动过速的相关内容。

药物治疗方面需在患者出院时制订个体化的药物方案，包括控制心室率的治疗、抗心衰治疗、针对合并症的治疗等。

3. 出院后注意事项

（1）患者在出院后需定期至心内科门诊复查，常规出院后复查的周期为出院后第 1、3、6、12 个月。若患者出院后发生病情变化，特别是晕厥等，需及时就诊。

（2）复查项目包括心电图、动态心电图、超声心动图等。

（3）出院后患者需加强自身监管，尤其是按医嘱规律服药，不得擅自停药或改动药物方案。任何药物方案的变动均需在心内科医师指导下进行。

（4）HCM 患者应该在最初诊断以及每 1 ~ 2 年进行系统的、全面的非侵入性的 SCD 风险评估，内容包括：①心搏骤停或者持续性室性心律失常的个人史；

②怀疑心律失常致晕厥史；③HCM 相关猝死、心搏骤停、持续性室性心律失常的家族史；④超声心动图评估最大左心室壁厚度、LVEF、左心房内径、左心室心尖室壁瘤等；⑤动态心电图监测发现的 NSVT。经过临床评估后，未定义为高风险患者或者不确定是否安装 ICD 的 HCM 患者，可以通过 CMR 检查来评估患者最大左心室壁厚度、LVEF、左心室心尖室壁瘤和 LGE 心肌纤维化范围。

4. 出院健康指引

对有合并症的梗阻性心肌病的患者鼓励适当运动，根据心功能制定运动计划。

（1）休息与活动　避免诱发症状的因素。如剧烈运动、劳累。一般可进行有氧运动及抗阻运动，如打太极、散步。以未感到不适为宜。如出现不适，立即原地休息，症状未缓解者，应立即就医。

（2）饮食　进食低盐、低脂、易消化食物，多吃蔬菜水果，戒烟限酒，避免辛辣等刺激性食物。起搏器术后患者应进食高蛋白质食物，促进伤口愈合，详见起搏器相关章节。

（3）用药指导　因为梗阻性肥厚型心肌病是一种遗传性疾病，不能从病因上根治，因此需要长期服用药物。根据患者个体差异，制定个性化药物治疗方案。进行相关药物知识的宣教，具体内容参考本节治疗方案的药物护理。

（4）术后并发症自我管理　警惕迟发性传导阻滞的发生。如出现头晕、黑矇、晕厥症状应及时就医。

四、院后随访管理

参考本章第一节心力衰竭的相关内容。根据 HCM 患者出院随访管理计划（表 4-12-1）安排随访。

表 4-12-1　HCM 患者出院随访管理计划

时间 / 项目	短期随访（出院后 1～30 日，出院后 1 个月复诊）	中期随访（出院后 31～365 日，出院后 3、6、12 个月复诊）	长期随访（出院大于 365⁺ 日，每年复诊一次）
主要诊疗	□常规复查项目包括心电图、血常规、肝肾功能 □根据患者具体情况选择评估电解质、BNP 或 NT-proBNP、血糖、胸部 X 线片、超声心动图 □根据患者检验、检查结果调整用药方案	□常规复查项目包括心电图、血常规、肝肾功能 □根据患者具体情况选择评估电解质、BNP 或 NT-proBNP、血糖、胸部 X 线片、超声心动图、动态心电图，酌情复查 CMR □调整用药方案，评价 HCM 常见合并症和并发症综合管理的效果	□常规复查项目包括心电图、血常规、肝肾功能、凝血功能、SCD 风险评估 □根据患者具体情况选择评估电解质、BNP 或 NT-proBNP、血糖、胸部 X 线片、超声心动图、动态心电图，酌情复查 CMR □调整用药方案，评价 HCM 常见合并症和并发症综合管理的效果

时间 项目	短期随访 （出院后 1～30 日，出院后 1 个月复诊）	中期随访 （出院后 31～365 日，出院后 3、6、12 个月复诊）	长期随访 （出院大于 365[+] 日，每年复诊一次）
专科护理	1. 出院后一周内电话随访 □评估术肢局部是否恢复正常 □评估患者症状的改善情况，有无发作劳力性呼吸困难、劳力性胸痛及晕厥的症状，发作时间及频次，评估术后并发症 □评估服药副作用，如心率过慢、血压降低、出血等 2. 随访数据收集	1. 出院后 3、6、12 个月内电话随访 □评估心功能综合管理落实情况 □评估服药和复诊依从性 □评估服药副作用，如心率过慢、血压降低等 □评估患者焦虑、抑郁症状 □评估患者入院时症状的改善情况 2. 随访数据收集	1. 每年电话随访 1 次，具体内容有： □评估根据患者具体病情的落实情况 □评估服药和复诊依从性 □评估患者焦虑、抑郁症状 □评估患者心衰症状的稳定情况 2. 随访数据收集
个案管理	□回答患者咨询问题 □推送梗阻性 HCM 健康教育的软文和视频，强调重要性、必要性 □收集患者饮食、运动、服药依从性等信息 □信息反馈	□回答患者咨询问题 □推送运动、饮食的健康教育软文和视频 □收集患者饮食、运动、服药依从性等信息 □信息反馈	□回答患者咨询问题 □推送肥厚型心肌病、心衰相关知识的软文和视频，强调长期坚持的重要性 □收集患者饮食、运动、服药依从性等信息 □信息反馈
患者配合事项	□出院后满 1 个月完成面诊 □处理康复期，术肢评估 □注意自我症状评估，及时报告异常 □注意观察药物副作用，如心率过慢、血压降低、出血（牙龈出血、血尿）、腰部疼痛、腹泻、腹胀等 □学习药物相关知识	□出院后 3、6、12 个月完成面诊 □注意自我症状评估，及时报告异常 □注意观察药物副作用，如心率过慢、血压降低等 □落实生活方式的改变，如饮食、运动、情绪等 □学习心功能综合管理落实的方法	□出院满 1 年后，每年完成 1 次面诊 □注意自我症状评估，及时报告异常 □坚持落实健康的生活方式 □学习肥厚型心肌病、心衰相关内容，以及有诱发症状的风险因素

第十三节　先天性心脏病

一、概述

先天性心脏病（congenital heart disease，CHD）简称先心病，是指出生时就存在的心血管结构或功能的异常，通常是胎儿时期心血管系统发育异常或发育障碍以及出生后应当退化的组织或结构未能退化造成。CHD 由于解剖学异常可导致血流动力学改变，从而影响循环系统其他部分的结构和功能。常见的 CHD 包括左、右心腔之间的异常通道，如房间隔缺损、卵圆孔未闭、室间隔缺损和动脉导管未闭；心脏正常通路的梗阻，如瓣膜狭窄；心脏结构发育不良或缺如；心脏与肺循环、体循环连接异常，如冠脉状动脉瘘；复杂心脏血管畸形等。CHD 的发病率为 0.7% ～ 0.9%，我国现存 CHD 患者约 400 万，每年新出生 CHD 患儿约 16 万，造成严重的社会和经济负担。

目前 CHD 大多可以治愈，治疗方式分为外科手术和介入治疗。30 余年来，随着介入技术与器械的不断发展，我国 CHD 介入诊疗工作取得了巨大进步。介入治疗分为两大类。①封堵术类：包括房间隔缺损封堵术、卵圆孔未闭封堵术、室间隔缺损封堵术、动脉导管未闭封堵术、冠状动脉瘘封堵术、肺动静脉瘘封堵术等。②扩张术类：包括球囊瓣膜成形术等。

二、院前管理

1. 主要诊疗

心内科门 / 急诊根据患者的主诉和临床表现评估病情，采集现病史、既往史、用药史，还需重点询问母亲孕期情况及患者儿时发育情况，需完成基本检验和检查，如三大常规、肝肾功能等生化全套、心肌酶学、超敏肌钙蛋白 I、心电图、超声心动图、心脏大血管 CTA 等。必须完善超声心动图或心脏大血管 CTA，明确 CHD 的类型和初步评估是否能行介入治疗后，预开住院证。

2. 个案管理

收集患者个案信息，采集患者现病史、既往史、用药史。填写心血管疾病个案管理收案评估（附表 3）。采取线上线下相结合的方法，使患者能够及时接触主诊医师，反馈病情，及时得到连续、有效、个体化的疗效观察和治疗方案调整。评估病情危重程度。①暂时不需行介入治疗或不宜行介入治疗的患者（如合并严重肺动脉高压）建议定期随诊，同时心脏大血管外科随诊；②候床住院；③急诊科收治，若患者合并心衰必要时急诊收治，协助患者办理床位预约及预住院手续。

3. 嘱患者配合事项

患者配合院前病情评估，完成常规血液检验及检查。预约床位，办理预住院手续。

三、院中管理

（一）病史采集和体格检查（住院第 1 天）

按常规采集患者的病史和进行体格检查，需重点关注以下几点。

1. 现病史

反复发作呼吸道感染、发育迟缓、心衰等表现，部分患者为体检时口唇或四肢末端发绀、发现心脏杂音或超声心动图发现先天性心脏病。卵圆孔未闭的患者可表现为早发脑梗死或反复偏头痛。

2. 体格检查要点

口唇或四肢末端可发绀，杵状指，心脏听诊可闻及病理性杂音。

3. 主要护理工作

参考本章第一节心力衰竭的相关内容。

4. 个案管理

参考本章第一节心力衰竭的相关内容。

（二）检验检查（住院第1～3天）

1. 常规检验项目

入院后需要完善的术前相关检验项目包括：血常规、尿常规、粪常规、血气分析、生化全套、乙肝三对、丙肝抗体、HIV抗体、梅毒螺旋体抗体、血型、凝血常规等，主要用于筛查有无介入手术的禁忌证。

2. 常规检查项目

术前需行经胸超声心动图进一步明确CHD的类型、测量缺损的大小、缺损残端以及确定封堵器的大小，并初步评估是否合并肺动脉高压及左、右分流情况。完善心电图、胸部X线检查协助评估心肺情况。

3. 特殊检查项目

心脏右心声学造影：对怀疑卵圆孔未闭的患者需常规行右心声学造影评估右向左分流情况。

经食管超声心动图：避免了肺部气体、骨骼、胸壁等干扰因素，相对经胸心脏超声能够获得更清晰的图像，特别是二尖瓣、房间隔、左心耳；部分患者在经胸超声心动图的基础上加做经食管超声心动图可更好地评估先心病情况。

心导管检查：分为左右心导管检查用以评估心脏大血管的血流动力学及血氧含量，评估是否存在右向左分流，评估肺动脉压力值、心排血量等。

心脏大血管或肺动脉CTA/MRI：整体评估心脏结构及冠状动脉瘘和肺动静脉瘘。

4. 主要护理工作

（1）常规检验、检查配合　参考本章第一节心力衰竭相关内容。

（2）特殊检查配合　①心脏右心声学造影：检查前可正常饮食、服用药物，告知患者不穿着紧袖上衣，女性不穿着连衣裙，在患者右侧肘关节处置入20G留置针，指导患者进行深度咳嗽或 Valsalva 动作练习，保证右心声学造影检查效果，检查结束后如无明显不适，即可拔除留置针，出诊室等结果。②心导管检查：做好检查前的相关病情评估和宣教，建立静脉通路，告知患者检查前 6h 不宜进食；如患儿因恐惧无法配合可给予氯胺酮诱导麻醉，检查结束后予以吸氧及生命体征监测，严密观察术后穿刺部位。③心脏大血管或肺动脉 CTA/MRI：见本章第八节非 ST 段抬高型急性冠脉综合征。

（三）治疗方案

1. 一般治疗（住院第 1～7 天）

非药物治疗方面应包括积极宣教加强对疾病的认识和了解 CHD 介入治疗的注意事项，保持良好的睡眠，避免激动或剧烈情感刺激，维持良好的心态等方面。

2. 介入治疗（住院第 2～4 天）

不同类型 CHD 的介入手术指征详见第三章第一节中结构性心脏病介入治疗的相关内容。

3. 药物治疗（住院第 1～7 天）

若患者完善右心导管，明确合并严重肺动脉高压，暂不宜行介入封堵治疗，则需先予以降肺动脉压药物；若合并心力衰竭或心律失常，则根据具体病情积极予以相关治疗。若有植入材料，需予以预防性抗生素和抗栓治疗（阿司匹林及氯吡格雷）。

4. 主要护理工作

（1）按一般内科护理常规护理。

（2）用药护理　遵医嘱给药，进行药物宣教，观察患者执行药物治疗疗效及副作用。

① 抗血小板药物：需注意观察用药后有无胃肠道不良反应及出血的现象，如牙龈出血、皮肤瘀青、尿液呈现淡红色或者血便。

② 利尿与补钾类药物：需在服用过程中监测血电解质，尤其长期服药者。

③ 抗心律失常类药物：需检测心电图、血常规、肝肾功能等指标，及时发现并处理药物的不良反应。

④ 强心类药物：需观察患者是否有中毒表现，如胃肠道反应，表现为恶心、呕吐、腹泻等；中枢神经系统反应，表现为头痛、眩晕、黄视症或绿视症；心脏反应，表现为各种心律失常。

⑤ 肺动脉高压的药物：需观察患者有无头痛、面色潮红、消化不良等不良反应，发现后及时告知医师进行对症处理。

（3）介入治疗的护理　参考第三章第五节介入治疗的护理。

（四）出院医嘱及注意事项（住院第 5 ~ 7 天）

1. 出院标准

患者在出院前需满足以下标准：①查体上，心脏听诊病理性杂音减弱或消失；②复查心脏超声无残余分流或瓣膜狭窄；③患者的检查、检验项目均已完善，患者的一般情况良好，血压、心率等控制平稳；④出院前手术部位恢复良好，无严重手术并发症或术后并发症已妥善处理，无需住院继续观察。

2. 出院医嘱

出院医嘱包括非药物治疗和药物治疗。非药物治疗方面包括健康饮食，保持良好的生活习惯。

药物治疗方面如有植入材料需予以抗栓治疗以积极预防血栓（氯吡格雷和阿司匹林 3 ~ 6 个月）；同时根据患者合并其他的基础疾病制订个体化的药物方案，如合并肺动脉高压，建议积极予以降肺动脉压药物治疗 3 个月后再次评估是否能行介入治疗。

3. 出院后注意事项

（1）患者在出院后需定期至心内科门诊复查，常规出院后复查的周期为出院后第 1、3、6、12 个月。若患者出院后发生了心悸、黑蒙、晕厥等，需及时就诊，复查项目包括心电图、超声心动图；行卵圆孔未闭封堵术患者需复查右心声学造影。

（2）出院后患者需加强自身监管，尤其是按医嘱规律服药，不得擅自停药或改动药物治疗方案。任何药物治疗方案的变动均需在心内科医师指导下进行。

4. 出院健康指引

（1）饮食护理　予患者高蛋白质、高热量、高维生素等营养丰富的食物。有心力衰竭者宜进低盐饮食，限制入水量，鼓励患者进食含钾丰富的新鲜水果，如橘子、香蕉等，并多进食蔬菜和蜂蜜，以预防便秘。

（2）避免诱因　①营造舒适安静整洁的环境，减少声光方面的刺激，保证睡眠、休息，根据病情安排适当活动量，减轻心脏负担。②给予患者心理上的安慰和鼓励，避免出现情绪波动加重头痛症状。③ PFO 患者在头痛发作时选择合适的疼痛评估工具予疼痛评分，根据疼痛等级选择转移注意力等方法以减轻头痛程度，或遵医嘱使用药物缓解头痛。④注意预防感冒、肺炎、外伤等，指导患者或家属根据病情建立合理的生活习惯和采取适量活动，避免剧烈运动和重体力劳动。

（3）症状护理　①易疲劳、头昏：嘱患者卧床休息，有条件时，给予低流量氧气吸入。给予舒适、安静、整洁的环境，避免噪声干扰，保证足够的睡眠。②心悸、气促（因心脏排血量不足致心肌缺血，使心率代偿性加快所致）：立即使用家庭血压计监测血压和心率，如果血压或心率超过医师规定的目标血压和心率，并症状持续 10min 以上无缓解，立即在亲友陪同下就诊。

（4）自我监测指导　术后使用抗凝药物时应密切观察全身皮肤有无出血点及大小便颜色，有无牙龈出血、鼻出血等情况。

5. 个案管理

协助患者及家属了解 CHD 的治疗方案，向患者及家属解释出院后自我监测和管理的重要性，包括药物管理、生活方式管理，以及血压、心率的自我监测。汇总医师、护士、药师、心理咨询师的意见。制订出院后复诊计划。汇总住院资料，填写心血管疾病住院期间信息登记和个案管理计划（附表 4）。

四、院后随访管理

（1）根据患者所患疾病的危险因素，制订患者个性化关注重点。

（2）根据先心病患者出院随访管理计划（表 4-13-1），安排复诊时间，出院后第 1、3、6、12 个月安排复诊。患者出现不适，立即安排线上问诊，必要时安排线下复诊。

（3）患者复诊结束后，填写心血管疾病复诊后信息登记和个案管理计划（附表 5）。

表 4-13-1　先心病患者出院随访管理计划

时间 项目	短期随访 （出院后 1～30 日，出院后 1 个月复诊）	中期随访 （出院后 31～365 日，出院后 3、6、12 个月复诊）
主要诊疗	□常规复查项目包括血常规、心电图、超声心动图 □根据患者具体情况选择 24h 动态心电图、右心声学造影、经食管超声心动图、心血管 CTA/MRI 等 □根据患者检验、检查结果调整用药方案	□常规复查项目包括血常规、心电图、超声心动图 □根据患者具体情况选择 24h 动态心电图、右心声学造影、经食管超声心动图、心血管 CTA/MRI 等 □根据患者检验、检查结果调整用药方案
专科护理	1. 出院后一周内电话随访，具体内容： □术肢局部伤口 □术后并发症 □规律用药 □药物副作用 □生活习惯 □自我管理能力 2. 随访数据收集	1. 出院后 3、6、12 个月内电话随访，具体内容： □规律用药 □门诊复诊 □药物副作用 □生活习惯 □精神心理状况 □相关症状 2. 随访数据收集

时间 项目	短期随访 （出院后 1～30 日，出院后 1 个月复诊）	中期随访 （出院后 31～365 日，出院后 3、6、12 个月复诊）
个案管理	□回答患者咨询问题 □推送先心病管理健康教育的软文和视频 □收集患者饮食、运动、服药依从性等信息 □信息反馈	□回答患者咨询问题 □推送运动、饮食、疾病管理的健康教育软文和视频 □收集患者饮食、运动、服药依从性等信息 □信息反馈
患者（未成年患者由监护人执行）配合事项	□出院后满 1 个月完成面诊 □观察术肢局部伤口情况 □注意自我症状评估，及时报告异常 □注意观察药物副作用，如牙龈出血、血尿、腰部疼痛、腹泻、腹胀等 □学习药物相关知识和自我健康管理知识	□出院后 3、6、12 个月完成面诊 □注意自我症状评估，及时报告异常 □注意观察药物副作用，如牙龈出血、血尿、腰部疼痛、腹泻、腹胀等 □建立健康的生活方式，如健康饮食、适量运动、充足睡眠等

第十四节 急性心包炎

一、概述

急性心包炎（acute pericarditis）是心包急性炎症，病因多种多样，取决于流行病学背景、患者群体和临床环境。发达国家 80%～90% 的心包炎为特发性，成年人以非特异性心包炎为主。国内仍以结核性心包炎居多，其次为非特异性心包炎。除狼疮性心包炎外，男性发病率明显高于女性，成人较儿童多见。

急性心包炎的主要临床表现为胸痛。胸痛主要见于炎症纤维蛋白渗出阶段，多为刀割样尖锐性痛。心前区疼痛常于深呼吸、咳嗽、卧位时加剧，坐位或前倾位时疼痛可减轻。疼痛多局限于胸骨后或心前区，可放射到左肩、背部、颈部或上腹部。依据疼痛性质可初步与心绞痛鉴别。出现较大量心包积液时胸痛消失，可出现呼吸困难、面色苍白、烦躁不安、发绀，甚至休克等心脏压塞症状。邻近器官如肺、气管、支气管和大血管受压迫引起肺淤血，出现呼吸浅快、呼吸困难、声音嘶哑、吞咽困难等症状。

心包摩擦音是急性纤维蛋白性心包炎的典型体征，呈抓刮样粗糙的高频声音；典型的摩擦音为与心房收缩、心室收缩和心室舒张相一致的三个成分，在胸骨左缘第 3、4 肋间，胸骨下部和剑突附近最清楚。其强度受呼吸和体位影响，深吸气、身体坐位前倾，并将听诊器胸件紧压胸壁时摩擦音增强。心包摩擦音常常仅出现数小时，也可以持续数天或数星期不等。当渗液出现将两层心包完全分开时，心包摩擦音消失。在心前区听到心包摩擦音，就可作出心包炎的诊断。心包积液量在 200～300mL 以上或渗液迅速积聚时，患者可出现心包叩击音、支气管呼吸音，部分患者出现颈静脉怒张、奇脉等，严重者出现心脏压塞症状。快速发生的心包积液，即使 100mL，亦可引起急性心脏压塞，出现明显心动过速、血压下降和静脉压上升，甚至休克。当渗液积聚较慢时，除心率加速外，静脉压显著升高，可产生颈静脉怒张，呈现库斯莫尔征，即吸气时颈静脉充盈更明显。此外，可有肝大伴触痛、腹水、皮下水肿和肝颈静脉反流征阳性等体循环淤血表现。

急性心包炎临床诊断可根据以下标准中的四项进行。①胸痛（85%～90% 的病例）：典型者为性质尖锐的胸膜炎性疼痛，可通过坐直和前倾得到缓解。②心包摩擦音（≤33% 的病例）：浅表的刺耳或吱吱声，在胸骨左缘最清楚。③心电图改变（高达 60% 的病例）：急性期出现新的广泛 ST 段抬高或 PR 段压低。④心包积液（高达 60% 的病例，通常是轻微的）：根据潜在病因或全身性疾病，可能会出现其他症状和体征（即全身感染的症状和体征，如发热、白细胞增多，或全身炎症性疾病或癌症），可作为诊断的附加证据。当病因诊断困难时，可考虑心包穿刺或心包镜检查以明确病因。

二、院前管理

参考本章第一节心力衰竭的相关内容。

三、院中管理

（一）病史采集和体格检查（住院第 1 天）

1. 病史采集

现病史：详细了解患者胸痛的特点，包括疼痛性质、部位、是否与呼吸及坐姿相关、持续时间等。了解患者有无呼吸系统症状，包括呼吸困难、咳嗽等。了解患者有无感染、发热等全身性症状。了解患者既往有无心包炎病史。记录患者的一般情况，近期体重变化，神志和智力改变，精神、食欲、睡眠及大小便情况。

既往史：了解患者合并基础疾病的情况，包括原发性高血压、糖尿病、血脂异常、慢性肾功能不全、甲状腺功能异常、自身免疫病、肿瘤化放疗情况等，以及相关用药史和疾病控制情况。了解患者近期有无急性心肌梗死病史。还需询问患者是否有胃肠道疾病史如消化性溃疡等，可能影响后续用药方案。

个人史：询问患者是否有吸烟史和饮酒史，是否有药物过敏史，是否有结核接触史等。

2. 体格检查

进行全身系统体格检查以及心血管专科体格检查（详见相关章节）。重点检查患者有无心包摩擦音、奇脉、心包叩击音等体征。同时要注意心界是否扩大、有无心脏杂音，是否存在心衰相关体征。记录患者血压、心率、体温、呼吸频率等情况。还需评估患者的基础营养情况。

3. 主要护理工作

参考本章第一节心力衰竭的相关内容。

4. 个案管理

参考本章第一节心力衰竭的相关内容。

（二）检验检查（住院第 1 ~ 10 天）

1. 常规检验项目

包括血常规、肝功能、肾功能、心肌酶、hs-cTn、C 反应蛋白（CRP）、红细胞沉降率、降钙素原、BNP 或 NT-proBNP、血脂、空腹血糖、糖化血红蛋白（HbA1c）、同型半胱氨酸、甲状腺功能、凝血功能、感染性疾病（乙型肝炎、丙型肝炎、艾滋病、梅毒）筛查等。针对不同病因，还可进行针对性的检验项目，包括血培养、结核菌素试验、结核聚合酶链式反应（PCR）、病毒基因组学检测、抗核抗体、肿瘤标志物等。

2. 常规辅助检查

（1）心电图　心电图变化多在胸痛后数小时或数日内出现。部分心包炎患者可有典型动态心电图演变，如广泛 ST 段呈背向下样抬高，T 波高尖，几天后 ST 段回到基线，T 波低平或倒置，但不伴病理性 Q 波。P、QRS、T 波电交替为心脏压塞的特征性表现。

（2）胸部 X 线检查　对无并发症的急性心包炎诊断价值不大。当心包渗液超过 250mL 时，可出现心影增大，右侧心膈角变锐，心缘正常轮廓消失，呈水滴状或烧瓶状，心影随体位改变而移动。X 线摄片显示心影增大但肺野清晰，或短期内数次摄片出现心影迅速扩大，可为诊断心包渗液提供早期和可靠线索，并与心力衰竭鉴别。

（3）超声心动图检查　当心包腔至少含 50mL 液体时，超声心动图可见液性暗区，可确定为心包积液。舒张末期右心房塌陷和舒张期右心室游离壁塌陷是诊断心脏压塞的最敏感而特异的征象。

（4）CT 和 MRI　MRI 能清晰地显示心包积液的容量和分布情况，并可分辨积液的性质，如非出血性渗液大都是低信号强度；尿毒症、外伤、结核性液体内含蛋白和细胞较多，可见中或高信号强度。CT 显示心包厚度＞5mm 可以诊断。若既无心包增厚也无心包积液则应诊断为限制型心肌病。

3. 特殊辅助检查——心包穿刺及活检

对诊断困难或有心脏压塞征象者可行心包穿刺，做渗液涂片、培养和找病理细胞检查，有助于病原学及病因学诊断。约 1/3 结核性心包炎患者心包渗液中可找到结核分枝杆菌，腺苷脱氨酶（ADA）活性≥30U/L，具高度特异性。若心包积液反复发作应行心包活检并行组织学或病理学检查。

4. 主要护理工作

（1）特殊检查配合——心包穿刺 / 心包活检　备齐物品，向患者说明穿刺的目的、重要性、留置时间及注意事项，嘱患者穿刺时勿剧烈咳嗽或深呼吸，配合医师操作。

（2）常规检验、检查配合　参考本章第一节心力衰竭的相关内容。

（三）治疗方案（住院第 1 ～ 15 天）

2015 年欧洲心脏协会心包疾病指南指出常见病引起的心包炎病情相对缓和，大多数可进行门诊治疗。对于高危患者、门诊治疗效果不佳或有潜在病因者建议住院治疗。急性心包炎的诊断及风险评估流程见图 4-14-1。

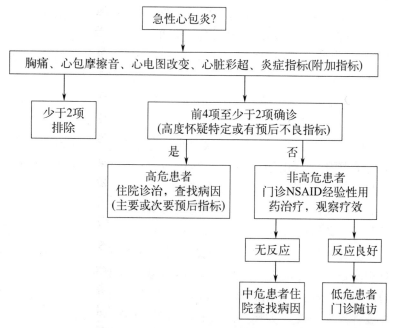

图 4-14-1　急性心包炎的诊断及风险评估流程

1.一般治疗（住院第1～15天）

对于非病毒感染病因的患者，应针对潜在疾病进行特定的治疗，并应考虑流行病学背景（结核病患病率高与低）。建议限制活动，直到症状消退和C反应蛋白恢复正常。对于运动员，建议在症状缓解和诊断测试（即C反应蛋白、ECG和超声心动图）正常后才能恢复竞技运动。专家共识建议运动员最少限制活动3个月。

2.药物治疗（住院第1～15天）

阿司匹林或NSAID是治疗急性心包炎的主要药物。应基于患者的病史（禁忌证、既往疗效或副作用）、伴随疾病情况（当已经需要阿司匹林作为抗血小板治疗时，优先选择阿司匹林而不是其他NSAID）选择药物。

一般建议，阿司匹林（750～1000mg，每8h 1次）、吲哚美辛（25～50mg，每日3次）或布洛芬（300～800mg，每6～8h 1次），剂量可根据患者症状严重程度及对药物的敏感度来调节，使用时间1～2周或直至心包积液消失。因使用剂量较大，要注意保护胃肠道，预防消化道出血。常首选布洛芬。治疗有效后阿司匹林每1～2周减量250～500mg，布洛芬每1～2周减量200～400mg。疼痛严重时，还可使用吗啡类药物或左侧星状神经节封闭。风湿性心包炎时应加强抗风湿治疗，一般用肾上腺皮质激素较好。结核性心包炎时应尽早开始抗结核治疗，应足量和长疗程，直至结核活动停止后一年左右再停药；有心包缩窄表现，应及时做心包切除。

化脓性心包炎时应根据药物敏感试验（药敏）结果选择有效足量抗生素，可考虑多次心包穿刺抽脓和心包腔内注入抗生素，若疗效欠佳，应及早考虑心包切开引流。非特异性心包炎和病毒性心包炎常具有自限性，但易复发，必要时肾上腺皮质激素可能有效。

不推荐全身性皮质激素治疗作为急性心包炎的一线治疗，一般仅限于结缔组织病、自身免疫性疾病或尿毒症性心包炎，以及NSAID禁忌或治疗失败者，或者症状持续存在及复发者。此时可与秋水仙碱同时使用，使用激素治疗时，建议中低剂量皮质类固醇［如泼尼松0.2～0.5 mg/（kg·d）］，持续数周直到症状缓解和炎症指标正常化。然后每2～4周减量一次。

指南推荐秋水仙碱为急性心包炎首发或复发的一线用药，作为NSAID的辅助治疗手段。患者体重＜70kg，推荐0.5mg，每日1次；体重≥70kg者0.5mg，每日2次；使用3个月，可根据患者病情决定使用时间，并在最后几周改为隔天一次。对初发心包炎及预防反复发作者亦可考虑单用秋水仙碱（1～2mg/d）治疗，或与NSAID合用。使用秋水仙碱要注意药物的相互作用，比如合用他汀类降脂药时要注意肌毒性。大环内酯类和环孢素可降低秋水仙碱的清除率。对于＜5岁的儿童、＞70岁的老年人、肾功能不全患者，要调整剂量。

另外，替代疗法，包括硫唑嘌呤和其他免疫抑制剂药物，静脉注射人免疫球蛋白（400～500mg/kg）连续 5 天。其他生物制剂，例如皮下注射 anakinra 1～2mg/（kg·d），最高至 100mg/d。

3. 心包穿刺术（必要时）

适应证包括：①大量或快速心包积液引起急性心脏压塞导致血流动力学障碍，紧急行心包穿刺放液挽救患者生命；②积液量不大但需行心包穿刺抽液辅助明确病因。主动脉夹层是心包穿刺术的绝对禁忌证。相对禁忌证包括：凝血功能异常；正接受抗凝治疗；血小板＜ $50×10^9/L$；积液量少，局限在后壁或包裹性积液等。行心包穿刺术前应先做超声心动图检查确定穿刺部位和方向，并进行心电监测。可预防性使用阿托品，避免迷走神经反射引起低血压。常用的穿刺部位有两处：①胸骨剑突与左肋缘相交的处，针尖向上略向后，紧贴胸骨后面推进，穿刺时患者采取半卧位。②患者应取坐位，以左侧第五肋间心浊音界内侧 1～2cm，针尖向后向内推进，指向脊柱。心包穿刺时应无菌操作，每次抽液不宜过快过多，一般不超过 500mL。需持续引流者每 4～6h 放液 1 次，每天引流量低于 25 mL 后可考虑拔除引流管。

4. 主要护理工作

（1）持续心电监测　遵医嘱予心电监护仪监测生命体征及血氧饱和度，密切关注患者心率、呼吸、血压、血氧饱和度及心电示波的变化。

（2）吸氧　呼吸困难或血氧饱和度降低者，给予吸氧，氧流量 2～4L/min。根据缺氧程度调节氧流量，将患者血氧饱和度维持在 95% 以上。

（3）病情监测　观察呼吸困难的程度，有无呼吸浅快、发绀，监测血气分析结果。避免受凉，以免发生呼吸道感染而加重呼吸困难。胸痛症状严重时，评估疼痛的部位、性质及其变化情况，是否可闻及心包摩擦音，指导患者勿用力咳嗽、深呼吸或突然改变体位，疼痛明显者给予镇痛药。

（4）休息与活动　绝对卧床休息或限制活动，直至症状缓解，呼吸困难明显者采取半卧位或坐位。保持环境安静，限制探视，注意病室的温度和湿度。

（5）容量管理　记录 24h 出入水量。

（6）监测体温　注意有无发热，如高热做好物理或药物降温处理。

（7）饮食护理　给予高热量、高蛋白质、高维生素、易消化食物，限制钠盐摄入。

（8）用药护理　遵医嘱给予非甾体抗炎药，注意观察有无胃肠道反应、出血等不良反应。若疼痛加重，可应用吗啡类药物。应用抗菌、抗结核、抗肿瘤等药物治疗时做好相应观察与护理。

(9) 潜在并发症的预防与护理

① 急性心脏压塞：观察患者各项生命体征，如出现面色苍白、心动过速、低血压、脉压变小、脉搏细弱、动脉收缩压下降、呼吸浅快、烦躁不安、发绀等表现，警惕出现心脏压塞。一旦发生，做好心包穿刺引流的配合和护理。

a. 术前护理：备齐物品，向患者说明穿刺的目的、重要性、留置时间及注意事项，进行心理护理；询问患者是否有咳嗽，必要时给予镇咳治疗；保护患者隐私，并注意保暖；操作前开放静脉通路，准备好急救药品；进行心电、血压监测；术前需行超声检查，以确定积液量和穿刺部位，并对最佳穿刺点做好标记。

b. 术中配合：嘱患者勿剧烈咳嗽或深呼吸；严格无菌操作，抽液过程中随时夹闭胶管，防止空气进入心包腔；抽液要缓慢，每次抽液量不超过 1000mL，以防急性右心室扩张，一般第一次抽液量不宜超过 200 ～ 300mL，若抽出新鲜血液，应立即停止抽吸，密切观察有无心脏压塞症状；术中密切观察患者的反应，如出现心率加快、出冷汗、头晕等异常情况，应立即停止操作，及时协助医师处理。

c. 术后护理：穿刺部位覆盖无菌纱布并固定；穿刺后 2h 内继续心电、血压监测；嘱患者休息，并密切观察生命体征变化。心包引流者做好引流管的护理，观察引流液的量、颜色及性质；翻身、活动时，要夹闭引流管，妥善固定，保证引流管长短适宜，避免牵拉，防止引流管滑脱；保持引流袋悬挂位置正确，指导患者在床上活动范围，根据穿刺点平面高度的变化随时调节引流袋悬挂高度，确保引流管最高处低于穿刺点平面 10 ～ 15cm；在置管后 48 ～ 72h，引流量明显减少，且颜色变淡，逐渐转为淡红色或黄色液体，引流量 < 30mL/d，即可拔除引流管；拔管后，保持穿刺处敷料干燥固定，若有敷料渗湿、脱落，报告医师更换，预防伤口感染。

② 心力衰竭：控制输液速度，防止加重心脏负担。一旦发生急性左心衰竭，做好抢救配合，具体内容见本章第一节心力衰竭相关内容。

（四）出院医嘱及注意事项（住院第 16 ～ 21 天）

1. 出院标准

需符合以下标准：①患者血压、心率等生命体征平稳；②患者胸痛、呼吸困难等症状缓解；③心包积液得到控制；④有心脏压塞症状者症状缓解；⑤无其他并发症。

2. 出院医嘱

出院医嘱包括非药物治疗和药物治疗。

非药物治疗方面包括健康饮食，保持良好的生活习惯，戒烟和限酒，肥胖者控制体重。建议卧床休息，直到胸痛症状消失与体温正常。对于运动员，建议至少停止运动 3 个月。

药物治疗方面需在患者出院时制订个体化的药物方案，主要包括继续服用 NSAID 和秋水仙碱治疗急性心包炎并防止复发。对于合并消化道疾病者，给予质子泵抑制剂保护胃黏膜。对于合并其余疾病，包括急性心肌梗死、肿瘤等，也需进行相关用药指导。

3. 出院后注意事项

患者在出院后需定期至心内科门诊复查，常规出院后复查的周期为出院后第 1、3、6、12 个月。若患者出院后病情变化，建议患者及时就诊。

复查项目包括血常规、肝功能、肾功能、电解质、心肌酶、甲状腺功能、C 反应蛋白、红细胞沉降率、心电图、超声心动图等。

出院后患者需加强自身监管，尤其是按医嘱规律服药，不得擅自停药或改动药物治疗方案。任何药物治疗方案的变动均需在心内科医师指导下进行。

4. 出院健康指引

（1）日常生活指导　出院后强调充分休息、加强营养、增强机体抵抗力。避免受凉，防止呼吸道感染。

（2）饮食指导　进食高热量、高蛋白质、高维生素、易消化食物，限制钠盐摄入量。

（3）用药指导　坚持足够疗程药物治疗（如抗结核治疗）的重要性，不可擅自停药、防止复发；注意药物不良反应；定期随访，检查肝肾功能。

5. 个案管理

协助患者及家属了解治疗方案，向患者及家属解释急性心包炎疾病病因和治疗的重要性；强化疾病的饮食、活动、药物、心理等相关知识宣教；制订出院前准备计划。填写心血管疾病住院期间信息登记和个案管理计划（附表 4）。

四、院后随访管理

（1）制订个性化院后随访计划　组织主管医师、责任护士、营养师制订出院随访管理计划（表 4-14-1）。根据患者所患疾病的危险因素，制订患者个性化随访重点。疾病管理能够达到：积极控制高危因素；各项指标控制良好，如血压、血氧饱和度、心率、呼吸频率、BMI、BNP 或 NT-proBNP、电解质、血常规、尿常规、凝血功能、心肌酶、肝功能、肾功能、C 反应蛋白等；遵医嘱按时服用药物；避免疾病诱因。

（2）安排复诊时间　常规出院后第 1、3、6、12 个月各复诊一次，如出现明显胸痛、咯血等症状和体征，立即复诊。

（3）复诊结束后填写心血管疾病复诊后信息登记和个案管理计划（附表 5）。

表 4-14-1　急性心包炎患者出院随访管理计划

时间\项目	短期随访 （出院后 1～30 日，出院后 1 个月复诊）	中期随访 （出院后 31～365 日，出院后 3、6、12 个月复诊）
主要诊疗	1. 常规复查项目包括血常规、粪常规和隐血试验、肝肾功能、心肌酶学、炎症指标、超声心动图、心电图 2. 根据患者具体情况选择评估电解质、BNP 或 NT-proBNP、血糖、胸部 X 线片 3. 根据患者检验、检查结果调整用药方案	1. 常规复查项目包括血常规、粪常规和隐血试验、肝肾功能、超声心动图、心电图 2. 根据患者具体情况选择评估电解质、心肌酶学、炎症指标、BNP 或 NT-proBNP、血糖、胸部 X 线片 3. 调整用药方案，评价综合管理的效果
主要护理	出院后一周内电话随访，具体内容有： □症状和体征 □活动能力 □服药情况及副作用 □水电解质、酸碱平衡情况 □营养状态改善情况 □随访数据收集	出院后 3 个月内电话随访，具体内容有： □服药和复诊依从性 □药物副作用 □日常生活能力 □精神、心理状态 □营养状态 □检验指标 □随访数据收集
个案管理	□回答患者咨询问题 □推送心包炎自我管理及健康教育的软文和视频，强调重要性、必要性 □收集患者饮食、运动、服药依从性、血压、心率等信息 □记录下次随访评估和关注内容 □信息反馈	□回答患者咨询问题 □推送饮食、运动、服药、自我监测的健康教育软文和视频 □收集患者饮食、运动、服药依从性、血压、心率等信息 □记录下次随访评估和关注内容 □信息反馈
患者配合事项	□出院后满 1 个月完成面诊 □注意自我症状评估，及时报告异常 □注意观察药物副作用 □学习药物相关知识和心包炎自我管理 □注意充足休息，避免竞技性运动和重体力劳动	□出院后 3、6、12 个月完成面诊 □注意自我症状评估，及时报告异常 □注意观察药物副作用 □落实生活方式的改变，如饮食、运动、情绪等 □继续做好心包炎的自我管理，包括体温监测，逐步增加活动量，增强体力 □学习疾病相关内容，避免疾病的诱发因素

第十五节　缩窄性心包炎

一、概述

缩窄性心包炎是由于心包慢性炎症导致心包增厚、粘连甚至钙化，使心脏舒张、收缩功能受限，导致全身血液循环障碍的疾病。

心包疾病的病因包括感染性病因和非感染性病因，主要病因是特发性或病毒性（42%～49%）、心脏外科手术（11%～37%）、放射治疗（9%～31%）、结缔组织病（3%～7%）、结核性或化脓性（3%～6%），其他（10%）如恶性肿瘤、外伤、药物、石棉肺、尿毒症。近年来由于心脏手术量的增加，术后心包炎已成为缩窄性心包炎较常见的病因。其他病因包括放射性心包炎、肿瘤性心包炎、化疗性心包炎、感染性（尤其是结核病和化脓性感染）心包炎、手术后心包炎和石棉沉滞症性心包炎等。其他导致的缩窄性心包炎的病因还包括急性心包炎发生后的缩窄性心包炎，患病率仅有 1.8%。

缩窄性心包炎的临床特征表现为典型的右心衰竭的症状和体征，逐渐出现乏力、劳力性呼吸困难、水肿和腹胀。在许多晚期患者出现心肌纤维化，并出现心脏收缩功能障碍，可进一步加重患者的血流动力学损害。全面的体格检查，特别是颈静脉体格检查对诊断缩窄性心包炎是十分重要的。缩窄性心包炎患者静脉压明显升高，颈静脉明显怒张，吸气时怒张更明显，特征性表现为库斯莫尔征，出现该症状即可高度怀疑该病。心脏听诊可以听到心包叩击音，其发生机制可能是心室充盈突然停止而产生，但敏感性较差。缩窄性心包炎终末期可以出现恶病质。

二、院前管理（入院前准备 1～2 日）

参考本章第一节心力衰竭的相关内容。

三、院中管理

（一）病史采集和体格检查（住院第 1 天）

1. 病史采集

现病史：详细了解患者心衰发作的特点，包括既往结核感染、手术外伤、放疗化疗等。入院前药物诊治经过。

既往史：了解患者合并基础疾病的情况，包括原发性高血压、糖尿病、血脂异常、慢性肾功能不全、甲状腺功能异常等，以及相关用药史和疾病控制情况。患者基础疾病的用药史和对药物的反应将影响患者后续药物治疗方案的调整。还需询问患者是否有自发出血史，其中最常见的是胃肠道出血史。

2. 体格检查

重点进行血压、静息心率的测量，完成全身系统体格检查以及心血管专科体格检查时需重点关注是否有颈静脉充盈，肺部有无啰音，是否出现心音异常，有无奇脉，以及下肢水肿情况。还可对患者进行心理问卷评估筛查潜在的焦虑症、抑郁症等心理疾病。

3. 主要护理工作

参考本章第一节心力衰竭的相关内容。

4. 个案管理

参考本章第一节心力衰竭的相关内容。

（二）检验检查（住院第1～3天）

1. 常规检验项目

参见本章第一节心力衰竭中相关内容。

2. 常规检查项目

心电图：心电图表现常无特异性，有些患者仅表现为肢体导联低电压，20%～40%的患者会发生心房颤动。

胸部X线片：胸部X线检测出心包钙化的概率仅为27%，具体表现是在心包轮廓出现高密度影，特别是胸部侧位片更加明显，但有时仅能发现胸腔积液及肺淤血。当发现心包钙化，再结合患者病史可直接诊断为缩窄性心包炎。

超声心动图：缩窄性心包炎典型的超声心动图表现为心包增厚，以房室环为显著，可伴钙化、室间隔异常运动，但并非所有的缩窄性心包炎均可表现为心包增厚。梅奥诊所对超声心动图诊断缩窄性心包炎有以下3个标准：①呼吸相关的室间隔移位（吸气时室间隔向左移动，呼气时室间隔向右移动）；②二尖瓣e'峰速度保留或增加；③明显的肝静脉舒张期血流逆转（呼气时右心充盈减少）。①和②或③联合诊断缩窄性心包炎的特异度和灵敏度分别为91%和87%。

心脏CT：当心包厚度＞4mm时支持缩窄性心包炎的诊断，但在手术证实为心包狭窄的患者中，仍有20%的患者心包厚度正常。对于需要准确描述心包钙化范围和对有心胸外科手术史的患者行心脏CT是术前必不可少的检查项目之一。

3. 特殊检查项目

心脏磁共振（CMR）：心脏磁共振成像是评价心包疾病的常用工具。心脏磁共振成像能很好地显示心脏结构，并能评估心包增厚、水肿和积液严重程度。发现心包增厚和心包与心肌黏附。磁共振成像中缩窄性心包炎患者心包增厚＞4mm是该病的典型表现。

心脏PET：对CMR有禁忌证的患者更适合做PET。在某些癌症患者中，PET使用的18F-氟脱氧葡萄糖示踪剂在心包摄取明显，表明心包受累，进一步提供了对某些疾病的诊断、分期和评估的某些新信息（包括治疗后）。

侵入性心导管检查：当无创辅助检查仍无法诊断时，则需进行侵入性心导管检查，这是诊断缩窄性心包炎的"金标准"。

心肌内膜活检：在许多情况下心肌疾病和心包疾病鉴别困难，此时通常可以选择心肌内膜活检或手术探查。

所有实验室检查中，结核阴性均不能排除缩窄性心包炎，诊断的关键是细胞学和形态学诊断。对疑似缩窄性心包炎的患者，有创血流动力学检测诊断的准确性更高。

4. 主要护理工作

（1）特殊检查配合

① CMR：详见本章第一节心力衰竭相关内容。

② 心脏PET：正电子药物现配现用，半衰期短，告知患者严格按照预约检查时间至检查室进行检查；预约在上午检查者不吃早餐，预约在下午检查者不吃午餐；可进清淡食物，检查前1～2天多饮水，但须在前两天内禁饮咖啡因、茶及含糖类、酒精类饮料，检查当天禁食4～6h，停服氨茶碱类及其他扩血管类药物（特殊情况遵医嘱）；近期做过钡餐检查或钡灌肠，肠道钡剂排清才可接受检查；检查前禁做剧烈运动；去除身上一切金属和密度较大的物品，不要佩戴任何首饰，所穿衣物不要有金属饰品或金属拉链，取下活动假牙，女性去除带有金属热圈的内衣；注射药物后安静休息50min或以上，避免精神紧张、情绪激动；检查结束后在指定休息区继续等候，得到工作人员明确通知后方可离开。

③ 心肌内膜活检：详见本章第十四节相关内容。

（2）其他　参考本章第一节心力衰竭的相关内容。

（三）治疗方案（住院第1～5天）

1. 一般治疗（住院第1～5天）

非药物治疗方面应包括低盐、低脂饮食，积极地做健康宣教以提高患者对自身疾病的认知，指导患者养成良好的生活习惯（戒烟和限酒等），控制体重，适度运动，保持良好的睡眠，避免激动或剧烈情感刺激，维持良好的心境等方面。合并慢性心功能不全的患者需注意控制饮水量，监测自身体重变化评估水肿情况以及对利尿药治疗的反应等。合并高血压者需注意血压、心率的监测。合并糖尿病患者需注意饮食管理、监测血糖及观察降糖药物的反应。

2. 药物治疗（住院第1～5天）

在少数情况下，缩窄性心包炎可能是由炎症引起，采用抗感染治疗可以自发消退。而大多数缩窄性心包炎患者可能是特发性的，或由感染、创伤、恶性肿瘤所致。CMR提示心包延迟强化，提示具有潜在的可逆过程。慢性缩窄性心包炎与舒张性心力衰竭极为相似，但两者的治疗方式截然不同。所有造成慢性缩窄性心包炎的病因中，除结核性缩窄性心包炎抗结核治疗有效外，其余病因引起的缩窄性心包炎无特效治疗办法，其治疗包括药物保守治疗和外科手术治疗。

药物治疗在以下 3 种情况下有作用。①针对病因（尤其是结核性心包炎）的药物治疗：有助于防止病情进展到舒张性心力衰竭。抗结核药物将罹患缩窄性心包炎的风险从 80% 降至 10%。②以抗炎药物为基础进行治疗：大约 10% ～ 20% 的缩窄性心包炎患者在几个月内可出现短暂的可逆性收缩（多指心包炎症消退过程中暂时出现的一种现象），可通过 CT 或 CMR 增强、C 反应蛋白浓度升高或心包炎症的影像学证据，鉴别出现短暂的可逆性收缩的患者，使用经验性抗感染治疗而尽量避免行心包切除术。③药物治疗是支持治疗，目的是控制晚期患者以及具有手术禁忌患者的充血症状。

3. 外科手术

确诊缩窄性心包炎患者心包剥离术仍然是首选治疗，药物治疗不能使手术推迟，否则病死率更高，预后也更差。

4. 主要护理工作

（1）心包炎护理　具体内容详见本章第十四节急性心包炎。

（2）营养支持　鼓励患者进食高蛋白质、高维生素、低盐食物，指导多进食易消化的鱼、蛋、牛奶、豆制品等食物，遵医嘱静脉输入白蛋白、血浆等营养物质，纠正低蛋白血症。

（3）用药护理　对结核性心包炎患者严格执行抗结核治疗（早期、联合、适量、规律和全程用药），督促患者按时服药。口服结核药采取早餐前顿服的方法，如服药后出现恶心，可以早餐后 1 ～ 2h 顿服，避免与牛奶、鸡蛋等高蛋白质食物同服；观察患者有无出现药物的不良反应；服用利福平后，尿液会变成橘色，告知患者勿恐慌，属正常现象；结核药对人体的肝肾功能影响大，定期抽血检查肝肾功能。

（4）肺部并发症护理　规劝患者戒烟，指导患者有效地咳嗽、咳痰，并常规雾化吸入。

（5）转科　拟行心包切除手术根治的患者与外科病房联系，转入外科病房继续进行治疗，做好工作交接。

（四）出院医嘱及注意事项

1. 出院标准

缩窄性心包炎患者在出院前需满足以下标准：①患者的检查、检验项目均已完善，诊断已明确；②患者的一般情况良好，血压、心率等控制平稳，患者的心衰症状得到有效缓解。

2. 出院医嘱

出院医嘱包括非药物治疗和药物治疗。非药物治疗方面参见室性早搏、室性心动过速的相关内容。

药物治疗方面需在患者出院时制订个体化的药物方案，包括抗结核治疗、抗感染治疗、抗心衰治疗等。

3. 出院后注意事项

缩窄性心包炎患者在出院后需定期至心内科门诊复查，常规出院后复查的周期为出院后第 1、3、6、12 个月。若患者出院后发生了病情变化，尤其是呼吸困难逐渐加重或突然加重，建议患者及时就诊。

复查项目包括心电图、超声心动图、胸部 CT、肝功能、肾功能等。

患者出院后行抗结核治疗期间需警惕药物副作用。

出院后患者需加强自身监管，尤其是按医嘱规律服药，不得擅自停药或改动药物方案。

4. 出院健康指引

（1）用药指导　结核性心包炎患者出院后继续抗结核，指导患者出院后坚持按医嘱服药 1.5～2 年，并定时复查，了解心功能状况，不适时应随时就诊。

（2）戒烟指导　具体内容详见第五章第四节戒烟管理。

（3）生活指导　指导患者坚持休息半年左右，加强营养，进食高热量、高蛋白质、高维生素、易消化食物，做好自我护理，注意防寒保暖，防止呼吸道感染，提高自我保健能力，适当逐步增加肺活量，但最好半年内避免剧烈活动。

5. 个案管理

协助患者及家属了解治疗方案，向患者及家属解释缩窄性心包炎疾病病因和治疗的重要性；强化疾病的饮食、活动、药物、心理等相关知识宣教；制订出院前准备计划。填写心血管疾病住院期间信息登记和个案管理计划（附表 4）。

四、院后随访管理

1. 制订个性化院后随访计划

组织主管医师、责任护士、营养师制订出院随访管理计划，包括短期、中期、长期随访计划，具体内容参考本章第十四节急性心包炎中的表 4-14-1。根据患者所患疾病的危险因素，制订患者个性化随访重点。疾病管理能够达到：积极控制高危因素；各项指标控制良好，如血压、血氧饱和度、心率、呼吸频率、BMI、BNP 或 NT-proBNP、电解质、血常规、尿常规、凝血功能、心肌酶、肝功能、肾功能、C 反应蛋白等；遵医嘱按时服用药物；避免疾病诱因。

2. 安排复诊时间

常规出院后第 1、3、6、12 个月各复诊一次，如出现明显胸痛、咯血等症状和体征，立即复诊。

第十六节　主动脉夹层

一、概述

典型的主动脉夹层（aortic dissection，AD）是由于各种原因导致的主动脉内膜撕裂，血液流入动脉壁间，主动脉壁分层、分离，血管腔被游离的内膜片分隔为真腔和假腔。主动脉内膜上的血流入口即为原发破口，在主动脉远端可有继发破口，使真假腔之间血流相通。假腔内可以是持续的血流灌注，也可因为血液淤滞导致血栓化。

AD 的分型有助于指导临床治疗和评估预后。1965 年，DeBakey 等首次根据 AD 的破口位置和夹层累及范围将其分为 3 种类型。①Ⅰ型：原发破口位于升主动脉或主动脉弓，夹层累及范围自升主动脉至腹主动脉。②Ⅱ型：原发破口位于升主动脉，夹层局限于升主动脉，少数可累及主动脉弓。③Ⅲ型：原发破口位于左锁骨下动脉以远，夹层累及范围局限于胸降主动脉为Ⅲa型，夹层向远端累及腹主动脉为Ⅲb型。1970 年，Daily 等根据夹层累及范围提出了更简便的 Stanford 分型，即将 AD 分为 A 型和 B 型：凡是夹层累及升主动脉的为 Stanford A 型，相当于 DeBakey Ⅰ型和Ⅱ型；夹层累及左锁骨下动脉以远的胸降主动脉及其远端者为 Stanford B 型，相当于 DeBakey Ⅲ型。

AD 临床表现包括以下特点：突发的持续剧烈疼痛，呈刀割或者撕裂样，向前胸和背部放射，亦可以延伸至腹部、腰部、下肢和颈部；有夹层累及主动脉及主要分支的临床表现和体征，如四肢特别是双上肢血压不对称。

二、院前管理

院前评估途径：急诊。

1. 主要诊疗

急诊根据患者的主诉和临床表现评估病情，采集病史、查体。入院前应完成心电图、超声心动图、主动脉 CTA 检查。主动脉 CTA 符合 AD 诊断的开住院证。

2. 个案管理

参考本章第一节心力衰竭的相关内容。

3. 嘱患者配合事项

患者配合院前病情评估，急诊办理预住院手续。

三、院中管理

（一）病史采集和体格检查（住院第1天）

1. 病史采集

现病史：详细了解患者胸痛发作的特点，疼痛是患者最常见的初始症状，常呈突发的"撕裂样"或"刀割样"难以忍受的锐痛。疼痛的部位可提示病变累及范围，包括胸部、背部、腹部或下肢。部分隐匿性 AD 患者可无明显的临床表现，常为体检时意外发现。夹层累及主动脉及主要分支的临床表现，如累及心脏导致主动脉瓣关闭不全或心包积血、累及四肢导致血压不对称、累及神经系统导致脑卒中或脊髓缺血。

既往史：了解患者合并基础疾病的情况，包括高血压病、糖尿病、血脂异常等，以及相关用药史和疾病控制情况。

个人史：询问患者有无吸烟史和饮酒史，有无药物过敏史。

家族史：了解患者有无疾病家族史。

2. 体格检查

重点进行血压、静息心率的测量，特别是双侧上肢血压是否对称，足背动脉搏动情况，心脏主动脉瓣听诊区杂音。全身系统体格检查以及心血管专科体格检查参考本章第一节心力衰竭的相关内容。

3. 主要护理工作

参考本章第一节心力衰竭的相关内容。

4. 个案管理

参考本章第一节心力衰竭的相关内容。

（二）检验检查（住院第1～3天）

1. 常规检验项目

入院后应完善血常规、肝肾功能、电解质、心肌酶谱、hs-cTn、凝血功能（包括 D-二聚体）、C 反应蛋白、甲状腺功能、血气分析等检查，有助于 AD 的鉴别诊断和明确有无合并症。当患者 D-二聚体升高时，特别是短时间内快速升高，拟诊 AD 的可能性增大，但需与肺栓塞做鉴别诊断，D-二聚体可作为急性 AD 诊断的排除指标。须注意，D-二聚体阴性也不能排除穿透性溃疡和壁间血肿的可能性。虽然有既往研究结果显示一些内皮细胞、平滑肌细胞以及血管间质受损相关的蛋白有助于 AD 的诊断和评估，但目前临床尚无针对 AD 的特异性生物标志物。

2. 常规检查项目

常规检查包括静息心电图、胸部 X 线片或 CT、经胸超声心动图、颈部血管彩超、腹部彩超等。经胸超声心动图诊断 AD 的准确率低于 CT 或 MRI。此外，经胸超声心动图受限于患者的胸壁形态、肋间隙宽度、肥胖、肺气肿以及机械通气等，而经食管超声心动图可克服这些问题，明显提高诊断的准确率。但是，作为一种侵入性检查，经食管超声心动图对急性 AD 患者具有一定的风险，不建议在非全麻状态下实施该检查。

3. 特殊检查

主动脉 CTA：是可疑 AD 患者的首选影像学检查方法，具有普及性广、快速采集、敏感度和特异度高、空间分辨率高、多种后处理方式等优势。

主动脉 MRI：对于碘过敏、甲状腺功能亢进、肾功能不全、妊娠期妇女（妊娠早期 3 个月）或其他 CTA 相对或绝对禁忌证的患者，MRI 是首选的替代检查手段。MRI 对 AD 的诊断效率与 CTA 相似。相比于 CTA，MRI 具有更强的软组织分辨力，能够定性或量化功能参数。对于合并血管炎的患者，MRI 能够提供更好的管壁成像。但是，MRI 扫描时间长，不适用于循环不稳定的急症患者。此外，对于体内有生命辅助装置或磁性金属植入物，存在幽闭恐惧症的患者亦不适用。

血管造影：曾被认为是诊断 AD 的"金标准"。但实际上，血管造影在显示内膜片、内膜破口、真假两腔方面并不优于 CTA。由于是一种侵入性有创操作，血管造影已不再作为 AD 的常规诊断检查手段。但是，血管造影在动态显示累及分支动脉以及血流方向方面仍有一定优势。

4. 主要护理工作

（1）常规检验、检查配合　参考本章第一节心力衰竭的相关内容。

（2）特殊检查配合

① CTA 检查：参考本章第九节急性非 ST 段抬高型心肌梗死的相关内容。

② CMR 检查：详见本章第一节心力衰竭相关内容。

③ 血管造影检查：术前术后护理详见第三章第五节介入治疗的护理的相关内容。

（三）治疗方案（住院第 1～5 天）

1. 一般治疗（住院第 1～5 天）

主要针对 AD 的高血压危象内科治疗部分。一旦确诊本病，应当立即开始内科处理。根据影像学结果，对 Debakey Ⅰ型和Ⅱ型夹层患者，为防止夹层恶化和破裂，应当尽早联系胸外科或血管外科进行外科手术治疗。对 Debakey Ⅲ型患者，如病情稳定，不伴有并发症，可选择内科综合治疗。

2. 急性期早期用药

（1）控制疼痛　对持续剧烈的疼痛，可选用吗啡、哌替啶和镇静剂等，镇痛有助于控制血压和心率。根据疼痛控制情况，可每 6 ～ 8h 重复使用 1 次。缺点是有可能成瘾。疼痛剧烈的患者，可采用镇痛泵。

（2）尽快控制血压和心率至可耐受的低限，二者同步进行　β 受体阻滞剂和血管扩张药联合应用。首先选用静脉给药路径，如选用硝普钠加美托洛尔和（或）乌拉地尔或艾司洛尔等，快速（10min 内）将血压降至 140/90mmHg 以下，心率至 70 次 / 分以下，若病情允许，患者能耐受，逐渐调整剂量，将血压和心率降至 100/70mmHg 和 50 次 / 分左右。

3.急性期症状缓解后用药

症状缓解后，可逐步改用口服降压药物，如在 β 受体阻滞剂和（或）非二氢吡啶类 CCB 的基础上，加用二氢吡啶类 CCB、ARB、ACEI、利尿药等，继续将血压和心率控制在理想水平。

4.主要护理工作

（1）生活基础护理　嘱患者严格卧床休息，避免用力过度（如排便用力、剧烈咳嗽）；协助患者进餐、床上排便、翻身；饮食以清淡、易消化、富含维生素的流质或半流质食物为宜；鼓励饮水，指导患者多食用新鲜水果、蔬菜及富含膳食纤维食物；常规使用缓泻剂，保持大便通畅。

（2）疼痛的观察及护理　每隔 15min 或者 30min，对患者进行一次观察，包括疼痛程度、疼痛具体部位等；掌握患者疼痛的特点，不管疼痛减轻还是加重都预示着患者病情变化，及时向医师汇报；对于评估为持续中重度疼痛的患者，遵医嘱给予镇痛药物或使用镇痛泵，观察药物的不良反应。

（3）血压的观察和护理　遵医嘱用药迅速降低血压、心率至目标范围，以减少对主动脉壁的冲击力，是有效遏制夹层剥离、继续扩展的关键措施；测量血压时，应同时测量四肢血压，以健侧肢体血压为真实血压，作为临床用药的标准；为防止主动脉进一步扩张和破裂，避免情绪激动。进行有创血压监测，动态监测血压变化。降低血压过程中需严密观察血压、心率、神志、心电图、尿量及疼痛等情况。

（4）转科　治疗方案确定为外科手术治疗后，联系相关科室，协助转科事宜。与患者、家属以及转科科室护士做好转接工作。完善患者个案管理记录，与转科科室的个案管理师进行个案管理的转接工作。

（四）出院医嘱及注意事项（住院第 5 ～ 6 天）

1.出院标准

疼痛明显缓解或消失，口服降压药物血压降至 100 ～ 120/60 ～ 80mmHg，心率控制在 50 ～ 70 次 / 分。红细胞沉降率、C 反应蛋白明显下降或恢复正常。

没有急诊或近期进行外科手术或腔内介入治疗的指征。

2. 出院医嘱

出院医嘱包括非药物治疗和药物治疗。非药物治疗方面参见室性早搏、室性心动过速的相关内容。

药物治疗方面需在患者出院时制订个体化的药物方案，包括降压、控制心室率的治疗、降脂治疗、针对合并症的治疗等。

3. 出院后注意事项

AD 保守治疗的患者在出院后需定期至心内科门诊复查，常规出院后复查的周期为出院后 1、3、6、12 个月。若患者出院后发生了病情变化，建议患者及时就诊。

复查项目包括心电图、超声心动图、主动脉 CTA、D-二聚体等。

出院后患者需加强自身监管，尤其是按医嘱规律服药，不得擅自停药或改动药物方案。

4. 出院健康指引

（1）日常活动指导　指导患者出院后以休息为主，活动量要循序渐进，注意劳逸结合；避免诱发因素，如用力咳嗽、用力排便、情绪激动、过度劳累等。

（2）饮食指导　嘱低盐、低脂饮食，并戒烟、酒，多食新鲜水果、蔬菜及富含膳食纤维的食物，保持大便通畅，必要时使用开塞露、麻仁胶囊等通便药物。

（3）心理指导　指导患者学会自我调整心理状态，调控不良情绪，保持心情舒畅，避免情绪激动；同时患者病后生活方式的改变需要家人的积极配合和支持，指导患者家属给患者创造一个良好的身心修养环境。

（4）用药指导　强调坚持服药的重要性，不得擅自调整药物剂量。

（5）病情监测指导　教会患者自测心率、脉搏，每日早上晨起和睡前监测血压并做好记录，有头晕心悸等不适时随时记录心率和血压变化，尽可能使血压收缩压控制在 120mmHg 以下，心率控制在 70 次 / 分以下；如果血压、心率超过理想范围，应及时就诊；若出现胸、腹、腰痛症状，应及时就诊。

（6）家庭照顾者指导　参考本章第一节心力衰竭的相关内容。

5. 个案管理

协助患者及家属了解治疗方案，向患者及家属解释 AD 基础疾病治疗和预防加重的重要性，特别是患者血压、心率的控制达标情况；强化疾病的饮食、活动、药物、心理等相关知识宣教；汇总医师、护士、营养师、药师、康复师、心理咨询师的意见，患者病情平稳后，制订康复计划，包括运动、药物、营养、戒烟、情绪等方面的管理；掌控康复计划的实施进度并进行效果评价；制订出院前准备计划。填写心血管疾病住院期间信息登记和个案管理计划，详见附表4。

四、出院后随访管理

（1）制订个性化院后随访计划 组织主管医师、责任护士、营养师、康复师制订出院随访管理计划（表 4-16-1）。根据患者所患疾病的危险因素，制订患者个性化随访重点。疾病管理能够达到：遵医嘱按时服用药物、积极控制疾病复发的危险因素、建立健康的生活方式、血压和心率控制达标、定期来院复查等。

（2）安排复诊时间 常规出院后第 1、3、6、12 个月各复诊一次，如出现不适（见自我监测病情指导），立即复诊。主动脉夹层患者建议长期随访管理，根据病情和症状随时进行处理，控制疾病发作的高危因素，降低再住院率，降低猝死概率，提高生活质量。

（3）复诊结束后填写心血管疾病复诊后信息登记和个案管理计划（附表 5）。

表 4-16-1 主动脉夹层患者出院随访管理计划

项目＼时间	短期随访 （出院后 1～30 日，出院后 1 个月复诊）	中期随访 （出院后 31～365 日，出院后 3、6、12 个月复诊）
主要诊疗	□常规复查项目包括血常规、肝肾功能、心肌酶、血糖血脂、凝血功能、心电图 □根据患者具体情况选择评估胸部 X 线片、超声心动图、主动脉 CTA □根据患者检验、检查结果调整用药方案	
专科护理	1. 出院后一周内电话随访 □评估患者症状的改善情况，有无明显胸闷、胸痛等 □评估是否规范服药 □评估是否保证充足休息和适当运动 2. 随访数据收集	1. 出院后 3、6、12 个月内电话随访 □评估是否规范服药 □评估是否保证充足休息和适当运动 □评估患者焦虑、抑郁症状 2. 随访数据收集
个案管理	□回答患者咨询问题 □推送血压、血糖、血脂综合管理健康教育和坚持疗程服药的软文和视频，强调重要性、必要性 □收集患者饮食、运动、服药、随访依从性等信息 □信息反馈	□回答患者咨询问题 □推送运动、饮食、疾病的健康教育软文和视频 □收集患者饮食、运动、服药、随访依从性等信息 □信息反馈
患者配合事项	□出院后满 1 个月完成面诊 □注意自我症状评估，如有胸痛、背痛再发应及时就诊 □每日监测血压和脉搏 □规律服用降压、控制心室率的药物 □保持健康的生活方式，注意营养保证和充足休息	□出院后 3 个月完成面诊 □注意自我症状评估，如有胸痛、背痛再发，应及时就诊 □每日监测血压和脉搏 □规律服用降压、控制心室率的药物 □保持健康的生活方式，注意营养保证和充足休息，调整不良情绪

第十七节　心脏瓣膜病

一、概述

心脏瓣膜病是指心脏瓣膜存在结构和（或）功能异常。心脏瓣膜狭窄，使心腔压力负荷增加；瓣膜关闭不全，使心腔容量负荷增加。这些血流动力学改变可导致心房或心室结构改变及功能失常，最终出现心力衰竭、心律失常等临床表现。心脏瓣膜病变可累及一个瓣膜，也可累及两个以上瓣膜，后者称多瓣膜病。心脏瓣膜病是仅次于冠状动脉疾病和高血压的第三大心血管疾病，严重危害人类健康。目前，全球约有2.09亿心脏瓣膜疾病患者，我国心脏瓣膜病患者数约为2500万，其中65岁以上人群患病率高达11%。

随着生活及医疗条件的改善，风湿性心脏病（RHD）的人群患病率正在降低，但目前我国瓣膜性心脏病仍以RHD最为常见。另外，黏液样变性及老年瓣膜钙化退行性改变所致的心脏瓣膜病日益增多。不同病因易累及的瓣膜也不一样，RHD患者中二尖瓣最常受累，其次为主动脉瓣；而老年退行性瓣膜病以主动脉瓣膜病变最为常见，其次是二尖瓣病变。

心脏瓣膜病主要包括二尖瓣疾病、主动脉瓣疾病、三尖瓣疾病、肺动脉瓣疾病以及人工瓣膜疾病。二尖瓣疾病包括二尖瓣狭窄及二尖瓣关闭不全。正常二尖瓣口面积约 $4 \sim 6cm^2$，瓣口面积减小至 $1.5 \sim 2.0cm^2$ 属轻度狭窄，$1.0 \sim 1.5cm^2$ 属中度狭窄；$< 1.0cm^2$ 属重度狭窄。二尖瓣关闭不全分为急性和慢性二尖瓣关闭不全。主动脉瓣疾病包括主动脉瓣狭窄和主动脉瓣关闭不全。正常人主动脉瓣口面积为 $3 \sim 4cm^2$，瓣口面积大于 $1.5cm^2$ 为轻度狭窄，$1.0 \sim 1.5cm^2$ 时为中度狭窄，小于 $1.0cm^2$ 为重度狭窄。主动脉瓣狭窄分为先天性和获得性两大类，先天性主动脉瓣狭窄最常见的是二瓣化畸形，获得性主动脉瓣狭窄常见为非特异性主动脉瓣退行性钙化。主动脉瓣关闭不全分为急性和慢性主动脉瓣关闭不全。

心脏瓣膜病的临床表现包括呼吸困难、胸痛、乏力、倦怠、活动耐力降低、晕厥、咳嗽、咯血、心悸等。二尖瓣狭窄患者多出现呼吸困难、咳嗽、咯血、声音嘶哑、心悸、胸痛等；二尖瓣关闭不全多出现乏力、心慌、气短、呼吸困难、腹胀、水肿等；三尖瓣狭窄多出现疲劳、水肿、呼吸困难等；三尖瓣关闭不全多无明显症状，合并肺高压情况下可出现虚弱疲劳、腹胀、水肿等右心衰竭症状。

2020年美国心脏病学会（American College of Cardiology，ACC）/美国心脏协会（American Heart Association，AHA）心脏瓣膜病管理指南（2020 ACC/

AHA 心脏瓣膜病管理指南）建议心脏瓣膜病患者应基于症状、解剖、瓣膜功能障碍的严重程度以及心室和肺循环的反应进行分期（A、B、C、D 期）。在评估心脏瓣膜病患者时，应将病史和体格检查结果与无创检查结果（如心电图、胸部 X 线片、经胸超声心动图）相对应，若体格检查和最初的无创检查不一致，可考虑进一步的无创（CT、心脏磁共振、压力测试）或有创（经食管超声心动图、心导管）检查，以制订最佳的治疗策略。

二、院前管理

院前评估途径：网络问诊、门诊、急诊。

1. 主要诊疗

参考本章第十八节风湿性心脏病中相关内容。

2. 个案管理

收集患者个案信息，采集患者现病史、既往史、用药史。填写心血管疾病个案管理收案评估（附表 3）。采取线上线下相结合的方法，使患者能够及时接触主诊医师，反馈病情，及时得到连续、有效、个体化的疗效观察和治疗方案调整。评估病情危重程度：①针对初治 / 复诊病情稳定的患者，调整治疗方案，随访治疗；②候床住院；③急诊科收治，予以抗心衰等对症治疗的急诊处理，协助患者办理床位预约及预住院手续。

3. 嘱患者配合事项

患者配合院前病情评估，完成常规血液检验及检查。门诊 / 急诊患者预约床位，办理预住院手续。

三、院中管理

（一）病史采集和体格检查（住院第 1 天）

1. 病史采集

现病史：详细了解患者呼吸困难、胸痛等的特点，包括发病诱因，起病的急缓，持续时间，加重或减轻的因素，呼吸困难的模式；胸痛的性质、累及的部位及有无放射痛，与呼吸、咳嗽及体位是否有关（与心绞痛症状鉴别，详见相关章节），以及重要的伴随症状，包括是否伴随心悸、咯血、发绀、水肿、乏力等。需要询问患者是否有风湿热病史以及有无人工瓣膜置换术的手术史。还需获知患者入院前是否接受了药物治疗。

既往史：了解患者合并基础疾病的情况，包括原发性高血压、糖尿病、血脂异常、慢性肾功能不全等，以及相关用药史和疾病控制情况。还需询问患者是否有出血史，包括脑出血及消化道出血等。既往出血情况将影响患者对后续抗凝治疗的耐受性及抗凝方案的制订。

个人史：询问患者有无吸烟史和饮酒史，有无药物过敏史。

家族史：有无相关疾病家族史，如马方综合征等。

2. 体格检查

观察是否存在二尖瓣面容，触诊是否可触及心尖区抬举样搏动、瓣膜区震颤，听诊检查有无特征性的心音及心脏杂音，包括二尖瓣狭窄时可出现心尖区闻及第一心音亢进、心尖区舒张中晚期低调的隆隆样杂音，呈递增型，左侧卧位明显，运动或用力呼气可使其增强，伴舒张期震颤、胸骨左缘第 2 肋间可闻及递减型高调叹气样舒张早期杂音（即 Graham-Steel 杂音）；二尖瓣关闭不全可出现心尖区第一心音减弱、心尖区闻及全收缩期吹风样杂音，响度在 3/6 级以上，多向左腋下传导，吸气时减弱，可伴有收缩期震颤。三尖瓣狭窄听诊胸骨左下缘可闻低频舒张中晚期隆隆样杂音，吸气增强。三尖瓣关闭不全可出现胸骨旁第 4 肋间收缩期杂音，吸气时杂音增强。主动脉瓣狭窄听诊胸骨右缘第 2 肋间可出现粗糙响亮的喷射性收缩期杂音，3/6 级以上，呈递增递减型。主动脉瓣关闭不全可闻及主动脉瓣区舒张期高调递减型叹气样杂音，坐位前倾呼气末时明显以及心尖区常可闻及一柔和、低调的舒张期隆隆样杂音（即 Austin-Flint 杂音）。查体出现心衰的相关体征，如颈静脉怒张、肝脏肿大、下肢水肿等。还需评估患者的基础营养情况及全身系统体格检查。

3. 主要护理工作

参考本章第一节心力衰竭的相关内容。

4. 个案管理

参考本章第一节心力衰竭的相关内容。

（二）检验检查（住院第 1 ~ 3 天）

1. 常规检验项目

参照本章第一节心力衰竭中相关内容，另可完善炎症指标，如 C 反应蛋白和红细胞沉降率等。

2. 常规辅助检查

包括心电图、胸部 X 线片、经胸 / 经食管超声心动图、腹部彩超等。心电图检查可初步评估患者是否存在典型的心脏瓣膜病的心电图改变以及发现其他心律失常（如房颤）。胸部影像学可同时提供心脏和肺部病变的客观依据，尤其对于呼吸困难疑由肺部疾病所致者。经胸超声心动图是确诊心脏瓣膜病最敏感可靠的方法，可观察瓣叶的活动度、瓣叶的厚度、瓣叶是否有钙化，是否合并其他瓣膜的病变，以及瓣口流速和跨瓣压差等。经食管超声心动图有利于主动脉瓣病变、左心耳及左心房附壁血栓的检出。腹部彩超是非心血管疾病患者的必须检查项目，但其可辅助评估腹腔各脏器是否存在病变，尤其是恶性肿瘤需要外科限期手术干预者。

3. 特殊检查

（1）左心室造影　对于二尖瓣关闭不全的患者可见造影剂由左心室反流入左心房内，而且能显示出二尖瓣瓣环的大小、反流量的多少以及其充盈范围和浓度，从而可以估计二尖瓣关闭不全的程度。

（2）心导管检查　用于检测各心房心室、主动脉及肺动脉压力、瓣膜狭窄及反流等，有助于明确诊断及制订治疗方案。

4. 主要护理工作

（1）特殊检查配合

① 左心室造影：配合医师向患者及家属交代造影目的及可能出现的并发症和意外，签订造影协议书，教会患者有效咳嗽，训练床上大小便，在检查前要用专用留置针建立静脉通路，询问重要病史，如碘过敏史、药物过敏史。术后卧床 2h，观察患者可能出现的造影并发症。在检查后 24～48h 指导患者适量饮水，频繁排尿，保持大便通畅，以利造影剂排出。②心导管检查：术前术后护理详见第三章第五节介入治疗的护理。

（2）其他　参考本章第一节心力衰竭的相关内容。

（三）治疗方案（住院第1～5天）

1. 内科治疗（住院第1～5天）

（1）二尖瓣狭窄

① 应避免剧烈的体力活动，呼吸困难者应减少体力活动。

② RHD 二尖瓣狭窄预防风湿活动详见本章第十八节风湿性心脏病中药物治疗部分。

③ 大咯血：采取坐位、用镇静剂如地西泮、利尿药如呋塞米等降低肺静脉压。

④ 急性肺水肿处理与急性左心衰竭所引起的肺水肿相似，不同之处是不宜用扩张小动脉为主的扩张血管药及强心药，洋地黄对窦性心律的二尖瓣狭窄治疗并无益处，除非出现快速房颤或心功能不全时。当房颤急性发作伴快速室率时，首选去乙酰毛花苷降低心室率。

⑤ 心房颤动：有症状的二尖瓣狭窄患者合并房颤，可先用洋地黄制剂控制心室率，必要时亦可静注 β 受体阻滞剂。对急性房颤伴快速心室率或持续性房颤

病程小于1年、无高度或完全性房室传导阻滞和病态窦房结综合征者，可选择电复律或药物复律（胺碘酮、索他洛尔等），于复律前3周和转复窦性心律后4周服用抗凝血药华法林，以预防转复窦律后的动脉栓塞。

⑥ 心力衰竭：限制钠盐、用洋地黄制剂、间歇使用利尿药。

⑦ 抗凝治疗：合并心房颤动（不包括风湿性二尖瓣狭窄或机械瓣术后）患者口服抗凝药物（维生素K拮抗剂或NOAC），策略制订应基于非瓣膜病性房颤患者脑卒中危险的评分系统（CHA_2DS_2-VASc评分），而中、重度二尖瓣狭窄或机械瓣置换术后的瓣膜病合并房颤患者应使用维生素K拮抗剂抗凝。即使是窦性心律，但仍然出现栓塞事件、超声心动图提示左心房血栓或左心房内径≥55mm者，均需抗凝治疗。

（2）二尖瓣关闭不全

① 急性二尖瓣关闭不全

a. 药物治疗的主要目的是稳定血流动力学。非手术治疗的目标是减少二尖瓣关闭不全反流量，增加正向心排血量和减少肺淤血。急性二尖瓣关闭不全患者中，如果平均动脉压正常，使用减轻心脏后负荷的血管扩张药治疗，可暂时延缓急性二尖瓣关闭不全施行手术治疗的时机。静脉滴注硝普钠或硝酸甘油、酚妥拉明，可降低肺动脉压，最大限度地增加心排血量，减少反流量。如果不需立即手术，可改行口服药物治疗。降低心脏后负荷的药物，如ACEI、肼屈嗪，有助于最大限度地减少反流量、增加心排血量。

b. IABP治疗：对无左心室肥厚、扩张而出现急性肺水肿，甚至发生心源性休克者，尤其是急性心肌梗死后，发生乳头肌、腱索断裂时，IABP治疗有助于稳定病情过渡到外科手术治疗。

② 慢性二尖瓣关闭不全

a. 对轻、中度二尖瓣关闭不全患者，应预防风湿活动复发，在进行手术和器械操作前后及时用抗生素预防感染性心内膜炎。

b. 出现心力衰竭者，应避免过度的体力劳动、限制钠盐摄入，可适当使用利尿药、洋地黄、血管扩张药包括ACEI。

c. 对有房颤，伴有体循环栓塞史者可长期应用抗凝药物，防止血栓栓塞（同二尖瓣狭窄）。

d. 减慢心室率的药物及抗心律失常药物可用于合并房颤的治疗，洋地黄与β受体阻滞剂是控制心室率的主要药物。

e. 对无症状的慢性二尖瓣关闭不全伴左心功能正常的患者，无须特殊治疗，应长期进行随访。

（3）三尖瓣疾病　轻度三尖瓣狭窄予限制钠盐摄入及利尿药治疗可改善症

状，严重的三尖瓣狭窄最根本的措施为外科治疗或介入球囊扩张。轻度三尖瓣关闭不全需对症治疗，严重的风湿性三尖瓣关闭不全，一般采用瓣膜置换术。

（4）主动脉瓣狭窄

① 避免过度的体力劳动及剧烈运动，预防猝死，预防感染性心内膜炎。

② 轻度主动脉瓣狭窄临床症状不明显，左心室压力阶差 < 25mmHg，一般可内科保守治疗。

③ 洋地黄类药物可用于心力衰竭的患者，使用利尿药应注意防止容量不足，硝酸酯类药物可用于有心绞痛的患者，缓解心绞痛的发作。

④ 扩血管治疗对主动脉瓣狭窄无作用。

（5）主动脉关闭不全

① 避免过度的体力劳动及剧烈运动，限制钠盐摄入量，避免上呼吸道感染及全身感染，以防止发生感染性心内膜炎。

② 利尿药及血管扩张药特别是 ACEI，有助于防止心功能不全的发生。

③ 对于有心功能不全的患者，可用洋地黄类药物，亦可用于无心力衰竭的患者。主动脉瓣反流严重，且左心室扩大明显时也可应用。

④ 积极治疗心律失常及感染，对梅毒性主动脉炎者可给予全疗程的青霉素治疗。

⑤ 风湿性瓣膜病变，应预防链球菌感染和风湿活动及感染性心内膜炎，以防止瓣膜损害进一步加重。

2. 介入治疗（住院第 1 ~ 5 天）

（1）二尖瓣狭窄 部分二尖瓣狭窄可采用经皮二尖瓣球囊扩张术（percutaneous balloon mitral valvuloplasty，PBMV）进行治疗。

适应证：有症状的中、重度二尖瓣狭窄患者［严重狭窄，二尖瓣口面积（MVA）≤ 1.5cm^2，D 期］瓣膜形态良好且无禁忌，推荐 PBMV（证据等级 Ⅰ A）；无症状的重度二尖瓣狭窄患者（极其严重狭窄，MVA ≤ 1.0cm，C 期）瓣膜形态良好且无禁忌，PBMV 被认为是合理的（证据等级 Ⅱ a C）；无症状的中、重度二尖瓣狭窄患者（严重狭窄，MVA ≤ 1.5cm，证据等级 C 期）瓣膜形态良好伴有新发心房颤动且无禁忌，可考虑 PBMV（证据等级 Ⅱ b C）；有症状的轻度二尖瓣狭窄患者（MVA > 1.5m），如果运动时有显著二尖瓣狭窄的血流动力学证据，可考虑 PBMV（证据等级 Ⅱ b C）；中重度二尖瓣狭窄（MVA ≤ 15m，D 期），心力衰竭症状严重（NYHA 分组 Ⅲ/V），瓣膜解剖结构尚可，无外科手术计划或者外科手术高风险者，可考虑 PBMV（证据等级 Ⅱ b C）；二尖瓣球囊扩张术后或外科闭式分离手术后再狭窄，瓣膜形态良好且无禁忌证（证据等级 Ⅱ b C）；合并二尖瓣轻、中度反流或者主动脉瓣轻、中度狭窄或反流，左心室舒张末期内径没有明显增大（一般不超过 55mm）（证据等级 Ⅱ b C）。

禁忌证：①二尖瓣口面积 ≥ 1.5cm²；②二尖瓣狭窄合并左心房血栓；③二尖瓣狭窄合并中重度二尖瓣反流；④二尖瓣狭窄合并瓣膜钙化。

术后管理：①患者常伴心房颤动，长期服用华法林抗凝并监测凝血功能是必要的。同时为改善左心室收缩功能、控制心室率及缓解肺动脉高压，可服用地高辛、利尿药及 β 受体阻滞剂；②预防再狭窄，坚持积极的抗风湿治疗对预防狭窄非常必要，目前主要的方法为肌内注射长效青霉素（苄星青霉素 120 万 U，1 次 / 月）；③ PBMV 术后应每年复查心电图、心脏听诊、胸部 X 线摄片及超声心动图检查。

部分二尖瓣关闭不全可采用经导管二尖瓣修复术进行治疗。经导管二尖瓣修复术的指征为二尖瓣关闭不全经指南导向药物治疗后仍持续存在症状且左心室射血分数下降。经食管超声心动图是评价患者二尖瓣是否适合经导管二尖瓣修复术的主要依据（表 4-17-1）。

表 4-17-1　经导管二尖瓣修复术的主要依据（B 超）

评价指标	有利因素	有利因素较弱或不利因素
瓣叶病变部位	非交界病变（内、中、外侧节段）	交界节段，瓣叶穿孔，瓣裂
钙化	无或钙化很少	瓣叶严重钙化或钙化位于捕获区域；严重瓣环钙化
平均跨二尖瓣压差	< 4mmHg	二尖瓣狭窄（风湿或钙化；平均压差 > 5mmHg）
二尖瓣口面积	≥ 4.0cm²	< 4.0cm²
捕获区域长度	> 10 mm	< 7 mm
原发性二尖瓣关闭不全	连枷宽度 < 15mm，连枷间隙 < 10mm，单一节段病变，瓣叶厚度正常	连枷宽度 > 15mm 且连枷间隙 > 10mm，多节段病变高度活动的连枷多发索断裂严重且广泛的瓣叶增厚（舒张期 5mm）、瓣叶累赘（Barlows 样瓣膜）；左心室收缩末期内径 > 55mm
继发性二尖瓣关闭不全	对合深度 < 11mm；对合长度（重叠长度）≥ 2mm	左心室收缩末期内径 > 70mm

（2）三尖瓣疾病　对于有左心瓣膜手术干预指征的患者可同期进行三尖瓣狭窄的干预，经皮球囊扩张治疗也可用于少部分瓣膜解剖结构合适的三尖瓣狭窄患者。目前对于三尖瓣关闭不全可选择的介入治疗方式有经导管三尖瓣修复术或经导管三尖瓣置换术，但暂未得到指南的推荐。

（3）主动脉瓣狭窄

① 经皮穿刺主动脉瓣球囊扩张术：能即刻减少跨瓣压差，增加心排血量和改善症状。

适应证：a. 儿童和青年的先天性主动脉瓣狭窄；b. 不能耐受手术者；重度狭窄危及生命；c. 明显狭窄伴严重左心功能不全的术前过渡。手术有禁忌的老年主动脉瓣狭窄钙化不重的患者，可行经皮瓣膜球囊扩张术。虽后者再狭窄率高，但术后症状和血流动力学改善满意。

② 经导管主动脉瓣置入术（transcatheter aortic valve implantation，TAVI）

适应证：a. 有症状，年龄＞ 80 岁或预期寿命＜ 10 年（证据等级ⅠA）；b. 有症状，外科手术风险高或禁忌，且预计 TAVR 术后预期寿命至少 12 个月，生活质量得以改善（证据等级ⅠA）。c. 对于无经股动脉 TAVR 解剖禁忌、年龄 65 ～ 80 岁的症状性重度 AS 患者，应由医患双方共同抉择行外科手术还是 TAVR（证据等级ⅠA）。

禁忌证：由于经导管心脏瓣膜的耐久性尚不明确，因此，建议年龄＜ 70 岁，且不具有明显外科手术高危因素的患者选择传统外科手术治疗。以下情况为 TAVI 手术相对禁忌证：30 天内急性心肌梗死病史、左心室附壁血栓、合并严重左心室流出道梗阻、有破裂风险的升主动脉瘤、其他解剖形态不适合 TAVI 手术者、预期寿命＜ 1 年者。

3. 外科治疗（住院第 1 ～ 5 天）

对症状显著、有手术适应证的患者应尽可能早进行手术治疗，以免增加手术风险及危险性，影响手术效果。外科手术包括心脏瓣膜修复和瓣膜替换两种基本的手术方式。心脏瓣膜修复是最理想的一种手术方法，可成功地重建瓣膜功能，用较低的医疗费用取得较好的远期疗效，同时不需要术后长期抗凝治疗，避免了抗凝治疗的相关风险。对于无法进行手术修复的瓣膜病，应采心脏瓣膜替换手术。

4. 术后抗凝治疗（住院第 5 ～ 7 天）

以生物瓣膜置换术后抗凝为例。

（1）主动脉瓣生物瓣置换术后的抗凝策略

① 主动脉瓣生物瓣置换术后患者，评估为低出血风险者，可给予华法林抗凝治疗 3 ～ 6 个月（INR 1.8 ～ 2.5）；其后可改为阿司匹林（100mg/d）长期服用。

② 对于存在严重出血风险者（HAS-BLED 评分≥ 3 分）、抗凝禁忌或不合并其他需抗凝疾病者，可以直接给予阿司匹林（75 ～ 100mg/d）。

③ 对于存在血栓高危因素者（房颤、栓塞史、左心室射血分数＜ 35%、高凝状态、小号瓣膜等），可考虑长期华法林（INR 2.0 ～ 3.0）或采用 NOAC 抗凝治疗。

（2）二尖瓣生物瓣置换术后的抗凝策略

① 二尖瓣生物瓣置换术后给予早期华法林抗凝治疗 3 ～ 6 个月（INR 1.8 ～ 2.5）；其后可改为阿司匹林（100mg/d）长期服用。

② 若存在其他需要抗凝的因素，如房颤、深静脉血栓、高凝状态、左心室射血分数 < 35%，则建议华法林长期抗凝，其目标 INR 2.0 ～ 3.0。

（3）三尖瓣生物瓣置换术后的抗凝策略　单独三尖瓣生物瓣置换术后，建议给予华法林抗凝治疗 3 ～ 6 个月（INR 2.0 ～ 3.0），其后阿司匹林长期服用（100mg/d）；若存在其他需要抗凝的因素，则可根据情况继续采取华法林长期抗凝治疗。若为左心瓣膜术后远期出现三尖瓣病变，需再次手术处理者，若涉及三尖瓣生物瓣置换，只需参照原左心瓣膜的抗凝要求即可。

（4）机械瓣置换术后的抗凝

① 对于采用双叶或新代的主动脉瓣机械瓣置换术后患者，若无其他栓塞风险存在，建议华法林终身抗凝（INR 1.8 ～ 2.5）。

② 对于机械瓣置换术后合并有其他血栓高危风险者（如房颤、既往栓塞病史、左心功能低下、高凝状况等），则建议华法林终身抗凝（INR 2.0 ～ 3.0）。

③ 二尖瓣机械瓣置换术后，建议华法林终身抗凝（INR 1.8 ～ 2.5）。

④ 单独三尖瓣置换者较少，多数合并左心瓣膜手术且瓣膜选择上以生物瓣为主；但若三尖瓣机械瓣置换者，建议华法林终身抗凝（INR 2.0 ～ 3.0）。

⑤ 对于瓣膜置换术后仍有血栓形成、华法林抵抗或服用大剂量华法林（10mg/d）仍无法达到目标 INR 范围者，建议在服用华法林基础上加用阿司匹林100mg/d。

⑥ 所有机械瓣膜置换术后的患者（含主动脉瓣、二尖瓣、三尖瓣及肺动脉瓣）均应该终身服用维生素 K 拮抗剂（如华法林）抗凝治疗。

5. 主要护理工作

（1）病情观察　测量体温，根据体温升高程度决定测量频次，注意热型，以协助诊断。观察有无风湿活动的表现，如皮肤环形红斑、皮下结节、关节红肿及疼痛不适等。

（2）休息与活动　卧床休息，限制活动量，以减少机体消耗。协助生活护理，出汗多的患者应勤换衣裤、被褥，防止受凉。待病情好转，实验室检查正常后再逐渐增加活动量。

（3）饮食护理　给予高热量、高蛋白质、富含维生素的清淡、易消化食物，以促进机体恢复。

（4）用药护理　遵医嘱给予抗生素及抗风湿药物治疗。常用抗生素为苄星青霉素。使用前，询问青霉素过敏史，常规青霉素皮试；注射后注意观察过敏反应和注射局部的疼痛、压痛反应。阿司匹林可导致胃肠道反应、牙龈出血、血尿、柏油样便等不良反应，应饭后服药并观察有无出血。

（5）避免诱因　积极预防和控制感染，纠正心律失常，避免劳累和情绪激动等诱因,以免发生心力衰竭。

(6)心力衰竭的观察与护理 监测生命体征,评估患者有无呼吸困难、乏力、食欲减退、少尿等症状,检查有无肺部湿啰音、肝大、下肢水肿等体征。一旦发生则按心衰进行护理。

(7)栓塞的预防及护理

① 评估栓塞的危险因素:阅读超声心动图报告,注意有无心房、心室扩大及附壁血栓;心电图有无异常,尤其是有无心房颤动;是否因心力衰竭而活动减少、长期卧床。

② 休息与活动:左心房内有巨大附壁血栓者应绝对卧床休息,以防血栓脱落造成其他部位栓塞。病情允许时应鼓励并协助患者翻身、活动下肢及用温水泡脚或下床活动,防止下肢深静脉血栓形成。

③ 用药护理:遵医嘱用药,如抗心律失常、抗血小板聚集的药物,预防附壁血栓形成和栓塞。

④ 栓塞的观察与处理:密切观察有无栓塞征象,一旦发生,立即报告医师,按照动脉栓塞(如脑栓塞)的诊治原则处理。

(8)转科护理 待治疗方案确定为外科手术治疗后,协助完成转科事宜。与转科科室的护士进行患者病情、用物交接以及与个案管理师进行个案管理资料的交接。

(四)出院医嘱及注意事项(住院第6～7天)

1. 出院标准

心脏瓣膜病患者在出院前应满足以下标准:①患者心脏瓣膜病的诊断已明确;②患者的一般情况较入院好转,包括呼吸困难、心衰等症状;③患者在住院期间接受了介入检查或治疗,要求患者在出院前恢复良好,无严重手术并发症存在或术后并发症已妥善处理,无须住院继续观察。

2. 出院医嘱

出院医嘱包括非药物治疗和药物治疗。非药物治疗方面包括适当限制主食、盐、糖及脂肪摄入,宜采用少量多餐方式,以减轻心脏负担;饮食宜给予清淡、多进含丰富蛋白质和维生素及高热量易消化食物,如鱼、肉、蛋、奶等;多进食蔬菜和水果;心功能不全者给低盐饮食,并限制水分摄入;如服用抗凝药物避免食用影响抗凝药物效果的食物,如菠菜、猪肝等;适当运动、避免劳累及受凉;增强体质、预防感染;保持良好的心态。注意家庭血压、心率监测。

药物治疗方面需在患者出院时制订个体化的药物方案,如抗凝治疗、抗心衰治疗及针对合并症的治疗(房颤、冠心病)等。抗凝治疗的制订需根据患者瓣膜病的性质、是否合并房颤、是否手术、置换瓣膜的类型（生物瓣/机械瓣）、合并症，同时结合患者的出血风险选择合适的抗凝药物，还需进一步制订抗凝治疗的具体药物方案及使用时程。

3. 出院后注意事项

心脏瓣膜病患者在出院后需定期到心内科门诊复查。若服用华法林抗凝治疗需定期至心内科门诊复诊，调整剂量及频次。若患者出院后发生了病情变化，建议患者及时就诊。

复查项目包括凝血功能（INR）、心电图、胸部 X 线摄片及超声心动图检查。

患者出院后若在服用抗凝药物，需警惕出血风险，余参见心房颤动。手术患者出院后需注意伤口愈合及出血情况。

4. 出院健康指引

为患者和家属（或照顾者）提供强化自我护理的个性化教育及咨询、合适的治疗信息以协助对患者的延续性护理。自我护理管理教育具体内容如下：

（1）避免复发指导　告知患者及家属本病的病因和病程进展特点，并定期门诊复查。有手术适应证者告知患者尽早择期手术，以免失去最佳手术时机。为避免病情加重，一旦发生感染应尽快就诊；在拔牙、内镜检查、导尿术、分娩、人工流产等手术操作前应告知医师有关病史，便于预防性使用抗生素，防止发生感染性心内膜炎。

（2）生活指导　尽可能改善居住环境中潮湿、阴暗等不良条件，保持室内空气流通、温暖、干燥，阳光充足。出院 3 个月内应充分休息，但不可长期卧床，可适当散步等。出院 3 个月后，循序渐进地增加活动量直至恢复到正常状态。活动过程中感到心悸、气促等不适，应立即休息，必要时就医。日常生活中加强营养，提高机体抵抗力，预防风湿活动。注意防寒保暖，避免与上呼吸道感染、咽炎患者接触，预防感染。避免重体力劳动、剧烈运动或情绪激动而加重病情。指导患者戒烟、戒酒。

（3）用药指导　发放出院带药，制订患者出院服药清单，标明药物名称、颜色、药物作用、剂量和数量，服用时间以及特别说明。按医嘱坚持服药，不擅自调整药量。

（4）心理指导　鼓励患者树立信心，做好长期与疾病作斗争以控制病情进展的思想准备。育龄妇女、病情较重不能妊娠者，做好患者及其配偶的思想工作。

（5）病情监测指导　如患者出院后有不明原因的发热、呕吐、腹泻；有明显心慌气短，并出现水肿；有皮下出血、血尿、鼻血及牙龈出血、大便带血或暗黑色柏油样大便等出血倾向；巩膜及周身皮肤出现黄染；新发心律不齐、突然晕厥、偏瘫或下肢疼痛、苍白现象等应及时就医。

（6）遵医嘱定期复查　心脏瓣膜病患者出院后应保管好出院诊断证明书及相关病历，复查时应携带各项检查结果，如心电图、胸部 X 线片和实验室检查等作为参考。华法林抗凝治疗时 PT 值早期波动较大，出院后定期定点检查 PT 并正确记录 PT 的测量值，有异常时及时就诊。

（7）家庭照顾者指导　参考本章第一节心力衰竭的相关内容。

5. 个案管理

协助患者及家属了解治疗方案，向患者及家属解释心脏瓣膜病治疗和预防加重的重要性；强化疾病的饮食、活动、药物、心理等相关知识宣教；汇总医师、护士、营养师、药师、康复师、心理咨询师的意见，患者病情平稳后，制订心脏康复计划，包括运动、药物、营养、戒烟、情绪等方面的管理；掌控康复计划的实施进度并进行效果评价；制订出院前准备计划。填写心血管疾病住院期间信息登记和个案管理计划（附表 4）。

四、院后随访管理

（1）制订个性化院后随访计划　组织主管医师、责任护士、营养师、康复师制订出院随访管理计划（表 4-17-2）。根据患者所患疾病的危险因素，制订个性化随访重点。疾病管理能够达到：遵医嘱按时服用药物、积极控制疾病复发的危险因素、建立健康的生活方式、服用抗凝药物的患者 INR 值达标、抗凝效果符合预期、定期来院随访等。

表 4-17-2　心脏瓣膜病患者出院随访管理计划

时间 项目	短期随访 （出院后 1～30 日，出院后 1 个月复诊）	中期随访 （出院后 31～365 日，出院后 3、6、12 个月复诊）
主要诊疗	□常规复查项目包括血常规、粪常规和隐血试验、肝肾功能、凝血功能或 INR、心电图、超声心动图 □根据患者具体情况选择评估电解质、BNP 或 NT-proBNP、血糖、胸部 X 线片、动态心电图 □根据患者检验、检查结果调整用药方案	□常规复查项目包括血常规、粪常规和隐血试验、肝肾功能、凝血功能或 INR、心电图、超声心动图 □根据患者具体情况选择评估电解质、BNP 或 NT-proBNP、血糖、胸部 X 线片、动态心电图、经食管超声心动图 □调整用药方案，评价综合管理的效果，保守治疗者评估是否有外科手术指征
专科护理	1. 出院后一周，3、6、12 个月内电话随访： □评估患者症状的改善情况，有无明显呼吸困难、胸闷、水肿等 □评估患者是否有感染迹象，如不明原因发热、呕吐等 □评估患者是否有出血迹象如不明原因的皮下瘀斑、血尿、牙龈出血等 □评估是否有新发的心律失常、肢体栓塞、偏瘫或晕厥等表现 □评估患者焦虑、抑郁症状 2. 随访数据收集	

续表

时间 项目	短期随访 (出院后 1 ～ 30 日，出院后 1 个月复诊)	中期随访 (出院后 31 ～ 365 日，出院后 3、6、12 个月复诊)
个案管理	□回答患者咨询问题 □推送抗凝药物综合管理健康教育和坚持疗程服药的软文和视频，强调重要性、必要性 □收集患者饮食、运动、服药、随访依从性等信息 □信息反馈	
患者配合事项	□出院后满 1、3、6、12 个月完成面诊 □注意自我症状评估，如有不明原因的发热、呕吐、心悸或出血倾向等及时就诊 □注意一旦发生感染应及时就诊，在进行有创操作前如拔牙、人工流产、内镜检查等之前要告知医师相关病史，便于预防性使用抗生素 □按照医师要求定期到医院监测 INR	

（2）安排复诊时间　常规出院后第 1、3、6、12 个月各复诊一次，如出现不适（详见病情监测指导），立即复诊。心瓣膜病患者建议长期随访管理，根据病情和症状随时进行处理，调整抗凝治疗方案，有心衰时及时控制心衰进展，积极控制疾病的诱发因素，提高生活质量。

（3）复诊结束后填写心血管疾病复诊后信息登记和个案管理计划，详见附表 5。

第十八节　风湿性心脏病

一、概述

急性风湿热（acute rheumatic fever，ARF）是一种自身免疫性疾病，主要由 A 组乙型溶血性链球菌感染引发，好发于儿童和青少年。反复或严重的 ARF 会导致风湿性心脏病（rheumatic heart disease，RHD），发病率和死亡率均较高。近 50 年，风湿热在欧美等发达国家的发病率显著下降，而在发展中国家仍是常见病。ARF 可发生在任何年龄，最常见于 5 ～ 15 岁的儿童和青少年，平均 3% 的患者在链球菌性咽炎后发作。男女发病率相似。复发多在初发后 3 ～ 5 年内，复发率高达 5% ～ 50%。在我国随着社会经济的发展和生活水平的提高，以及细菌感染后抗生素的及时使用，风湿热和 RHD 发病率已显著下降。

风湿热的主要临床表现之一是心脏炎，在风湿热的首次发作中，30% ～ 60% 的患者发生心脏炎，儿童更常见。风湿性心脏炎包括一系列病变，包括临床或亚临床 ARF 期间的心包炎和瓣膜炎；风湿性心脏炎多在 ≥ 1 次 ARF 发作后，数年内发生慢性瓣膜病变向 RHD 转变。心脏炎可表现为：心动过速、心脏扩大、心音改变、心脏杂音、心律失常及心力衰竭等。心内膜炎在病理上极为常见。凡有心肌炎者，几乎均有心内膜受累的表现。心包炎出现于风湿热活动期，与心肌炎同时存在，是严重心脏炎的表现之一。临床表现为心前区疼痛，可闻及心包摩擦音，持续数天至 2 ～ 3 周，继以心包积液。心电图示胸前各导联 ST 段抬高。超声心动图示左心室后壁的心外膜后有液性暗区存在。渗出物吸收后浆膜有粘连和增厚，但不影响心功能。极少发展成为缩窄性心包炎。值得注意的是，大多数风湿性心肌炎患者可无明显的心脏症状，可能仅通过听诊或超声心动图诊断。当出现慢性瓣膜病变时，部分患者无明确的风湿热病史。

ARF 反复发作累及心脏，最终导致 RHD，最常累及二尖瓣，可导致二尖瓣狭窄（mitral stenosis，MS）或关闭不全（mitral regurgitation，MR），其次易累及主动脉瓣，导致主动脉瓣狭窄（aortic stenosis，AS）或关闭不全（aortic regurgitation，AR）。RHD 较少累及三尖瓣，累及肺动脉瓣者罕见。RHD 累及瓣膜主要表现为心力衰竭症状，与其余心脏瓣膜病症状一致，详见本章第十七节心脏瓣膜病中相关内容。

准确全面地评估患者的病史和症状、详细的体格检查和寻找心力衰竭体征对于 RHD 的诊断评估至关重要。RHD 发展缓慢，无症状期可达 10 年以上。当出现症状时，最初通常表现为劳力性呼吸困难。很大一部分 RHD 患者可能没有任何先前的 ARF 症状或病史，RHD 可能在孕期或在急性心力衰竭、房性心律失常、栓塞事件或感染性心内膜炎等并发症后首次被发现。

二、院前管理

院前评估途径：网络问诊、门诊、急诊。

1. 主要诊疗

心内科门诊 / 急诊根据患者的主诉和临床表现评估病情，采集现病史、既往史、用药史，完成基本化验和检查如三大常规、肝肾功能等生化全套、心肌酶学、hs-cTn、BNP 或 NT-proBNP、动脉血气分析等。入院前应完成心电图、超声心动图、胸部 X 线片等常规检查。结合患者病史及检验报告，初步明确诊断及病情严重程度，决定门诊或住院治疗，为需要住院者开预住院证。

2. 个案管理

收集患者个案信息，采集患者现病史、既往史、用药史。评估病情危重程度：①针对初治 / 复诊病情稳定的患者，调整治疗方案，随访治疗；②候床住院；③急诊科收治，予抗心衰等治疗，协助患者办理床位预约及预住院手续。

3. 嘱患者配合事项

患者配合院前病情评估，完成常规血液检验及检查。门诊 / 急诊患者预约床位，办理预住院手续。

三、院中管理

（一）病史采集和体格检查（住院第1天）

1. 病史采集

现病史：RHD起病隐匿，未造成严重瓣膜病变前通常无症状，但一旦出现症状，则发展迅速，预后不佳。患者主要表现为心力衰竭，包括心排血量不足、肺淤血所致的左心功能不全症状如劳力性呼吸困难、疲乏、咳嗽以及右心功能不全症状如食欲减退、腹胀等。询问病史时应重点采集患者心衰症状的特点、出现时间。部分患者以房颤或脑卒中起病，应注意记录相关症状。还应询问患者既往是否有风湿热发作病史。记录患者的一般情况，近期体重变化，神志和智力改变，精神、食欲、睡眠及大小便情况。

既往史：了解患者合并基础疾病或既往是否曾出现并发症，包括原发性高血压、冠心病、糖尿病、血脂异常、慢性肾功能不全、甲状腺功能异常、脑卒中及血栓栓塞等，以及相关用药史、手术史和疾病控制情况。患者基础疾病的用药史和对药物的反应将影响患者后续药物治疗方案的调整。还需询问患者出血史，含脑出血、胃肠道出血史及其他出血情况。是否有青霉素等药物过敏史等。

个人史：询问患者是否有吸烟史和饮酒史。

2. 体格检查

进行全身体格检查以及心血管专科体格检查（详见相关章节）。重点听诊心率、节律情况以及各瓣膜区心音及杂音特征，初步判断受累瓣膜情况及有无心房颤动存在。MS患者常表现为二尖瓣面容，即两颧紫红色，嘴唇轻度发绀。AR患者收缩压升高，舒张压降低，脉压增大，可出现周围血管征，包括水冲脉、毛细血管搏动征、股动脉枪击音等。同时检查患者心衰体征如肺部湿啰音、下肢凹陷性水肿。还需评估患者的基础营养情况。

3. 主要护理工作

参考本章第一节心力衰竭。

4. 个案管理

参考本章第一节心力衰竭的相关内容。

（二）检验检查（住院第1~3天）

1. 常规化验

包括血常规、尿常规、粪常规、肝功能、肾功能、C反应蛋白、红细胞沉降率、电解质、凝血功能、心肌酶、hs-cTn、BNP或NT-proBNP等。对于考虑

ARF 患者，还需完善链球菌感染相关检验，包括咽拭子及 A 组链球菌抗体检测等。

2. 常规辅助检查

（1）心电图　有助于 RHD 患者的初步评估。心电图检查结果并不特异，但能提示左心房或左心室扩大和心室劳损。在部分患者，尤其是在老年患者中，可能伴发心房颤动。

（2）胸部 X 线片　检查结果无特异性。有心包积液时心影增大呈烧瓶状。在 RHD 晚期病例中，胸部 X 线片可能显示左心房或左心室扩大以及肺静脉充血的放射征象。必要时可进一步完善胸部 CT 检查以评估肺部情况。

（3）超声心动图　是诊断 RHD 的首选检查措施，对确定瓣膜病的严重程度、心脏解剖及功能改变情况以及决定外科手术或介入治疗至关重要。MS 患者二维超声显示瓣膜增厚变形，回声增强，交界粘连，瓣膜开放受限，早期主要累及瓣缘及交界，瓣体弹性尚可，短轴瓣口呈鱼口状；长轴前叶开放呈圆顶状或气球样，后叶活动受限；晚期整个瓣叶明显纤维化、钙化，瓣膜活动消失，瓣膜呈漏斗状，腱索乳头肌也增粗粘连、融合挛缩。MR 可见瓣膜增厚、挛缩变形、纤维化和（或）钙化，交界粘连，以瓣缘为甚。AS 表现为交界粘连，瓣叶增厚、钙化，游离缘尤为突出，瓣口开放呈三角形。几乎都同时伴有二尖瓣风湿性病变。风湿性三尖瓣可见瓣叶增厚和（或）钙化，交界粘连；反流为主者瓣膜挛缩变形，腱索缩短融合；狭窄为主者瓣叶活动受限，舒张期瓣尖开放呈穹隆样；常合并二尖瓣病变。必要时可完善经食管超声心动图。

3. 主要护理工作

参考本章第一节心力衰竭的相关内容。

（三）治疗方案（住院第 1 ~ 13 天）

RHD 的治疗主要包括预防风湿热复发、药物对症支持治疗以及手术治疗。

1. 青霉素二级预防

ARF 的复发风险较高，反复发作的 ARF 可显著增加患者 RHD 风险，并可加重现有的 RHD。通过持续使用抗生素防治 A 组链球菌和 ARF 复发二级预防是 ARF/RHD 管理的基石。苄星青霉素是根除 A 组链球菌最有效的药物，在预防复发性 ARF 方面优于口服青霉素。一般推荐使用苄星青霉素 120 万单位，每月肌内注射 1 次。对青霉素过敏、耐药或无法获得苄星青霉素者，可改用红霉素 0.25g，每天 4 次，或罗红霉素 150mg，每天 2 次，疗程 10 天；或选用喹诺酮类抗生素，阿奇霉素，磺胺嘧啶，第一、第二代头孢菌素类抗生素或根据药敏结果选用敏感抗生素。

风湿热合并心脏炎并有永久性心瓣膜病变者，必须在末次风湿热发作后持续预防用药 10 年以上，且至少维持至 40 岁或终身预防；风湿热合并心脏炎而无瓣膜病变者，必须在末次风湿热发作后持续预防用药 10 年或更长时间直至成年。

2. 药物对症支持治疗

RHD 药物治疗主要目的是缓解患者的心衰症状，提高生活质量，以及降低并发的心房颤动所致的血栓风险等。

针对 RHD 并发心衰的一般性治疗措施，包括限制体力活动，减轻水及钠盐摄入，戒烟戒酒，保持心情愉悦等。外科手术或经导管介入治疗是治疗 RHD 相关心衰的一线手段，药物治疗可作为辅助治疗手段或无法接受手术治疗患者的姑息性治疗手段。

中重度 MR 的对症治疗包括利尿药（袢利尿药和螺内酯）减轻容量负荷，AECI 和 ARB 降低后负荷。此外，也可以考虑地高辛和 β 受体阻滞剂。唯一被证实有效治疗 MS 的方法是导管或手术干预。利尿药可降低前负荷。袢利尿药对急性肺水肿和长期治疗有用。然而，过度利尿可降低前负荷，影响心排血量。其他利尿药，如醛固酮受体拮抗剂（螺内酯和依普利酮）和噻嗪类利尿药（氢氯噻嗪）也可使用。β 受体阻滞剂通过其负向变时效应降低心率，延长舒张期，增加左心室充盈程度，有助于降低左心房压力并缓解症状。

到目前为止，尚无药物可有效减缓 AR 的进展，因此治疗主要针对缓解症状和治疗潜在的左心室功能障碍和心力衰竭。队列研究证实应用 ACEI、ARB 和 β 受体阻滞剂治疗 AR 患者，特别是伴有左心室功能不全的患者是有益的。同时对患者其他相关合并症如高血压进行治疗。

对于混合性瓣膜病患者，目前尚无科学指导依据，通常建议手术治疗。在合并 MR 和 AR 的多瓣膜病患者中，可考虑减少后负荷、利尿药和 β 受体阻滞剂治疗作为补充。在混合型二尖瓣疾病中，利尿药可能是唯一可用的药物。

心房颤动是 RHD 的常见并发症。房颤的患病率取决于瓣膜受累的类型，任何形式的房颤存在都与预后不良有关，无论是否进行瓣膜干预。合并二尖瓣疾病和三尖瓣反流的患者房颤发生率最高（70%）。心房颤动的并发症包括心力衰竭、卒中、血栓栓塞和死亡。目前已有小规模随机对照试验表明采用导管消融或药物转复窦性心律进行节律控制优于以非二氢吡啶类钙通道阻滞剂或 β 受体阻滞剂进行心率控制，应考虑作为瓣膜手术的补充治疗方案。

当存在心房颤动或心房扑动时，建议使用口服维生素 K 拮抗剂（华法林）或新型口服抗凝药（NOAC）如直接凝血酶抑制剂（达比加群酯）或 Xa 因子抑制剂（利伐沙班等）预防卒中。然而，NOAC 是否对中重度风湿性二尖瓣狭窄患者有效尚缺乏循证依据。经皮左心耳封堵术治疗 RHD 合并房颤患者的疗效亦尚不清楚。

3. 经皮导管介入治疗以及外科手术治疗

经皮二尖瓣球囊扩张适用于部分 MS 患者，指征如下：①有症状的 MS 患者，瓣口面积 $\leq 1.5cm^2$ 或面积 $\geq 1.5cm^2$，症状无法用其他病因解释；②无症状的 MS 患者，瓣口面积 $\leq 1.0cm^2$ 或瓣口面积 $\leq 1.5cm^2$ 合并房颤。与开胸手术相比，其具有低成本和快速周转的优势，并且疗效不劣于外科手术。对于抗凝绝对禁忌证或相对禁忌证的年轻患者，妊娠期间表现为严重 MS 的患者，以及手术后再狭窄的患者，通常首选二尖瓣球囊扩张术。既往二尖瓣球囊扩张术后再狭窄者可再次手术。80% 症状性 MS 患者可行球囊扩张，剩余 20% 的患者因解剖结构不合适和 Wilkins 评分高需外科手术。对于患有严重 MS 的孕妇，二尖瓣球囊扩张可以挽救生命，并且能够以最小的并发症发生率和较低的透视次数完成。

近年来经皮导管介入治疗发展迅速，其中经导管主动脉瓣置换术以及二尖瓣钳夹术技术已较成熟，考虑其创伤小、恢复快的特点，有望成为 AS 和 MR 有前景的治疗方式。手术术后相关并发症防治详见第三章第四节介入治疗后并发症的防治。

当存在严重的瓣膜功能障碍时，特别对于有症状的患者，需要进行手术治疗。对于严重单纯性 MS 的 RHD 患者，可考虑经皮球囊扩张术。风湿性二尖瓣和主动脉瓣疾病的手术适应证与非风湿性病变类似。伴随的三尖瓣反流很常见，尤其是在慢性风湿性二尖瓣疾病中，通常需要同时进行手术。对伴有房颤的 RHD 患者，可考虑同时行左心耳切除术，但是否应切除窦性心律患者左心耳仍无明确证据。RHD 的手术方案包括瓣膜修复以及瓣膜置换术。风湿性瓣膜修复术费用相对较低，但手术难度较非风湿性瓣膜病高，且耐久度差。而瓣膜置换术也有相应缺点，包括机械瓣血栓风险较高需长期抗凝治疗，生物瓣耐用性较差可能需要再次换瓣，尤其是在年轻患者中。因此，推荐根据患者的经济状况以及病情选择适宜的手术治疗方式。

4. 主要护理工作

（1）活动指导　风湿热患者必须卧床休息，出现呼吸困难时，给予半坐卧位；长期卧床者，尤其是水肿患者，要定时协助翻身，以预防压力性损伤的发生。对关节肿痛者，可采取热敷、按摩、理疗等方法改善关节局部的血液循环，减轻疼痛。与患者一同设计每天能完成的活动，在患者活动感觉疲倦时予以适当的协助。限制探视，以保证患者有充足的睡眠。

（2）吸氧　伴有心力衰竭的患者给予氧气吸入，改善缺氧症状。

（3）饮食护理　以少量多餐为原则，指导患者多摄取清淡、高蛋白质、高糖、高维生素、易消化的食物来维持营养。鼓励患者多喝水，预防发热导致脱水，如患者有充血性心衰的征象时，限制水分和钠盐的摄取。

（4）体温管理　发热多汗者及时协助更衣，防止受凉，预防呼吸道感染。体温过高（＞39℃）时给予物理降温或遵医嘱给予药物降温。当患者发生充血性心力衰竭参见本章第一节心力衰竭。

（5）用药护理

① 服用抗凝药物如阿司匹林时，告知患者餐前服用，并注意是否有食欲下降、上腹疼痛、黑粪等情况发生。

② 服用激素类药物时向患者讲明服药的目的，并要求其按医嘱定时、定量服药，不可随意加量、减量或突然停药，同时注意观察患者有无血压升高、血糖升高、溃疡生成、感染、情绪或行为变化等情况发生。

③ 长期服用地高辛的患者，严格按医嘱服药，并注意药物的副作用，坚持自我监测，建立记录表，记录脉率、尿量、体重等。

（6）心理护理　定期评估患者存在的心理问题，采取针对性措施。鼓励患者根据自己的爱好如听广播、看电视、和病友聊天等转移注意力。

（7）围术期护理　行经皮导管介入治疗的患者，做好术前及术后护理，具体如下：

① 遵医嘱使用抗生素，每8h静脉滴注预防感染，密切监测是否存在患者体温、白细胞计数、中性粒细胞比例增高的现象。

② 术后密切观察穿刺部位有无出血、血肿，评估双下肢肢端皮温、足背动脉搏动及双下肢肢体循环的情况，穿刺部位进行纱布持续加压包扎止血，双下肢肢体制动8～12h，动脉穿刺一侧伤口需500g沙袋压迫止血。肢体制动期间，需做踝泵运动预防下肢深静脉血栓形成。

③ 术后当天每间隔6h监测血红蛋白浓度，共3次。进行心电监测，密切观察患者心率、血压、呼吸、血氧饱和度情况的同时还应观察患者神志、瞳孔、四肢肢体活动及肌力等情况。术后每30min记录1次，连续6次后改为每小时1次，及时发现患者病情的变化并告知医师，配合其相应的处理。

（8）康复指导　对瓣膜置换术或TAVI治疗的患者实施规范有效的综合性呼吸功能训练（包括腹式呼吸、缩唇呼吸、吹气球等），促进患者肺功能早期康复，降低肺部并发症的发生率。

（9）转科护理　拟行外科手术根治的患者与外科病房联系，转入外科病房继续进行治疗，做好工作交接。

（四）出院医嘱及注意事项（住院第4～14天）

1. 出院标准

需满足以下条件：① ARF患者风湿进展得到控制，体温、炎性指标恢复正常；②患者心衰症状缓解，生命体征平稳；③行导管介入治疗患者没有需要继续处理的合并症，超声心动图提示瓣膜功能良好，无明显并发症。

2. 出院医嘱

出院医嘱包括非药物治疗和药物治疗。非药物治疗方面包括健康饮食，保持良好的生活习惯，戒烟和限酒，肥胖者控制体重，限制体力活动，可适当运动，减少水钠摄入，保持良好心态等方面。注意家庭血压、心率的监测。若病情变化，建议及时就诊。

药物治疗方面需在患者出院时制订个体化的药物方案，主要针对患者心衰及房颤等并发症治疗，包括利尿药、血管扩张药减轻循环负荷，β 受体阻滞剂控制心率，AECI/ARB 等抑制心脏重构药物以及抗凝预防血栓等药物。如存在冠心病、糖尿病等并发症，也需进行相关用药指导。

3. 出院后注意事项

患者在出院后需定期至心内科门诊复查，常规出院后复查的周期为出院后第1、3、6、12 个月。若患者出院后发生了病情变化，建议患者及时就诊。

复查项目包括心电图、超声心动图、血常规、肝功能、肾功能、电解质、BNP 或 NT-proBNP 等。

患者出院后行抗凝治疗期间需警惕出血风险，服用华法林建议定期监测INR。日常注意监测是否有牙龈、鼻出血，皮肤瘀点、瘀斑，大便变黑或尿色加深等情况，若有出现提示出血事件的可能，建议尽快就医并重新评估抗凝治疗方案。

出院后患者需加强自身监管，尤其是按医嘱规律服药，不得擅自停药或改动药物方案。任何药物方案的变动均应在心内科医师指导下进行，否则可能会造成灾难性后果，尤其是行机械瓣膜置换术者。

未接受手术治疗者，应定期评估瓣膜进展情况，必要时住院手术治疗。

4. 出院健康指引

（1）复查指导　风湿性心脏病术后一个月左右复查，包括超声心动图、胸部X 线片等。根据患者病情，确定下一阶段复查频率，如果服用抗凝血药，早期相对稳定，出院后 1 周、2 周、3 周，逐步延长复查时间，不建议超过 3 个月复查。如出现明显乏力、腹胀、食欲缺乏、下肢水肿、胸痛、胸闷、心悸、发热、呼吸困难等症状时应立即就医。

（2）活动指导　鼓励患者坚持适度的体育锻炼，逐渐加大活动量。出现心功能不全者需严格卧床休息。

（3）饮食指导　进食清淡、高蛋白质、高糖、高维生素、易消化的食物增加营养支持，发热时多喝水，有心衰的征象时，限制水分和钠盐的摄取。

（4）预防措施　合理饮食，调整作息，增强自身免疫力，注意防寒保暖，防止受凉受湿，尽可能改善潮湿、寒冷的居住环境，保持室内空气流通、温暖、阳光充足，注意积极防治急性扁桃体炎、咽喉炎等溶血性链球菌感染，以防风湿热发作或复发。

（5）用药指导　服用抗凝药的患者注意药物副作用及不良反应（出血征象），定期复查 INR 等指标，遵医嘱控制在一定的范围，调整用药剂量。嘱咐患者在接受牙科治疗及各种侵袭性检查或治疗时，应告知医师目前正服用抗凝血药，并说明曾患风湿性心脏病，应预防性使用抗感染治疗，并注意休息，以防感染性心内膜炎的发生。

（6）育龄妇女应积极避孕，或在医师指导下控制好孕娩时机。

5.个案管理

协助患者及家属了解治疗方案，向患者及家属解释 RHD 基础疾病治疗和预防心衰的重要性；强化疾病的饮食、活动、药物、心理等相关知识宣教；制订出院前准备计划。填写心血管疾病住院期间信息登记和个案管理计划（附表 4）。

四、院后随访管理

（1）制订个性化院后随访计划　组织主管医师、责任护士、营养师制订出院随访管理计划（表 4-18-1）。根据患者所患疾病的危险因素，制订患者个性化关注重点。疾病管理能够达到：积极控制高危因素；各项指标控制良好，如血压、血氧饱和度、心率、BNP 或 NT-proBNP、BMI、血常规、尿常规、粪常规、红细胞沉降率、抗链球菌溶血素"O"试验、凝血功能、心肌酶、肝功能、肾功能等；遵医嘱按时服用药物；避免疾病诱因。

（2）安排复诊时间　常规出院后第 1、3、6、12 个月各复诊一次，如出现严重呼吸困难、咳粉红色泡沫样痰、端坐呼吸、明显水肿等症状和体征，立即复诊。

（3）复诊结束后填写心血管疾病复诊后信息登记和个案管理计划（附表 5）。

表 4-18-1　风湿性心脏病患者出院随访管理计划

时间 项目	短期随访 （出院后 1～30 日，出院后 1 个月复诊）	中期随访 （出院后 31～365 日，出院后 3、6、12 个月复诊）
主要诊疗	□ 常规复查项目包括粪常规和隐血试验、心电图、血常规、肝肾功能、心肌酶学、炎症指标 □ 根据患者具体情况选择评估电解质、BNP 或 NT-proBNP、血糖、胸部 X 线片、超声心动图 □ 根据患者检验、检查结果调整用药方案	□ 常规复查项目包括粪常规和隐血试验、心电图、血常规、肝肾功能、心肌酶学、炎症指标 □ 根据患者具体情况选择评估电解质、BNP 或 NT-proBNP、血糖、胸部 X 线片、超声心动图 □ 调整用药方案，评价综合管理的效果

续表

时间 项目	短期随访 （出院后 1～30 日，出院后 1 个月复诊）	中期随访 （出院后 31～365 日，出院后 3、6、12 个月复诊）
主要护理	1. 出院后一周内电话随访，具体内容有： □心衰症状改善情况 □活动能力 □服药情况及副作用 □体温情况 □水电解质、酸碱平衡情况 □营养状态改善情况 2. 随访数据收集	1. 出院后 3、6、12 个月内电话随访，具体内容有： □心衰自我管理落实情况 □服药和复诊依从性 □药物副作用 □日常生活能力 □精神、心理状态 □营养状态 □检验指标 2. 随访数据收集
个案管理	□回答患者咨询问题 □推送心衰自我管理及体温监测健康教育的软文和视频，强调重要性、必要性 □收集患者饮食、运动、服药依从性、体重、血压、心率、血氧饱和度、体温等信息 □记录下次随访评估和关注内容 □信息反馈	□回答患者咨询问题 □推送饮食、运动、服药、自我监测的健康教育软文和视频 □推送疾病相关知识的软文和视频，强调长期坚持的重要性 □收集患者饮食、运动、服药依从性、体重、血压、心率、血氧饱和度等信息 □记录下次随访评估和关注内容 □信息反馈
患者配合事项	□出院后满 1 个月完成面诊 □注意自我症状评估，及时报告异常 □注意观察药物副作用 □学习药物相关知识和心衰自我管理及体温监测常识	□出院后 3、6、12 个月完成面诊 □注意自我症状评估，及时报告异常 □注意观察药物副作用 □建立健康的生活方式，如健康饮食、适量运动、充足睡眠 □学习疾病相关内容，避免疾病的诱发因素 □落实心衰自我管理

第十九节　心肌炎

一、概述

心肌炎是一种比较常见的心脏疾病，是指心肌组织的炎症性疾病。根据世界卫生组织发布的全球疾病负担报告，心肌炎较多见于年轻患者，但各年龄段均可发病。心肌炎起病急缓不定，其临床异质性较大，轻者可无明显临床症状或仅有轻微胸痛，也可出现不同程度的心室功能障碍，严重者可发生危及生命的心源性休克、心律失常甚至猝死。其病程多呈自限性，但也可进展为扩张型心肌病。心肌炎如得不到及时治疗，存在发生急性或慢性心力衰竭的风险。

心肌炎的常见病因包括感染、免疫性疾病、药物或毒物等，可分别引起感染性心肌炎、自身免疫性心肌炎和中毒性心肌炎等。感染性心肌炎最常见的病因为病毒感染，细菌、真菌、寄生虫等病原体均可引起感染性心肌炎，但临床上相对少见。多种病毒都可能引起心肌炎。柯萨奇 B 组病毒、致肠细胞病变孤儿病毒、脊髓灰质炎病毒等为常见病毒，尤其是柯萨奇 B 组病毒是最为常见的致病原因，约占心肌炎的 30% ～ 50%。病毒性心肌炎的发病机制包括：①病毒直接作用；②病毒与机体的免疫反应共同作用。直接作用造成心肌直接损害，而病毒介导的免疫损伤，主要是由 T 淋巴细胞介导。此外还有多种细胞因子等介导的心肌损害和微血管损伤。这些变化均可损害心肌组织结构和功能。

2021 年 ESC 急慢性心力衰竭诊断与治疗指南建议疑诊心肌炎的判断标准为：排除冠心病、瓣膜性心脏病、先天性心脏病或其他已知病因后，符合心肌炎临床表现且具有 1 个或以上诊断性检查（最好为心脏磁共振）阳性。

心肌炎的主要临床表现可分为 3 类：急性/新发胸痛、急慢性心力衰竭相关症状（如呼吸困难、左/右心衰竭体征等）和不明原因的心律失常或猝死病史。结合患者病史特点，疑诊心肌炎时可行以下 4 项诊断性检查，其阳性表现如下：①心电图提示新发 ST-T 异常或 ST-T 动态改变，包括假性心肌梗死样 ST 段抬高、房性或室性心律失常、房室传导阻滞、QRS 波异常；②肌钙蛋白升高且呈心肌坏死样动态演变；③超声心动图发现新发心脏结构或功能异常、局部或整体室壁运动异常且无心室扩张或仅轻度心室扩张、心室壁水肿增厚、心包积液或心腔内血栓等；④心脏磁共振延迟增强显像提示心肌水肿、炎症和纤维化等。

暴发性心肌炎是心肌炎最为严重和特殊的类型，主要特点是起病急骤，病情进展极其迅速，患者很快出现血流动力学异常（泵衰竭和循环衰竭）以及严重心律失常，并可伴有呼吸衰竭和肝肾功能衰竭，早期病死率极高。暴发性心肌炎通常由病毒感染引起，在组织学和病理学上与普通病毒性心肌炎比较并没有特征性差别，其更多的是一项临床诊断。一般认为，当急性心肌炎发生突然且进展迅速，很快出现严重心力衰竭、低血压或心源性休克，需要应用正性肌力药物、血管活性药物或机械循环辅助治疗时，可以诊断为暴发性心肌炎。值得注意的是，本病早期病死率虽高，但度过急性危险期，长期预后良好。

二、院前管理

参考本章第一节心力衰竭的相关内容。

三、院中管理

（一）病史采集和体格检查（住院第1天）

1. 病史采集

现病史：病毒性心肌炎患者临床表现取决于病变的广泛程度与累及部位，轻者可完全没有症状，重者甚至出现心源性休克及猝死。需详细了解患者发病前1～3周是否出现病毒感染的前驱症状，如发热、全身倦怠感和肌肉酸痛，或恶心、呕吐等消化道症状。同时详细了解此次就诊的主诉症状，如心悸、胸痛、呼吸困难、晕厥等。

既往史：了解患者合并基础疾病的情况，包括原发性高血压、糖尿病、冠心病、先天性心脏病、心脏瓣膜病、自身免疫相关疾病、甲状腺功能异常等，以及相关用药史和疾病控制情况。判断患者是否存在其他可能的病因。

个人史：询问患者有无吸烟史和饮酒史，有无药物过敏史及造影剂过敏史。

家族史：了解患者有无冠心病家族史和自身免疫疾病相关家族史等。

2. 体格检查

查体着重于心内科专科检查，心率可增快且与体温不相称。听诊可闻及第三、第四心音或奔马律，部分患者可于心尖部闻及收缩期吹风样杂音。心衰患者可有颈静脉怒张、肺部湿啰音、肝大等体征。重症者可出现血压降低、四肢湿冷等心源性休克体征。同时进行全身系统体格检查。

3. 主要护理工作

参考本章第一节心力衰竭的相关内容。

4. 个案管理

参考本章第一节心力衰竭的相关内容。

（二）检验检查（住院第1～3天）

1. 常规检验项目

常规检验项目参照本章第一节心力衰竭中相关内容。心肌损伤标志物及BNP或NT-proBNP是评价心脏受损和受损程度及治疗转归的重要标志物。

2. 常规辅助检查

包括静息心电图、动态心电图、胸部X线片或肺部CT、经胸超声心动图等。普通静息心电图可评估患者是否存在心肌缺血样ST-T改变。肺部影像学可同时提供心脏和肺部病变的客观依据，评估心影是否扩大及是否存在心包积液。经胸超声心动图可提供心脏各房室大小及心脏大血管的基本结构信息，左心室射血分数及左心室舒张功能的评价，及是否存在室壁运动减退、附壁血栓及心包积液。

3. 特殊检查

（1）实验室特殊检查　自身免疫性疾病标志物、血液病毒 PCR 检测是否存在常见的嗜心肌细胞病毒感染，必要时应结合临床进行特殊病原学检测，如 SARS-CoV-2、HIV、巨细胞病毒和伯氏疏螺旋体等，可辅助临床医师寻找心肌炎的病因。

（2）心脏磁共振　可用于心肌炎初期诊断及随访（随访过程中出现持续超声心动图异常、心律失常或心电图异常等的患者应复查）。判断指标：①初诊：出现症状后 2 周内进行 T1 加权（观察心肌炎症及损伤）和 T2 加权（观察心肌水肿），细胞外容积和延迟强化成像。②随访：延迟强化扫描评估心肌瘢痕程度，T1 加权及 T2 加权评估心肌是否存在炎症。心脏磁共振可以评价心脏的结构和功能，以及观察心肌水肿、充血、坏死和纤维化等病理变化，为确诊提供证据。

（3）心内膜心肌活检　明确心肌炎的病理类型和有无病毒感染，为心肌炎对因治疗提供了关键证据支持。2021 年 ESC 急慢性心力衰竭诊断与治疗指南推荐疑诊心肌炎时行心内膜心肌活检，其适应证为：进行性或持续性严重心功能障碍、致死性室性心律失常、二度 II 型和高度房室传导阻滞，且短期常规治疗（1～2 周）无效的患者；疑诊巨细胞性心肌炎、嗜酸性粒细胞性心肌炎、心脏结节病及全身炎症性疾病等需明确病因或给予特殊治疗时。心内膜心肌活检的常规取样部位为右心室间隔部心肌，只有当病变主要累及左心室或存在左心室肿瘤时才需行左心室活检。活检时至少钳取 5 块心肌组织，最好取 7 块，其中 3 块用于组织病理学诊断，2 块用于 DNA 病毒 PCR 测序，2 块用于 RNA 病毒和病毒复制检测，其目的是尽量避免取样误差造成的假阴性结果。

（4）冠脉造影　用于部分以胸痛症状就诊的心肌炎患者，查心电图有相邻导联 ST 段抬高，伴有心肌酶谱升高，与心肌梗死难以鉴别。

4. 主要护理工作

（1）特殊检查配合

① 心脏磁共振：详见本章第一节心力衰竭相关内容。

② 心内膜心肌活检：所有患者行心内膜心肌活检前均不应进行抗凝或抗血小板治疗，服用华法林需停药，INR ≤ 1.5 时方可进行检查，如有应用肝素或低分子量肝素治疗的患者，检查前应停药至少 16h，检查结束 12h 后且无并发症时方可恢复抗凝治疗。活检结束后立即行床旁超声心动图检查，观察有无心包积液征象，术后观察患者有无胸闷、胸痛、憋气等不适。术后第二天检查穿刺部位有无血肿，复查心电图有无新出现的传导阻滞，拍胸部 X 线片观察是否有气胸、血胸等穿刺并发症。

③ 冠脉造影：详见第三章第五节介入治疗的护理。

（2）其他　参考本章第一节心力衰竭的相关内容。

（三）治疗方案（住院第 1 ~ 7 天）

1. 一般治疗（住院第 1 ~ 7 天）

一般治疗包括注意休息、避免劳累、限制运动及补充营养。暴发性心肌炎患者需绝对严密监护，绝对卧床休息，减少探视和干扰，避免情绪刺激与波动；当能进食时，给予清淡、易消化且富含营养的食物，少食多餐；鼻导管、面罩吸氧或机械通气正压给氧。

2. 对症支持治疗（住院第 1 ~ 7 天）

可给予磷酸肌酸、辅酶 Q10 等改善心肌能量代谢，曲美他嗪应用有助于改善心脏功能；补充水溶性和脂溶性维生素；质子泵抑制剂防止应激性溃疡和消化道出血，特别是使用糖皮质激素的患者；高热时可物理降温或糖皮质激素治疗，不建议应用非甾体抗炎药。

3. 抗病毒治疗（住院第 1 ~ 5 天）

早期使用抗病毒治疗能改善预后。奥司他韦、帕拉米韦等药物可抑制流行性感冒病毒的神经氨酸酶，从而抑制新合成病毒颗粒从感染细胞中释放及病毒在人体内复制播散，对 A 型和 B 型流行性感冒病毒有作用。磷酸奥司他韦胶囊推荐在需要时使用（75mg，口服，2 次 / 天）。帕拉米韦为静脉给药的神经氨酸酶抑制剂，推荐 300 ~ 600mg 静脉滴注，1 次 / 天，连续使用 3 ~ 5 天。鸟苷酸类似物（阿昔洛韦、更昔洛韦）可干扰病毒 DNA 合成，阿昔洛韦对 EB 病毒等 DNA 病毒有效，更昔洛韦（0.5 ~ 0.6g/d，静脉滴注）则对巨细胞病毒有效。由于大部分患者并未检测病毒种类，可考虑联合使用上述两类抗病毒药物。

4. 免疫调节治疗（住院第 1 ~ 7 天）

对于暴发性心肌炎可经验性使用大剂量激素冲击治疗和静脉注射免疫球蛋白进行免疫调节治疗以抑制患者体内的炎症风暴，病情稳定后可给予泼尼松，并口服免疫抑制剂如环孢素、硫唑嘌呤、他克莫司等继续治疗。糖皮质激素建议开始每天 200mg 甲泼尼龙静脉滴注，连续 3 ~ 5 天后依情况减量。免疫球蛋白建议每天 20 ~ 40g 使用 2 天，此后，每天 10 ~ 20g 持续应用 5 ~ 7 天。

5. 急性左心衰竭治疗（住院第 1 ~ 7 天）

患者出现心衰时，需积极予抗心衰治疗。立即给予血管活性药物、机械循环支持等治疗以维持血流动力学的稳定，常用的机械循环支持治疗手段包括 IABP、ECMO 及左心室辅助装置等。在心率明显加快时小剂量使用洋地黄类药物，尽量少用单胺类强心剂，以免增加心脏耗氧和心律失常。由于血压低，所以应谨慎使用血管扩张药。为了减少急性左心衰竭发生，应根据液体平衡和血流动力学状况决定液体进出量。对于心力衰竭严重甚至心源性休克的患者，需积极生命支持治疗，维持血流动力学稳定，保证重要脏器的灌注，使心脏得到休息，以帮助患者度过急性期。具体参照本章第一节心力衰竭中相关内容。

6. 心律失常治疗（住院第 1 ~ 7 天）

出现快速性心律失常者，可采用抗心律失常药物治疗。高度房室传导阻滞或窦房结功能损害而出现晕厥或明显低血压时可考虑使用临时心脏起搏器。具体参照本章第五节病态窦房结综合征和第六节房室传导阻滞中相关内容。

7. 主要护理工作

（1）生活基础护理　心肌炎活动期应完全休息，重症心肌炎应严格卧床休息直至症状消除，心电图及 X 线变化恢复正常再逐步起床活动。根据患者病情及医嘱协助患者采取半卧位或坐位。对于休克患者，可采取中凹卧位，并为其做好必要的保暖工作，限制患者活动。做好监测护理，记录患者体液出入量，支持临床治疗。

（2）药物护理　应严格监督患者用药，叮嘱患者不可随意增减药物，密切注意观察患者用药反应。静脉输液过程中需根据血流动力学及心功能状况控制输液速度，量出为入，避免快进快出而增加心脏负荷或导致容量不足、血压下降；血管活性药物推荐微量泵输注，并与其他药物使用不同静脉通道，维持平均动脉压（MAP）≥ 65mmHg。

（3）管道护理　随时观察各种管道，保证管道处于密闭、通畅状态，标识清楚；妥善固定各类管道，针对病情严重使用 IABP、ECMO 的患者，体外管道需沿肢体平行固定，避免牵拉；动静脉管路穿刺处采用缝线加透明贴膜双重固定，管路连接处用扎带再次固定，备止血钳；更换体位需专人固定管道，每班监测各种导管外露刻度预防非计划性拔管或半脱管情况出现；躁动不安、意识障碍患者予保护性约束及必要时镇静；在不影响治疗的前提下，下肢穿刺侧肢体伸直，床头抬高 30°，避免屈髋；每日评估患者心肺功能指标，协助医师尽早拔除各种生命支持管道。

（4）常见并发症护理

① 心律失常：心肌炎患者比较常见的并发症为心律失常，临床工作中需严密观察患者心率、心律及生命体征变化，遵医嘱采取生命支持治疗防止心功能进一步恶化。容量管理过程中，动态观察患者电解质水平，避免因电解质紊乱而诱发心律失常。当患者出现心律失常事件时遵医嘱应用抗心律失常药物，出现室性心动过速及心室颤动等恶性心律失常时，立即行胸外按压并及时直流电除颤。出现心动过缓和高度房室传导阻滞者首先考虑配合医师植入临时起搏器，无条件时可遵医嘱使用提高心率的药物。伴有心律失常者，应卧床休息 2 ~ 4 周，然后逐

渐增加活动量，严重心肌炎伴有心脏扩大者，应遵医嘱休息 6 个月以上，直到临床症状完全消失。

② 心力衰竭：如有心肌炎患者伴有心力衰竭，应及时控制病情变化。遵医嘱使用洋地黄强心类药物。应用此类药物时需谨慎，因此时心肌对药物的敏感度增高，较易发生毒性反应，故宜从小剂量开始，逐步增加。也可遵医嘱联合使用利尿药和扩血管药物等。用药过程中注意观察药物反应及生命体征变化。在患者出现急性心力衰竭时，需提供高流量吸氧，调整患者体位，遵医嘱使用强心利尿等药物治疗并严密观察病情变化。

③ 心源性休克：心肌炎患者因免疫反应会导致心肌收缩功能减弱，泵出的血流量减少，出现全身灌注不足从而引发心源性休克性。此时患者会出现面色苍白、脉搏细弱、血压降低等表现。护理人员须密切注意观察患者血压与脉搏情况。如出现心源性休克，应立即告知主治医师，展开抗休克处理。

（5）心理护理　心肌炎的治疗疗程相对比较长，容易引发患者的焦虑抑郁情绪。临床工作中，护理人员应积极与患者沟通，促使患者能够对自身疾病有一定的了解，充分认识到积极治疗后多数可以痊愈，并告知不良情绪对疾病的影响，指导患者调节不良情绪，帮助患者掌握科学管理情绪的方法，必要时多和家属进行积极沟通。了解患者文化背景和性格特点以及家庭情况，展开具有针对性的心理护理，消除患者的不良情绪。

（6）活动护理　①急性期，绝对卧床休息，做好体位管理，由护士完成基础护理；生命体征平稳后，在监测下可进行体位变换及肢体活动。②意识不清者由护士协助物理治疗师进行四肢及远端小关节的被动运动，通过呼吸机辅助呼吸训练和肺部物理治疗技术等保持患者肺部正常功能；对于清醒的患者督促以主动运动为主；对于无法耐受直立位患者，进行体位适应性训练，按照高卧位、长坐位、床边坐位、站立位顺序进行训练。运动强度以心率增加不超过 20 次 / 分为宜，运动时间每次 10 ～ 15min，每日 3 次；遵循早日离床原则。③可下床活动者，进行以步行为主的康复训练。采用症状限制性运动强度，以自感劳累 20 级评分 11 ～ 13 分（有点用力）为宜，心率保持在 6 分钟步行试验中最大心率的 65% ～ 80%，运动时间每次 30 ～ 45min，每周 5 次，步行距离由 25m 开始逐渐增加至 800m；步行训练后期可指导进行上、下楼梯等垂直运动。

（四）出院医嘱及注意事项（住院第 8 ～ 9 天）

1. 出院标准

心肌炎患者出院应需满足以下标准：①患者的检查、检验项目均已完善，心肌炎诊断已明确；②患者的一般情况良好，血压、心率等控制平稳，患者的发热、胸痛、呼吸困难等症状得到有效缓解；③患者复查心电图恢复住院前状态、心肌酶学恢复正常水平、炎症指标下降。

2. 出院医嘱

（1）注意饮食　高蛋白质、高维生素、易消化的食物，尤其是补充富含维生素C的食物如新鲜水果、蔬菜，以促进心肌代谢与修复。戒烟酒。

（2）注意休息　急性心肌炎患者出院后需继续休息，保证充足睡眠，避免劳累，3～6个月后可考虑恢复部分或全部轻体力工作或学习。适当锻炼身体，以增强抵抗力。

（3）避免诱发因素　注意保暖，防止呼吸道和肠道感染，少去公共场所，避免剧烈运动和过劳。调整情绪及心态。

（4）药物治疗　出院时指定个体化药物治疗方案，包括营养心肌、保护胃黏膜、抗心衰、抗心律失常等药物，告知患者需注意的药物相关不良反应及停药指征等。

3. 出院后注意事项

（1）心肌炎患者出院后需要定期到心内科门诊复查，若患者出院后发生了病情变化，如出现乏力、头晕等情况建议患者及时就诊。

（2）复查项目包括心电图、超声心动图、肝功能、肾功能、心肌酶、BNP或NT-proBNP、炎症指标等。

（3）出院后患者应加强自身监管，按医嘱规律服药，不得擅自停药或改动药物治疗方案，以免造成不良后果。

4. 出院健康指引

（1）活动指导　指导患者出院后应当注意多休息，恢复期逐渐增加活动量，3～6个月后根据病情逐步恢复体力劳动和学习，避免劳累，保证充足睡眠，不熬夜；6个月至1年内避免剧烈运动或重体力劳动，育龄期妇女避免妊娠等；出院前可行6分钟步行试验，根据试验结果指导运动康复，建议以有氧运动为主，每次30～45min，每周5次，运动强度由低等到中等。出院后建议到心脏康复中心进行规范的心脏康复。

（2）饮食　宜清淡，避免暴饮暴食。不吸烟（避免二手烟），避免酒、辛辣等刺激性食物。指导患者加强营养摄入，尤其是补充富含维生素C的食物如新鲜蔬菜和水果，以促进心肌代谢和修复，同时还需保证优质蛋白质食物的摄入（如鱼肉、瘦肉、牛奶、蛋类和大豆等）。

（3）日常生活指导　指导患者防寒保暖，防止上呼吸道感染。应避免去人员密集地，尤其是对于患慢性呼吸疾病和心血管疾病的年老体弱患者，条件允许者指导接种流感疫苗和肺炎球菌疫苗。

（4）用药与治疗指导　心肌炎的治疗是一个漫长的过程，出院后需长时间服用药物来改善心肌代谢药物，如辅酶 Q10，需连续服用 3 个月以上。而对于伴有心律失常（如频发早搏等）的患者，更是需要按时、按疗程服药，不可自行增加或减少药量。

（5）病情监测指导　教会患者自测心率、脉搏，每日早上晨起和睡前监测血压并做好记录，如发现脉搏异常或有胸闷、心悸、乏力等不适及时就诊。

（6）家庭照顾者指导　参考本章第一节心力衰竭的相关内容。

5. 个案管理

协助患者及家属了解治疗方案，向患者及家属解释心肌炎治疗和预防再次发作的重要性；强化疾病的饮食、活动、药物、心理等相关知识宣教；汇总医师、护士、营养师、药师、康复师、心理咨询师的意见，患者病情平稳后，制订心肺康复计划，包括运动、药物、营养、戒烟、情绪等方面的管理；掌控康复计划的实施进度并进行效果评价；制订出院前准备计划。填写心血管疾病住院期间信息登记和个案管理计划（附表 4）。

四、院后随访管理

（1）制订个性化院后随访计划　组织主管医师、责任护士、营养师、康复师制订出院随访管理计划（表 4-19-1）。根据患者所患疾病的危险因素，制订患者个性化随访重点。疾病管理能够达到：遵医嘱按时服用药物、积极控制疾病复发的危险因素、建立健康的生活方式、保证充足的营养摄入和适当的休息、血压心率控制达标、定期来院随访等。

（2）安排复诊时间　常规出院后第 1、3、6、12 个月各复诊一次，如出现不适，立即复诊。对所有心肌炎患者，征得患者同意后，可建立个人信息档案，纳入长期随访患者管理中，指导患者采取健康的生活方式和定期复查。每年或按需进行随访，评估心脏功能，并进行后续健康管理，改善长期预后。

（3）复诊结束后填写心血管疾病复诊后信息登记和个案管理计划（附表 5）。

表 4-19-1　心肌病患者出院随访管理计划

时间 项目	短期随访 （出院后 1 ～ 30 日，出院后 1 个月复诊）	中期随访 （出院后 31 ～ 365 日，出院后 3、6、12 个月复诊）
主要诊疗	□常规复查项目包括心电图、血常规、肝肾功能、心肌酶学、hs-cTn、红细胞沉降率、粪常规和隐血试验、尿常规 □根据患者具体情况选择评估电解质、甲状腺功能、BNP 或 NT-proBNP、胸部 X 线片或 CT、超声心动图、动态心电图等 □根据患者检验、检查结果调整用药方案	□常规复查项目包括心电图、血常规、肝肾功能、心肌酶学、hs-cTn、红细胞沉降率、粪常规和隐血试验、尿常规 □根据患者具体情况选择评估电解质、甲状腺功能、BNP 或 NT-proBNP、胸部 X 线片或 CT、超声心动图、动态心电图等 □调整用药方案，评价综合管理的效果

时间\项目	短期随访（出院后 1～30 日，出院后 1 个月复诊）	中期随访（出院后 31～365 日，出院后 3、6、12 个月复诊）
专科护理	1. 出院后一周内电话随访，具体内容如下： □评估患者症状的改善情况，有无明显胸闷、胸痛、心悸、乏力加重等，有无发热 □评估是否规范服用营养心肌、抗心衰等药物 □评估是否保证充足休息和适当运动，特别是充足的睡眠，避免劳累 2. 随访数据收集	1. 出院后 3、6、12 个月内电话随访 □评估患者症状的改善情况，有无明显胸闷、胸痛、心悸、乏力加重等，有无发热 □评估是否规范服用营养心肌、抗心衰等药物 □评估是否保证充足休息，特别是充足的睡眠，避免劳累 □评估患者目前活动情况，3 个月后可酌情恢复部分或全部轻体力工作或学习 □评估患者血压、心率控制情况 □评估患者目前情绪和心态，是否存在心肌炎诱发因素 2. 随访数据收集
个案管理	□回答患者咨询问题 □推送血压、心率综合管理的健康教育和坚持疗程服药的软文和视频，强调重要性、必要性 □收集患者饮食、运动、服药、随访依从性等信息 □信息反馈	□回答患者咨询问题 □推送运动、饮食单独的健康教育软文和视频 □收集患者饮食、运动、服药、随访依从性等信息 □信息反馈
患者配合事项	□出院后满 1 个月完成面诊 □注意自我症状评估，如有胸闷、胸痛、心悸、乏力加重、发热等应及时就诊 □每日监测血压和脉搏 □规律服用营养心肌的药物和（或）抗心律失常药 □保持健康的生活方式，注意营养保证和充足休息	□出院后 3、6、12 个月完成面诊 □注意自我症状评估，如有胸闷、胸痛、心悸、乏力加重、发热等应及时就诊 □每日监测血压和脉搏 □规律服用营养心肌的药物和（或）抗心律失常药 □保持健康的生活方式，注意营养保证和充足休息，调整不良情绪

第二十节　感染性心内膜炎

一、概述

感染性心内膜炎（infective endocarditis，IE）是指细菌、真菌和其他病原微生物（如病毒、立克次体、衣原体、支原体、螺旋体等）经血流直接侵犯心内膜、心脏瓣膜或大动脉内膜所引起的感染性炎症，伴赘生物形成。随着我国人口老龄化，风湿热减少，老年退行性心脏瓣膜病患者比例增高，心内置入物及血管内检查增多，IE 发病率呈明显增长趋势，且感染性心内膜炎的平均发病年龄有所增加，大于 40 岁的患者明显增加，但尚无确切流行病学数据。

本病多见于器质性心脏病的患者。近年来大量研究证实了血流动力学因素、机械因素造成心内膜的原始损伤、非细菌性血栓性心内膜炎、暂时性菌血症以及血液中致病性微生物的数量、毒力、侵袭性和黏附于黏膜的能力均与 IE 的发病有关。在单个瓣膜病变中，二叶式主动脉瓣狭窄最易发生 IE，瓣膜脱垂（主动脉瓣、二尖瓣）也易患本病。各种先天性心脏病中，动脉导管未闭、室间隔缺损、法洛四联症最常发生 IE。另外接受长时间经静脉治疗、静脉注射麻醉药成瘾、由药物或疾病引起免疫功能抑制的患者、人工瓣膜置换术后的 IE 和心血管植入电子装置（cardiovascular implanted electronic devices，CIEDs）性 IE 也有增多。

2009 年欧洲心脏病学会（ESC）公布了新版 IE 预防、诊断与治疗指南，摒弃了沿用多年的急性、亚急性和慢性心内膜炎的分类方法，提出 IE 新的分类方法。

（一）根据感染的部位及是否存在心内异物分类

（1）左心自体瓣膜 IE（native valve endocarditis，NVE）。

（2）左心人工瓣膜 IE（prosthetic valve endocarditis，PVE）　瓣膜置换术后＜1年发生称为早期人工瓣膜心内膜炎，术后＞1年发生称为晚期人工瓣膜心内膜炎。人工瓣膜心内膜炎患者的死亡率≥20%，人工瓣膜心内膜炎患者比自体瓣膜 IE 患者更容易发生心衰或心脏传导阻滞，或因瓣周延伸、脓肿和其他并发症而需要心脏瓣膜置换术。

（3）右心 IE。

（4）器械相关性 IE　包括发生在起搏器或除颤器导线上的感染性心内膜炎，伴或不伴有瓣膜受累。

（二）根据感染来源分类

1.医疗相关性 IE

（1）院内感染　患者在入院 48h 以后出现 IE 相关的症状和体征。

（2）非院内感染　患者在入院 48h 以内出现 IE 相关的症状和体征。

2.社区获得性 IE

患者入院 48h 内出现 IE 相关症状和体征，但不符合医疗相关性标准。

3.经静脉吸毒者的 IE（没有其他感染来源的静脉吸毒者）

（三）IE 的临床表现及诊断标准

1.IE 的临床表现

（1）发热　见于 95% 以上的患者，热型以不规则者最多，可为间歇型或弛张型，伴有畏寒和出汗。

（2）贫血 是本病常见的症状之一，80%左右的患者有进行性贫血，有时可达严重程度。主要与感染抑制骨髓造血功能相关。

（3）心脏杂音的改变 由于瓣叶或瓣膜支持结构的损害，多出现瓣膜关闭不全的反流性杂音。在病程中杂音性质的改变往往是由于贫血、心动过速或其他血流动力学上的改变所致，是充血性心力衰竭的重要预兆。

（4）脾大 约30%患者可以出现脾大，与病程有关，慢性病程者常见。

（5）皮肤黏膜损害 皮肤和黏膜瘀点、甲床下出血、Osler结节、Janeway损害及杵状指（趾）等。近年来皮损发生率均有较明显下降。

2.IE的诊断

（1）病理学诊断标准 ①赘生物、栓塞的赘生物或心内脓肿，标本培养或组织学检查确认微生物；②组织学检查确定的赘生物或心内脓肿，表明活动性心内膜炎。

（2）临床诊断标准

明确诊断：①符合2条主要标准；②符合1条主要标准和3条次要标准；③符合5条次要标准。

疑似诊断：①符合1条主要标准和1条次要标准；②符合3条次要标准。

主要标准和次要标准

主要标准如下。①IE血培养阳性：a.2次独立取样的血培养结果显示存在典型微生物感染符合IE诊断，如草绿色链球菌、解没食子酸链球菌（牛链球菌）、HACEK细菌组［嗜血杆菌属（H）、放线菌属（A）、人心杆菌属（C）、啮蚀艾肯菌属（E）、金氏杆菌属（K）］、金黄色葡萄球菌；或社区获得性肠球菌，未发现原发感染灶；b.连续血培养阳性发现的微生物感染符合IE诊断（相隔>12h取样的≥2次血培养结果阳性；或所有3次血培养或≥4次独立取样血培养（首次和末次取样间隔时间≥1h）结果中多数阳性；c.单次血培养发现伯纳特氏立克次氏体阳性或Ⅰ期IgG抗体滴度>1∶800。②成像技术提示IE：a.超声心动图提示IE，赘生物；脓肿、假动脉瘤或心内瘘；瓣膜穿孔或动脉瘤；人工瓣膜新发部分裂隙。b.经^{18}F-FDG PET/CT（仅当假体植入超过3个月时）或放射性标记白细胞SPECT/CT发现植入部位附近存在异常活动。c.经心脏CT确定发现瓣膜周围病变。

次要标准：①诱发心脏病倾向或静脉注射药物诱使发病；②发热体温>38℃；③血管征象（仅包括通过成像技术发现的血管事件），如大动脉栓塞、化脓性肺梗死、真菌感染性动脉瘤、颅内出血、结膜出血及Janeway损害；④免疫征象，如肾小球肾炎、Osler结节、Roth点和类风湿因子；⑤微生物学证据，如血培养阳性但是不满足上述有关微生物证据的主要标准，或符合IE诊断的微生物活动

性感染的血清学证据

拟入临床路径患者，第一诊断必须符合 IE，且为天然瓣膜心内膜炎。人工瓣膜心内膜炎、心脏围术期心内膜炎和心脏内辅助装置感染因病原学复杂，常需要外科手术治疗，不进入本路径。

二、院前管理

院前评估途径：网络问诊、外院转诊、门诊、急诊。

1. 主要诊疗

心内科门诊 / 急诊根据患者的主诉和临床表现评估病情，采集现病史、既往史、用药史，完成基本检验和检查，如血常规、血培养、C 反应蛋白、降钙素原、红细胞沉降率、BNP 或 NT-proBNP、动脉血气分析等。入院前应完成超声心动图检查。结合患者病史及检验、检查报告，疑似 / 确诊 IE 诊断，排除需急诊外科手术干预的患者，开预住院证。若已在外院就诊，疑似 / 确诊 IE，拟转诊我院行进一步诊疗患者，可先远程会诊，开预住院证。

2. 个案管理

收集患者个案信息，采集患者现病史、既往史、用药史尤其是抗感染治疗用药史。采取线上线下相结合的方法，使患者能够及时接触主诊医师，反馈病情，及时得到连续、有效、个体化的疗效观察和治疗方案调整。评估病情危重程度：①候床住院；②急诊科收治，予以营养支持、抗感染等急诊处理，协助患者办理床位预约及预住院手续。

3. 嘱患者配合事项

患者配合院前病情评估，完成常规血液检验及超声心动图检查。门诊 / 急诊患者预约床位，办理预住院手续。

三、院中管理

（一）病史采集和体格检查（住院第 1 天）

1. 病史采集

现病史：详细了解患者有无发热病史，是否有外院就诊经过，有无拔牙、静脉治疗、血透或静脉化疗等病史，发病前有无长期监护室治疗病史。有无胸闷、胸痛、心悸、头晕、乏力等不适，有无咳嗽、咳痰等不适，另外还需询问患者是否存在劳力性呼吸困难或者夜间阵发性呼吸困难、端坐呼吸等症状，判断患者是否合并心功能不全。有无动脉栓塞相关症状，如腹痛、便秘、便血；腰痛、血尿或菌尿；偏瘫、神志障碍等脑栓塞相关症状；肢体疼痛、发凉、发绀等。了解患者外院的诊疗经过，是否已行血培养等检查，是否明确感染的病原体结果，是否已予以抗感染治疗以及抗生素的选择等。

既往史：了解患者有无风湿热、心脏瓣膜病、先天性心脏病病史，有无人工瓣膜置换手术史。以及患者合并基础疾病的情况，包括原发性高血压、冠心病、糖尿病、慢性肾功能不全等。患者既往相关用药史和疾病控制情况。

个人史：询问患者有无静脉药物成瘾史，有无药物过敏史等。

家族史：了解患者有无心脏瓣膜病家族史。

2. 体格检查

重点进行体温、血压、静息心率的测量，患者的基础营养情况评估，全身系统体格检查以及心血管专科体格检查，尤其是心脏杂音以及杂音的传导。虽然近年已不多见，仍需注意查体周围体征，多为非特异性，包括：瘀点，可出现于任何部位，以锁骨以上皮肤、口腔黏膜和睑结膜常见，病程长者较多见；指和趾甲下线状出血；Roth 斑，为视网膜的卵圆形出血斑，其中心呈白色，多见于亚急性感染；Osler 结节，为指和趾垫出现的豌豆大的红或紫色痛性结节，较常见于亚急性者；Janeway 损害，为手掌和足底处直径 $1 \sim 4mm$ 的无痛性出血红斑，主要见于急性患者。引起这些周围体征的原因可能是微血管炎或微血管栓塞。

3. 主要护理工作

参考本章第一节心力衰竭。

4. 个案管理

详见本章第一节心力衰竭。

（二）检验检查（住院第 1 ~ 3 天）

1. 常规检验项目

包括血常规、尿常规+镜检。亚急性者正色素性正常细胞性贫血常见，白细胞计数正常或轻度升高，分类计数轻度核左移。急性者常有血白细胞计数增高和明显核左移。尿液常有镜下血尿和轻度蛋白尿。肉眼血尿提示肾梗死。红细胞管型和大量蛋白尿提示弥漫性肾小球性肾炎。肝肾功能、电解质、血糖等生化全套、类风湿因子、红细胞沉降率、C 反应蛋白等。

2. 特殊检验项目

血培养：应该在使用抗生素之前进行，如果患者病情允许，应该考虑停用经验性抗生素治疗后进行，至少应采 3 套血培养标本。如果病情进展速度为亚急性，且病情并不危重，在等待血培养及其他诊断性试验结果时，推迟开始抗生素治疗是合理的。在急性起病的情况下，应在开始经验性抗生素治疗前 1h 内采集3 套血培养标本。

必要时检验 ANA 谱、抗核抗体、双链 DNA 抗体、ENA 抗体、补体等，以鉴别是否为系统性红斑狼疮引起的无菌性心内膜炎。

3. 常规辅助检查

心电图：一般无特异性。在并发栓塞性心肌梗死、心包炎时可显示特征性改变。在伴有主动脉瓣环或者室间隔脓肿时可出现房室、室内传导阻滞。颅内菌性动脉瘤破裂，可出现"神经源性"的 T 波改变。

胸部 X 线检查：肺部多处小片状浸润阴影提示脓毒性肺栓塞所致肺炎。左心衰竭时有肺淤血或肺水肿征。发现人工瓣膜有异常摇动或移位时，提示可能合并 IE。

超声心动图：对于疑似 IE 的患者，经胸超声心动图是首选的诊断性检查方法。经胸超声心动图的敏感性相对较低，但其特异性接近 100%。因此，没有发现赘生物并不能排除 IE 的诊断，但是发现瓣膜形态和功能均正常可大幅降低感染 IE 的可能性。当经胸超声心动图存在技术局限的时候，应该行经食管超声心动图。如果超声心动图检查阴性，再次临床评估仍高度怀疑 IE 的患者，应重复超声心动图检查。

4. 特殊检查

其他影像检查应根据病史和体格检查的阳性发现来制订，例如腰背痛的患者，行脊柱的 MRI 或 CT 扫描，判断有无脊柱炎或椎间盘炎，有腹痛或肋脊角压痛的患者，应行腹部 CT 扫描，判断是否存在脾梗死、肾梗死、腰肌脓肿或其他腹腔内感染。

5. 主要护理工作

（1）特殊检验配合——正确采集血标本　告知患者及家属为提高血培养结果的正确率，需要多次采血，且采血量较多，在病情允许情况下，有可能停用抗生素采集血标本，取得患者及家属的配合。对于未经治疗的亚急性患者，应在 1～2h 内采集 3 份静脉血标本，如果 24h 后阴性，再采集 3 份以上的血标本。已用过抗生素的，遵医嘱停用抗生素 2～7 天后采血。急性患者在入院使用抗生素前 1h 内采血 3 套血标本，再遵医嘱予以抗生素治疗。每次采血量为 8～10mL，同时做需氧菌和厌氧菌培养。标本采集后应该立即送检，如不能立即送检，需要室温保存或置于 35～37℃孵箱中，切勿冷藏。注意在抽血培养标本时严格消毒程序和培养瓶消毒。

（2）其他　参考本章第一节心力衰竭。

（三）治疗方案（住院第 1～6 周）

1. 一般治疗（住院第 2～3 天）

非药物治疗方面应包括营养饮食，积极地进行健康宣教，以提高患者对自身疾病的认知，保持良好的睡眠，维持良好的心境等方面。合并慢性心功能不全的患者需注意控制饮水量，监测自身体重变化，评估水肿情况以及对利尿药治疗的反应等。

2. 抗感染治疗（住院第1～6周）

对于疑似 IE 但不存在急性症状的患者，并不一定总是需进行经验性治疗，可等到获得血培养结果后进行治疗。对于症状和体征强烈提示急性 IE 的患者，可能需进行经验性治疗。在选择经验性治疗的药物时，应考虑到最可能的致病菌。通常经验性治疗应覆盖链球菌、肠球菌和金黄色葡萄球菌（静脉吸毒者，包括甲氧西林耐药株）。抗生素治疗的原则：首选杀菌抗生素；联合运用2种具有协同作用的抗菌药物；早期治疗；高血药浓度，通常维持的抗生素血清浓度应在杀菌水平的8倍以上，使感染部位达到有效浓度；静脉给药；长疗程给药，一般为4～6周，如血培养持续阳性，有并发症者疗程可延长至8周以上。以血培养和药敏结果指导选用抗生素，如结果未报或不能确定致病菌时可行经验给药。

在开始抗生素治疗后48h应复查血培养，评价初始治疗的微生物学疗效，每24～48h至少抽取2套血培养标本，直至血培养阴性。对于血培养最初为阳性的患者，疗程应从血培养转阴的第1日算起，疗程4～6周（根据病原体和治疗反应而决定）。

抗菌治疗期间应严密监测患者 IE 的并发症，如心力衰竭、栓塞事件，以判断是否需要手术。在抗菌治疗期间，还应监测患者是否出现抗菌药物的毒性反应。应每周对患者进行实验室监测，包括全血细胞计数、尿常规、肝功能检测、红细胞沉降率和 C 反应蛋白。对于长期接受氨基糖苷类药物治疗的患者，应定期监测听力图。

对于抗生素治疗预期疗效不佳的高危患者，应考虑早期手术干预。IE 外科手术指征及时机根据手术时间，IE 手术主要分为以下4类：

（1）择期手术　指在感染控制且规范化抗生素治疗后（一般2～6周）进行的手术。

（2）早期手术　指在规范化抗生素治疗疗程完成之前的手术。

（3）急诊限期手术　指在最短时间（不超过48h）内的手术。

（4）延期手术　指推迟手术至少4周。

确定手术时机需平衡手术指征紧迫性、手术危险因素及相对禁忌证，存在并发症的 IE 患者如有手术指征且手术风险可接受应尽早手术，延迟手术对预后无益。

约半数 IE 患者须接受手术治疗。早期手术旨在通过切除感染物、引流脓肿和修复受损组织，避免心衰进行性恶化和不可逆性结构破坏，预防栓塞事件。但在疾病活动期进行手术的风险很大，因此须掌握适应证，尽早请心外科医师会诊，为患者确定最佳治疗方案。

3.合并心衰的治疗方案

参考本章第一节心力衰竭的相关内容。

4.主要护理工作

（1）病情观察 ①动态监测体温变化情况，观察患者的体温趋势并准确描绘体温曲线，是间歇型或弛张型发热，是否伴有畏寒或者出汗，判断病情进展和治疗效果。体温超过 38.5℃时给予物理降温或遵医嘱给予药物降温，半小时后测量体温并记录降温效果。②评估患者有无皮肤瘀点、指和趾甲下线状出血、Osler 结节、Janeway 损害等表现及其消退情况。③观察患者是否有呼吸困难表现，如有呼吸困难，是劳力性呼吸困难还是夜间阵发性呼吸困难还是端坐呼吸。④观察患者是否有栓塞表现，这也是感染性心内膜炎最可能发生的并发症。重点观察患者瞳孔、神志、肢体活动和皮肤温度等。如患者突然出现胸痛、呼吸困难、发绀和咯血等症状，要考虑肺栓塞可能；如果出现腰痛、血尿等，考虑肾栓塞的可能；如果出现神志和精神改变、失语、吞咽困难、肢体感觉或运动功能障碍、瞳孔大小不一致等，警惕脑栓塞的可能；如果出现肢体突发剧烈疼痛、肢端皮温低或肢端发白、动脉搏动减弱或消失等，要考虑外周动脉栓塞的可能；如果出现剧烈腹痛，应警惕肠系膜动脉栓塞可能。

（2）饮食护理 给予高热量、高蛋白质、高维生素的清淡易消化食物。如果患者合并有慢性心功能不全，应该要注意控制饮水量，鼓励患者少量多次饮水，同时做好口腔护理。

（3）休息与活动 绝对卧床休息，限制活动量，防止赘生物脱落。协助生活护理，出汗较多时可在衣服和皮肤之间垫以柔软毛巾，潮湿后及时更换，并防止患者频繁更换衣服而导致患者受凉。

（4）用药护理 遵医嘱给予抗生素治疗。观察药物疗效及药物可能产生的不良反应，做好健康教育。告知患者使用抗生素是感染性心内膜炎治疗的关键，需要坚持大剂量长疗程精准用药。

（四）出院医嘱及注意事项（住院第 5~6 周）

1.出院标准

（1）体温正常，心功能正常。

（2）血常规、肝肾功能正常，红细胞沉降率、C 反应蛋白较治疗前明显下降或降至正常。

（3）血培养阴性。

（4）已经完成 4~6 周的抗生素治疗，或者虽未完成全程治疗，但病情明显好转，已经达到上述 3 条标准，所在医疗机构已经开展门诊抗生素治疗，患者可以出院，在门诊完成全程治疗。

（5）伯氏立克次体所致感染性心内膜炎（Q 热）待病情稳定后可以出院，在门诊定期随访治疗，完成全程治疗。

2. 出院医嘱

出院医嘱包括非药物治疗和药物治疗。

非药物治疗方面包括：①监测生命体征和体重的变化，若体温超过 38℃或体重减少，遵医嘱应用抗生素并观察副作用。②有风湿性瓣膜病或先天性心脏病需注意口腔卫生，术前或器械检查前预防性使用抗生素。③避免过度疲劳，防止感冒和着凉。④优质蛋白质饮食等营养支持治疗。

药物治疗方面需在患者出院时制订个体化的药物方案，若合并心衰或其他相关疾病，注意同时规律服用相关药物，定期随访复诊。

3. 出院后注意事项

出院后应教育患者，了解 IE 的相关症状和体征。如出现发热、寒战及其他感染征象时，要考虑到复发可能，应及时就诊。尽量在抗感染前行血培养。对高危患者需采取预防措施。为了监测心力衰竭的发生，需要在抗感染完成后进行临床 NT-proBNP 测定等心功能评估和经胸超声心动图检查，并定期随访，尤其在第 1 年随访期内。一般建议抗感染结束后第 1、3、6、12 个月进行临床评估、血液检查（血常规、C 反应蛋白）及经胸超声心动图检查。

4. 出院健康指引

（1）避免复发指导　告知患者及家属本病的病因和发病机制、致病菌侵入途径。嘱患者注意日常生活中加强营养，提高机体抵抗力，注意防寒保暖，避免与上呼吸道感染患者接触，预防感染。指导患者养成良好的口腔卫生习惯，定期牙科检查。在拔牙、内镜检查或外科手术操作前应告知医师有关病史，以预防性使用抗生素。勿挤压痤疮、痈、疖等感染病灶，以避免病原体入侵的机会。定期门诊复查。有手术适应证者告知患者尽早择期手术，以免失去最佳手术时机。

（2）饮食指导　予优质蛋白质、高热量食物，荤素搭配，保证新鲜蔬菜、水果摄入。适当摄入富含维生素和矿物质的食物。少量多次饮水，右心衰竭时，限制水的摄入。忌烟酒、茶以及易引起腹胀的食物，忌暴饮暴食。

（3）用药指导　发放出院带药，制订患者出院服药清单，标明药物名称、颜色、药物作用、剂量和数量、服用时间以及特别说明。告知足量用药是治疗感染性心内膜炎的关键，应遵医嘱按时按量用药，切勿擅自调整剂量、更换药物或停用抗生素。一旦出现用药不良反应如恶心呕吐、食欲缺乏或真菌感染迹象，及时就诊。

（4）病情监测指导 教会患者和（或）家属自我监测体温变化，有无栓塞表现，告知患者和（或）家属神志、肢体活动和皮肤温度的观察要点，发现异常及时就诊。

（5）家庭照顾者指导 参考本章第一节心力衰竭的相关内容。

5. 个案管理

协助患者及家属了解治疗方案，向患者及家属解释感染性心内膜炎治疗和预防再次发作的重要性；强化疾病的饮食、活动、药物、心理等相关知识宣教；汇总医师、护士、营养师、药师、康复师、心理咨询师的意见，患者病情平稳后，制订心脏康复计划，包括运动、药物、营养、戒烟、情绪等方面的管理；掌控康复计划的实施进度并进行效果评价；制订出院前准备计划。填写心血管疾病住院期间信息登记和个案管理计划（附表4）。

四、院后随访管理

参考本章第一节心力衰竭的相关内容。根据感染性心内膜炎患者出院随访管理计划（表 4-20-1）安排随访。

表 4-20-1 感染性心内膜炎患者出院随访管理计划

时间\n项目	短期随访\n（出院后1～30日，出院后1个月复诊）	中期随访\n（出院后31～365日，出院后3、6、12个月复诊）
主要诊疗	□监测体温，是否仍有发热\n□常规复查项目包括血常规、CRP、降钙素原、心电图、超声心动图\n□根据患者具体情况选择评估电解质、BNP或NT-proBNP、胸部X线片等\n□根据患者检验、检查结果调整用药方案	□常规复查项目包括血常规、CRP、降钙素原、心电图、超声心动图\n□根据患者具体情况选择评估电解质、BNP或NT-proBNP、胸部X线片等\n□根据患者检验、检查结果调整用药方案
专科护理	1. 出院后一周内电话随访：\n□评估患者体温，是否出现发热、寒战及其他感染征象\n□评估患者是否有使用抗生素的不良反应\n□评估患者是否栓塞的表现\n□评估患者的用药依从性\n2. 随访数据收集	1. 出院后3、6、12个月内电话随访：\n□评估患者体温，是否出现发热、寒战及其他感染征象\n□评估患者是否栓塞的表现\n□评估患者的用药依从性\n2. 随访数据收集
个案管理	□回答患者咨询问题\n□推送IE健康教育和坚持疗程服药的软文和视频，强调重要性、必要性\n□收集患者饮食、运动、服药、随访依从性等信息\n□信息反馈	□回答患者咨询问题\n□推送IE健康教育和坚持疗程服药的软文和视频，强调重要性、必要性\n□收集患者饮食、运动、服药、随访依从性等信息\n□信息反馈

时间 项目	短期随访 （出院后 1～30 日，出院后 1 个月复诊）	中期随访 （出院后 31～365 日，出院后 3、6、12 个月复诊）
患者配合 事项	□出院后满 1 个月完成面诊 □注意每天监测体温并做好记录 □注意是否有感染征象，如发热、寒战等 □注意在进行有创操作如拔牙、内镜检查外科手术前等之前要告知医师相关病史，便于预防性使用抗生素 □按照医师要求定期到医院复查	□出院后 3、6、12 个月完成面诊 □注意是否有感染征象，如发热、寒战等 □注意在进行有创操作如拔牙、内镜检查外科手术前等之前要告知医师相关病史，便于预防性使用抗生素 □按照医师要求定期到医院复查

第二十一节　肺动脉高压

一、概述

肺动脉高压（pulmonary hypertension，PH）是指由多种异源性疾病（病因）和不同发病机制所致肺血管结构或功能改变，引起肺血管阻力和肺动脉压力升高的临床和病理生理综合征，继而发展成右心衰竭甚至死亡。

2022 年 ESC 与欧洲呼吸学会（European Respiratory Society，ERS）《肺动脉高压诊断与治疗指南》（2022 ESC/ERS 指南）对肺动脉高压的血流动力学定义是指海平面、静息状态下，经右心导管检查（right heart catheterization，RHC）测定的肺动脉平均压（mean pulmonary artery pressure，mPAP）≥ 20mmHg。正常成年人静息状态下 mPAP 为（14.0±3.3）mmHg，其上限不超过 20mmHg。2022 ESC/ERS 指南推荐的 PH 血流动力学定义见表 4-21-1。

临床上将 PH 分为 5 大类（表 4-21-2）：①动脉型 PH（pulmonary arterial hypertension，PAH）；②左心疾病所致 PH；③肺部疾病和（或）低氧所致 PH；④慢性血栓栓塞性 PH（chronic thromboembolic pulmonary hypertension，CTEPH）和（或）其他肺动脉阻塞性病变所致 PH；⑤未明和（或）多因素所致 PH。

PAH 的病理改变主要累及远端肺小动脉，其特征性表现为：肺动脉内膜增殖伴炎症反应、内皮间质化，甚至形成向心性或偏心性改变，中膜肥厚及持续的收缩、外膜纤维化、基质重塑以及肺小血管周围炎症浸润而导致其增厚、滋养血管屈曲增生形成丛状病变；还可见病变远端扩张和原位血栓形成，从而导致肺动脉管腔进行性狭窄、闭塞。任何可导致肺血流量增加和（或）肺血管阻力升高的结构和功能异常的因素均可引发 PH。肺动脉压力升高导致右心室后负荷增加，

表 4-21-1　2022 ESC/ERS 指南推荐的 PH 血流动力学定义

定义	血流动力学特征
PH	mPAP > 20mmHg
毛细血管前 PH	mPAP > 20mmHg PAWP ≤ 15mmHg PVR > 2 WU
孤立性毛细血管后 PH	mPAP > 20mmHg PAWP > 15mmHg PVR ≤ 2WU
毛细血管后和毛细血管前混合性 PH	mPAP > 20mmHg PAWP > 15mmHg PVR > 2WU
ePH	静息和运动之间的 mPAP/CO 斜率 > 3mmHg/（L·min）

注：PAWP 为肺动脉楔压；PVR 为肺血管阻力；CO 为心排血量；ePH 为运动性肺动脉高压；WU 为万能国际单位。

表 4-21-2　肺动脉高压的分类

分类	亚类
1. 动脉型肺动脉高压（PAH）	1.1 特发性（IPAH） 　1.1.1 急性血管反应试验无反应者 　1.1.2 急性血管反应试验阳性者 1.2 遗传性（HPAH） 1.3 药物与毒物相关（DPAH） 1.4 疾病相关 　1.4.1 结缔组织疾病 　1.4.2 HIV 感染 　1.4.3 门静脉高压 　1.4.4 先天性心脏病 　1.4.5 血吸虫病 1.5 具有静脉 / 毛细血管（PVOD/PCH）受累特征的 PAH 1.6 新生儿持续性肺动脉高压（PPHN）
2. 左心疾病相关性肺动脉高压	2.1 心力衰竭 　2.1.1 射血分数保留的心力衰竭 　2.1.2 射血分数降低或轻度降低的心力衰竭 2.2 瓣膜性心脏病 2.3 导致毛细血管后肺动脉高压的先天性 / 获得性心血管病
3. 肺部疾病和（或）缺氧相关性肺动脉高压	3.1 阻塞性肺疾病或肺气肿 3.2 限制性肺疾病 3.3 限制性 / 阻塞性并存的肺疾病 3.4 低通气综合征 3.5 非肺部疾病导致的低氧血症（如高海拔） 3.6 肺发育障碍性疾病

分类	亚类
4. 肺动脉阻塞性疾病所致肺高血压	4.1 慢性血栓栓塞性肺高血压（CTEPH） 4.2 其他肺动脉阻塞性病变所致肺高血压 　　4.2.1 肺动脉肉瘤或血管肉瘤 　　4.2.2 其他恶性肿瘤 　　4.2.3 非恶性肿瘤 　　4.2.4 肺血管炎 　　4.2.5 先天性肺动脉狭窄 　　4.2.6 寄生虫阻塞
5. 未明和（或）多因素相关肺动脉高压	5.1 血液系统疾病 5.2 系统性疾病 5.3 代谢性疾病 5.4 伴或不伴血液透析的慢性肾衰竭 5.5 肺肿瘤血栓性微血管病 5.6 纤维性纵隔炎

从而引起右心室肥厚、扩张、功能不全，最终出现右心衰竭。

PH 的临床症状缺乏特异性，主要表现为进行性右心功能不全的相关症状，常为劳累后诱发，表现为疲劳、呼吸困难、胸闷、胸痛和晕厥，部分患者还可表现为干咳和运动诱发的恶心、呕吐。晚期患者静息状态下可有症状发作。随着右心功能不全的加重可出现踝部、下肢甚至腹部及全身水肿。导致 PH 的基础疾病或伴随疾病也会有相应的临床表现。部分患者的临床表现与 PH 的并发症和肺血流的异常分布有关，包括咯血、声音嘶哑、胸痛等。严重肺动脉扩张可引起肺动脉破裂或夹层。

二、院前管理

参考本章第一节心力衰竭的相关内容。

三、院中管理

（一）病史采集和体格检查（住院第 1 天）

1. 病史采集

现病史：详细了解就诊的症状如呼吸困难、胸痛、晕厥或咯血等，包括发作特点、起病诱因、症状的性质、每次持续时间、缓解及加重的方式，与咳嗽及体位是否有关，以及其他重要的右心功能障碍的伴随症状，包括恶心、呕吐、下肢水肿等。

既往史：了解患者合并其他基础疾病，包括先天性心脏病、结缔组织疾病、肺部疾病、代谢性疾病、血液系统疾病、肾功能不全、肿瘤、瓣膜性心脏病、高血压、糖尿病、冠心病等相关基础疾病，以及相关用药和疾病控制情况。

个人史：询问患者有无吸烟史和饮酒史，有无药物过敏史。

家族史：了解患者有无 PH 家族史。

2. 体格检查

重点进行心脏及右心功能不全的体征检查。胸骨左缘有无抬举感，第二心音的肺动脉瓣成分是否增强，是否存在全收缩期三尖瓣反流性杂音、肺动脉瓣关闭不全的舒张期杂音和右心室第三心音。观察是否存在颈静脉怒张、肝脏增大、下肢水肿、腹水和肢体末端温度降低等。还需进行听诊肺部。同时评估患者的基础营养情况，完善全身各系统体格检查。

3. 主要护理工作

参考本章第一节心力衰竭的相关内容。

4. 个案管理

参考本章第一节心力衰竭的相关内容。

（二）检验检查（住院第 2 ~ 7 天）

1. 常规检验项目

包括：①血常规、粪常规＋隐血试验、尿常规；②肝肾功能、电解质、空腹血糖、血脂、凝血功能等生化指标；③心肌酶学、hs-cTnI、BNP 或 NT-proBNP 等、甲状腺功能、乙型肝炎＋丙型肝炎、HIV、结缔组织相关自身抗体检测。

2. 常规辅助检查

包括心电图、胸部 X 线、超声心动图、腹部彩超等。PH 心电图可表现为肺性 P 波、QRS 电轴右偏、右心室肥厚、右束支传导阻滞、QTc 间期延长等。心电图对 PH 诊断的敏感性低，正常心电图并不能排除 PH，可应用于鉴别诊断。胸部X 线片有助于筛查 PH 的病因，如左心疾病、肺部疾病、先天性心脏病和栓塞性疾病等在胸部 X 线片上具有相应的影像学特征。超声心动图可用于 PH 诊断筛查、病因鉴别和心功能评价。腹部超声可以了解腹部脏器的结构和功能，为 PH 的病因筛查提供依据。腹部超声可以确诊但不能完全排除门静脉高压，也可为右心衰竭提供线索，如肝脾大、肝瘀血、腹水以及肝静脉、门静脉扩张等。

3. 特殊检查

（1）肺功能和动脉血气分析　肺功能检查在 PH 的病因诊断中具有较高价值，对于肺部疾病所致 PH，根据第 1s 用力肺活量（forced expiratory volume in one second，FEV_1）、用力肺活量（forced vital capacity，FVC）、肺总量（total lung capacity，TLC）、一氧化碳弥散量（carbon monoxide diffusing capacity，DLco）可以鉴别阻

塞性、限制性以及混合性通气功能障碍的肺部疾病。肺功能测定和动脉血气分析不仅可以帮助发现潜在的气道或肺部疾病，还和 PAH 的严重程度相关。

（2）核素肺通气/灌注显像　可判断 PH 患者是否存在肺动脉狭窄或闭塞性病变（包括栓塞性疾病等）的重要检查手段。如果存在呈肺段分布的灌注缺损且与通气显像不匹配，则需要考虑肺动脉狭窄/闭塞性病变的可能性。

（3）CT 肺动脉造影（computed tomographic pulmonary angiography，CTPA）是诊断肺血管病的重要检查手段，对制订 CTEPH 的治疗方案也非常重要，可为肺动脉血栓内膜剥脱术（pulmonary thromboendarterectomy，PEA）提供影像学依据。

（4）肺动脉造影　主要用于了解肺血管形态和血流灌注情况，是肺栓塞的"参比"诊断标准，也常用于其他肺血管堵塞、狭窄、闭塞和肺动静脉畸形等肺血管病变的鉴别。

（5）心脏磁共振　可直接评价右心室大小、形态和功能，并可无创评估血流量，包括心排血量、每搏输出量和右心室质量。磁共振血管造影对导致肺血管堵塞的病因鉴别可能有帮助，特别适用于孕妇或对碘造影剂过敏者。

（6）右心导管检查和急性血管反应试验　右心导管检查是诊断和评价 PH 的标准方法，通过右心导管检查可获得血流动力学数据，包括右心房压、右心室压（收缩压、舒张压和平均压）、肺动脉压力（收缩压、舒张压和平均压）、肺动脉楔压（pulmonary artery wedge pressure，PAWP）、心排血量、混合静脉血氧饱和度（mixed venous oxygen saturation，SvO_2）和肺血管阻力（pulmonary vascular resistance，PVR）等，有助于判断有无心内左向右分流、评价对肺血管扩张药的反应性和制订治疗策略。急性血管反应试验的目的是筛选出对口服高剂量钙通道阻滞剂有效的患者。急性血管反应试验阳性标准为：用药后 mPAP 下降幅度 ≥ 10mmHg，且 mPAP 值下降到 ≤ 40mmHg，同时心排血量增加或不变。

（7）基因检测　对 PAH 患者进行基因检测具有重要意义。遗传学诊断有助于 PAH 家系成员明确自身是否携带致病突变基因及其临床意义。携带突变基因但尚无临床表现的家族成员需要进行早期筛查并密切随访。

4.主要护理工作

（1）常规检验、检查配合　根据医嘱安排好各项常规检验、检查项目的时间，向患者介绍注意事项、检查地址、检查结果领取方式等，并安排好陪检人员陪同。及时关注患者检验、检查结果的异常值，并给予针对性的护理措施。

（2）特殊检查配合

① 肺功能：告知患者肺功能检查时，因鼻子被夹子夹住，只能用嘴呼吸，尽可能闭紧嘴唇，保证测试时不漏气。根据操作人员指令做呼气和吸气动作，尽

最大可能吸气，以最快速度、最大力量呼出。如果配合好能得到理想的数据，对诊断和治疗有相当大的帮助。检查时勿紧张，可以反复吹 3 ~ 4 次，取最好的 2 次判断结果。

② 核素肺通气 / 灌注显像：向患者及家属详细介绍检查的必要性、安全性、检查流程以及必要的辐射防护知识。告知此检查所用的药物辐射剂量很小，不良反应发生率低，是非常安全可靠的检查，不会对患者及家属产生近期和远期的危害，对身体健康无影响。行一次肺通气 / 灌注显像的辐射剂量，与接受一次胸部 CT 增强扫描相仿。嘱患者检查前取出身上金属物品及皮带挂饰等，避免产生伪影。尽量排空尿液，以免检查时间过长无法忍受。显像剂的半衰期约为 6h，检查结束后，嘱患者切勿随意走动以及靠近人群，减少对周围人员的不必要辐射，多饮水，促进放射性药物的排出。

③ 肺动脉造影、右心导管检查和急性血管反应试验：向患者讲明该检查的必要性、危险性及操作的全过程、所需时间，以取得患者的积极配合，有助于消除患者紧张、忧虑的情绪，增加检查的成功率和安全性。查看患者是否完成血、尿、粪常规，肝、肾功能，电解质，出凝血时间，心电图等辅助检查。检查前测体温，如有体温升高通知医师。清洁双侧腹股沟区，必要时备皮（范围：脐下至大腿中上 1/3 处）。小儿不合作需静脉复合麻醉者，术前禁食 6h，禁饮 4h。术前紧张的患者可遵医嘱使用镇静剂。建立静脉通道，左侧肢体放置留置针。检查完成返回病房后，充分了解患者检查中情况，24h 持续监测体温、心率、心律、血压、血氧饱和度，观察患者有无胸痛、呼吸困难等表现。静脉穿刺术侧制动 6 ~ 8h，动脉穿刺术侧用 1kg 的沙袋加压压迫局部 4 ~ 6h，制动 6 ~ 8h，卧床期间做好生活护理，协助患者做术肢下肢的踝泵运动，预防血栓形成。定时监测穿刺侧足背动脉搏动的强弱，并与未穿刺侧进行比较，及时发现穿刺侧动脉搏动有无变化。观察穿刺侧有无局部血肿，当穿刺侧血肿明显增大或穿刺点有新鲜出血时，必须加压，直至出血停止。

④ 心脏核磁共振：详见本章第一节相关内容。

（3）个案管理　向患者及家属解释检验、检查结果，尤其是异常结果，做好记录，为下一步治疗方案的拟定做好诊疗和护理计划。

（三）治疗方案（住院第 1 ~ 13 天）

对于明确诊断为 PH 患者，需要根据 WHO 功能分级、6 分钟步行试验（6minutes walking test，6MWT）、心肺运动实验及相关检查结果等进行严重程度评估，并根据病因制订治疗方案。不同病因导致的 PH 应在专科指导下积极治疗基础疾病。

1. 一般治疗（住院第1~13天）

（1）适当体力活动和在专业指导下进行康复。

（2）PAH患者避免妊娠。若妊娠期间被确诊为PAH，最好在孕22周前终止妊娠；选择继续妊娠者，必须转至专业的PH中心进行全面评估和密切随访。可以考虑给予前列环素类似物或磷酸二酯酶5型（phosphodiesterase type 5，PDE5）抑制剂治疗，尽量降低肺动脉压及PVR。

（3）预防感染。

（4）评估患者精神心理状态，鼓励家属给予心理支持，必要时请专科进行干预和支持。

（5）监测基础疾病。

2. 基础治疗（住院第1~13天）

（1）抗凝治疗　口服抗凝药需权衡潜在的获益及未来可能的出血风险。CTEPH患者若无抗凝禁忌，推荐终生抗凝治疗。

（2）利尿药　PAH患者出现失代偿性右心衰竭时导致液体潴留、中心静脉压升高、肝瘀血、多浆膜腔积液等，利尿药可改善上述状况。常用利尿药包括袢利尿药（呋塞米、托拉塞米）和醛固酮受体抑制剂（螺内酯）。近年，也尝试将排水型利尿药血管升压素V_2受体拮抗剂（托伐普坦）用在这类患者中，确切疗效及安全性尚需经进一步临床研究证实。应用利尿药治疗时需要监测体重、肾功能、电解质等血生化指标，避免低血容量和电解质紊乱。

（3）氧疗　基于慢性阻塞性肺疾病患者的证据，建议动脉血氧分压低于60mmHg（外周血氧饱和度＜91%）的PAH患者进行氧疗，以使动脉血氧分压≥60mmHg（外周血氧饱和度≥91%）。

（4）地高辛及其他心血管药物　地高辛可以增加心脏收缩力，改善心排血量，可用于降低PAH患者发生快速性房性心律失常的心室率。不建议应用ACEI、ARB、β受体阻滞剂、硝酸酯类或伊伐布雷定等药物治疗PAH，如因合并左心疾病（高血压、冠心病等）需要应用以上药物者，需观察血压、心率等，注意药物间相互作用。

（5）贫血的治疗　对铁缺乏的PAH患者进行补铁治疗（首选静脉补铁）。

3. 特异性药物治疗（住院第2~13天）

（1）钙通道阻滞剂（CCB）　急性血管反应试验阳性患者建议给予足量CCB治疗，心率偏慢者考虑应用硝苯地平和氨氯地平，心率偏快者倾向于应用地尔硫䓬。建议起始低剂量，逐渐增加至可耐受的最高剂量，硝苯地平120~240mg/d，地尔硫䓬240~720mg/d，氨氯地平最高可达20mg/d。未进行急性血管反应试验或者反应阴性的患者因低血压、晕厥、右心衰竭等可能的严重副作用，不应使用

CCB 类药物。对于其他类型的 PAH 患者，急性血管反应试验无法预测 CCB 的长期疗效，亦不推荐使用 CCB。

（2）内皮素受体拮抗剂（endothelin receptor antagonist，ERA）　内皮素在 PAH 发病中起重要作用。内皮素 -1 可通过与肺血管平滑肌细胞中的内皮素受体 A 和 B 结合，引起血管收缩，促进有丝分裂，参与 PAH 的发生发展。波生坦是第一个合成的 ERA 类药物，为内皮素受体 A、B 双重拮抗剂。波生坦可以改善患者运动耐量、心功能分级、血流动力学参数以及临床恶化时间。安立生坦是高选择性内皮素 A 受体拮抗剂，能显著改善患者 6MWD。马昔腾坦是新一代双重 ERA，具有更好的组织穿透力和受体亲和力，能降低 PAH 导致的死亡率或住院率，改善患者 6MWD、WHO 功能分级、生活质量、血流动力学参数和 NT-proBNP。

（3）PDE5 抑制剂　一氧化氮是重要的血管扩张因子，通过维持血管平滑肌细胞内环磷酸鸟苷（cyclic guanosine monophosphate，cGMP）浓度到达扩血管效应。西地那非是一种特异性 PDE5 抑制剂，能改善患者 6MWD、WHO 功能分级以及血流动力学。他达拉非是一种长效的 PDE5 抑制剂。伐地那非是一种高选择性 PDE5 抑制剂。

（4）可溶性鸟苷酸环化酶（soluable guanylate cyclase，sGC）激动剂　利奥西呱是一种新型的 sGC 激动剂，具有独特的双重激活 sGC 机制，引起血管舒张和抗重塑作用。

（5）前列环素类似物和前列环素受体激动剂　前列环素由血管内皮细胞产生，具有强效扩张血管作用，也是目前最强的内源性血小板聚集抑制剂。依前列醇是第一个人工合成的前列环素类似物。伊洛前列素是一种前列环素类化合物，可通过肺泡型雾化装置给药。曲前列尼尔在室温下化学性质稳定，半衰期长（2 ～ 4h），与依前列醇具有相似的药理学性质。司来帕格是一种长效的口服前列环素受体激动剂。

4. 手术治疗（住院第 2 ～ 13 天）

（1）球囊房间隔造口术（balloon atrial septostomy，BAS）　通过 BAS 建立心房内右向左分流可以降低右心的压力，增加左心室前负荷和心排血量。BAS 的实施尽管降低了动脉血氧饱和度，但可改善体循环氧气的转运，同时可降低交感神经过度兴奋。

（2）PEA　PEA 是治疗 CTEPH 最有效的方法，手术评估需要在有经验的中心进行。手术在深低温停循环技术下进行，手术适应证包括：术前 WHO 功能分级 Ⅱ～Ⅳ级，外科手术可及的肺动脉主干、叶或段肺动脉的血栓。高龄、PVR 高和右心功能不全影响手术的预后。PEA 手术复杂，围术期需要呼吸与危重症、心血管、麻醉、体外循环、影像等多学科团队密切合作。

（3）肺移植和心肺联合移植 对于治疗无效或 WHO 功能分级维持在Ⅲ级或Ⅳ级的 PAH 患者建议行肺移植。

PH 患者移植评估标准和移植标准，多采用 2014 年国际心肺移植协会更新的标准。

① 移植评估标准：充分内科治疗后仍为 WHO 功能分级Ⅲ或Ⅳ级；疾病进展迅速；需使用静脉前列环素类似物治疗；已知或可疑 PVOD 或 PCH。

② 移植标准：包括前列环素类似物在内的药物联合治疗至少 3 个月，仍为 WHO 功能分级Ⅲ或Ⅳ级；心脏指数 $< 2L/$（$min \cdot m^2$）；右心房压 $> 15mmHg$；$6MWD < 350m$；出现明显咯血、心包积液或进行性右心衰竭的征象（如肾功能不全、胆红素升高、BNP 或 NT-proBNP 升高等）。

目前国际心肺移植协会对于绝大部分 PAH 患者推荐双肺移植。由简单分流性先天性心脏病引起的艾森门格综合征可选择双肺移植 + 心脏缺损修补术或心肺联合移植，室间隔缺损引起的 PAH 行双肺移植 + 心脏缺损修补术更能获益。术中、术后应用 ECMO。进入等待肺移植名单的受者建议术前进行康复训练。

5. 主要护理工作

（1）一般护理 经常巡视患者，减少不必要的活动，保持排便通畅，减少肌体耗氧量。嘱急性期的患者绝对卧床休息。减少患者搬运，外出检查时使用轮椅或平车，备好充足氧气，必要时专人陪同，途中注意生命体征变化。

（2）病情观察 注意观察呼吸频率、节律、呼吸方式、发绀情况，监测血气分析结果，特别是血氧饱和度、氧分压、二氧化碳分压，防止发生呼吸性碱中毒。

（3）改善缺氧状况 协助采取半卧位，持续吸氧，纠正低氧血症，改善胸闷、憋气、呼吸困难等症状。指导有效呼吸，控制呼吸频率，深呼吸、缓呼气，必要时改用面罩吸氧，保持氧饱和度 90% 以上。

（4）心电监测 对于危重患者监测心率、心律，如有异常给予对症处理，并备好急救物品。

（5）用药护理 常用药物包括曲前列尼尔、抗凝血药、利尿药、洋地黄等，观察药物疗效，注意药物的副作用及不良反应。血管舒张药需长期服用药物，不可随意增减剂量或擅自停药，观察用药后血压变化，避免体位性低血压。用抗凝血药时注意观察黏膜、牙龈、皮肤及伤口有无出血及渗血情况，根据医嘱定期监测出凝血时间、凝血酶原时间、血小板计数、INR 等。用利尿药者，注意有无低钾血症或低钠血症，如乏力、腹胀、心悸、食欲下降、精神差等症状。用血管紧张素转换酶抑制剂时注意是否出现咳嗽的副作用。用洋地黄等药物时发现患者心率低于 60 次 / 分时及时告知医师。

（6）饮食护理　给予清淡、易消化、富含营养的饮食，每餐不宜过饱，多食豆制品与鱼类，少吃油煎炸或辛辣食物，多食蔬菜水果，保持大便通畅，戒烟酒。右心衰竭时限制水和钠盐摄入，每日食盐小于 5g，服利尿药者可适当放宽，限制含钠高的食品。有水肿者液体控制在每日 1500mL 以内。

（7）潜在并发症的预防与护理

① 晕厥：晚期肺动脉高压患者伴有不同程度的右心功能改变，活动耐力降低，轻微活动即可出现气促及喘憋症状，指导患者进行适量的体力活动，一般活动强度以患者能够耐受为限，以免加重病情。应用血管扩张药时由于药物作用可出现体位性低血压，易发生晕厥，特别是在服药后 1 ～ 2h 最易发生，嘱患者在服药 2h 内卧床休息，服药 2h 后起床时要先坐床上几分钟，无任何不适感觉再缓慢下床活动，必要时加用床挡；服药前后注意监测患者血压。嘱患者减少弯腰程度，避免长期站立，尽量坐位休息，及时发现晕厥先兆，如头痛、头晕、面色苍白、出汗。一旦出现眩晕、黑蒙，应立即采用坐位或卧位休息。

② 窒息：及时发现有咯血倾向的患者，备好吸引器、止血药物，如垂体后叶素、氨甲苯酸、维生素 K 等。咯血时注意患者体位，以半坐位头偏向一侧为宜，保持气道通畅，预防出现窒息。

（8）心理护理　做好患者及家属心理疏导，加强疾病相关知识的宣传教育，增强患者战胜疾病的信心。

（9）转科　拟行 BAS、PEA、肺移植和心肺联合移植的患者转外科病房进行手术，做好转科交接。

（四）出院医嘱及注意事项（住院第 14 天）

1. 出院标准

PH 患者出院前需满足以下条件：①患者的检查、检验项目均已完善，PH 的诊断已明确；②患者达到低危状态，表现为良好的运动耐量、生活质量、右心功能和低死亡风险。

2. 出院医嘱

出院医嘱包括非药物治疗和药物治疗。

非药物治疗方面：①饮食宜清淡、易消化、富含营养，每餐不宜过饱，多食蔬菜、水果，保持大便通畅，戒烟酒。②右心衰竭患者需限制水和钠盐摄入，每日食盐小于 5g，服利尿药者可适当放宽，限制含钠高的食品。有水肿者液体控制在每日 1500mL 以内。③避免劳累，适当运动，保证充足的睡眠。④自觉避免诱因，如受凉感冒、接触高原环境等，尽量避免坐飞机，育龄妇女采取避孕措施。避免情绪激动及精神紧张。

药物治疗方面需制订个体化的药物方案，包括病因相关疾病治疗、抗凝治疗、特异性治疗，告知每种药物服用剂量、频次、时程、药物不良反应及停药指征等。

3. 出院后注意事项

（1）PH 患者出院后 3 ～ 6 个月至心内科门诊复查进行评估，常规出院后每 3 ～ 5 个月进行随访。若患者出院后发生了病情变化，建议患者及时就诊。

（2）复查项目包括 WHO 功能分级、血常规、血生化、动脉血氧饱和度、BNP 或 NT-proBNP、6MWT、超声心动图等，根据患者病情和用药情况进行其他检查项目包括铁代谢、D- 二聚体、肌钙蛋白、甲状腺功能等。在调整治疗方案或临床恶化时复查右心导管检查。

（3）患者出院后行抗凝治疗期间需警惕出血风险，余参见心房颤动。

（4）出院后患者需加强自身监管，尤其是按医嘱规律服药，不得擅自停药或改动药物治疗方案。

4. 出院健康指引

（1）活动指导　活动量以不引起心悸、气促等症状为原则，避免劳累，建议散步、打太极拳等。注意保证充足的睡眠。伴心衰者根据心功能分级合理安排休息与活动，应避免紧张性运动，有条件在医师指导下进行家庭氧疗。有晕厥者注意安全，避免单独外出。

（2）用药指导　告知患者有关药物的名称、剂量、用法、作用与副作用，嘱患者坚持遵医嘱服药，不要随意增减或撤换药物。

（3）饮食指导　进食清淡、易消化、富含营养的食物，每餐不过饱，多食豆制品与鱼类，少吃油煎炸或辛辣食物，多食蔬菜、水果，戒烟酒。

（4）避免诱因　避免受凉感冒、接触高原环境；尽量避免坐飞机；育龄妇女采取避孕措施；勿过度劳累和做重体力活动；避免情绪激动、精神紧张、感染、饮食不当、擅自停药或减量等。

5. 个案管理

协助患者及家属了解治疗方案，向患者及家属解释 PH 基础疾病治疗和预防右心衰竭的重要性；强化疾病的饮食、活动、药物、心理等相关知识宣教；制订出院前准备计划。填写心血管疾病住院期间信息登记和个案管理计划（附表 4）。

四、院后随访管理

（1）制订个性化院后随访计划　组织主管医师、责任护士、营养师制订出院随访管理计划（表 4-21-3）。根据患者所患疾病的危险因素，制订患者个性化随

表 4-21-3　PH 患者出院随访管理计划

时间 项目	短期随访 （出院后 1～30 日，出院后 1 个月复诊）	中期随访 （出院后 31～365 日，出院后 3、6、12 个月复诊）	长期随访 （出院后 365⁺日，每半年复诊一次）
主要诊疗	□复查常规项目包括 WHO 功能分级、6MWT、血气分析、血常规、肝肾功能、电解质、BNP 或 NT-proBNP、D-二聚体、肌钙蛋白、凝血功能 □根据患者具体情况选择超声心动图、胸部 X 线片、心电图 □根据患者结果调整用药方案	□复查常规项目包括 WHO 功能分级、6MWT、血气分析、血常规、肝肾功能、电解质、BNP 或 NT-proBNP、D-二聚体、肌钙蛋白、凝血功能 □根据患者具体情况选择超声心动图、胸部 X 线片、心电图 □调整用药方案，评价综合管理的效果	□复查常规项目包括 WHO 功能分级、6MWT、血气分析、血常规、肝肾功能、电解质、BNP 或 NT-proBNP、D-二聚体、肌钙蛋白、凝血功能 □根据患者具体情况选择血脂、血糖、心肌酶、超声心动图、胸部 X 线片、心电图和右心导管检查 □评估疾病的危险因素，提前进行治疗和预防
专科护理	1. 出院后一周内电话随访，具体内容有： □缺氧改善情况 □肺动脉压力及血压情况 □日常活动能力 □服药情况及副作用 □水电解质、酸碱平衡情况 □营养状态改善情况 2. 随访数据收集	1. 出院后 3、6、12 个月内电话随访，具体内容有： □自我管理落实情况 □服药和复诊依从性 □药物副作用 □日常生活能力 □精神、心理状态 □营养状态 □检验指标 2. 随访数据收集	1. 1 年以后每半年电话随访，具体内容有： □自我管理落实情况 □服药和复诊依从性 □药物副作用 □日常生活能力 □精神、心理状态 □营养状态 □检验指标 □疾病危险因素 2. 随访数据收集
个案管理	□回答患者咨询 □推送 PH 自我管理健康教育的软文和视频，强调重要性，必要性 □收集患者饮食、运动、服药依从性、血压、心率、血氧饱和度等信息 □记录下次随访评估和关注内容 □信息反馈	□回答患者咨询 □推送饮食、运动、服药、自我监测单独的健康教育软文和视频 □收集患者饮食、运动、服药依从性、血压、心率、血氧饱和度等信息 □记录下次随访评估和关注内容 □信息反馈	□回答患者咨询 □推送疾病相关知识的软文和视频，强调长期坚持的重要性 □收集患者饮食、运动、服药依从性、血压、心率、血氧饱和度等信息 □记录下次随访评估和关注内容 □信息反馈
患者配合事项	□出院后满 1 个月完成面诊 □注意自我症状评估，及时报告异常 □注意观察药物副作用 □学习药物相关知识和 PH 自我管理常识	□出院后 3、6、12 个月完成面诊 □注意自我症状评估，及时报告异常 □注意观察药物副作用 □落实生活方式的改变，如饮食、运动、情绪等 □学习 PH 自我管理落实的方法	□出院满 1 年后，每半年完成 1 次面诊 □注意自我症状评估，及时报告异常 □注意观察药物副作用 □落实生活方式的改变，如饮食、运动、情绪等 □学习疾病相关内容，避免疾病的诱发因素 □落实 PH 自我管理

访重点。疾病管理能够达到：各项指标控制良好，如血压、血氧饱和度、肺动脉压力等；遵医嘱按时服用药物。

（2）安排复诊时间　常规出院后第 1、3、6、12 个月各复诊一次，1 年以后每半年复诊一次，如出现明显胸痛、咯血、发绀、全身水肿等症状和体征，立即复诊。建议 PH 患者长期进行随访管理，根据病情和症状随时进行处理，预防右心衰竭发作，降低再住院率，提高生存质量。

（3）复诊结束后填写心血管疾病复诊后信息登记和个案管理计划（附表 5）。

第二十二节　肺血栓栓塞症

一、概述

肺栓塞是内源性或外源性栓子堵塞肺动脉或其分支引起肺循环障碍的临床和病理生理综合征。血栓是最常见的栓子，由血栓引起的肺栓塞称为肺血栓栓塞症（pulmonary thromboembolism，PTE）。一旦发生肺出血或坏死者则称为肺梗死。PTE 是第三位常见心血管疾病，仅次于高血压和冠心病。在西方，未经治疗的 PTE 病死率高达 30%，占全部疾病死亡原因的第三位。

急性 PTE 在全球范围内都是一高致残率、高致死率、高误诊率的常见病，也是住院患者的常见并发症。因其发病隐匿且症状无特异性，常常被忽视，是住院患者非预期死亡和围术期死亡的重要原因，也是导致医疗费用增加、住院时间延长和医疗纠纷的主要原因。急性 PTE 患者，早期如能正确诊断，及时给予有效治疗，大多数预后良好，病死率可降低至 2% ～ 8%。然而，该病误诊率高达 70% ～ 80%。高危患者如不能及时诊断、正确治疗，将危及生命；存活的高危患者，部分将发展成慢性血栓栓塞性肺动脉高压、慢性肺源性心脏病而致残，丧失劳动能力，预后极差。绝大多数的 PTE 患者都可能存在静脉血栓形成的易患因素。常见的易患因素包括：卧床少动、创伤、术后、慢性心肺疾病、肥胖、恶性肿瘤、妊娠、口服避孕药以及某些凝血、纤溶机制的先天性缺陷（如蛋白 S、蛋白 C 缺乏和凝血因子 V Leiden 基因突变）等。

PTE 发生时由于血栓堵塞肺血管床的大小、程度、速度，以及患者的基础心肺功能状态不同，使得 PTE 临床表现呈多样性、复杂性，从没有或有极少的临床症状到急性右心衰竭所致心源性休克，甚至首发心搏、呼吸骤停导致猝死，因此，极易造成误诊或漏诊。随着对静脉血栓栓塞性疾病认识的提高，现代非侵入性诊断策略（主要是 CT 肺动脉造影）的广泛使用，以及出于医学和法律方面的考虑，使得临床医师对 PTE 进行了过度检查，PTE 的漏诊率减少。近年来北美一些研究显示疑诊 PTE 的检出率已低至 5%，这一数字与 20 世纪 80 年代早期报道的约 50% 形成了鲜明对比。因此，要加强对疑似 PTE 患者的规范管理，遵循更安全、更容易使用和标准化的管理流程以提高诊断准确性，避免过度使用 PTE 的确诊检查。2019 年 ESC《急性肺栓塞诊断和治疗指南》建议推荐使用简化的 Wells 评分和修正 Geneva 评分（表 4-22-1）进行疾病可能性评估，从而提高临床适用性并提高 PTE 的确诊率。

表 4-22-1　2019 ESC 指南简化的评分和修正 Geneva 评分　　　单位：分

简化 Wells 评分		计分	修正 Geneva 评分		计分
PTE 或深静脉血栓病史		1	PTE 或深静脉血栓病史		1
4 周内制动或手术		1	1 月内手术或骨折		1
活动性肿瘤		1	活动性肿瘤		1
心率 ≥ 100 次 / 分		1	心率	75 ～ 94 次 / 分	1
咯血		1		≥ 95 次 / 分	2
深静脉血栓症状或体征		1	单侧下肢疼痛		1
其他鉴别诊断的可能性低于 PTE		1	单侧深静脉触痛及单侧下肢水肿		1
			年龄 ≥ 65 岁		1
临床可能性	低度	0 ～ 1	临床可能性	低度	0 ～ 2
	高度	≥ 2		高度	≥ 3

PTE 的常见临床表现主要为呼吸困难、胸痛、晕厥或近似晕厥，以及咯血等。尽管临床上血流动力学不稳定（低血压、休克）和晕厥较少见，但一旦出现则往往提示危险分层为高危。如患者出现上述临床表现，需立刻行进一步检查以明确诊断。

对于确诊急性 PTE 的患者，临床医师应综合临床评估、实验室检验及影像学检查对其进行危险分层，采取个体化的治疗决策。采用肺栓塞严重指数（pulmonary embolism severity index，PESI）和简化 PESI 评分（sPESI）评估患者 PTE 严重程度及预后（表 4-22-2）。表 4-22-3 为指南给出判断 PTE 严重程度与早期死亡相关的危险分层。

二、院前管理

参考本章第一节心力衰竭的相关内容。

表 4-22-2　PESI 和简化 PESI

相关因素	PESI	sPESI
年龄	1 岁计 1 分	> 80 岁计 1 分
性别	10 分	—
罹患肿瘤	30 分	1 分
合并慢性心力衰竭	10 分	1 分
合并慢性肺部疾病	10 分	1 分
心率> 110 次 / 分	20 分	1 分
收缩压< 100mmHg	30 分	1 分
呼吸> 30 次 / 分	20 分	—
体温< 36℃	20 分	—
精神状态改变	60 分	—
$S_aO_2 < 90\%$	20 分	1 分
危险分层	Ⅰ级≤ 65 分，病死率极低（0% ～ 1.6%） Ⅱ级 66 ～ 105 分，病死率中等（3.2% ～ 7.1%） Ⅲ级 106 ～ 125 分，病死率高（4.0% ～ 11.4%） Ⅳ级> 125 分，病死率极高（10.0% ～ 24.5%）	0 分，病死率 1.0% ≥ 1 分，病死率 10.9%

表 4-22-3　PTE 严重程度与早期死亡相关危险分层

危险分层	血流动力学不稳定	PESI Ⅲ～Ⅳ级或 sPESI ≥ 1 分	B 超或 CT 肺动脉造影显示右心室功能不全	肌钙蛋白水平升高
高危	+	+	+	+
中高危	−	+	+	+
中低危	−	+	+/−	−/+
低危	−	−	−	−/ 未查

注：+ 为阳性；−为阴性；B 超或 CT 肺动脉造影显示右心室功能不全与肌钙蛋白水平升高两者之一阳性或无阳性。

三、院中管理

（一）病史采集和体格检查（住院第 1 天）

1. 病史采集

现病史：参见本章第十七节心脏瓣膜疾病的相关内容。需要询问患者有无下肢静脉血栓病史。还需获知患者入院前是否接收抗凝、溶栓等药物治疗。

既往史：了解患者合并基础疾病的情况，包括原发性高血压、糖尿病、血脂异常、慢性肾功能不全等，以及相关用药史和疾病控制情况。患者基础疾病的用药史和对药物的反应将影响患者后续药物治疗方案的调整。还需询问患者有无出血史，包括脑出血及消化道出血等。患者既往出血情况将影响患者对后续溶栓治疗的耐受性及抗栓方案的制订。

个人史：询问患者有无吸烟史和饮酒史，有无药物过敏史，尤其是造影剂过敏史。

家族史：了解有无肿瘤及某些凝血、纤溶机制先天性缺陷的家族史。

2. 体格检查

重点进行呼吸频率、节律以及心率的检查。观察是否出现发绀，如有则多由肺内分流或心内分流（卵圆孔开放）所致，有无发热，检查呼吸音及肺内是否可闻及干湿啰音，初步判断是否存在肺部病变。还需检查是否存在下肢深静脉血栓形成导致的下肢肿胀、压痛、僵硬、色素沉着和浅静脉曲张等。还需评估患者的基础营养情况，完善全身各系统体格检查，以及心血管专科体格检查，详见第二章第一节病史采集与专科检查。

3. 主要护理工作

参考本章第一节心力衰竭的相关内容。

（二）检验检查（住院第 1～3 天）

1. 常规检验项目

包括：①血常规、粪常规＋隐血试验、尿常规；②肝肾功能、电解质、血脂、空腹血糖等生化指标；③ D-二聚体、心肌酶学、hs-cTn、BNP 或 NT-proBNP。血气分析判断是否存在低氧血症、低碳酸血症、呼吸性碱中毒及 $P_{(A-a)}O_2$ 增大，若存在则高度怀疑 PTE。D-二聚体的阴性预测价值很高，D-二聚体正常时，PTE或深静脉血栓形成发生的可能性很小。D-二聚体升高可见于肿瘤、严重感染或炎症、妊娠或住院患者，所以其阳性预测价值较低。2019 年 ESC 指南推荐：①对于门诊或急诊评估临床可能性较低或中等可能的患者，建议采用高敏度检测方法测定血浆 D-二聚体，以减少不必要的放射影像检查；②对于 D-二聚体界值，应考虑根据年龄进行校正 ［＞ 50 岁患者为年龄（岁）×10μg/L］，以排除临床评估低中度可能或那些不太可能的 PTE 患者；③将临床可能性评估调整的 D-二聚体临界值，替代固定的及年龄调整的 D-二聚体界值以排除 PTE；④对于临床评估高度可能的患者，不推荐进行 D-二聚体检测，因为即使应用高敏感度检测方法结果正常，仍不能安全地排除 PTE。

2. 常规辅助检查

包括静息心电图、动态心电图、胸部 X 线片、经胸超声心动图、下肢血管彩超、腹部彩超等。91%～97% 的急性大块 PTE 患者心电图有改变，特别是伴随缺乏原因的劳力性呼吸困难而出现的右心室负荷过重的心电图变化更具诊断意义。PTE 的心电图无特异性改变，多在发病后数小时出现，常于数周内消失。因此，PTE 患者心电图要做动态观察。最常见的改变是窦性心动过速，$S_1Q_{III}T_{III}$，T 波 $V_1 \sim V_4$ 倒置，QRS 电轴多数右偏，$S_1S_{II}S_{III}$ 征和顺钟向转位，完全性或不完全性右束支传导阻滞，右心室肥厚。有时 PTE 的心电图改变不够典型，应常规做右胸导联心电图，并动态观察心电图变化。肺梗死时胸部 X 线片常见的征象有肺浸润或肺梗死阴影，多呈楔形，凸向肺门，底边朝向胸膜；患侧膈肌抬高，也可出现纵隔和气管向患侧移位；可见胸腔积液，区域性肺血管纹理稀疏、纤细，部分或一侧肺野透过度增强等。正常的胸部 X 线片不能排除 PTE 的诊断。超声心动图在心功能评价、肺动脉压力测定、危险分层、决定 PTE 治疗方案、疗效评估，以及预后分析等方面具有独特价值。超声心动图另一重要价值是与其他心脏病的鉴别诊断。下肢血管彩超检查是否存在下肢深静脉血栓，给 PTE 的诊断带来提示。腹部彩超不是心血管疾病患者的必须检查项目，但其可辅助评估腹腔各脏器是否存在病变，尤其是恶性肿瘤需要外科限期手术干预者。

3. 特殊检查

（1）CT 肺动脉造影　CT 肺动脉造影仍是诊断 PTE 的重要检查方法。对于低度、中度 PTE 可能性的患者，若 CT 肺动脉造影检查为阴性结果，可排除 PTE；而中度或高度 PTE 可能性的患者，若 CT 肺动脉造影为阳性，则可确诊 PTE。

（2）肺通气/灌注显像　作为确诊 PTE 的一项重要检查手段。如该检查结果正常可排除 PTE，如结果为阳性，则大概率提示该患者为 PTE。该检查具有安全性高和造影剂用量少等优点，相对于 CT 肺动脉造影，更适用于年轻人（尤其女性）、妊娠期女性、造影剂过敏，以及肾功能衰竭的患者。

（3）肺动脉造影　肺动脉造影仍是 PTE 诊断的金标准，然而，随着检查效果相仿的 CT 肺动脉造影的普及，行肺动脉造影检查越来越少。该检查可显示血栓存在的直接证据，不管是充盈缺损还是肺动脉分支的截断征象，在亚节段动脉中甚至可以看到直径 $1 \sim 2mm$ 的血栓，因此目前主要用于急性 PTE 介入治疗的定位诊断。

4. 主要护理工作

（1）特殊检查配合

① CT 肺动脉造影：配合注意事项参考本章第八节急性非 ST 段抬高型心肌梗死的相关内容。

② 肺灌注显像：在检查时注射显影剂时嘱患者保持安静休息，可吸氧 10min，达到减少肺血管痉挛的目的。

③ 肺动脉造影：术前术后护理详见第三章第五节介入治疗的护理。

（2）其他 参考本章第一节心力衰竭的相关内容。

（三）治疗方案（住院第1～10天）

1.一般治疗（住院第1～10天）

重症患者应监测呼吸、心率、心律、血压、心电图以及血氧饱和度等变化。酌情给予镇静镇痛药及小剂量抗焦虑药，以缓解疼痛、解除紧张焦虑，通常非甾体抗炎药可能比麻醉剂对缓解胸膜刺激引起的胸痛更有效。氧分压低于60～65mmHg，尤其是存在低心排血量者，应给予持续吸氧，吸入氧浓度应使血氧饱和度90%以上为宜。缓解迷走神经张力过高引起的肺血管痉挛和冠状动脉痉挛，可给罂粟碱30mg皮下、肌内或静脉注射，每小时一次。限制静脉补液量（不宜超过500mL），避免右心室充盈压进一步升高，以免诱发右心衰竭。血压正常而心排血量减低患者可给予多巴酚丁胺或多巴胺增加心排血量，同时有可能降低肺血管阻力。保持大便通畅，避免剧烈咳嗽。急性PTE患者适当制动、严禁肢体按摩。

2.急救措施（住院第1～3天）

（1）合并休克者给予多巴胺、多巴酚丁胺、肾上腺素或去甲肾上腺素等药物，一般多巴胺5～10μg/（kg·min），多巴酚丁胺3.5～10.0μg/（kg·min），或去甲肾上腺素0.2～2.0μg/（kg·min），持续静脉滴注，使收缩压维持在90～100mmHg，心脏指数＞2.5L/（min·m²）及尿量＞50mL/h。

（2）迅速纠正引起低血压的心律失常，如心房扑动、心房颤动等。

（3）如出现呼吸衰竭严重低氧血症时可短时应用机械通气治疗。

（4）积极进行抗凝和溶栓治疗。

3.抗凝治疗（住院第1～10天）

抗凝治疗是PTE的基本治疗。只要临床高度疑诊为急性PTE，在进行确诊检查之前应开始肝素抗凝治疗，不能因为等待确诊检查结果而延误治疗。普通肝素给药应快速、足量，使最初24h内的活化部分凝血活酶时间（APTT）延长为基础值的1.5～2.5倍，以有效抑制凝血正反馈机制。长期抗凝药物选择中，2019年ESC指南指出如果患者无口服新型抗凝药物（NOAC）的禁忌证，应首选NOAC，维生素K拮抗剂（华法林）是替代治疗。但针对一些特殊情况如抗磷脂抗体综合征的患者，仍推荐使用维生素K拮抗剂进行终身治疗。对于PTE患者，推荐初始抗凝治疗时间至少3个月。3个月后是否继续进行延展期抗凝治疗，需要根据患者的具体情况决定。

4.溶栓治疗（住院第1～3天）

溶栓治疗能快速溶解血凝块，恢复肺灌注。如果没有溶栓绝对禁忌证，对伴有休克或低血压的 PTE 患者应给予积极的溶栓治疗。

对于中危组及低危组患者，不建议常规行溶栓治疗，只有抗凝治疗效果不佳，出现血流动力学不稳定的患者，才考虑进行升级治疗。

目前溶栓治疗的适应证：①急性高危 PTE 且无明显出血并发症的风险。②急性中危 PTE 患者，出现预后不良的临床证据（如新出现的血流动力学不稳定、呼吸衰竭恶化、严重的右心室功能障碍和严重的心肌坏死）且出血风险较低。③低危患者不建议溶栓治疗；急性中危 PTE 伴轻度右心室功能不全，轻度心肌坏死，且无临床恶化的患者不宜溶栓治疗。常用的溶栓药有：链激酶、尿激酶、重组组织型纤溶酶原激活剂（rt-PA）。目前我国推荐的溶栓治疗方案：①尿激酶 20000IU/kg 持续静脉滴注 2h；② rt-PA 50 ～ 100mg 持续静脉滴注 2h。溶栓结束后，当 APTT 降低到对照值的 1.5 倍（通常是 1.5 ～ 2.0 倍）以内开始皮下注射低分子量肝素，次日口服抗凝药物。

溶栓治疗绝对禁忌证有：①任何时间发生的出血性卒中或不明原因卒中，26 个月内缺血性卒中；②中枢神经系统损害或肿瘤；③近期（3 周以内）重大创伤 / 手术 / 头部外伤；④ 1 个月内胃肠道出血；⑤活动性出血。

溶栓治疗相对禁忌证有：① 6 个月内短暂缺血发作；②口服抗凝药；③孕妇及产后 1 周；④无法压迫的穿刺；⑤创伤性复苏；⑥未控制良好的高血压（收缩压＞ 180mmHg）；⑦晚期肝脏疾病；⑧感染性心内膜炎；⑨活动性溃疡。

5. 手术和介入治疗（住院第 1 ～ 10 天）

（1）肺动脉血栓内膜剥脱术　CTEPH 多由静脉血栓反复脱落栓塞肺动脉所致，也可由急性 PTE 演变而来，是治疗 CTEPH 的首选。

（2）经导管肺动脉血栓去除术　临床上血流动力学不稳定的 PTE 患者死亡危险最高，单纯积极的溶栓及抗凝治疗，病死率仍高达 18% ～ 54%，况且部分存在溶栓禁忌证，或单侧肺动脉完全阻塞等溶栓效果差以及多种原因延误了溶栓时机，血栓处于亚急性期的患者，很难或无法从溶栓治疗中获益。而急诊外科肺动脉血栓清除术效果不够理想，病死率高达 20% ～ 50%，且并非随时可行。从而确立了介入治疗在 PTE 治疗中的作用及价值，弥补了溶栓、抗凝和外科手术的不足。多用于急性大块中心型 PTE，溶栓或抗凝治疗禁忌或经溶栓治疗效果不佳的患者。可联合局部溶栓治疗。

（3）下腔静脉滤器置入术　经皮放置下腔静脉滤器经不断改进，操作简便易行，对 PTE 高风险患者有益，不推荐深静脉血栓患者常规应用。

6. 主要护理工作

（1）保持氧气供需平衡　主要护理措施包括休息和给氧。①休息：活动、呼吸运动加快、心率加快、情绪紧张和恐惧均可增加氧气消耗、加重缺氧，因此，患者应绝对卧床休息，协助抬高床头或取半卧位，指导进行深慢呼吸，并通过采用放松术等方法减轻恐惧心理，降低耗氧量。②给氧：患者有呼吸困难时，根据缺氧严重程度选择适当的给氧方式和吸入氧浓度进行氧疗。对于轻度或中度呼吸困难的者，可采用鼻导管或面罩给氧；对于严重呼吸困难者，遵医嘱使用机械通气。

（2）生命体征监测　对高度怀疑或确诊 PE 的患者，需入住重症监护病房，对患者进行严密监测。①呼吸状态：当出现呼吸浅促、动脉血氧饱和度降低、心率加快等表现，提示呼吸功能受损、机体缺氧。②意识状态：监测患者有无烦躁不安、嗜睡、意识模糊、定向力障碍等脑缺氧的表现。③循环状态：监测有无颈静脉充盈、肝大、肝颈静脉回流征阳性、下肢水肿及静脉压升高等右心功能不全的表现。当较大的肺动脉栓塞后，可使左心室充盈压降低、心排血量减少，因此需严密监测血压和心率的改变。

（3）用药护理　遵医嘱适当使用镇静、镇痛、镇咳等相应的对症治疗措施缓解症状，减轻焦虑，注意观察疗效和不良反应。

（4）溶栓治疗的护理　遵医嘱给予溶栓药，应注意对临床及相关实验室检查情况进行动态观察，评价溶栓疗效。溶栓治疗的主要并发症是出血，最常见的出血部位为血管穿刺处，严重的出血包括腹膜后出血和颅内出血，后者发生率为 1%～2%，一旦发生，预后差，约半数患者死亡。因此对溶栓治疗患者应：①密切观察出血征象，如皮肤发绀、血管穿刺处出血过多、血尿、腹部或背部疼痛、严重头痛、神志改变等。②严密监测血压，当血压过高时及时报告医师进行适当处理。③给药前宜留置外周静脉套管针，以方便溶栓过程中取血，避免反复穿刺血管。静脉穿刺部位压迫止血需加大力量并延长压迫时间。④溶栓治疗后，应每 2～4h 测定一次 PT 或 APTT。当其水平降至正常值的 2 倍时，遵医嘱开始应用肝素抗凝。

（5）抗凝治疗的护理

① 肝素：在开始治疗后的最初 24h 内每 4～6h 监测 APTT，达到稳定治疗水平后，改为每天监测 APTT。肝素治疗的不良反应包括出血和肝素诱导的血小板减少症（HIT）。HIT 的发生率较低，但一旦发生，常比较严重，因此在治疗的第 1 周应每 1～2 天、第 2 周起每 3～4 天监测血小板计数，若出现血小板迅速或持续降低达 30% 以上，或血小板计数 < 100×10^9/L，应报告医师停用肝素。

② 华法林：华法林的疗效主要通过监测 INR 是否达到并保持在治疗范围进行评价，因此，在治疗期间需定期监测 INR。在 INR 未达到治疗水平时需每天监测，达到治疗水平时每周监测 2～3 次，共监测 2 周，以后延长到每周监测 1 次或更长。华法林的主要不良反应是出血。发生出血时用维生素 K 拮抗。应用华法林治疗的前几周还可能引起血管性紫癜，导致皮肤坏死，需注意观察。

（6）消除再栓塞的危险因素

① 急性期：患者除绝对卧床外，还需避免下肢过度屈曲，一般在充分抗凝的前提下卧床时间为 2 ～ 3 周；保持大便通畅，避免用力，以防下肢血管内压力突然升高，使血栓再次脱落形成新的危及生命的栓塞。

② 恢复期：需预防下肢血栓形成，如患者仍需卧床，可将患者下肢抬高高于心脏 20 ～ 30cm 来促进静脉回流。适当的活动或被动关节活动可有效促进静脉回流，踝泵运动是卧床患者腿部运动的主要形式。经典的方法是患者取平卧或是坐位，先尽最大角度向上勾脚，使脚尖朝向自己，保持 10s，后用力绷脚，脚尖尽力向下踩，在最大位置保持 10s。通常的做法是每次做屈伸动作 3 ～ 10min，每天练习 5 ～ 8 次（平均 2h 1 次），以加快血液回流，促进肿胀消除及肢体功能康复，同时能增快高凝状态的血液流动，预防 VTE。穿抗栓袜或气压袜，其原理是在脚踝部建立最高支撑压力，顺着腿部向上逐渐递减，由此改善静脉瓣功能和促进下肢静脉血回流，减少血流瘀滞。

③ 观察下肢深静脉血栓形成的征象：由于下肢深静脉血栓形成以单侧下肢肿胀最为常见，因此需测量和比较双侧下肢周径，并观察有无局部皮肤颜色的改变，如发绀。下肢周径的测量方法：大、小腿周径的测量点分别为髌骨上缘以上 15cm 处和髌骨下缘以下 10cm 处，双侧下肢周径差＞ 1cm 有临床意义。检查是否存在 Homan 征阳性（轻轻按压膝关节并取屈膝、踝关节急速背曲时出现腘窝部、腓肠肌疼痛）。

（7）术后护理

① 伤口观察及饮水量指导：患者术后安全顺利送回监护室后，需严密监测生命体征、血氧饱和度、血气分析及主诉，观察临床症状如胸痛、咳嗽、呼吸困难改善情况。术后遵医嘱监测 24h、48h、72h 血气变化，血氧饱和度，D-二聚体水平，凝血功能等。绝对卧床 24h，术侧肢体制动 6h 以上以预防穿刺处出血、血肿的发生。密切观察双下肢末梢血液循环情况。

② 氧疗：根据患者主诉、临床表现、血氧饱和度、血气分析情况予以鼻导管吸氧、面罩吸氧及无创呼吸机吸氧，按氧疗护理常规支持吸氧。

③ 术后活动指导：介入手术 24h 内指导患者在床上做踝关节的旋转、伸屈、内外翻等功能训练，通过下肢各肌群的收缩来改善患者下肢的血流状态。指导患者适当活动，避免久坐或长时间静止站立。

（8）心理护理　当患者突然出现严重的呼吸困难和胸痛时，医务人员需保持冷静，避免引起紧张慌乱的气氛而加重患者的恐惧心理。护士应尽量陪伴患者，告知患者目前的病情变化，让患者确信目前的治疗能够帮助缓解症状，用患者能够理解的词句和方式解释各种设备、治疗措施和护理操作，并采用非言语性沟通技巧，如抚摸、握住患者的手等增加患者的安全感，减轻其恐惧。当病情骤变时，亲人的陪伴可有效地降低患者的焦虑和恐惧心理，因此，在不影响抢救的前提下，可允许家属陪伴患者。

（四）出院医嘱及注意事项（住院第 10 ~ 14 天）

1. 出院标准

PTE 患者在出院前需满足以下标准：①患者的检查、检验项目均已完善，PTE 的诊断已明确；②患者一般情况好转，血压、心率等控制平稳，患者的呼吸困难、胸痛等症状得到有效缓解；③若患者在住院期间接受了介入检查或治疗，要求患者在出院前恢复良好，无严重手术并发症存在或术后并发症已妥善处理，无需住院继续观察。

2. 出院医嘱

出院医嘱包括非药物治疗和药物治疗。非药物治疗包括养成良好的生活习惯，戒烟戒酒，建议不久坐，保持适当的运动。长期伏案工作、静止时间较长的患者适当活动，避免暴饮暴食及体重过度增加。保持大便通畅，保持良好的心态等方面。

药物治疗方面需在患者出院时制订个体化的药物方案，主要包括抗凝药物以及针对合并症的治疗等。抗凝药物根据患者病情及自身情况选择患者能够接受的抗凝药物，同时也需根据患者的出血风险进行用药评估，还需进一步制订抗凝药物的使用时程。

3. 出院后注意事项

患者在出院后需定期至心内科门诊复查。对于使用华法林者需监测 INR 值是否达标，药物剂量是否需要调整。出院行抗凝治疗者需要警惕出血风险，要注意是否有身体出血、鼻出血，皮肤瘀点、瘀斑，大便变黑或尿色加深等情况，若有出现则提示出血事件的可能，建议尽快就医并重新评估抗凝治疗方案，同时服用抗凝药物要注意尽量避免磕碰。若患者出院后发生了病情变化，警惕 PTE 复发的可能，建议患者及时就诊。

复查项目包括血常规、凝血功能、肝肾功能、心电图、超声心动图、CT 肺动脉造影等。

出院后患者需加强自身监管，尤其是按医嘱规律服药，不得擅自停药或改动药物方案。

4. 出院健康指引

为患者和家属（或照顾者）提供强化自我护理的个性化教育及咨询、合适的治疗信息以协助对患者的延续性护理。自我护理管理教育具体内容如下：

（1）避免复发指导　对存在 DVT 危险因素的人群，应指导其避免可能增加静脉血流淤滞的行为，如长时间保持坐位特别是坐时跷"二郎腿"、卧床时膝下放置枕头、穿束膝长筒袜、长时间站立不活动等，长途旅行应每 1～2h 站起来走动一下。由于高脂血症、糖尿病等疾病可导致血液高凝状态，应指导患者积极治疗原发病。

（2）活动指导　对于卧床患者应鼓励其进行床上肢体活动，不能自主活动的患者需进行被动关节活动，病情允许时需协助早期下地活动和走路。不能活动的患者，将腿抬高至心脏以上水平，可促进下肢静脉血液回流。卧床患者可利用机械作用如穿加压弹力抗栓袜等促进下肢静脉血液回流。

（3）饮食指导　嘱予低盐、低脂、清淡、富含营养的食物，忌饱餐和刺激性食物，多食新鲜蔬菜和水果；保持大便通畅，养成定时排便的习惯；戒烟酒。指导患者适当增加液体摄入，防止血液黏滞度高增加静脉血栓风险。

（4）用药指导　由于肺栓塞（PE）的复发率较高，出院后常需要继续口服华法林进行抗凝治疗，定期测量 INR，如 INR 低于 1.5 或高于 2.5 需及时就诊。一旦观察到出血的表现，应立即到医院就诊。生活中应选用软毛牙刷刷牙，男性剃须应使用电动剃须刀，以减少出血风险。没有医师处方不能服用阿司匹林以及其他非处方药物。

（5）自我监测病情指导　向患者介绍 DVT 和 PE 的表现。对于长时间卧床的患者，若出现一侧肢体疼痛、肿胀，应注意 DVT 发生的可能；如突然出现胸痛、呼吸困难、咳血痰等表现时应注意 PE 复发的可能性，应及时告知医护人员或及时就诊。

（6）心理支持　PE 患者在发作时通常有濒死感，出院后通常会经历栓塞后恐惧症，担心再次发生 PE。因此，需要对患者提供心理上的援助和支持，并告知患者按医嘱服用抗凝药物可以有效预防 PE 发生。

（7）家庭照护者指导　参考本章第一节心力衰竭的相关内容。

5. 个案管理

协助患者及家属了解治疗方案，向患者及家属解释 PTE 基础疾病治疗和预防再次发作的重要性；强化疾病的饮食、活动、药物、心理等相关知识宣教；汇总医师、护士、营养师、药师、康复师、心理咨询师的意见，患者病情平稳后，制订康复计划，包括运动、药物、营养、戒烟、情绪等方面的管理；掌控康复计划的实施进度并进行效果评价；制订出院前准备计划。填写心血管疾病住院期间信息登记和个案管理计划（附表 4）。

四、院后随访管理

（1）制订个性化院后随访计划　组织主管医师、责任护士、营养师、康复师制订出院随访管理计划（表4-22-4）。根据患者所患疾病的危险因素，制订患者个性化随访重点。疾病管理能够达到：遵医嘱按时服用药物、积极控制疾病复发的危险因素、建立健康的生活方式、血压和心率控制达标、抗凝治疗效果达标、定期来院随访等。

（2）安排复诊时间　常规出院后第1、3、6、12个月各复诊一次，如出现不适（见自我监测病情指导），立即复诊。根据病情和症状随时进行处理，控制疾病复发的高危因素，降低再住院率，降低猝死率，提高生活质量。

（3）复诊结束后填写心血管疾病复诊后信息登记和个案管理计划（附表5）。

表4-22-4　PTE患者出院随访管理计划

时间 项目	短期随访 （出院后1～30日，出院后1个月复诊）	中期随访 （出院后31～365日，出院后3、6、12个月复诊）
主要诊疗	□复查项目包括血常规、肝肾功能、血糖、心肌酶学、凝血功能、尿常规、粪常规和隐血试验、心电图 □根据患者具体情况选择评估BNP或NT-proBNP、hs-cTn、超声心动图、CT肺动脉造影、下肢静脉彩超等 □根据患者检验、检查结果调整用药方案	□复查项目包括血常规、肝肾功能、血糖、心肌酶学、凝血功能、尿常规、粪常规和隐血试验、心电图 □根据患者具体情况选择评估BNP或NT-proBNP、hs-cTn、胸部X线片或肺部CT、CT肺动脉造影、超声心动图、下肢静脉彩超等 □调整用药方案，评价综合管理的效果
专科护理	1. 出院后一周内电话随访 □评估患者症状的改善情况，有无明显胸痛、呼吸困难等 □评估是否规范服用抗凝药物和其他药物 □评估是否保证充足休息和适当运动 □评估有无出血倾向 □评估有无下肢深静脉血栓症状 2. 随访数据收集	1. 出院后3、6、12个月内电话随访 □评估患者症状改善情况，有无明显胸痛、呼吸困难等 □评估是否规范服用抗凝药物和其他药物 □评估是否保证充足休息和适当运动 □评估有无出血倾向 □评估有无下肢深静脉血栓症状 □评估患者焦虑、抑郁症状 2. 随访数据收集
个案管理	□回答患者咨询问题 □推送预防深静脉血栓形成和坚持疗程服药的软文和视频，强调重要性、必要性 □收集患者饮食、运动、服药、随访依从性等信息 □信息反馈	□回答患者咨询问题 □推送深静脉血栓形成及血压、血糖、血脂管理的健康教育软文和视频 □收集患者饮食、运动、服药、随访依从性等信息 □信息反馈
患者配合事项	□出院后满1个月完成面诊 □注意自我症状评估，如有胸闷、胸痛、呼吸困难或晕厥及出血倾向等应及时就诊 □每日监测血压和脉搏 □规律服用抗凝药，定期到医院复查凝血功能 □保持健康的生活方式，注意营养保障和充足休息	□出院后3、6、12个月完成面诊 □注意自我症状评估，如有胸闷、胸痛、呼吸困难或晕厥及出血倾向等应及时就诊 □每日监测血压和脉搏 □需要延长抗凝时间者规律服用抗凝药，定期到医院复查凝血功能 □保持健康的生活方式，注意营养保障和充足休息，调整不良情绪

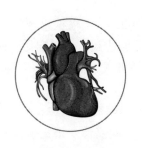

· 第五章 ·
心血管疾病康复

心血管疾病的致病危险因素多、疾病潜伏期和治疗周期长及疾病复发率高、致残率高、致死率高。由于心血管疾病的这些特点，决定和影响着我们对此疾病的治疗管理不同于其他疾病。除了对心血管疾病危险因素的早期预防干预、患病急性期的治疗外，非常重要的措施是患者出院后通过正规有效地开展心脏康复，才能为患者提供连续的、完整的医疗服务，以达到降低再住院率、降低死亡率的目的。心脏康复是全面、全程的医学管理、服务和关爱，包括药物管理、运动管理、营养管理、戒烟管理、血脂管理以及心理和睡眠管理等几大方面。

第一节　药物管理

有效的药物治疗是心血管疾病治疗的基石。实现药物最大疗效的前提是使用有效药物、有效剂量、控制危险因素达标、主动管理药物的相互作用和不良反应，提升药物治疗的依从性。

药物管理应遵循以下原则：①遵循指南建议给予规范化药物处方；②个体化选择用药方案；③关注药物的相互作用和不良反应；④关注药物对运动耐量的影响；⑤关注药物管理在运动管理中的作用；⑥提高患者的服药依从性。

一、遵循指南建议给予规范化药物处方

以冠心病的药物管理为例：国内外指南一致建议将冠心病的治疗药物分为改善预后和缓解心绞痛症状两类。改善预后的药物包括阿司匹林（如不能耐受选择氯吡格雷）、他汀类药物、AECI 或 ARB、β 受体阻滞剂；改善心绞痛的药物包

括β受体阻滞剂、钙通道阻滞剂、硝酸酯类和心肌代谢药物。药物的具体使用方法见本书第四章第七节慢性冠脉综合征中相关内容。

二、个体化选择用药方案

个体化选择用药方案应考虑如下因素：患者需要使用的药物类别、剂量大小、应达到的靶目标和是否能够达到靶目标。建议根据指南推荐意见，结合患者的病情特点、合并症和个体耐受性等情况针对性地选择药物；根据治疗靶目标，结合患者年龄、性别、体重、既往用药史以及血压和心率等调整药物剂量。

三、关注药物的相互作用和不良反应

（1）关注药物的相互作用　心血管疾病常合并多种代谢性疾病，以及其他合并症，进行药物管理时应全面了解患者当前服用的各种疾病治疗用药，避免重复用药，用药选择上尽量选择不发生相互作用或相互作用影响较小的药物。

（2）关注药物的不良反应　积极主动管理，及早发现药物副作用，避免药源性不良后果；充分了解患者的联合用药情况，不同种类的药物间容易存在药物的相互作用，导致药效的增高或降低和不良反应增加。

四、关注药物对运动耐量的影响

心血管疾病治疗不仅要关注解剖学上的改善，更要关注功能状态的改善。运动耐量是功能状态的评价指标，是目前已知的心血管疾病患者预后的最强预测因子，独立于传统危险因素（LVEF、BNP、心衰病史、高血压、高血脂、糖尿病等）。运动耐量每提高 1 个代谢当量（metabolic equivalent，MET）可以降低全因死亡风险 12%，同时显著提高患者的生活质量和心理状态，最大限度地恢复其社会功能。因此药物管理时除强调坚持使用改善预后的药物外，还应关注提高运动耐量的治疗药物，进一步改善患者的预后和生命质量。不同药物对运动耐量的影响和作用机制不尽相同，在给患者处方药物时需考虑到药物对运动耐量的影响。

五、关注药物管理在运动管理中的作用

（1）了解患者正在服用的药物　对服用抗心绞痛药物的患者，运动康复时药物的服用时间和服用剂量应与运动评估前的服用方法保持一致，尤其是β受体阻滞剂和硝酸酯类药物，以免不同时间和剂量导致的药效不同，影响运动评估或运动训练效果。如更改上述药物剂量，需重新评估制订新的运动处方。在开展运动治疗时需保证备用硝酸甘油等急救对症类药物，并提醒患者运动时携带硝酸甘油等药物，以防止严重心血管事件的发生。对于发作稳性的劳力性心绞痛的患者，

可在运动前 5 ～ 10min 使用硝酸异山梨酯类药物，降低运动中出现的心肌缺血，保证运动疗法的有效实施。

（2）了解诱发患者发生心肌缺血等临床症状的运动阈值　既往心肌梗死或其他原因导致心功能不全的患者在运动康复过程中容易发生急性左心衰竭，在运动指导时避免使用高于缺血阈值的运动强度。在进行康复治疗时需警惕急性左心衰竭的症状，如频繁咳嗽、喘憋、呼吸困难和咳泡沫样痰等。

（3）将心率作为运动靶目标时应考虑药物对心率的影响　一些药物可能会钝化心脏对急性运动负荷的反应能力，如 β 受体阻滞剂，服用后患者的心肌变时性（心率反应）和变力反应（泵血功能）都相应下降。如果更改上述药物剂量或服药时间，需重新评估制订新的运动处方，避免仍然继续使用原心率靶目标，或使用自我感觉用力程度分级（Borg 评分）来判断患者的运动强度。

（4）关注药物不良反应对运动康复的影响　硝酸酯类和钙通道阻滞剂都具有外周血管扩张作用，运动时骨骼肌血管床扩张，在服用降压药物的基础上，可能进一步增加外周血管的扩张。使用扩张外周血管的药物，在运动康复时需注意低血压和体位性低血压的发生，避免在运动康复训练过程中让患者突然改变体位或其他类似活动。同时，避免导致外周血管扩张的其他因素，如环境温度过高或高强度运动，可能导致患者发生低血压相关的头晕或晕厥。

他汀类药物引起的肌痛或乏力等症状，可能导致患者的运动耐量下降或对运动康复训练的依从性差。当出现肌痛时，尽早识别、原药物减量或换用其他作用机制的降脂药物。同时，运动可导致肌酸肌酶升高，当检测到肌酸肌酶升高时应询问患者的运动情况，避免误认成他汀类药物的不良反应。

服用利尿药的患者容易出现过度疲劳和虚弱，可能是酸碱失衡或电解质失衡的早期症状，应注意观察利尿药导致的严重代谢紊乱或电解质失衡。

服用地高辛的患者出现头晕、恶心、心悸、意识障碍等，可能是地高辛中毒症状，应注意早期识别，防止发生严重或致命的后果。

许多冠心病患者因合并疾病长时间卧床，血栓形成风险增加，需预防性服用抗凝药物，应该了解抗凝药物的使用方法和出血风险。

六、提高患者的服药依从性

我国心血管疾病患者服药依从性较差，患者出院回到家中，没有了医师的查房和护士的督促，再加上症状消失，另外，也考虑到经济问题，经常擅自停药，导致再住院率和心脏事件发生率增加。进行全病程院后管理时利用与患者频繁接触的优势，不断向患者介绍坚持药物治疗的必要性，停用药物治疗的后果，通过规律随访观察药物不良反应，了解患者对药物的认识误区，了解患者的经济状态。根据患者存在的问题适当调整方案，并教育、监督、鼓励患者坚持用药，可以显著提高药物治疗的依从性。

对于药物的应用还需注意以下事项：

（1）对于 PCI 术后的患者短期内（一般为术后 6～12 个月）不能停用双联抗血小板药物，因此需要定期监测血小板数量及功能。

（2）应用 β 受体阻滞剂，需考虑剂量大小、应达到的靶目标，但要注意其不良反应，尤其是老年患者。

（3）若无禁忌，无论入院时患者 LDL-C 是否升高，应长期使用他汀类药物，并且要定期复查血脂维持达标剂量。

（4）利尿药使用时要注意补钾，长期服用还会出现低钠，要定期监测电解质。

（5）干咳是 ACEI 的常见不良反应，应教会患者尽早识别，及时调药。

（6）抗心律失常药物应用时要定期检测电解质，复查心电图，观察 QTc 间期变化，佩戴动态心电图监测仪。

（7）教育患者心血管疾病应该坚持终生服药，不得自行停药、改药或者减少剂量。如果患者的症状确实完全缓解，或者客观检查显示心脏结构和功能已经恢复正常，这时在医师指导下可能会减少部分药物的用量，但不可能完全停药。

第二节 运动管理

运动治疗是心脏康复的核心内容。心血管疾病的运动治疗可达到改善身体机能的效果，包括以下方面：运动耐量方面的最高摄氧量提高和无氧阈值提高，因心肌缺血加重而出现的心绞痛减少；相同劳动强度下心力衰竭症状减轻；纠正冠心病危险因素及改善预后。

一、运动治疗对心血管系统的益处

1. 有氧运动获益

（1）改善血管内皮功能　运动通过增加动脉壁血流介导的剪切力，改善血管内皮功能，增加一氧化氮（NO）合成、释放和活性。通过促进内皮祖细胞和间充质干细胞动员，促进血管新生和内皮修复。

（2）促进抗炎　有氧运动训练可降低血 C 反应蛋白水平。运动可促进还原型烟酰胺腺嘌呤二核苷酸磷酸生成，增强机体抗氧化能力。

（3）延缓动脉硬化　骨骼肌力量和皮肤糖基化终末产物表达呈显著负相关，糖基化终末产物促进胶原交联和动脉硬化，运动可减少糖基化终末产物生成，延缓动脉硬化。

（4）减少心肌重塑　有氧运动可减轻心肌梗死后心肌组织重塑，改善心肌组织的顺应性，改善钙离子调节功能和受损心肌的收缩能力，降低心肌组织的氧化应激水平，改善循环中炎症因子的表达。长期运动训练可以降低血液甲基赖氨酸复合物表达，阻止年龄相关的心肌胶原交联，延缓心肌纤维化。

（5）降低血栓栓塞风险　长期规律的有氧运动能够降低冠状动脉易损斑块破裂后血栓栓塞的风险，其抗栓机制包括增加血浆容量、降低血液黏滞度、降低血小板聚集、提高血浆组织纤溶酶原激活剂水平、降低组织纤溶酶原抑制剂水平、降低血浆纤维蛋白原水平和增加纤溶能力。

（6）改善心肌缺血，降低猝死风险　长期规律的有氧运动通过提高体能，降低亚极量运动时的心率、收缩压和心率血压乘积，降低心肌耗氧量，提高冠心病患者运动诱发心肌缺血的阈值。通过改善冠状动脉弹性、改善内皮依赖的血管舒张功能，增加病变血管的管腔面积，增加心肌毛细血管密度，促进侧支循环生成，达到提高冠状动脉血流量的目的。有氧运动训练使冠心病患者产生缺血预适应，提高心肌对缺氧的耐受力，降低心肌损害和潜在的致命性心律失常风险；还可通过降低交感神经活性，减慢心率，增加副交感神经活性、心率变异性和压力感受器的敏感性，从而降低猝死风险。

（7）改善心血管疾病危险因素　有氧运动训练可以中等程度降低体重和体脂含量，降低血压，降低 TG 水平，增加 HDL-C 水平，改善胰岛素敏感性和糖代谢，降低糖耐量异常患者发生 2 型糖尿病的风险。

2. 抗阻运动获益

与有氧运动比较，抗阻运动使心血管获益的机制研究较少。目前明确的机制包括：增加心脏压力负荷，提高左心室舒张压，从而增加心内膜下血流灌注，降低心率血压乘积和心肌耗氧量，实现改善心肌缺血的目的。同时抗阻运动增加骨骼肌质量，提高基础代谢率，增强骨骼肌力量和耐力，提高运动耐力，明显改善心脏病患者的身体功能，促进基础代谢率的维持，有助于减轻体重，帮助心脏病患者重返日常生活、回归工作。

二、运动管理意义

运动治疗是心脏康复的基石，其对心脏病患者的益处已得到公认。实践证明，遵循科学的运动治疗是患者康复安全有效的保障。同时，运动治疗也存在一定的风险，因此如何进行科学的运动管理是关键。心血管疾病患者的运动管理应由医师、康复治疗师等根据患者病情，结合病史资料、体格检查、辅助检查、体适能评估等，制订系统化、个体化的治疗目标和循序渐进的运动治疗方案。

三、运动治疗程序

（一）运动治疗前评估

1. 病史评估

通过问诊、体格检查、生化检验、量表测评等方式了解患者全身状态和治疗情况，可能对预后造成的影响，以及影响活动的各种因素，给予针对性处理。评估内容包括：

（1）了解患者的心血管疾病病史和其他脏器病史；是否规范使用二级预防药物，包括抗血小板药物、他汀类药物、β受体阻滞剂等；是否服用其他脏器疾病治疗药物；了解服药依从性和药物不良反应；了解未坚持服药的具体原因。

（2）测量患者的血压、心率以及血糖、血脂、肝功能、肾功能、电解质等生化指标，了解患者药物治疗是否达标及是否出现药物不良反应。

（3）通过量表评估患者的日常生活能力和生活质量，可选用 ADL、SF-36、西雅图心绞痛量表等。

（4）通过问诊了解患者日常运动习惯；检查患者是否有限制运动的因素，如肌肉骨骼系统疾病；检测有无贫血以及血糖水平低等限制运动能力的因素。

2. 体格检查

详见第二章第一节相关内容。

3. 辅助检查

详见第二章第二节和第三节相关内容。

4. 体适能评估

常规医学评估侧重于评估患者病情，体适能评估则侧重评价患者身体功能、反映身体状况。在常规医学评估的基础上进行体适能评估有助于：①了解患者的身体功能状况，进一步明确是否存在运动禁忌证；②对患者进行危险分层，预测运动康复期间发生不良事件的风险；③制订个体化的运动康复方案和选择适当的监护等级；④评估治疗效果、调整康复方案。

体适能评估的方法一般可分为器械法和徒手法两大类。体适能评估的内容包括身体成分、心肺适能、肌肉适能、柔韧性适能和平衡适能等评估项目。

（1）身体成分评估　常用指标有体重、身高、体重指数（BMI）、腰围、臀围和腰臀比。

① 体重：能在一定程度上反映营养状况，但受身高影响较大。

② BMI：通过计算排除了身高的影响，比体重更准确地反映患者的营养状况，分级标准见表 5-2-1。

③ 腰围、臀围及腰臀比：是反映身体脂肪分布的指标，腰围主要反映腹部

表 5-2-1 我国成年人营养状态分级的 BMI 标准

成年人体型	BMI/（kg/m²）
体重过轻	≤ 18.5
体重正常	18.5 ～ 24.0
超重	24.0 ～ 28.0
肥胖	> 28.0

内脏脂肪含量，臀围主要反映身体皮下脂肪含量，腰臀比能够更好地反映向心性肥胖。腰臀比计算公式为：腰臀比 = 腰围 / 臀围。

④ 诊断标准——国人向心性肥胖标准：男性腰围＞ 90cm，女性＞ 85cm；腰臀比男性＞ 0.9，女性＞ 0.8。

（2）心肺适能评估 可了解患者的心血管系统、呼吸系统功能储备，以及有氧运动能力，是制订个体化有氧运动治疗方案的基础。心肺适能评估方法可分为器械评估法和徒手评估法。

心肺适能器械评估法包含心肺运动负荷试验、运动负荷心电图、运动心脏超声、动态心脏核素扫描等。

常用的心肺适能徒手评估法有：6 分钟步行试验（6MWT）、2min 踏步试验、200 m 快速步行试验等。目前临床科室常用的为 6MWT。6MWT 是通过测量受试者徒步 6min 可达到的最远距离来评估心肺功能。其主要指标是"步行距离"，单位为"m"。心功能不全 6MWT 的结果划为 4 个等级：1 级，＜ 300m；2 级，300 ～ 374.9m；3 级，375 ～ 449.5m；4 级，＞ 450m。级别越低者心肺功能越差。测试过程中还可根据临床需要监测患者的心率、血压、血氧饱和度、自感劳累分级等指标。

（3）肌肉适能评估 评估内容一般包括肌力与肌耐力评估。抗阻训练是提高肌肉适能的常用方法。与有氧训练前的心肺适能评估相似，在进行抗阻训练前应评估肌肉适能，以便制订个体化的抗阻训练方案、评估训练风险，以及评估治疗效果。肌肉适能评估方法可分为器械评估法和徒手评估法。

等速肌力测试仪是目前公认最准确的肌力评估设备。通过等速肌力测试，可获取较全面地反映肌力和肌耐力的肌肉生物力学指标。如果条件有限，使用可调阻力的抗阻训练器械也可进行肌肉适能评估。

常用的肌肉适能徒手评估法有握力测试、原地坐下站立试验、俯卧撑、30s 手臂屈曲试验、30s 椅子站立试验、1min 仰卧起坐试验、爬楼梯试验等。

（4）柔韧性适能评估 对于慢性心血管疾病患者，尤其是老年人，柔韧性可降低。柔韧性降低将影响日常活动能力，并可限制正常身体运动，引起或进一步加重慢性疼痛问题。对这些人群进行柔韧性适能评估，进而给予个体化的预防或治疗性的柔韧性训练是有必要的。柔韧性评估目前以徒手评估法为主，常用的方法有座椅前伸试验、抓背试验、改良转体试验等。

（5）平衡适能评估 平衡适能是人体在有或无外力作用情况下，维持原姿势并保持稳定状态的能力，是人体应具备的基本素质。缺乏运动者或老年人运动系统功能退化，平衡适能也相应减退。对患者进行平衡适能评估，并根据结果予以平衡训练，也是心脏康复项目的组成部分。方法亦可分为器械评估法和徒手评估法。

平衡适能器械评估通常使用平衡测试仪。测试过程中，平衡测试仪记录在静态/动态、立位/坐位等情况下，身体重心向前、后、左、右各方向移动的轨迹和范围，经计算机分析可以得到量化的测试结果，能够较精确地反映受试者的平衡适能。

常用的徒手平衡适能评估方法有功能性前伸试验、单腿站立试验、2.4m起身行走试验等。

（6）评估的注意事项 运动前评估的风险要高于运动治疗，因此，安全问题在体适能评估工作中不容忽视。徒手评估方法虽然相对安全，也存在一定的风险。应针对不同患者个体化选择徒手评估方法，严格把握评估适应证和禁忌证；评估前告知患者评估的具体过程、评估的风险、注意事项；评估时规范操作，全程注意观察患者表现，严格把握终止评估的指征。

体适能评估注意事项：①测试前1～2天内避免剧烈运动；②测试前一餐不宜过饱，餐后1～2h测试；③测试前24h禁止饮酒；④测试时着运动装、运动鞋；⑤继续常规服用药物；⑥携带其日常使用的步行辅助工具。

体适能评估终止指征：①患者无法耐受或难以忍受的呼吸困难；②下肢痉挛或步履蹒跚；③胸闷或胸痛；④明显的心悸不适；⑤麻木感；⑥各种疼痛不适；⑦肌肉失去控制或失去平衡；⑧虚汗或面色苍白；⑨恶心、呕吐；⑩视物模糊。

（二）运动治疗适应证与禁忌证

经过全面评估后，对存在适应证的患者建议根据病情尽早制订个体化运动治疗方案并启动运动治疗程序，但进行运动治疗存在一定的风险，应严格把握运动治疗的相对禁忌证和绝对禁忌证，以提高运动治疗的安全性。

1.适应证

（1）临床稳定的心肌梗死愈合期。

（2）稳定型心绞痛。

（3）冠状动脉旁路移植术后。

（4）收缩功能不全或舒张功能不全导致的慢性心力衰竭。

（5）心脏移植术后。

（6）瓣膜病术后。

（7）外周动脉疾病。

（8）经皮冠状动脉腔内血管成形术（PTCA）术后。

（9）存在冠状动脉疾病危险因素，如糖尿病、血脂异常、高血压或肥胖。

（10）适合系统化运动锻炼和健康教育的其他患者。

2. 相对禁忌证

（1）电解质紊乱。

（2）心动过速或严重的心动过缓或静息心电图显示明显的心肌缺血。

（3）二度房室传导阻滞。

（4）未控制的高血压（静息收缩压 > 160mmHg 或舒张压 ≥ 100mmHg）。

（5）低血压（收缩压 < 90mmHg 或舒张压 < 60mmHg）。

（6）血流动力学障碍，如梗阻性肥厚型心肌病（左心室流出道压力阶差 < 50mmHg）、中度主动脉弓狭窄（压力阶差 25 ～ 50mmHg）。

（7）未控制的代谢性疾病，如糖尿病、甲状腺功能亢进、黏液性水肿。

（8）室壁瘤或主动脉瘤。

（9）有症状的贫血。

3. 绝对禁忌证

（1）生命体征不平稳、病情危重需要抢救。

（2）不稳定型心绞痛、近期心肌梗死或者急性心血管事件病情未稳定者。

（3）血压反应异常，直立引起血压明显变化并伴有症状、运动中收缩压不升反降 > 10mmHg 或血压过高如收缩压 > 220mmHg。

（4）存在严重的血流动力学障碍，如重度或有症状的主动脉瓣狭窄或其他瓣膜病、严重主动脉弓狭窄、梗阻性肥厚型心肌病（左心室流出道压力阶差 ≥ 50mmHg）等。

（5）未控制的心律失常（房颤伴快速性心室率，阵发性室上性心动过速，多源、频发性室性期前收缩）。

（6）三度房室传导阻滞。

（7）急性心力衰竭或慢性失代偿性心力衰竭。

（8）主动脉夹层动脉瘤。

（9）急性心肌炎或心包炎。

（10）可能影响运动或因运动加重病情的非心源性疾病（例如：感染、甲状腺毒症、血栓性疾病等）。

（三）运动治疗方案制订

完整的运动治疗方案应包括有氧运动、抗阻运动（肌力及肌耐力训练）、柔韧性训练及平衡功能训练与协调性训练四个部分，每个部分互相关联，并能达到提高心肺功能或骨骼肌功能、减轻体重、控制血糖、降低血脂等目的，从而使患者提高生活质量、重返工作岗位。具体内容包括运动方式、运动强度、运动时间、运动频率和注意事项。

1. 有氧运动

有氧运动指由全身大肌群参与的周期性、动力性活动。常用的有氧运动方式有行走、慢跑、骑自行车、游泳、健身操，以及在器械上完成的行走、踏车、划船等。每次运动 20 ～ 40min，建议初始从 20min 开始，根据患者运动能力逐步增加运动时间，运动频率一般选择 3 ～ 7 次 / 周。

适宜的运动强度是确保运动治疗安全性和有效性的关键因素，有氧运动处方的强度应根据患者危险分层结果选择。运动强度可设定为最大运动能力的40% ～ 80%。中高危患者初始强度选择 40% ～ 50%，低危患者初始强度可选择60%，随着体能、病情改善，应逐步增加运动强度。对于体能特别好的患者，运动强度可提高至最大运动能力的 80%。

心率是常用且可靠的评估运动强度的变量，因此也常用来确定运动强度。临床常用的确定运动强度的方法有无氧阈法、心率储备法或耗氧量储备（VO_2R）或者峰值摄氧法、代谢当量法、目标心率法、自感劳累分级。其中前三种方法需通过"运动负荷试验"（运动负荷心电图、运动心肺功能测试）获得相关参数。

（1）无氧阈法 无氧阈水平一般相当于最大摄氧量的 40% ～ 60% 左右，此水平的运动能够产生较好的训练效果，同时不会导致血液中乳酸大量堆积。

（2）心率储备法 此法不受药物（如 β 受体阻滞剂等）的影响，临床使用最广泛，方法如下：目标心率 =（最大心率 − 静息心率）× 运动强度 + 静息心率。

（3）氧耗储备法 类似于心率储备法，计算公式为：目标运动强度耗氧量 =（最大耗氧量 − 静息耗氧量）× 运动强度 + 静息耗氧量。

（4）峰值摄氧量法 通过心肺运动测试测得的峰值摄氧量，取 40% ～ 80%的摄氧量对应的心率、功率或代谢当量。

（5）代谢当量法 代谢当量指维持静息代谢所需要的耗氧量。1MET 相当于耗氧量 3.5mL/（kg·min）。体力活动能量消耗的分级：低强度 ≤ 3METs；中等强度 3 ～ 6METs；高强度 ≥ 6METs。可以直接通过公式计算：目标运动强度 =最大代谢当量 × 运动强度。

（6）目标心率法 以静息心率为基础，目标心率在其基础上增加20～30次/分。

中高危患者或体能差的增加 20 次 / 分，低危患者或体能好的增加 30 次 / 分。

（7）自感劳累分级　多采用 Borg 评分（表 5-2-2），患者根据自己感觉的劳累程度打分，由最轻至最重分别对应 6 ～ 20 分。通常建议患者在 12 ～ 16 分范围内运动。

表 5-2-2　Borg 评分
单位：分

Borg 评分	自我理解的用力程度	Borg 评分	自我理解的用力程度
6 ～ 8	非常非常轻	15 ～ 16	用力
9 ～ 10	很轻	17 ～ 18	很用力
11 ～ 12	轻	19 ～ 20	非常非常用力
13 ～ 14	有点用力		

2. 抗阻运动（肌力和肌耐训练）

抗阻运动的形式多为循环抗阻力量训练，即一系列中等负荷、持续、缓慢、大肌群、多次重复的抗阻力量训练，常用方法有利用自身体重（如俯卧撑）、哑铃或杠铃、运动器械以及弹力带，其中弹力带具有易于携带、不受场地及天气的影响、能模仿日常动作等优点，推荐日常应用。

每次训练 8 ～ 16 组肌群，建议隔天一次，每周训练 2 ～ 3 次。初始推荐强度为：上肢为一次最大负荷量（即仅能完成一次的负荷重量）的 30% ～ 40%，下肢为 50% ～ 60%，Borg 评分 11 ～ 13 分。

注意事项：训练前必须有 5 ～ 10min 的有氧运动热身，最大运动强度不超过 50% ～ 60%，切记运动过程中用力时呼气，放松时吸气，不要憋气，避免 Valsalva 动作。

抗阻运动的时期选择：PCI 后至少 3 周，且应在连续 2 周有医学监护的有氧训练之后进行；心肌梗死或 CABG 后至少 5 周，且应在连续 4 周有医学监护的有氧训练之后进行；CABG 后 3 个月内不应进行中到高强度上肢力量训练，以免影响胸骨的稳定性和胸骨伤口的愈合。

3. 柔韧性训练

柔韧性训练宜每天进行，训练前应热身以避免损伤。热身运动为不少于 5min 的有氧训练。训练原则应以缓慢、可控制的方式进行，并逐渐加大活动范围，每次训练 8 ～ 10 个主要肌群（如颈部后侧肌群、颈部侧方肌群、胸大肌、躯干肌群、肱三头肌、前臂肌群、股四头肌、臀部后侧肌群、腓肠肌、内收肌等）。

训练方法：每一部位拉伸时间 6 ～ 15s，逐渐增加到 30s，如可耐受可增加到 90s，其间正常呼吸，强度为有牵拉感觉同时不感觉疼痛，每个动作重复 2 ～ 3 次，总时间 10min 左右，每周 3 ～ 7 次。

4. 平衡功能与协调性训练

平衡功能指在不同的环境和情况下维持身体姿势的能力，可通过功能性前伸、单脚站立及器械评定等方法进行评定。平衡功能的训练可以提高和恢复平衡功能，减少跌倒风险以及减轻跌倒的后果，提高日常生活能力及生活质量。平衡功能受患者的性别、年龄和肌肉功能、前庭觉、视觉、本体感觉等影响，应根据患者情况制订个体化的平衡功能训练方案，其基本训练原则为：双足至单足、睁眼至闭眼、静态至动态，强度由易至难，运动处方为 5 ~ 10min/ 次、2 ~ 5 组 /d、2 ~ 3d/ 周。

协调性是指完成动作平稳、准确和良好的控制运动的能力。心血管患者由于运动能力下降、肌力减退、柔韧性降低，通常合并有协调功能障碍。因此，对心血管患者协调性进行评估，并根据结果制订个体化的训练方法，对提高患者运动协调性和动作精确性十分重要。协调性除了受遗传、心理、个性等影响外，还与患者肌力与肌耐力、运动速度、平衡能力及柔韧性等有关。协调性训练一般不单独进行，常同时结合相应的肌力训练和平衡功能训练等。基本原则为：由易到难、由局部至全身，运动处方为每次 5 ~ 10min、2 ~ 3 组 /d、3 ~ 5 次 / 周。

四、不同时期运动治疗方案制订

1. Ⅰ期运动治疗

Ⅰ期是指住院期，此期心血管疾病的运动治疗目标主要是促进患者功能恢复，改善患者心理状态，帮助患者恢复体力及日常生活能力，出院时达到生活基本自理，避免卧床带来的不利影响，如运动耐量减退、低血容量、血栓栓塞性并发症。在缩短住院时间的同时，要注意伴有运动耐量减退、低血容量、血栓栓塞等的患者运动治疗的进展宜缓慢，反之，可适度加快进程。一般来说，患者一旦脱离急性危险期，病情处于稳定状态，运动治疗即可开始。

运动治疗前需对患者进行综合评估，开始运动治疗的参考标准如下：①过去 8h 内无新发或再发胸痛；②心肌损伤标志物水平（肌酸激酶同工酶和肌钙蛋白）没有进一步升高；③无明显心力衰竭失代偿征兆（静息时呼吸困难伴肺部湿啰音）；④过去 8h 内无新发严重心律失常或心电图改变。

运动方案须循序渐进：从被动运动开始，逐步过渡到床上坐位、坐位双脚悬吊在床边、床旁站立、床旁行走、病室内步行、上一层楼梯或固定踏车训练。这个时期患者运动治疗和恢复日常活动的指导必须在心电监测下进行（推荐使用遥测心电监护仪），运动量宜控制在较静息心率增加 20 次 / 分以内，同时患者感觉不大费力（Borg 评分＜ 12 分）。如果运动或日常活动后心率增加大于 20 次 / 分，患者感觉费力，宜减少运动量或日常活动。

出院前准备计划：评估患者出院前的功能情况。如果病情允许，建议出院前行运动负荷试验，客观评价患者运动能力，据此指导患者出院后的日常生活及运动康复，并告知患者复诊时间，重点推荐患者参加院外Ⅱ期运动治疗。

此期不同疾病的运动治疗内容详见第四章心血管疾病全病程管理中相关内容。

2. Ⅱ期运动治疗

Ⅱ期运动治疗一般在出院后 1～6 个月进行，一般在门诊。由于心血管病患者Ⅰ期运动治疗时间有限，Ⅱ期运动治疗为核心阶段，既是Ⅰ期运动治疗的延续，也是Ⅲ期运动治疗的基础。此期运动治疗的目标是在Ⅰ期运动治疗的基础上进一步改善患者的身心状况、改善功能状态。

运动程序包括三个步骤：

第一步：准备活动，即热身运动。多采用低水平有氧运动或低强度的拉伸运动，持续 5～15min，目的是放松和伸展肌肉、提高关节活动度和心血管的适应性，降低运动中发生心脏事件及运动损伤的风险。一般来说，病情越重或心肺功能越差，热身时间宜越长。

第二步：训练阶段，包含有氧运动、阻抗运动、柔韧性运动、平衡功能等各种运动方式训练。其中有氧运动是基础，阻抗运动、柔韧性运动是补充。

第三步：放松运动，有利于运动系统的血液缓慢回到心脏，避免心脏负荷突然增加诱发心脏事件。放松方式可以是慢节奏有氧运动的延续或是柔韧性训练，根据患者病情轻重可持续 5～10min，病情越重，放松运动的持续时间宜越长。

3. Ⅲ期运动治疗

Ⅲ期运动治疗主要是Ⅱ期运动治疗的延续，一般在社区和家庭进行。此期运动治疗的目标是巩固Ⅱ期康复成果，控制危险因素，改善或提高体力活动能力和心血管功能，恢复发病前的生活和工作。达到Ⅱ期运动治疗目标、能够脱离监护并掌握运动方法的患者才适合回到社区和家庭继续康复。同时，受社区和家庭运动设备的限制，运动形式主要有太极拳、八段锦、健身操等。

适应证包括：①冠心病稳定期，包括：急性心肌梗死恢复期 8 周以上、稳定型心绞痛；②慢性心衰稳定期 4 周以上，心功能Ⅲ级以下；③血压、心率稳定，无心律失常；④无其他影响运动的因素；⑤危险分层为低危或中危；⑥有初中以上文化教育经历，能接受运动治疗指导。

此期应建立社区和家庭运动治疗档案，详细记录患者的基本资料，心血管疾病的临床资料和慢病随访资料，嘱患者定期复诊、积极参与随访计划，以便于及时更新运动治疗方案。

应在专科医师指导下严格进行风险分层评估，包括生物学病史、危险因素、心血管功能和运动风险四个方面的评估。通过全面的评估，了解患者的整体状态、危险分层以及影响其治疗效果和预后的各种因素，从而为患者制订最优运动治疗策略，实现个体化、全面、全程的医学管理。

危险分层：低危患者，无需心电监测（家庭运动治疗主要人群）；中危患者，间断性心电监测（家庭与社区运动治疗相结合，出现异常情况及时反馈）；高危患者，连续性心电监测（三级医院充分评估，三级医院或社区康复）。重要危险因素与年龄、心脏病病情、运动强度有关。

低危患者包括：①单纯冠状动脉病变已经介入治疗，血运完全重建；②多支病变严重狭窄，病变已接受处理，剩余病变相对较轻或较稳定；③缺血事件发生3周后，运动心肺试验及6MWT提示代谢当量＞7.5METs；④无心肌缺血证据；⑤无左心功能不全；⑥无严重心律失常。

中危患者包括：①缺血事件发生3周后，运动心肺试验及6MWT提示代谢当量＜7.5METs；②心绞痛或运动时ST段压低1～2mm；③运动时再灌注或室壁运动障碍；④存在充血性心衰病史但非严重左心功能不全；⑤心室晚电位阳性；⑥非持续性室性心律失常；⑦不能自我监测或遵守运动治疗方案。

高危患者包括：①严重左心功能不全；②缺血事件发生3周后，运动心肺试验及6MWT提示代谢当量＜4.5METs；③运动诱发的低血压（血压下降＞15mmHg）；④缺血性ST段压低＞2mm；⑤低量级运动诱发心肌缺血；⑥运动后持续心肌缺血；⑦持续性室性心律失常（自发、诱发）。

注意事项：①对于低危患者运动治疗时无需医学监护，中危患者可间断医学监护，高危患者需严格连续医学监护。②应密切观察患者运动中的表现，在患者出现不适反应时能正确判断并及时处理，并教会患者识别可能的危险信号。运动中有如下症状时：胸痛，有放射至臂部、耳部、颌部、背部的疼痛；头晕；过度劳累；气促；出汗过多；恶心呕吐；脉搏不规则等，应马上停止运动。如停止运动后上述症状仍持续，特别是停止运动5～6min后，心率仍增加，应进一步观察和处理。如果感觉到有任何关节或肌肉不寻常疼痛，可能存在骨骼、肌肉的损伤，也应立即停止运动。③应该执行个体化原则，因人而异制订运动治疗方案。遵循学习适应和训练适应机制循序渐进。先学习适应掌握一种运动项目，再由小到大，由不明显到明显，由低级到高级的提高。④运动治疗应做到长期锻炼，持之以恒。因此，运动治疗方法不宜单一，应注意定时定期改变方法，或采取群体竞赛的形式，让患者不感到运动治疗枯燥无味，中途退出。

五、运动治疗时紧急情况处理

运动治疗过程中存在一定的风险，可能诱发心血管疾病常见的症状和心脏事件，因此医务人员需熟知运动疗法的危险性及突发事件时的应对措施。运动治疗中需考虑的突发事件包括：心搏骤停、心肌缺血、心力衰竭急性发作、意识障碍 / 休克。

（1）心搏骤停 心搏骤停包括室颤、无脉性室速、无脉性电活动。发生心搏骤停时，须立即行心肺复苏，并迅速联系医师，有条件者把患者移送到重症监护病房，根据病情实施基础生命支持。

（2）心肌缺血 心肌缺血的主要症状是胸痛，有时也会出现发冷、恶心、呕吐等现象。心内科疾病危险因素较多的患者若在运动时出现抚摸前胸的动作，应中断运动并行心电图检查，有条件时行心电监测动态观察变化。遵医嘱给氧、建立静脉通路、完善相关化验、给予缓解心绞痛药物等。

（3）心力衰竭急性发作 患者如果在运动中出现异常的呼吸困难时，应评估脉搏、心率和血氧饱和度。血氧饱和度在 90% 以下，心率 120 次 / 分以上时应立即中断运动，取半卧位并进行心电监测。

（4）意识障碍 / 休克 导致患者意识丧失或意识水平下降的原因有很多，比如颅内动脉瘤破裂、肺栓塞、低血糖等。意识水平下降时应迅速进行心电监测、给氧、保持静脉通道、完善检验和检查。低血糖时，让有意识的患者服用 10 ～ 15g 砂糖，15min 后复查血糖；对意识完全丧失者，应立刻行心肺复苏。

六、运动管理注意事项

运动疗法的注意事项主要围绕"安全性"和"有效性"两个关键词展开。其中安全，包含"心脏的安全"和"运动系统的安全"，是一切治疗开展的根本，必须给予足够的重视。

（1）运动前充分评估与危险分层 进行运动治疗前，应对患者进行充分的评估，包括一般医学评估和体适能评估。掌握患者的一般情况及病史，筛查心血管危险因素、合并症及并发症。对患者进行初步的心功能分级和心绞痛分级，检查运动系统、神经系统等影响运动的因素，了解身体其他重要脏器的功能，了解患者日常活动水平和运动习惯，评估患者的有氧运动能力和水平以及患者的肌力、柔韧性、平衡和协调能力。在对患者充分评估的基础上，将患者进行运动的危险分为低危、中危和高危三个等级，以便有针对性地进行患者管理，采取不同等级的运动指导、监护策略，制订个体化的运动治疗方案。

（2）运动三部曲 注意运动的三部曲，即"热身期、运动期、放松期"。运动前热身运动要充分，运动后要有放松期。热身期常采用低水平的有氧运动，时间约为 5 ～ 15min，主要作用是放松和伸展肌肉、提高血管和关节适应性，避免心血管意外及运动器官损伤。放松期常采用慢节奏有氧运动或柔韧性训练，时间为 5～10min，主要作用是让集中在运动系统的血液再分布，恢复至静息水平，避免增加心血管事件发生的风险，特别是老年患者及病情较重者，放松时间须相对延长。

（3）运动过程中严密观察　有心电监测指征的，如高危患者、中危患者运动初期，一定要在心电监测下进行运动，注意监测血压和血氧饱和度。选择适当的运动方式，严格把握患者的运动强度及运动量，避免竞技性运动。运动中多询问、多观察，识别可能的危险信号。如有胸痛、头昏、气促、恶心呕吐等症状应立即停止运动，一旦患者出现不适能正确判断并及时处理（备急救药品、抢救设备）。另外，应在患者感觉良好时进行运动，如果患者睡眠不佳，或有发热等症状，应暂停运动治疗。

（4）避免运动损伤　提供安全、舒适的运动环境，着运动装、运动鞋，必要时使用护具，重视热身和放松运动，指导患者规范地使用运动器材，避免运动造成的运动系统损伤。选择相对安全的运动器材及运动方式，如弹力带抗阻运动、徒手健身操等，可以降低运动损伤的风险。

（5）循序渐进，逐渐增量　心血管病患者运动方案要循序渐进、逐渐增量，并持之以恒、持续终生。要定期或根据患者运动时的反馈，适时地对患者进行再评估，并修正运动治疗方案。避免过度训练造成不良后果或半途而废，同时避免训练强度不够而达不到治疗效果。

第三节　营养管理

膳食营养是影响心血管疾病的主要因素之一。已有研究显示从膳食中摄入的能量、饱和脂肪过多，以及蔬菜、水果摄入不足等，会增加心血管病发生的风险。而合理科学膳食可减少低密度脂蛋白、胆固醇和其他心血管疾病危险因素，是预防和治疗心血管疾病的基石，且经济、简单、有效、无副作用。

一、膳食营养与心血管疾病

大量的人群研究证据表明，食物摄入与 CVD、糖尿病、高血压等疾病密切相关。增加全谷物、蔬菜和水果摄入，常饮茶，适量摄入大豆及其制品和坚果，可降低 CVD 的发生风险和死亡风险；增加全谷物、燕麦、绿叶蔬菜和黄色蔬菜摄入，适量摄入咖啡以及常饮茶，可降低 2 型糖尿病发病风险；适量摄入大豆及其制品、坚果和藻类可降低血脂异常风险；适量增加鱼肉摄入可降低成年人卒中风险；而过多摄入畜肉、反式脂肪酸、食盐、酒精、含糖饮料可增加 CVD、糖尿病、高血压、卒中等的风险。

（一）脂肪酸和胆固醇

（1）饱和脂肪酸　大量研究证明饱和脂肪酸和膳食胆固醇与心血管疾病强相关。饱和脂肪酸摄入增多可升高 TG、TC 和 LDL-C 水平，这些饱和脂肪主要存在于畜肉（特别是肥肉）、禽肉、棕榈油和奶制品中。

（2）反式脂肪酸　常用植物油的脂肪酸均属于顺式脂肪酸。植物油部分氢化过程中产生大量反式脂肪酸。反式脂肪酸摄入过多不仅升高 LDL-C，还降低 HDL-C，易诱发动脉粥样硬化，增加冠心病风险。反式脂肪酸主要存在于氢化植物油（如人造奶油）及其制品（如酥皮糕点、人造奶油蛋糕）、高温精炼的植物油和反复煎炸的植物油、各类油炸油煎食品中。心血管疾病患者及其高危人群应避免或尽可能减少氢化植物油及其制品的摄入。

（3）不饱和脂肪酸　用单不饱和脂肪酸和 ω-6 多不饱和脂肪酸代替饱和脂肪酸可以降低 TC 和 LDL-C 水平，其中多不饱和脂肪酸比单不饱和脂肪酸降脂效果更好。油酸是唯一的单不饱和脂肪酸，主要存在于茶油、橄榄油、菜籽油和坚果。多不饱和脂肪酸包括 ω-6 和 ω-3 多不饱和脂肪酸。ω-6 多不饱和脂肪酸在葵花籽油、玉米油和豆油中含量丰富。ω-3 多不饱和脂肪酸主要来自植物油、鱼及鱼油。ω-3 多不饱和脂肪酸对血脂、脂蛋白、血压、心脏功能、动脉顺应性、内分泌功能、血管反应性和心脏电生理均具有良好的作用，并有抗血小板聚集和抗炎作用。

（4）胆固醇　动物食品（包括肉、内脏、皮、脑）、奶油和蛋黄是胆固醇主要的膳食来源。研究发现血胆固醇水平随膳食胆固醇摄入量的增加而增加，且过量摄入胆固醇增加 2 型糖尿病风险，因此应尽可能减少膳食胆固醇的摄入。蛋黄富含胆固醇，但蛋黄不含饱和脂肪酸。如果能很好控制肉类食物的摄入量，就不需要非常严格地限制蛋黄的摄入。研究显示，每天不超过 1 个蛋黄，对健康有益，但冠心病患者应减少摄入量。

（二）膳食纤维

绝大多数膳食纤维可降低 TC 和 LDL-C，高膳食纤维以及富含全谷粒的食物、豆类、蔬菜和水果可降低冠心病风险。

（三）钠和钾

钠摄入量与血压直接相关。每天减少 70 ~ 80mmol 钠摄入量，高血压患者收缩压和舒张压分别降低 4.8mmHg 和 1.9mmHg，正常人血压分别降低 2.5mmHg

和 1.1mmHg。从小限制钠的摄入，可使血压持续保持低水平到成年。低钠膳食干预试验结果表明 24h 尿钠为 70mmol 左右的低钠膳食是安全有效的，干预组血压大幅度下降。

钾摄入量与脑卒中呈负相关。虽然证明钾补充剂对血压和心血管疾病有保护作用，但没有迹象显示必须长期使用钾补充剂才能减少心血管疾病风险。建议多摄入蔬菜和水果保障足够钾的摄入。

（四）食物

（1）蔬菜和水果　冠心病和脑卒中与蔬菜、水果摄入呈负相关。每天多食用 100g 蔬菜或水果可减少冠心病风险 4%、脑卒中风险 5%。另外，蔬菜和水果膳食也能降压，收缩压和舒张压分别降低了 2.8mmHg 和 1.1mmHg。

（2）鱼　吃鱼可降低冠心病风险。每周至少吃鱼一次可减少冠心病风险 15%。高危人群每天摄入 40～60g 脂肪含量高的海鱼可以使冠心病死亡率减少约 50%。吃鱼可以降低全国死亡风险和心血管疾病死亡率。

（3）坚果　经常吃富含不饱和脂肪酸的坚果与冠心病低风险相关。平均每天食用 67g 坚果，可降低 TC 10.9mg/dL（约降低 5.1%）和 LDL-C 10.2mg/dL（约降低 7.4%）；在高甘油三酯血症的人群中，坚果更可以降低 TG 20.6mg/dL（约降低 10.2%）。但坚果的能量密度较高，需要注意膳食能量的平衡，以防摄入能量过高。

（4）大豆　在未患冠心病的人群中，一天摄入 47g 大豆蛋白可以使血胆固醇下降 9%，LDL-C 下降 13%。每日摄入 30～50g 大豆蛋白，并且保持低饱和脂肪酸和低胆固醇饮食，可以降低心脏病的发生风险。大豆含有丰富的优质蛋白质、不饱和脂肪酸、钙、B 族维生素，以及异黄酮、植物甾醇及大豆低聚糖等，是膳食中优质蛋白质的重要来源。

（5）酒和酒精　饮酒会增加中国男性和女性高血压的患病率，且高血压风险随着饮酒频率增加而升高，具体表现为与不饮酒者相比，男性饮酒频率≤2 次/周和＞2 次/周时患高血压的风险依次为 1.51（95%CI：1.26～1.82）倍和 2.13（95%CI：1.77～2.56）倍。因此，成人最好不饮酒，若饮酒，应限量，每天酒精摄入量不超过 15g，儿童、孕妇和乳母应禁酒，不提倡已经罹患心血管疾病者饮酒。

二、营养管理原则

心血管疾病膳食营养管理的目标是控制血脂、血压、血糖和体重，降低心血管疾病危险因素的同时增加保护因素。

（一）营养管理总原则

（1）食物多样化，健康膳食　心血管健康膳食的选择应坚持谷类为主的平衡膳食模式，每天的膳食应包括谷薯类、蔬菜、水果、畜、禽、鱼、蛋、奶和豆类食物。每天摄入谷类食物建议 200～300g，其中包括全谷物和杂豆类 50～150g，薯类 50～100g。减少动物性食物的摄入量，避免高脂食物，可以选择低脂食物。在限制其他饱和脂肪酸的条件下，每天摄入瘦肉不超过 75g，鸡蛋的摄入量每周不超过 4 个。推荐食用海鱼、淡水鱼，每周至少摄入两次，每次 150～200g。

极低脂肪膳食有助于达到降脂目标，也可以辅助药物治疗。这类膳食含有最低限度的动物食品，饱和脂肪酸（＜3%）、胆固醇（＜5mg/d）以及总脂肪（＜10%）的摄入量都非常低。主要食用低脂肪的谷物、豆类、蔬菜、水果、蛋清和脱脂乳制品，通常称之为奶蛋素食疗法。对于有他汀类药物禁忌证的患者可以选择极低脂肪膳食进行治疗，或由临床医师根据病情选择。

（2）控制总能量摄入　总能量摄入与身体活动要平衡，保持健康体重，我国健康成年人（18～64 岁）的 BMI 应在 18.5～23.9kg/m^2，65 岁以上老年人的 BMI 应该略高（20～26.9kg/m^2）。

（3）低脂肪、低饱和脂肪膳食　膳食中脂肪提供的能量不超过总能量的 30%，其中饱和脂肪酸不超过总能量的 10%，尽量减少摄入肥肉、肉类食品和奶油，尽量不用椰子油和棕榈油。

（4）减少反式脂肪酸的摄入　每天反式脂肪酸的摄入量不超过 2g，少吃含有人造黄油的糕点、含有起酥油的饼干和油炸油煎食品。

（5）摄入充足的多不饱和脂肪酸　多不饱和脂肪酸摄入占 6%～10% 总能量，ω-6/ω-3 多不饱和脂肪酸比例适宜（5%～8%/1%～2%），即 ω-6/ω-3 比例达到（4～5）:1。适量使用植物油，每周吃两次鱼或 300～500g 的鱼。素食者可以通过摄入亚麻籽油和坚果获取 α-亚麻酸。提倡从自然食物中摄取 ω-3 多不饱和脂肪酸，补充鱼油制剂应适量。

（6）摄入适量的单不饱和脂肪酸　单不饱和脂肪酸摄入占总能量的 10% 左右。适量选择富含油酸的茶籽油、玉米油、橄榄油、米糠油等烹调用油。

（7）低胆固醇膳食　胆固醇摄入量不应超过 200mg/d。限制富含胆固醇的动物性食物，如肥肉、动物内脏、鱼子、鱿鱼、墨鱼、蛋黄等。富含胆固醇的食物同时也多富含饱和脂肪，选择食物时应一并加以考虑。

（8）限盐　每天食盐不超过 5g，包括味精、防腐剂、酱菜、调味品中的食盐，提倡食用高钾低钠盐（肾功不全者慎用）。

（9）适当增加钾 每天钾摄入量 70 ～ 80mmol，通过摄入蔬菜水果获得钾盐。

（10）足量摄入膳食纤维 每天摄入膳食纤维 25 ～ 30g，从蔬菜水果和全谷类食物中获取。

（11）足量摄入新鲜蔬菜和水果 每天摄入不少于 300g 的新鲜蔬菜，其中深色蔬菜应占一半；天天吃水果，保证每天摄入 200 ～ 350g 的新鲜水果，果汁不能代替鲜果。

（12）增加身体活动 推荐每天主动进行 6000 步的身体活动，约半个小时以上。每周至少进行 5 天中等强度的身体活动，比如，每天快步走半个小时以上，一周能做到 150min 的运动。同时适当进行高强度的有氧运动和抗阻运动。

（二）常见心血管疾病营养管理原则

1. 急性心肌梗死

（1）制订营养治疗方案前，应了解患者用药情况（如利尿药、抗高血压药）；了解患者血钠、血钾水平，肾功能，补液量及电解质种类、数量；了解患者饮食习惯等。

（2）急性期时，进食低脂流质 / 半流质食物，根据病情控制液体量。可进食浓米汤、鱼类、鸡蛋清、瘦肉末、切碎的嫩蔬菜及水果、面条、米粉、馄饨、面包、粥等。禁止食用可能导致患者肠胀气和浓烈刺激性食物（如辣椒、豆浆、牛奶、浓茶、咖啡等）。避免过冷过热食物，少食多餐。病情稳定后，可进食清淡和易消化的食物。

（3）限制脂类 遵循低脂肪、低胆固醇、高多不饱和脂肪酸饮食原则，脂肪限制在 40g/d 以内，伴有肥胖者应控制能量和碳水化合物。

（4）注意维持血钾、钠平衡 对合并有高血压或心力衰竭者应注意限钠摄入。应用利尿药有大量电解质自尿中丢失时，则不宜限制过严。镁对缺血性心肌有良好的保护作用，膳食中应有一定的镁，建议成人镁的适宜摄入量为 300 ～ 450mg/d，主要从富含镁的食物（如有色蔬菜、小米、面粉、肉、水产品、豆制品等）中获取。

（5）对于治疗后需要服用华法林等抗凝药物的患者，应注意维生素 K 与抗凝血药的拮抗作用，保持每天维生素 K 摄入量稳定。维生素 K 含量丰富的食物包括绿色蔬菜、动物肝脏、鱼类、肉类、乳和乳制品、豆类等。

2. 心力衰竭

（1）适当的能量 既要控制体重增长，又要防止心血管疾病相关营养不良发生。心衰患者的能量需求取决于目前的干体重（无水肿情况下的体重）、活动受限程度以及心衰的程度，理想体重一般给予 25 ～ 30kcal/kg。活动受限的超重和肥胖患者，必须减重。对于肥胖患者，低能量平衡膳食（1000 ～ 1200kcal/d）可以减少心脏负荷，有利于体重减轻，并确保患者没有营养不良。严重的心衰患者，应按照临床实际情况需要进行相应的营养治疗。

（2）防止心脏疾病恶病质发生　由于心力衰竭患者增加能量消耗 10% ～ 20%，且面临疾病原因导致进食受限，约 40% 的患者面临营养不良的风险。根据营养风险评估评分，进行积极的肠内、肠外营养支持。

（3）注意水、电解质平衡　根据水钠潴留和血钠水平，适当限钠，给予不超过 5g 盐的限钠膳食。若使用利尿药者，则适当放宽。由于摄入不足、丢失增加或利尿药治疗等可能出现的低钾血症，应摄入含钾高的食物。同时应监测使用利尿药者镁的缺乏问题，并给予治疗。如因肾功能减退，出现高钾、高镁血症，则应选择含钾、镁低的食物。另外，给予适量的钙补充。心力衰竭时水潴留继发于钠潴留，在限钠的同时多数无需严格限制液体量，但考虑过多液体量可加重循环负担，故主张成人液体量为 1000 ～ 1500mL/d，包括饮食摄入量和输液量。

（4）低脂膳食　给予 ω-3 多不饱和脂肪酸，优化脂肪酸构成，建议每天从海鱼或者鱼油补充剂中摄入 ω-3 脂肪酸 1g。

（5）充足的优质蛋白质　优质蛋白质摄入应占总蛋白的 2/3 以上。对于合并某些慢性病的心衰患者，可以选择低脂高蛋白质膳食，譬如瘦肉、低脂 / 脱脂奶制品或含高植物蛋白质的膳食。

（6）适当补充 B 族维生素　由于饮食摄入受限、使用强效利尿药以及年龄增长，心力衰竭患者存在 B 族维生素缺乏的风险。摄入较多的膳食叶酸和维生素 B_6 与心衰及脑卒中死亡风险降低有关，同时有可能降低高同型半胱氨酸血症。

（7）少食多餐，食物应以软、烂、细为主，易于消化。

（8）戒烟、戒酒。

3. 高血压

（1）限制能量的平衡膳食，维持健康体重　适当地降低能量摄入有利于收缩压和舒张压以及 LDL-C 的降低。体重超重和肥胖者，根据健康体重，按 20 ～ 25kcal/kg 计算每天总能量，或通过膳食调查评估，在目前摄入量的基础上减少 500 ～ 1000kcal/d。三大营养素供能比例为蛋白质 10% ～ 15%，脂肪 20% ～ 30%，碳水化合物 55% ～ 60%。

（2）严格控制钠盐　推荐每日食盐用量控制在 5g/d 以下，提倡低盐膳食，限制或不食用腌制品。

（3）适当增加钾　钾摄入量 3.5 ～ 4.7g/d，从食物中摄取。

（4）足量的钙和镁　推荐饮用牛奶、食用蔬菜和水果，保证充足的钙和镁摄入量。

（5）限制饮酒　尽量少喝或不喝。

4.高脂血症和动脉粥样硬化

（1）针对目前主要的膳食问题进行干预，降低 LDL-C，降低饱和脂肪和反式脂肪酸，降低总能量。

（2）鼓励 ω-3 脂肪酸以鱼类或鱼油胶囊的形式摄入，适当选择植物甾醇补充剂。

（3）严格控制饱和脂肪和肉类食品，适量控制精制碳水化合物食物（精白米面、糕点、糖果、含糖果汁等），保证蔬菜水果摄入。

（4）中度限制钠盐，盐摄入不超过 6g/d。

（5）适量饮酒应因人而异，要取得医师的同意。不饮酒者，不建议适量饮酒。

（6）少量多餐，避免过饱，忌烟和浓茶。

三、营养治疗方案制订

（1）评估　了解、评估患者每日摄入的总能量、总脂肪、饱和脂肪、钠盐和其他营养素摄入水平；饮食习惯和行为方式；身体活动水平和运动功能状态；以及体格测量和适当的生化指标。

（2）制订个体化膳食营养治疗方案　根据评估结果，针对膳食和行为习惯存在的问题，制订个体化膳食营养方案。

（3）膳食指导　根据营养治疗方案和个人饮食习惯，制订食谱；健康膳食选择；指导行为改变，纠正不良饮食习惯。

（4）营养教育　对患者及其家庭成员进行健康宣教，使其关注自己的膳食目标；了解常见食物中盐、脂肪、胆固醇和能量含量，各类食物营养价值及其特点，科学运动等。

（5）注意事项　膳食指导和生活方式调整应根据个体的实际情况考虑可行性，针对不同危险因素进行排序，循序渐进，逐步改善。

第四节　戒烟管理

吸烟成瘾属于烟草依赖，是一种慢性疾病，其国际疾病分类编码为 F19.2。2019 年王辰院士的控烟团队在 *BMJ* 发文，首次提出烟草依赖作为一种慢性非传染性疾病的"致死性"特征，并呼吁大家应高度重视。基于"2018 年全国健康素养调查"，发现我国现有吸烟者 3.69 亿，其中烟草依赖的患病率约为 49.7%，约占世界 13 亿烟民的 1/3，被动吸烟者有 5.4 亿，15 岁以上人群吸烟率 35.8%，并且吸烟年数越高、每天吸烟支数量越多、吸烟起始年龄越早，烟草依赖的患病风险越高。患有烟草依赖的吸烟者，戒烟成功的可能性更低。

烟草中导致成瘾性物质是尼古丁。尼古丁不是烟草中特有的化学成分，主要存在于茄科植物（如烟草、马铃薯、茄子、番茄等）。尼古丁天然态为液体，半衰期约为 120min。尼古丁与烟碱型乙酰胆碱受体结合，会经肺毛细血管、肺静脉进入人体循环，迅速到达大脑皮质并使吸烟者产生愉悦感；当尼古丁进入中脑边缘的多巴胺系统，会使吸烟者产生兴奋感和满足感，反复多次后形成烟草依赖。

烟草依赖的临床诊断标准为：在过去 1 年内体验过或表现出下列 6 项中的至少 3 项：①强烈渴求吸烟；②难以控制吸烟行为；③当停止吸烟或减少吸烟量后，出现戒断症状；④出现烟草耐受表现，即需要增加吸烟量才能获得过去吸较少量烟即可获得的吸烟感受；⑤为吸烟而放弃或减少其他活动及喜好；⑥不顾吸烟的危害而坚持吸烟。

一、吸烟对心血管系统的危害

烟草燃烧时释放出四千多种化合物，吸入后会危害到吸烟者以及吸二手烟者的呼吸系统、神经系统、生殖系统等多个系统、多个脏器的健康，本部分仅介绍对心血管系统的危害。

（1）吸烟可使机体内交感神经输出增加，损伤血管细胞，增加纤维蛋白含量，增加血小板聚集的能力。这些影响均可导致高血压病的发生。

（2）烟草中尼古丁可导致游离脂肪酸（FFA）增加，进而刺激肝脏大量合成三酰甘油（TG）并降低脂蛋白脂肪酶活性，从而减少 TG 降解，升高血清 TG 水平，导致血脂紊乱。

（3）烟草中大量的自由基和氧化物质，消耗体内原有的抗氧化物质，使得体内氧化物质及自由基堆积，导致血管壁增厚，更易发生冠心病。而烟草燃烧过程中产生的 CO 与血红蛋白结合后可降低血液携氧能力，进一步加重心肌缺氧。

（4）吸烟过程中产生的有毒成分（如尼古丁等）可通过多种机制损害人体血糖的正常调节过程，进而导致糖尿病的发生、发展。糖尿病是冠心病患者继发冠状动脉事件的显著预测因子，目前认为糖尿病与冠心病的关系与胰岛素抵抗直接相关。

二、烟草依赖的评估

烟草依赖程度可采用 Fagerstorm 烟碱依赖评估量表，该量表对早晨醒来后多长时间吸第 1 支烟、是否在许多禁烟场所感到很难控制吸烟的需要、最不想放弃的是哪一支烟、每天吸多少烟、是否在早晨醒来后的第 1h 内吸烟最多和如果患病卧床是否还会吸烟 6 项指标进行评估，量表的分值为 0～10 分，根据评分结果进行等级划分。1～3 分，为尼古丁轻度依赖；4～6 分，为尼古丁中度依赖；大于 7 分，为尼古丁重度依赖。

三、戒断症状

吸烟者由于烟草依赖，在停止吸烟或减少吸烟量后，会出现一系列难以忍受的戒断症状，如易激惹、抑郁、不安、注意力不集中、食欲增加、睡眠障碍、吸烟渴望等，且持续时间长短不一，如注意力不集中可能在 2 周内有所改善，但食欲增加甚至在 10 周以上仍未见缓解。烟草依赖可分为躯体依赖和心理依赖，躯体依赖可在停止吸烟后数小时出现，在戒烟最初 14 天内表现最强烈，之后逐渐减轻，直至消失。大多数戒断症状持续时间为 1 个月左右，但部分患者对吸烟的渴求会持续 1 年以上。心理依赖表现为主观上强烈渴求吸烟，可能出现戒断症状，可通过使用戒烟药物及改变认知与行为等方法缓解戒断症状。

四、干预策略

需根据吸烟者尼古丁依赖程度选择适宜的干预方案，包括简短戒烟干预和强化戒烟干预。

（一）简短戒烟干预

（1）建立首诊询问吸烟史制度，明确建议吸烟者戒烟。

（2）建议所有吸烟者必须戒烟　对于有戒烟意愿的吸烟者，应提供进一步戒烟指导和帮助；对于尚无戒烟意愿的吸烟者，应激发其戒烟动机。

（3）戒烟宣教耗时短，一般不超过 3min。

（二）强化戒烟干预

1. 主要在戒烟门诊开展

（1）对于有戒烟意愿的吸烟者，强化戒烟干预采用"5A"法，包括询问（ask）、建议（advise）、评估（assess）、帮助（assist）和随访（arrange）。主要是指询问是否吸烟、支数以及时长；建议所有的吸烟者戒烟；评估吸烟者是否有意愿；提供帮助；安排随访。随访时长至少 6 个月、不少于 6 次，随访形式包括戒烟门诊、电话、戒烟微信群，随访内容包括戒烟情况、预防复吸，进行健康教育。

（2）对于尚无戒烟意愿的吸烟者，强化戒烟干预采用"5R"法，包括相关（relevance）、危害（risk）、益处（rewards）、障碍（roadblocks）、反复（repetition）。主要是指使吸烟者认识到吸烟与自身和家人健康相关；使吸烟者认识到吸烟对健康的严重危害；使吸烟者充分认识到戒烟的健康益处；使吸烟者知晓会遇到的问题，帮其克服困难；反复进行上述干预，激发其戒烟动机。

2. 具体预防措施

（1）戒烟应彻底　强化吸烟者戒烟的决心，让他认识到"不要在戒烟后尝试吸烟，即使是一口"。

（2）帮助吸烟者制订戒烟计划　设定戒烟日。让其告诉家人、朋友、同事，自己已决定戒烟，取得他们的理解和支持。告诉他戒烟中可能出现的、遇到的问题，如应对戒断症状、避免吸烟诱惑、改变生活习惯等。

（3）限酒　在戒烟期间饮酒会降低戒烟成功率。

（4）戒烟经验　帮助吸烟者回忆、总结之前戒烟尝试中的成功经验与失败原因。必要时写"戒烟日志"。在过去戒烟经验的基础上进行本次戒烟。

（5）控制吸烟欲望　改变与吸烟密切相关的生活行为习惯，使用一些补偿行为代替吸烟。

（6）处理戒断症状　感觉紧张、烦躁时做深呼吸，散步；不能集中精力时需减少工作负担；总想吃东西时，多吃一些蔬菜、水果进行替代。

（7）家庭中的其他吸烟者　鼓励家中其他吸烟者共同戒烟，至少要求他们不在自己面前吸烟。

（三）药物治疗

临床一线戒烟药物主要包括伐尼克兰、尼古丁替代疗法和安非他酮等。

（1）伐尼克兰　是一种高选择性 α4β2 乙酰胆碱受体激动剂，可缓解吸烟者对尼古丁的渴望从而缓解戒断症状，并可阻断尼古丁与受体的结合，减少释放到伏隔核的多巴胺，从而降低吸烟的奖赏效应。服用频次分为 3 个阶段：第一周的 1～3 天使用剂量为 0.5mg，每天 1 次，第一周的 4～7 天使用剂量为 0.5mg，每天 2 次；第二周使用剂量为 1mg，每天 2 次；第二周至治疗结束，使用计量为 1mg，每天 2 次。伐尼克兰可使长期戒断率提高 2 倍以上，可能出现恶心、失眠等不良反应。伐尼克兰尚不能帮助青少年戒烟，因其在青少年中的安全性与有效性尚不明确。

（2）尼古丁替代疗法 是通过缓慢、低剂量释放尼古丁减轻或消除戒断症状。吸烟就好比点亮一支 60W 的灯泡。吸烟者讨厌黑暗，他们就会通过吸烟来摆脱黑暗。尼古丁替代疗法就如点亮 20W 灯泡，摆脱了黑暗，但是光线较暗，仍会出现不适。待吸烟者慢慢适应，之后就不再需要吸烟来点亮灯泡。尼古丁替代疗法的种类多种多样，包括贴片、咀嚼胶、含片、鼻喷雾剂和吸入剂。现在被FDA 批准用于戒烟的一线药物，每一种药物都已被证实有效并能提高接近一倍的戒烟成功率。

（3）安非他酮 是世界首个非尼古丁类戒烟药物，无成瘾性。1989 年，在美国首先用于治疗抗抑郁，偶然发现对戒烟有效。经过大量研究，于 1997 年用于戒烟，我国 2005 年上市。安非他酮可减少重度吸烟者戒烟后出现的吸烟渴求及不适，还能有效避免戒烟后出现的体重增加，减少可能出现口干、失眠、头晕和发热等不良反应。

（4）其他戒烟药物 未被推荐，本文不做介绍。

根据一项涉及 16 个国家 140 个中心的 8144 名受试者随机、双盲、目前为止最大规模的戒烟药物疗效对比试验的结果显示，伐尼克兰在治疗结束及 24 周随访期间疗效较尼古丁贴片及安非他酮更好，无证据表明戒烟药物会导致不良心血管事件。现已有多项临床指南明确指出不同戒烟方法的有效性，但没有对临床中面临的具体实施问题提供进一步详细指导。基于 2020 年 7 月 15 日发表的《成人烟草依赖的药物治疗：美国胸科学会官方临床实践指南》，强烈推荐以下 5 条：

① 对于开始接受药物治疗的烟草依赖者，推荐使用伐尼克兰，优于尼古丁贴片。

② 对于开始接受药物治疗的烟草依赖者，推荐使用伐尼克兰，优于盐酸安非他酮。

③ 对于还未准备戒烟的烟草依赖者，推荐使用伐尼克兰治疗，而非等待吸烟者自己准备戒烟。

④ 对于开始接受治疗且合并有精神疾病的烟草依赖者，建议使用伐尼克兰，优于尼古丁贴片。

⑤ 对于开始接受药物治疗的烟草依赖者，推荐延长治疗时间（≥ 12 周），优于标准化疗程（6 ～ 12 周）。

对于有条件者，推荐以下 2 条：

① 对于开始接受药物治疗的烟草依赖者，推荐使用伐尼克兰配合尼古丁贴片，优于单独使用伐尼克兰。

② 对于开始接受药物治疗的烟草依赖者，推荐使用伐尼克兰，优于电子烟

（注：这条推荐意见具有很低的证据等级。在对研究证据进行综合后，发现了关于电子烟使用导致严重不良事件的证据。如果这些严重不良事件继续被报道，该条建议将被重新评估）。

（四）预防复吸

Brandon 在 1990 年提出"十个戒烟者中有九个会在戒烟后复吸"。复吸是戒烟过程中非常正常的现象，就好比慢性病高血压的治疗，可能在治疗过程中，因特殊的情况血压又增高，需调整用药等其他的方法恢复正常。吸烟属于慢性疾病，慢性疾病在发生发展的过程中有所波动是非常正常的。因此对复吸需要正确的认识，但是一旦出现复吸，证明需要得到更多的关注，并进行进一步治疗，控制烟草依赖，而不是治愈。

（1）识别复吸高危情形　情绪状况的变化，消极情绪，如挫败、愤怒、焦虑、抑郁或厌倦积极情绪；人际关系，目前或近期人际关系出现冲突，如婚姻、友谊、家庭成员、老板和员工等；社会环境，如社会压力，与家庭成员、朋友或工作伙伴之间或者看到他人正在吸烟、饮酒。研究显示，大多数复吸发生在戒烟后的前几天，20% 的复吸发生在 6 ～ 12 个月，在 12 个月仍戒断的人有 60% 能保持 8 年，第一周保持戒断对长期戒烟是一个阳性预测因素。

（2）维持治疗预防复吸　首先需认识到烟草依赖是一种慢性疾病，短期治疗即产生长期治愈的效果是不切实际的期望。驱动复吸因素有生物学上的、心理的、情绪的，影响远远超出积极治疗的一段时间。复吸是常见的，但并非不可避免。复吸出现表明治疗不充分，鼓励长期治疗以维持戒断，防止复吸。

（3）处理复吸的压力和负性情绪　解决问题，识别问题，思考解决方案并行动。特别注意告知戒烟者一定警惕出现"我想我可以只抽一支"的想法，一定不能屈服，戒烟需彻底。丰富活动，比如阅读、放松、锻炼、深呼吸、视觉表象。聊天，可与朋友、群组、专业人士进行聊天，缓解压力，获得帮助。复吸者承受非常大的压力，会出现内疚和自责，甚至挑战其自信，很有可能出现放弃戒烟，可通过生活方式的调整，丰富生活，增加自信。

（五）警惕二手烟和三手烟

1. 警惕二手烟

二手烟是指不抽烟的人吸取其他吸烟者喷吐的烟雾的行为，又称强迫吸烟或者是间接吸烟，是被动吸烟的俗称。一般来说被动吸烟 15min 以上即可认为二手烟现象成立。我国每年有 7.4 亿不吸烟人群遭受二手烟，身体健康受到极大影响。《公共场所控制吸烟条例》第十七条指出个人在禁止吸烟场所（区域）内发现吸烟行为及其他违反本条例行为的，可以采取以下措施：①要求吸烟者立即停止吸烟；②要求该场所的经营者或者管理者进行劝阻；③向监督管理部门举报不履行控制吸烟职责的经营者或者管理者。

2. 警惕三手烟

三手烟是指通过烟雾将烟草残留在衣服、墙壁、地毯、家具甚至头发和皮肤等表面，这些残留物会在物体表面停留很长时间，甚至几个月都不会消失，它们会重新回到空气中，通过呼吸，从手到口，以及皮肤与污染物体接触和摩擦后吸收 3 个渠道危害人体。可采用茶叶、空气净化灯、绿萝和仙人掌等清除三手烟。

第五节　血脂管理

目前血脂异常治疗的研究推陈出新，国内外关于血脂管理的指南也在陆续更新，推荐的控制目标不尽相同。血脂是血清总胆固醇（TC）、甘油三酯（TG）和类脂（如磷脂）等的总称，与载脂蛋白结合形成脂蛋白后，转运至组织。脂蛋白的胆固醇含量最高的是低密度脂蛋白（LDL），约占 50%，LDL 胆固醇（LDL-C）水平在一定程度上反映了血液 LDL 情况。研究表明 LDL-C 是动脉粥样硬化的重要影响因素，故大部分指南以 LDL-C 水平作为监测靶目标。血脂异常一般是指 TC、TG、LDL-C 的升高，或 HDL-C 的降低。血脂异常是动脉粥样硬化性心血管疾病（ASCVD）及心血管事件的独立危险因素。《中国心血管健康与疾病报告 2022》的数据显示，中国心血管病（CVD）发病率和死亡率仍在升高，疾病负担下降的拐点尚未出现。现 CVD 患病人数为 3.3 亿，其中冠心病 1139 万。61% 的 CVD 疾病负担由 ASCVD 所致，LDL-C 水平升高是我国 ASCVD 的第二大归因危险因素，但 ASCVD 高危、极高危人群的 LDL-C 达标率仍较低。

血脂异常对动脉粥样硬化的影响很大，主要是 LDL-C 促进动脉粥样硬化的发生发展。共分为三个阶段，起始阶段、发展阶段以及并发症阶段。起始阶段：由于高血压、肥胖、吸烟等危险因素导致 LDL-C 进入动脉壁，氧化，在单核细胞的参与下，引发炎症导致内皮功能受损。发展阶段：随着 LDL-C 持续进入，氧化和内皮功能损伤导致泡沫细胞形成，平滑肌细胞增殖，产生纤维和血管炎症并形成脂质核心。并发症阶段：随着炎症进一步加剧，脂质核心增大，平滑肌细胞和纤维组织减少，不稳定斑块形成和破裂，不稳定斑块中的物质漏入血管腔，引起急性血栓。

一、根据 ASCVD 危险分层制订降脂目标

1. ASCVD 危险分层模式

《中国血脂管理指南（2023 年）》修订了《中国成人血脂异常防治指南（2016 年修订版）》，在对 ASCVD 风险评估推荐建议的基础上，结合最新研究证据和国内外指南与共识，对 2016 版指南的风险评估流程进行了更新：①按是否患有 ASCVD 分为二级预防和一级预防两类情况；②在已患有 ASCVD 的二级预防人群中进一步划分出超（极）高危的危险分层；③在尚无 ASCVD 的一级预防人群中，增加慢性肾脏病（chronic kidney disease，CKD）3 ～ 4 期作为直接列为高危的三种情况之一。评估流程如下：

（1）按照是否患有 ASCVD 划分为二级预防和一级预防两类情况。

（2）在已诊断 ASCVD 的人群中，将发生过 ≥ 2 次严重 ASCVD 事件或发生过 1 次严重 ASCVD 事件，且合并 ≥ 2 个高危险因素者列为超高危人群，其他 ASCVD 患者列为极高危人群。

（3）在尚无 ASCVD 的人群中，符合如下 3 个条件之一者，直接列为高危人群，不需要再进行 ASCVD 10 年发病风险评估：① LDL-C ≥ 4.9mmol/L 或 TC ≥ 7.2mmol/L；②年龄 ≥ 40 岁的糖尿病患者；③ CKD 3 ～ 4 期。不具有以上 3 种情况的个体（包括 < 40 岁的糖尿病患者），在考虑是否需要降脂治疗时，应进行未来 10 年间 ASCVD 总体发病风险的评估。对于 ASCVD 10 年发病风险为中危的人群，如果年龄 < 55 岁，则需进行 ASCVD 余生风险的评估。具体评估内容详见图 5-5-1。

2. 新增 ASCVD 超高危

欧洲新指南扩大了 ASCVD 极高危人群的范畴，将短暂性脑缺血发作以及冠状动脉造影或超声发现粥样斑块者列为极高危人群。其理论基础是指南制订的专家委员会认为该类人群具有显著增加心血管事件的风险。中国专家提出需充分结合中国国情，采取个体化处理更为合适。并对心血管病危险评估提出了新的要求，需对极高危 ASCVD 患者进行进一步危险分层，划分出能够从强化降胆固醇治疗中获益的人群。因此，2019 CCEP 专家提出"超高危"概念。超高危 ASCVD 是指发生过 2 次严重的 ASCVD 事件或发生过 1 次严重的 ASCVD 事件合并 2 个高风险因素的患者。现总结严重 ASCVD 事件和高风险因素如表 5-5-1 所示。

3. 血脂靶目标制订

调脂治疗是防治 ASCVD 的重要措施。LDL-C 是首要的治疗目标，非 HDL-C 是次要目标。最新的专家共识提出，应根据 ASCVD 危险分层制订患者应达到的 LDL-C 目标值（表 5-5-2）。

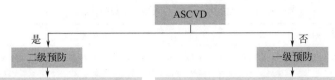

ASCVD

是　　　　　　　　　　　　　　　　　　　　否

二级预防　　　　　　　　　　　　　　　一级预防

| 超高危人群：发生过 ≥ 2 次严重 ASCVD 事件或发生过 1 次严重 ASCVD 事件，且合并 ≥ 2 个高危险因素 | 符合下列任意条件者，可直接列为高危人群，无需进行 10 年 ASCVD 发病危险评估：
(1) LDL-C≥4.9mmol/L 或 TC≥7.2mmol/L
(2) 糖尿病患者 (年龄≥40 岁)
(3) CKD 3 ～ 4 期 |

严重 ASCVD 事件：

(1) 近期 ACS 病史 (< 1 年)

(2) 既往心肌梗死病史 (除上述 ACS 以外)

(3) 缺血性脑卒中史

(4) 有症状的周围血管病变，既往接受过血运重建或截肢

高危险因素：

(1) LDL-C ≤1.8 mmol/L，再次发生严重的 ASCVD 事件

(2) 早发冠心病 (男 <55 岁，女 <65 岁)

(3) 家族性高胆固醇血症或基线 LDL-C ≥ 4.9mmol/L

(4) 既往有 CABG 或 PCI 史

(5) 糖尿病

(6) 高血压

(7) CKD 3 ～ 4 期

(8) 吸烟

极高危人群：不符合超高危标准的其他 ASCVD 患者

不符合者，评估 10 年 ASCVD 发病危险

危险因素/个		血清胆固醇水平分层/(mmol/L)		
		3.1≤TC<4.1 或 1.8≤LDL-C<2.6	4.1≤TC<5.2 或 2.6≤LDL-C<3.4	5.2≤TC<7.2 或 3.4≤LDL-C<4.9
无高血压	0～1	低危(<5%)	低危(<5%)	低危(<5%)
	2	低危(<5%)	低危(<5%)	中危(5%～9%)
	3	低危(<5%)	中危(5%～9%)	中危(5%～9%)
有高血压	0	低危(<5%)	低危(<5%)	低危(<5%)
	1	低危(<5%)	中危(5%～9%)	中危(5%～9%)
	2	中危(5%～9%)	高危(≥10%)	高危(≥10%)
	3	高危(≥10%)	高危(≥10%)	高危(≥10%)

10 年 ASCVD 发病危险为中危且年龄 <55 岁者，评估余生危险

具有以下任意 2 个及以上危险因素者，定义为 ASCVD 高危人群：

(1) 收缩压≥160mmHg 或舒张压 ≥ 100mmHg

(2) 非HDL-C ≥ 5.2 mmol/L (200 mg/dL)

(3) HDL-C < 1.0mmol/L (40 mg/dL)

(4) BMI ≥ 28kg/m^2

(5) 吸烟

图 5-5-1　ASCVD 危险分层模式

ASCVD—动脉粥样硬化性心血管疾病；ACS—急性冠脉综合征；LDL-C—低密度脂蛋白胆固醇；CABG—冠状动脉旁路移植术；PCI—经皮冠状动脉介入治疗；TC—总胆固醇；CKD—慢性肾脏病；HDL-C—高密度脂蛋白胆固醇；BMI—体重指数。1mmHg=0.133kPa。危险因素的水平均为干预前水平。高危险因素包括吸烟、低 HDL-C、年龄 ≥ 45/55 岁（男性 / 女性）。<40 岁的糖尿病患者危险分层参见特殊人群糖尿病部分

[引自：中国血脂管理指南修订联合专家委员会 . 中国血脂管理指南（2023 年修订版）[J]. 中国循环杂志，2023，38（3）：237-271.]

二、治疗策略

健康的生活方式是治疗血脂异常的基本措施，他汀类药物是首选的调脂药物。建议充分评估调脂治疗的利弊，根据心血管疾病的危险分层及个体特点合理选择调脂药物。

表 5-5-1 严重 ASCVD 事件和高风险因素

严重 ASCVD 事件	高风险因素
1. 近期发生过 ACS（在既往 12 个月内） 2. 心肌梗死病史（12 个月以上） 3. 缺血性卒中病史 4. 有症状的周围血管病变，既往接受过血运重建或截肢	1. LDL-C ≤ 1.8mmol/L，再次发生严重的 ASCVD 事件 2. 早发冠心病（男＜ 55 岁、女＜ 65 岁发病史） 3. 家族性高胆固醇血症或基线 LDL-C ≥ 4.9mmol/L 4. 既往有 CABG 或 PCI 治疗史 5. 糖尿病 6. 高血压 7. 慢性肾脏病（3/4 期） 8. 吸烟

表 5-5-2 不同 ASCVD 危险分层的 LDL-C 靶目标

风险分级	LDL-C 目标
低危	＜ 3.4mmol/L（115mg/dL）
中、高危	＜ 2.6mmol/L（100mg/dL）
危	≥ 50% 降幅且＜ 1.8mmol/L（70mg/dL）
极高危	＜ 1.8mmol/L（70mg/dL）且较基线降幅＞ 50%
超高危	＜ 1.4mmol/L（55mg/dL）且较基线降幅＞ 50%

（一）生活方式改善的建议

在人群中采用健康的生活方式比药物干预更具有成本效益。生活方式干预是治疗血脂异常以及其他心血管疾病的基石，是最为安全有效且经济的治疗方式之一。临床医师应根据患者具体情况为每位患者做出改善生活方式的建议。《中国血脂管理指南（2023 年）》明确提，可通过控制体重、增加身体活动来降低 TC 和 LDL-C；可通过减少饮酒、增加身体活动、控制体重来降低 TG；可通过增加身体活动、控制体重、戒烟来升高 HDL-C。

（1）体力活动 建议血脂异常者进行适当强度、有规律的体育锻炼，可有效预防 2 型糖尿病和改善代谢异常。鼓励体育锻炼，达到至少 30min/d 有规律的体育锻炼目标。

（2）降脂膳食治疗 应限制油脂摄入总量，每日 20 ～ 25g。采用不饱和脂肪酸（植物油）替代饱和脂肪酸（动物油、棕榈油等）；避免摄入反式脂肪（氢化植物油等）；ASCVD 中危以上人群或合并高胆固醇血症患者应该考虑降低食物胆固醇摄入。ASCVD 中高危人群和高胆固醇血症患者应特别强调减少膳食胆固醇的摄入，每天膳食胆固醇摄入量应在 300mg 以下。

（3）膳食碳水化合物和纤维素 碳水化合物的摄入量应占总能量摄入的 45% ～ 55%，鼓励摄入蔬菜、水果、鱼类、粗粮（包括豆类）、全谷类（包括全麦谷物）和坚果，以及其他富含膳食纤维和（或）低糖指数的食物。

（4）酒精 在保证 TG 不升高的前提下，可适度饮酒（男性 20g/d，女性 10g/d）。

（二）药物治疗

1. 他汀类药物

国内外权威指南一致肯定了他汀类药物在调脂达标策略中的一线地位。目前他汀类药物是降脂治疗的一线方案，它的主要作用机制是竞争性抑制肝细胞羟甲基戊二酰辅酶 A 还原酶（HMG-CoA）活性，使肝脏合成胆固醇减少。主要用于治疗以胆固醇升高为主的高脂血症患者。多项研究证实，他汀类药物不仅在 ASCVD 一级预防中获益，而且在二级预防中获益颇多。目前常用的洛伐他汀、辛伐他汀、氟伐他汀、阿托伐他汀和匹伐他汀为亲脂性他汀类药物，普伐他汀和瑞舒伐他汀为亲水性他汀类药物。洛伐他汀、辛伐他汀与食物同服更容易吸收，瑞舒伐他汀、阿托伐他汀、氟伐他汀和匹伐他汀不受食物影响，普伐他汀与食物同服会减少吸收。由于肝内胆固醇的合成在夜间达到高峰，氟伐他汀、洛伐他汀、辛伐他汀半衰期较短，建议晚间服用；阿托伐他汀、匹伐他汀、瑞舒伐他汀半衰期较长，可在任何时间服用。《中国血脂管理指南（2023 年）》推荐起始应用中等强度他汀类药物。中等强度他汀药物主要是指匹伐他汀 2 ～ 4mg，阿托伐他汀 10 ～ 20mg，瑞舒伐他汀 5 ～ 10mg，氟伐他汀 80mg，洛伐他汀 40mg，普伐他汀 40mg，辛伐他汀 20 ～ 40mg，血脂康 1.2g。高强度他汀类药物主要是指阿托伐他汀 40 ～ 80mg，瑞舒伐他汀 20mg。一项荟萃分析证实，他汀类药物治疗时间越长，发生心肌梗死和猝死的风险越低，冠心病患者停用他汀类药物治疗后生存机会大幅度降低。他汀类药物方案的局限在于存在"他汀 6 原则"，即起始剂量他汀类药物的降脂效果约为最大剂量的 70%。当药物剂量增倍时，LDL-C 进一步降低的幅度仅 6%。盲目增加他汀类药物，限制心血管的获益，增加药物不良反应发生的风险。

他汀类药物的安全性和耐受性好，仍应需及时识别并处理相关不良反应。常见的不良反应包括肝功能异常、肌损害等。

2. 依折麦布

肠黏膜吸收胆固醇的过程非常复杂，位于小肠黏膜刷状缘的一种特殊转运蛋白尼曼-匹克 C1 型类似蛋白 1（NPC1L1）起到至关重要的作用。依折麦布主要作用于小肠上皮细胞，选择性抑制食物中和胆汁中胆固醇的吸收，以达到减少肝脏胆固醇储量和降低血浆胆固醇的目的。其降低 LDL-C 程度高达 15% ～ 22%，常用剂量为 5 ～ 10mg/d。依折麦布的安全性和耐受性良好，常见的不良反应有头痛、腹痛、腹泻、腹胀、乏力及转氨酶异常。

3. PCSK9抑制剂

他汀类药物家族在血脂管理中处于至关重要地位，但是单一他汀类药物的治疗并不能满足所有患者，而当剂量增倍时，LDL-C进一步降低幅度仅约6%。所以"他汀+"时代已经到来，率先入场的药物是依折麦布，多项研究支持他汀类药物与其联合使用的有效性和安全性。近年来发现有的患者他汀+依折麦布仍不能满足降脂目标，这时候PCSK9抑制剂登上了历史舞台。PCSK9抑制剂通过抑制循环中PCSK9与低密度脂蛋白（LDL）受体（LDLR）的结合，阻止PCSK9介导的LDLR降解，促进LDL-C清除，平均降低LDL-C 60%，减少心血管事件。依洛尤单抗常用剂量为140mg/2周或420mg/4周，阿利西尤单抗常用剂量为75～150mg/2周。常见的不良反应是注射部位不适、过敏反应和流感样症状。

4. 各药物治疗方案降低LDL-C幅度（表5-5-3）

表5-5-3　各药物治疗方案降低LDL-C幅度

治疗方案	预计平均LDL-C降低幅度
中等强度他汀类药物	30%
高强度他汀类药物	50%
高强度他汀类药物+依折麦布	65%
PCSK9抑制剂	60%
PCSK9抑制剂+高强度他汀类药物	75%
PCSK9抑制剂+高强度他汀类药物+依折麦布	85%

（三）根据总心血管风险采取相应的干预策略

CCEP调脂治疗降低心血管事件专家建议中提出根据患者的总心血管风险采取相应的干预策略。首先是对于生活方式进行调整。若不达标，进一步结合他汀类药物治疗。若仍不达标，联合使用依折麦布。如果预计他汀类药物联合依折麦布难以达标，可直接他汀类药物联合PCSK9抑制剂。基于总心血管风险和LDL-C水平的血脂干预策略具体如表5-5-4所示。

（四）血脂异常治疗的监测

（1）血脂异常的患者首先进行非药物治疗，即生活方式改变，应6～8周后复查血脂水平，达标者继续坚持健康生活方式，3～6个月再次复查；如持续达标，每6～12个月复查，继续非药物治疗。长期达标者可每年复查1次。

表 5-5-4 基于总心血管风险和 LDL-C 水平的血脂干预策略

总心血管风险	LDL-C 水平 / (mmol/L)				
	< 1.8	1.8 ~ 2.6	2.6 ~ 4.0	4.0 ~ 4.9	≥ 4.9
< 1% 或低危	不干预	不干预	不干预	不干预	首选生活方式干预，若控制不理想则药物干预
推荐级别 / 证据水平	I /C	I /C	I /C	I /C	II a/A
≥ 1% 或 5% 或中、高危	不干预	不干预	首选生活方式干预，若控制不理想则药物干预	首选生活方式干预，若控制不理想则药物干预	首选生活方式干预，若控制不理想则药物干预
推荐级别 / 证据水平	I /C	I /C	II a/A	II a/A	I /A
≥ 5% ~ 10% 或高危 不干预高危	不干预	首选生活方式干预，若控制不理想则药物干预	生活方式干预同时药物干预	生活方式干预同时药物干预	生活方式干预同时药物干预
推荐级别 / 证据水平	II a/A	II a/A	II a/A	I /A	I /A
≥ 10% 或极高危	生活方式干预，可考虑药物干预	生活方式干预同时药物干预	生活方式干预同时药物干预	生活方式干预同时药物干预	生活方式干预同时药物干预
推荐级别 / 证据水平	II a/A	II a/A	II a/A	I /A	I /A

[引自：张璐，张靖，郭艺芳 . 2016 欧洲血脂异常管理指南解读 [J]. 中国心血管杂志，2016，21(05)：350-354.]

（2）首次服药降脂药物，应 4 ~ 6 周内复查血脂、肌酶及肌酸激酶，服药时应监测有无肌痛、乏力和消化道症状等不良反应，长期使用应定期随诊。服用他汀类药物后出现肌肉或消化道症状的患者，应监测肌酶及肝功能。①血肌酸激酶（CK）升高未超过正常上限 4 倍且肌肉症状轻微或丙氨酸转氨酶（ALT）、天冬氨酸转氨酶（AST）升高未超过正常上限 3 倍，可继续服用他汀类药物并复查；②血 CK 升高超过正常上限 4 倍或 ALT、AST 超过正常上限 3 倍及胆红素升高，应停用或减少他汀类药物剂量，恢复正常后再次评估他汀类药物的获益 / 风险，决定是否继续服用他汀类药物或换用其他调脂药物；③若需继续使用调脂药物，可更换种类或减少剂量后密切观察。如 CK 升高超过正常上限 10 倍，应立即停用他汀类药物并入院进行水化治疗；④3 ~ 6 个月未达标者，应调整他汀类药物的剂量或种类，必要时加用依折麦布或 PCSK9 抑制剂；⑤达标后每 6 ~ 12 个月复查。

三、特殊人群血脂管理的建议

（一）老年人

老年人常患有多种慢性疾病，特别是≥75岁的老年人，需要服用多种药物，因此要注意药物间的相互作用和不良反应；高龄患者大多有不同程度的肝肾功能减退，降脂药物剂量的选择需要个体化，起始剂量不宜太大，应根据治疗效果调整降脂药物剂量并监测肝肾功能和CK。根据《中国血脂管理指南（2023年）》总结有关老年患者血脂管理内容如下：

（1）对于≥75岁合并ASCVD的患者建议进行降脂治疗；对于≥75岁ASCVD高危人群，需考虑共病、衰弱、预期寿命及患者意愿，如获益超过风险，建议启动他汀类药物治疗进行一级预防；对于≥75岁人群，如存在潜在药物相互作用或肾功能损害，建议从低剂量他汀类药物开始，中等剂量不能达标者可考虑联合胆固醇吸收抑制剂或PCSK9抑制剂治疗。

（2）推荐老年ASCVD患者及≤75岁具有多种心血管危险因素的老年人使用他汀类药物。

（3）老年人使用可耐受剂量他汀类药物LDL-C未达标时，可加用依折麦布或PCSK9抑制剂。

（4）TG升高时，首先应排除或纠正继发因素并进行生活方式干预。对于ASCVD患者或极高危老年人，经他汀类药物治疗后非HDL-C未达标或TG持续升高（2.3～5.6mmol/L）时，可联用贝特类药物或鱼油制剂。空腹TG≥5.6mmol/L，应首先降低TG，首选贝特类、鱼油制剂治疗。

（5）不提倡老年人过度严格控制饮食和减轻体重。建议老年人坚持规律有氧运动，运动时应注意避免运动导致的损伤和跌倒，有条件者可在运动康复专业医师评估及指导下选择运动方案。

（6）老年人肝肾功能减退，联用多种药物时，容易发生药物相互作用及不良反应，应选择在体内代谢途径不同的药物。他汀类药物与其他调脂药物合用时，可增加肝脏及肌肉损伤等风险，需关注老年人的个体特点及耐受性，避免大剂量联用并监测药物相互作用及不良反应。

（二）糖尿病患者

新的研究结果显示，国内外糖尿病患者血脂异常发生率高，但他汀类调脂药使用率很低，且血脂达标率非常低。目前，糖尿病患者血脂的管理距指南要求相差甚远。如不尽快采取措施，将有大量的糖尿病患者发生心血管疾病。根据《中国血脂管理指南（2023年）》和AHA学术年会公布新版《血脂异常管理TC指南》

总结有关糖尿病患者血脂管理内容如下：

（1）糖尿病患者血脂目标值推荐 糖尿病合并 ASCVD 患者：LDL-C ＜ 1.4mmol/L；ASCVD 风险为高危的糖尿病患者：LDL-C ＜ 1.8mmol/L；ASCVD 风险为低、中危的糖尿病患者：LDL-C ＜ 2.6mmol/L；糖尿病患者以非 HDL-C 为次要目标，目标值为相应的 LDL-C 目标值＋ 0.8mmol/L。

（2）所有年龄段糖尿病伴 ASCVD 的患者，应在生活方式干预基础上，使用高强度他汀类药物治疗。

（3）对年龄＜ 40 岁且有其他 ASCVD 危险因素的患者，考虑在生活方式干预基础上，用中等或高强度他汀类药物治疗。

（4）无 ASCVD 的 40 ～ 75 岁和＞ 75 岁的糖尿病患者，在生活方式干预基础上，使用中等强度他汀类药物治疗。

（5）年龄 40 ～ 75 岁的糖尿病患者，若 LDL-C ＞ 1.8mmol/L，无须计算 10 年心血管疾病风险，即可启动中等强度他汀类药物治疗。

（三）慢性肾脏病（CKD）患者

慢性肾脏病（CKD）患者常合并血脂代谢异常，发生率为30%～60%，通常表现为 TG 升高明显、HDL-C 降低，两者均为发生动脉粥样硬化和心血管事件的独立危险因素，不利于患者远期预后。越来越多的证据表明，在 CKD 患者病情发生变化、使用调脂药物或预期强化调脂治疗能够获益时，应监测患者血脂水平。指南提出降脂治疗推荐建议如下：

（1）对于非透析依赖的 CKD 3 ～ 5 期患者，建议使用他汀类药物或他汀类药物联合胆固醇吸收抑制剂降低 LDL-C。

（2）对于已接受他汀类药物或他汀类药物联合胆固醇吸收抑制剂的 ASCVD 合并 CKD 3 ～ 5 期患者，开始接受透析治疗时可考虑继续使用这些药物。

（3）对于依赖透析的非 ASCVD 患者，不建议使用他汀类药物。

（4）对于快速进展的 CKD 患者，特别是合并大量蛋白尿的患者，应谨慎使用调脂药物。

（5）对于年龄在 18 ～ 49 岁且尚未接受维持性透析治疗或肾移植的 CKD 患者，如合并冠状动脉疾病、糖尿病、既往有缺血性卒中史、预计 10 年内冠脉事件死亡率或非致命性心肌梗死发生率＞ 10% 中的一项或多项情况时，建议使用他汀类药物治疗。

（6）对于 18 岁以下的 CKD 患者（包括长期透析治疗和肾移植的患者）建议改善生活方式，不建议启动他汀类药物或他汀类药物 / 依折麦布联合治疗。

（四）脑卒中

在缺血性脑卒中二级预防中，他汀类药物每降低 1mmol/L 的 LDL-C，脑卒中复发风险降低 12%，同时降低心肌梗死和心血管死亡风险。指南总结脑卒中降脂治疗的推荐建议如下：

（1）对于动脉粥样硬化性缺血性脑卒中或 TIA 合并明确 CAD 或 PAD 患者，建议 LDL-C ＜ 1.4mmol/L；非 HDL-C ＜ 2.2mmol/L。

（2）对于单纯动脉粥样硬化性缺血性脑卒中或 TIA 患者，建议 LDL-C ＜ 1.8mmol/L；非 HDL-C ＜ 2.6mmol/L。

（3）对于动脉粥样硬化性缺血性脑卒中或 TIA，推荐他汀类药物作为首选治疗。

（4）对于动脉粥样硬化性缺血性脑卒中或 TIA，他汀类药物治疗 LDL-C 不达标者可加用胆固醇吸收抑制剂。

（5）对于动脉粥样硬化性缺血性脑卒中或 TIA，他汀类药物＋胆固醇吸收抑制剂治疗 LDL-C 不达标者可加用 PCSK9 抑制剂。

第六节　心理管理

目前我国对心血管疾病的心脏康复主要集中于体力活动的恢复，而忽略了患者心理因素对心脏康复的影响。实际上，心理管理应贯穿心血管疾病全病程管理始终。患者情绪变化波动，常伴躯体不适，医务人员要判断这种不适是否由心脏病本身引起，很多时候这种表现与神经功能失调有关。成功的心理调整对于心脏康复具有积极作用，并能改善长期预后。心理管理的目标是识别患者的精神心理问题，并给予对症处理。

一、精神 / 心理评估

（一）认知功能的评估

最常用简易精神状态量表（MMSE），尤其对于患心血管疾病的老年人十分简单方便。该量表的评估条目包括定向力（最高分 10 分）、记忆力（最高分 3 分）、计算力和注意力（最高分 5 分）、回忆力（最高分 3 分）、语音能力（最高分 9 分）。总分数为 27 ～ 30 分，提示正常；小于 27 分，提示认知功能障碍。

（二）生活质量的评估

生活质量包括综合健康、机体功能、症状与毒副作用、认知功能、情感功能、心理、角色功能、性功能、社会适应、精神/信仰。世界卫生组织已明确将患者的生活质量作为治疗的重要结果和指标。因此，心脏康复中的生活质量，是心脏病治疗中的一个重要方面。尤其是心血管疾病作为一种慢性病，患者的生活质量对于患者本人、家庭，乃至社会，都是十分重要的问题。对心脏病患者来说，不仅仅要生存，而且要生活，减轻疾病带来的身体、精神、心理和社会生活的痛苦，已成为心脏病康复的重要组成部分。

常用的心血管疾病生活质量量表包括：世界卫生组织生活质量测定量表及简表（WHOQOL 或 WHOQOL-BREF）、健康调查简表 36（SF-36）、欧洲五维健康量表（EQ-5D）、西雅图心绞痛量表（SAQ）和中国心血管患者生活质量评定问卷（CQQC）。

（三）精神/心理状态的评估

识别患者的精神心理问题有定式访谈、半定式访谈、他评焦虑抑郁量表、自评焦虑抑郁量表等方法。如果不经过特殊培训，心血管内科能用的量表只有患者焦虑抑郁自评类量表。自评焦虑抑郁筛查量表包括 Beck 抑郁量表、广泛焦虑问卷 7 项（GAD-7）、患者健康问卷 9 项（PHQ-9）、医院焦虑抑郁量表（HAD）、抑郁自评量表（SDS）和焦虑自评量表（SAS）等。推荐采用广泛焦虑问卷 7 项、患者健康问卷 9 项、医院焦虑抑郁量表、躯体化症状自评量表，这 4 个自评量表在心血管内科经过效度和信度检测，有较好的阴性预测值，同时条目少，简单方便。

另外，还可结合心理问题筛查，采用简短的三问法，初步筛出可能有问题的患者。3 个问题是：①是否有睡眠不好，已经明显影响白天的精神状态或需要用药。②是否有心烦不安，对以前感兴趣的事情失去兴趣。③是否有明显身体不适，但多次检查都没有发现能够解释的原因。3 个问题中如果有 2 个回答为"是"，则存在精神心理问题的可能性。

需要澄清一点，无论是量表还是筛查问题，都不是对患者的精神心理问题给予明确诊断，只是提醒我们患者可能存在精神心理问题。

（四）个性特征和情绪特征的评估

（1）A 型性格评估　A 型性格是冠心病的危险因素，年龄＜60 岁、男性、脑力劳动、高中以上文化程度、独身、吸烟是 A 型性格冠心病患者的危险因素。因此，A 型性格评估广泛用于冠心病患者。中国版的"A 型行为类型问卷"根据中国人的自身特点，前后经过三次测试和修订，完成了信度效应较高的 A 型行为类型问卷的编制。

（2）敌意、愤怒、攻击性的评估　症状自评量表（SCL-90）是评估个体敌意、愤怒、攻击性特征的常用量表。

二、心血管疾病合并精神/心理问题患者的管理

心血管疾病患者的精神心理问题临床处理跨度大，从普通人的患病反应，到患病行为异常及适应障碍，到慢性神经症患者的特殊应对方式，到药物不良反应造成的精神症状以及心脏疾病严重时出现的脑病表现。

支持性心理帮助认知因素在决定患者的心理反应中起关键性因素，包括对病因和疾病结果的态度，对治疗预期作用的态度等。患者在获得诊断和治疗决策阶段，以及后续治疗和康复阶段，可能经历多种心理变化，作为医务人员主要的帮助手段是认知行为治疗和运动指导。

（一）认知行为治疗

（1）健康教育　心血管疾病患者常因对疾病不了解、误解和担忧导致情绪障碍，需要从心理上帮助患者重新认识疾病，合理解释患者心脏疾病转归和预后，纠正患者不合理的负性认知，恢复患者的自信心，可使很多患者的焦虑、抑郁情绪得到有效缓解。健康教育可通过定期讲课形式或一对一咨询方式进行。

（2）心理支持　有精神障碍的患者往往有大量主诉，在漫长的就医过程中，做了许多检查，用了许多药物治疗，但患者病情仍然得不到很好缓解，同时患者常会感到自己的病症得不到医师的重视和家人理解，使患者心生怨言。这时，医师要对患者病情表示理解和同情，耐心倾听和接受患者对疾病的描述，在患者阐述病情时，除了心血管病症状，要尽可能详细询问患者有无其他不适主诉，如睡眠问题、有无紧张和担心害怕、有无乏力和情绪不佳。讨论症状出现时的心理情绪问题，要了解患者对本身心脏疾病的认识，有无随时感到疾病会对自己造成重大威胁，或对疾病的治疗和恢复失去信心。要了解患者发病之初有无负性生活事件，如亲人病故、病重以及其他重大精神创伤和压力。通过上述与患者的充分交流沟通，可重新取得患者信任，在对患者病情充分了解的情况下，结合本专业知识，对患者进行合情合理的安慰，给其适当的健康保证，打消其顾虑，使患者看到希望，恢复患者战胜疾病的勇气和信心。

（3）提高治疗依从性　合并有精神障碍的患者治疗依从性差，表现为对焦虑、抑郁治疗的不依从，以及对心血管康复/二级预防的不坚持。因此，提高患者的治疗依从性对改善患者预后非常重要。可从以下方面予以注意。①加强治疗指导：以患者能够理解的方式进行，使用亲切的语言使患者感到宽慰，根据患者医疗需求和受教育程度提供浅显易懂的口头和书面信息，通过对患者健康教育提高患者对自身疾病的认识，正确理解治疗方案，促使患者家属积极配合，支持

和监督患者接受治疗。②调动支持系统：支持系统作为一种社会心理刺激因素会影响患者的身心健康，提供正确、合理的家庭社会支持是提高治疗依从性的重要措施。家庭、社会的支持对患者精神健康有直接促进作用，能够让患者在遇到应激事件时，更好地应对困难、渡过难关，降低应激事件对身心健康产生的消极影响，减少心理障碍的诱发因素，降低发病率。良好的家庭、社会支持，可对疾病康复起到促进作用的同时减少复发。鼓励患者家属和患者之间的感情互动，可促进患者恢复，同时要对患者家属进行适当的健康教育，提醒患者家属避免过度紧张给患者造成更大的精神压力。

（4）随访　随访有利于定期了解患者病情变化，指导患者进一步治疗，提高治疗依从性，提高患者对治疗的信心。随访从患者接受治疗开始，可1周或2周一次，之后适当延长随访时间。随访中，医务人员主要观察患者治疗的效果及药物反应，并根据随访情况调整用药及支持性治疗内容。根据药物不良反应情况尽量把剂量调整到有效值，同时鼓励患者治疗达到足够疗程，减少复发。随访过程中，如反复出现治疗依从性不好，患病行为异常，应请精神科或临床心理科会诊，缓冲患者负面情绪造成的压力。

（二）运动指导

大量研究证明运动在改善冠心病患者生存率的同时能够改善患者的焦虑、抑郁症状。运动治疗前，须对患者综合评估，包括：①确认患者有无器质性病变及程度；②患者焦虑、抑郁情况及程度，既往治疗情况，有无复发史等；③心肺功能及运动能力。如果有条件，建议患者进行运动评估，并结合患者的兴趣、需要及健康状态来制订个体化的运动治疗方案。如果条件受限不能进行运动评估，或者患者未合并器质性心脏病，也可以根据年龄、运动习惯等因素给予合适的运动指导。运动处方包括运动频率、强度、时间和方式。对于所有患者，医师应鼓励其进行每周3～5天，最好每天，每次30～60min的中等强度有氧锻炼，辅以日常活动如散步、园艺、家务，两次的抗阻训练，包括哑铃、弹力带等应用。具体内容见本章第二节运动管理。

三、药物治疗

有影响力的药物临床试验提示对于合并心理适应问题或精神障碍的心脏疾病患者，对症处理可改善患者的精神症状，提高生活质量，但何种药物处理能够对心脏疾病有益，仍存争议。

（一）目前药物治疗的研究

（1）使用选择性5-羟色胺再摄取抑制剂（SSRI）进行药物干预。

（2）使用去甲肾上腺素和特异性5-羟色胺能抗抑郁剂（NaSSA）进行药物干预。

（二）药物治疗注意事项

（1）治疗目标要确切，如针对明显焦虑症状或抑郁症状。

（2）全面考虑患者的症状特点（如是否伴有失眠）、年龄、躯体疾病状况、有无合并症、药物的耐受性等，尽量做到个体化用药。

（3）剂量逐步递增，采用最低有效量，使出现不良反应的可能降到最低。与患者有效地沟通药物治疗的方法、药物的性质、药物作用、可能的不良反应及对策，增加患者对治疗的依从性。

（4）新型抗抑郁药物一般治疗在2周左右开始起效，如果足量治疗6～8周无效，应重新评估病情（咨询精神科），若考虑换药，首先考虑换用作用机制不同的药物。

（5）治疗持续时间一般在3个月以上，具体疗程目前缺乏研究证据，需根据具体病情决定后续康复措施和药物治疗角色。

（三）心血管疾病患者抗抑郁焦虑药物

抗抑郁焦虑药物按作用机制包括如下八类：单胺氧化酶抑制剂、三环类抗抑郁药和四环类抗抑郁药、选择性5-羟色胺（5-HT）再摄取抑制剂（SSRI）、5-HT受体拮抗和再摄取抑制剂（SARI）、5-HT和去甲肾上腺素再摄取抑制剂（SNRI）、去甲肾上腺素和特异性5-HT能抗抑郁剂（NaSSA）、多巴胺和去甲肾上腺素再摄取抑制剂（NDRI/NARI）、氟哌噻吨美利曲辛复合制剂。

有安全性证据用于心血管疾病患者的抗抑郁焦虑药物包括：

（1）选择性5-HT再摄取抑制剂（SSRI） 是当今治疗焦虑、抑郁障碍的一线用药，一般2周以上起效，适用于达到适应障碍或更慢性的焦虑和抑郁情况。研究认为该类药物用于心血管疾病患者相对安全。

适应证：各种类型和各种不同程度的抑郁障碍，如焦虑症、疑病症、恐惧症、强迫症、惊恐障碍、创伤后应激障碍等。

禁忌证：①对SSRI类过敏者；②禁止与单胺氧化酶抑制剂、氯米帕明、色氨酸联用。

用法：镇静作用较轻，可白天服用；若患者出现困倦、乏力，可晚上服用。为减轻胃肠道刺激，通常餐后服药。建议心血管疾病患者从最低剂量的半量开始，老年体弱者从1/4量开始，每5～7天缓慢加量至最低有效剂量。

（2）苯二氮䓬类（BDZ） 用于焦虑症和失眠的治疗。特点是抗焦虑作用起效快。按半衰期大致可以分为半衰期长和短两类。常用的长半衰期药物有地西泮、艾司唑仑、氯硝西泮等；常用的短半衰期者有劳拉西泮、阿普唑仑、咪达唑仑、奥沙西泮等。

长半衰期的药物，更适合用于伴有失眠的情况，睡眠时用药。由于老年患者代谢慢，第二天上午往往也有抗焦虑效果，但应注意其肌松作用，老年人要防止跌倒、体位性低血压，重症患者注意呼吸抑制。

由于此类药物有一定成瘾性，一般作为抗焦虑初期的辅助用药，较少单独用于控制慢性焦虑。鉴于中老年患者个性往往已定型，加量也很慎重，在医师指导下用药，即使是短半衰期的药物，出现病理性成瘾（剂量不断增加）也很少见。

注意事项：有呼吸系统疾病者要慎用，易引起呼吸抑制，导致呼吸困难。长期使用会产生药物依赖，突然停药可引起戒断反应。建议连续应用不超过4周，逐渐减量停药。

唑吡坦和佐匹克隆是在苯二氮䓬类基础上开发的新型助眠药物，没有肌松作用和成瘾性。特点是对入睡困难效果好，晨起没有宿醉反应。但相应缺乏改善中段失眠的作用，也不能改善早醒，没有抗焦虑作用。部分老年患者用唑吡坦后，可能出现入睡前幻觉（视幻觉为主）。

（3）复合制剂 氟哌噻吨美利曲辛，该药是一个复合制剂，含有神经松弛剂（氟哌噻吨）和抗抑郁药（美利曲辛），其中美利曲辛含量为单用剂量的1/10～1/5，降低了药物不良反应，并协同调整中枢神经系统功能、抗抑郁、抗焦虑和兴奋特性。

适应证：轻中度焦虑抑郁、神经衰弱、心因性抑郁、抑郁性神经症、隐匿性抑郁、心身疾病伴焦虑和情感淡漠、更年期抑郁、嗜酒及药瘾者的焦躁不安及抑郁。

禁忌证：心肌梗死急性期、循环衰竭、房室传导阻滞、未经治疗的闭角型青光眼、急性酒精及巴比妥类药物中毒。禁与单胺氧化酶抑制剂同服。

用法：成人通常每天2片，早晨及中午各1片；严重病例早晨剂量可加至2片；老年患者早晨服1片即可。维持量：通常每天1片，早晨口服；对失眠或严重不安的病例，建议在急性期加服镇静剂。老人或此前未接受过精神科治疗的患者，有时半片也能达到效果。

四、放松训练与生物反馈技术

放松训练可减少心血管事件及再发，促进病情恢复。接受简单放松训练的患者表现出术后谵妄减少，并发症减少，住院时间缩短。放松训练包括运用腹式呼吸和集中注意力的想象进行渐进性肌肉放松、自我催眠、沉思、冥想及生物反馈训练。

生物反馈治疗倾向用于那些喜爱器械及对"谈话治疗"持怀疑态度的患者。通过传感器将采集到的内脏活动信息加以处理和放大，及时并准确地用人们所熟悉的视觉信号或听觉信号加以显示，相当于让人们听到或看到自己内脏器官的活动情况。通过学习和训练，人们就能在一定范围内做到对内脏器官活动的随意性控制，对偏离正常范围的内脏器官活动加以纠正，恢复内环境的稳态，从而达到防治疾病的目的。

五、与精神科合作

针对处理困难的病例，原则上应请精神科会诊。精神科医师可帮助明确精神科诊断（包括潜在的心理动力特点分析和个性发展问题呈递），明确处理的目标和预期效果。具体需要会诊的情况包括以下几种。①难治性病例：经过一次调整治疗仍不能耐受副作用或仍无改善的病例。②依从性不好的病例：在医师恰如其分地交代病情和处理必要性、注意事项的前提下，仍反复中断治疗，导致病情波动的。③重症病例：伴有明显迟滞、激越、幻觉，或转为兴奋、敌对的。④危险病例：有自伤或自杀危险，或有伤人危险的。⑤投诉病例：抱怨不同医师处理不当，理据并不充分的。

六、注意事项

心血管疾病患者即使伴有情绪问题，也未必主动叙述情绪症状，而是诉说睡眠不好、乏力、心悸、胸闷、胸痛、头晕、背痛等躯体症状；相当部分患者，精神症状没有典型精神障碍者严重，潜在的心理问题是异质性的，有的仅仅是一般心理适应问题。

需特别指出，的确符合精神障碍，特别是心脏神经症的患者中，约有20%不能认可精神障碍的诊断，此时不能强求患者接受。不要强调焦虑、抑郁状态的临床诊断，可给予心脏神经症、自主神经功能失调或其他患者可以接受的解释。

第七节　睡眠管理

冠心病与睡眠障碍关系密切，失眠（除阻塞型睡眠呼吸暂停低通气综合征外）与缺血性心脏病发病危险的研究发现，在调整年龄和各种心血管危险因素后，入睡困难与冠心病发病的相对危险度为 1.47 ～ 3.90。另有研究显示，失眠（晚上睡眠时间 < 6h/d）和睡眠过多（晚上睡眠时间 > 9h/d）是年龄 > 35 岁无心脏病史的成年人发生冠心病的独立危险因素，也是冠心病患者发生抑郁的症状之一。医务人员对冠心病患者的失眠问题应足够重视，早期给予有效预防和控制。

一、明确失眠原因

处理失眠时首先需明确患者失眠原因，包括因心血管疾病症状所致失眠、冠状动脉缺血导致心脑综合征所致失眠、心血管药物所致失眠、心血管手术后不适所致失眠、因疾病继发焦虑或抑郁导致失眠、睡眠呼吸暂停以及原发性失眠。

二、评估睡眠质量

通过问诊了解患者自己对睡眠质量的评价，通过他人了解患者的睡眠状态，是否存在睡眠呼吸暂停；采用匹兹堡睡眠质量评定量表客观评价患者的睡眠质量；对高度怀疑有睡眠呼吸暂停的患者采用多导睡眠监测仪或便携式睡眠呼吸暂停测定仪了解患者夜间缺氧程度、睡眠呼吸暂停时间及次数。中度和重度睡眠呼吸暂停的患者需要治疗。

三、睡眠管理

（1）对于因症状、疾病导致的失眠，建立良好的医患关系，取得就诊者的信任和主动合作很重要。对于初次诊断冠心病的患者要给予安慰、关心、保证与支持，使患者减轻因冠状动脉供血不足本身及其治疗而出现的适应不良。不少患者对心肌缺血及治疗怀有恐惧心理，常担忧 PCI 术或 CABG 术治疗的后果。在治疗前应详细说明治疗的必要性、效果及可能发生的反应，使患者有充分心理准备。指导患者适当活动，有助于减轻患者的紧张情绪，及改善睡眠。

（2）老年人、合并多种疾病和行 CABG 术治疗后的患者易发生谵妄，并伴睡眠障碍，应注意治疗原发疾病和诱发因素，如心肌缺血、呼吸困难、低血压、电解质紊乱、焦虑等；同时给予对症药物治疗，如氯丙嗪 25mg 肌内注射、奥氮平（剂量 2.5 ～ 10mg）口服、奋乃静（1 ～ 2mg）口服，从低剂量开始。对谵妄患者避免应用苯二氮䓬类镇静药物。

（3）指导患者学会记录睡眠日记，了解患者睡眠行为，纠正患者不正确的失眠认知和不正确的睡眠习惯。

（4）患者在发生失眠的急性期尽早使用镇静催眠药物，要短程、足量、足疗程治疗，包括苯二氮䓬类（BZ）、非苯二氮䓬类（NBZ）或 5-羟色胺再摄取抑制剂（SSRI）。用药不可同时饮酒、喝茶、饮用咖啡等，否则会增加药物成瘾的危险性。一种催眠镇静药疗效不佳时可并用另外两种镇静催眠药物。每种药物都尽量使用最低有效剂量。

（5）治疗原则

① 综合治疗：躯体治疗结合心理治疗。

② 镇静催眠药治疗要短程、足量、足疗程。

③ 个性化治疗：根据患者年龄、既往疗效、患者的药物治疗意愿和对治疗药物的选择、耐受性及治疗费用等因素，选择合适药物。

④ 选择有处方适应证的药物。开始治疗前，要让患者知情药物的起效、疗程、可能的不良反应，并遵医嘱服药。

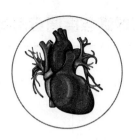

附 录

附表1 全病程管理满意度调查问卷（患者版本）

基本信息
患者名字：_____ 科室：_____ 电话：_____ 调查时间：_____年___月___日 调查员：_____
以下有9个问题需要您回答，可能花费您1～2min，非常感谢您的配合！！！
1. 您对全病程管理服务的满意程度 □非常满意　□满意　□一般　□不满意　□非常不满意 2. 您对"智医在线"线上咨询流程的满意程度 □非常满意　□满意　□一般　□不满意　□非常不满意 3. 您对"智医在线"线上人员能否及时回应的满意程度 □非常满意　□满意　□一般　□不满意　□非常不满意 4. 线上咨询时，您对医务人员回答的满意程度 □非常满意　□满意　□一般　□不满意　□非常不满意 5. 出院后，您对医务人员随访服务的满意度 □非常满意　□满意　□一般　□不满意　□非常不满意 6. 当需要时，您是否还会再次选择全病程管理服务 □是　　□否　　□不确定 7. 您是否会向病友推荐全病程管理服务 □是　　□否　　□不确定 8. 您对本次全病程管理的整体评价 □非常满意　□满意　□一般　□不满意　□非常不满意 9. 您觉得全病程管理服务需要改进的地方 _____ _____

说明：1. 全病程服务结束后，发给患者填写。

2. 网络调查覆盖率为100%，有效问卷率≥90%。

附表 2　全病程管理满意度调查问卷（医护人员版本）

基本信息
名字：_____　科室：_____　电话：_____   调查时间：_____年___月___日   调查员：_____   调查方式：□网络调查　□电话调查　□现场调查
以下有 8 个问题需要您回答，可能花费您 1～2min，非常感谢您的配合！！！
1. 您对全病程管理流程是否清楚   □非常清楚　　□清楚　　□一般　　□不清楚　　□非常不清楚   2. 您对第三方工作人员的满意程度   □非常满意　　□满意　　□一般　　□不满意　　□非常不满意   3. 您对全病程管理系统的满意程度   □非常满意　　□满意　　□一般　　□不满意　　□非常不满意   4. 您是否会向病友推荐全病程管理服务   □是　　□否　　□不确定   5. 您是否需要定期参加我们举办的全病程个案管理相关培训   □非常需要　　□需要　　□一般　　□不需要   6. 您对全病程管理的整体评价   □非常满意　　□满意　　□一般　　□不满意　　□非常不满意   7. 您觉得本科室开展全病程管理工作的难点是什么，需要我们提供什么帮助？   _____   _____   8. 您对全病程管理工作有何意见或建议？   _____   _____

附表 3　心血管疾病个案管理收案评估

收案基本信息				
主诊医师_____　个案管理师_____ 收案日期：_____年___月___日　结案日期：_____年___月___日 结案原因：□管理到期　　□拒绝管理　　□失联　　□死亡 □其他_____				
个人基本资料				
姓名		性别	□女 □男	年龄（岁）	
身高	cm	体重	kg	BMI	kg/m²

续表

现住址			电话		
就诊卡号		住院号		ID 号	
主要诊断	□高血压　□冠心病 □快速性心律失常 □缓慢性心律失常 □瓣膜病 □心肌炎　□心衰 □其他＿＿＿＿				
次要诊断	□脑梗死　□高脂血症 □糖尿病 □颈动脉斑块 □肿瘤＿＿＿＿＿＿＿＿＿＿＿ □其他＿＿＿＿				
联系人			关系		
婚姻状况	□未婚　　□已婚　　□离异　　□丧偶				
语言	□普通话　　□地方方言　　□其他＿＿＿＿				
病情知晓	□不知晓　　□部分知晓　　□全部知晓				
医疗支付	□自费　□医疗保险　□新农合　□公费医疗　□商业保险				
教育程度	□文盲　　□小学　　□初中　　□高中　　□中专 □大专　　□本科　　□硕士及以上				
宗教信仰	□无　　□佛教　　□基督教　□其他＿＿＿＿				
职业	□无　　□农业　　□商业　　□服务业　　□公务员　　□退休 □专业技术人员　　□其他＿＿＿＿				
家族史	冠心病　□否　□是　　高血压　□否　□是 高血脂　□否　□是　　糖尿病　□否　□是 □其他＿＿＿＿				
生活史	吸烟　□经常，吸＿＿年，每天＿＿支　□戒烟＿＿年　□不吸　□偶尔 喝酒　□经常，饮＿＿年，每天＿＿mL　□戒酒＿＿年　□不饮　□偶尔				
运动情况	□很少/没有　　□适当锻炼　　□经常锻炼　　□每周＿＿小时				
饮食习惯	□普通　　□清淡　　□辛辣　　□高盐　　□高脂　□嗜甜				
食欲情况	□较差　　□一般　　□较好　　□很好				
睡眠情况	□很差　　□较差　　□一般　　□较好　　□很好				
家庭支持	□较差　　□一般　　□较好　　□很好				
生活质量	□较差　　□一般　　□较好　　□很好				
疾病史	□既往史＿＿＿＿＿＿＿＿＿　□过敏史＿＿＿＿＿＿＿＿＿ □手术史＿＿＿＿＿＿＿＿＿　□其他＿＿＿＿＿＿＿＿＿				

附表 4 心血管疾病住院期间信息登记和个案管理计划

病史资料	
姓名 + ID	
就诊情况	本次住院时间＿＿＿＿＿＿＿＿＿＿
检验检查的异常指标	肌钙蛋白＿＿＿＿＿ NT pro-BNP＿＿＿ 血常规＿＿＿＿＿＿＿＿ 肝功能＿＿＿＿＿ 肾功能＿＿＿＿＿ 血糖＿＿＿＿＿＿＿＿＿ 血脂 ＿＿＿＿＿＿＿＿ 冠心病风险因子＿＿＿＿＿＿＿＿＿＿ 糖化血红蛋白＿＿＿＿＿＿ 心肌酶＿＿＿＿＿＿＿＿＿ 电解质＿＿＿＿＿＿＿＿ 同型半胱氨酸＿＿＿＿＿＿＿＿＿ 凝血常规＿＿＿＿＿＿＿ 甲状腺功能＿＿＿＿＿＿＿＿＿ 胸部 X 线片＿＿＿＿＿＿ 心电图结果＿＿＿＿＿＿＿＿＿ 超声心动图＿＿＿＿＿＿ 颈动脉彩超＿＿＿＿＿＿＿＿ CT＿＿＿＿＿＿＿＿＿＿ 其他＿＿＿＿＿＿＿＿＿＿＿＿ ＿＿＿＿＿＿＿＿＿＿＿＿＿＿＿＿＿＿＿＿＿＿＿＿＿＿＿
住院期间的治疗方案	药物治疗 1. 药物类型 □抗凝 □抗血小板 □调脂 □β 受体阻滞剂 □ ACEI/ARB □ CCB □降血糖药 □利尿药 □抗心律失常 □其他＿＿＿＿＿＿ 2. 用药依从性评估（Morisky 用药依从性问卷） 手术治疗 □冠脉介入 □射频消融（室性） □射频消融（室上性） □射频消融（房性） □单 / 双腔起搏器植入 □ ICD □ CRT □ CCM □左心耳封堵 □ PFO
心血管危险因素的评估	1. 吸烟（ ）年,（ ）支 /d □住院时戒烟 □既往吸烟（戒烟小于 6 个月） □既往吸烟（戒烟超过 6 个月） □从不吸烟 2. 饮酒（ ）年 □白酒（度数）/ 葡萄酒 / 啤酒（ ）g/d □既往饮酒（戒酒小于 6 个月） □既往饮酒（戒酒超过 6 个月） □从不饮酒 3. 超重或肥胖 目前身高（ ）m 体重（ ）kg 体重指数（BMI）（ ）kg/m^2 □正常 18.0 ～ 23.9kg/m^2 □超重 24.0 ～ 27.9kg/m^2 □肥胖≥ 28kg/m^2 4. 高血压 是否达标：□是 □否 入院前血压（ ）mmHg 入院后血压（ ）mmHg 5. 糖尿病 是否达标：□是 □否 入院前血糖水平：□正常 □异常 入院后血糖水平：空腹血糖（ ）mmol/L 糖化血红蛋白（ ）% 6. 血脂异常 是否达标：□是 □否 入院前血脂水平：□正常 □异常 入院后血脂水平：总胆固醇（ ）mmol/L 甘油三酯（ ）mmol/L

续表

心血管危险因素的评估	低密度脂蛋白胆固醇（　　）mmol/L　　高密度脂蛋白胆固醇（　　）mmol/L 7. 压力及心理相关问题，使用《广泛焦虑问卷 2 项（GAD-2）》进行筛查，当评分大于 3 分时，继续使用 GAD-7 是否达标：□是　　□否				
	在过去两个星期，有多少时候您受到以下任何问题的困扰？请用 √ 勾选您的答案	完全没有	几天	一半以上的天数	几乎每天
	1. 感觉紧张、焦虑或急切	0	1	2	3
	2. 不能够控制或停止担忧	0	1	2	3
	8. 缺乏体力活动　□住院前体育运动：< 3 次 / 周、< 20min/ 次、连续时间< 3 个月 □规律运动 9. 其他＿＿＿＿＿＿＿＿＿＿＿＿＿＿＿＿＿＿＿＿＿＿＿＿＿＿＿＿＿＿				
出院后治疗方案	□口服药物　　□口服药物 + 改变生活方式　　□口服药物 + 静脉给药 □口服药物 + 静脉给药 + 改变生活方式　　□其他＿＿＿＿＿＿＿＿＿ 再次介入治疗安排：□抗凝后行 RFCA　　□再次冠状动脉重建　□其他＿＿＿				
全程管理计划表	根据第四章的出院随访管理计划				
现存问题	1. 再次入院治疗方案＿＿＿＿＿＿＿＿＿＿＿＿＿＿＿＿＿＿＿＿＿＿＿＿＿＿＿ 2. 药物＿＿＿＿＿＿＿＿＿＿＿＿＿＿＿＿＿＿＿＿＿＿＿＿＿＿＿＿＿＿＿＿＿ 3. 现存心血管危险因素＿＿＿＿＿＿＿＿＿＿＿＿＿＿＿＿＿＿＿＿＿＿＿＿＿＿ 4. 心脏康复＿＿＿＿＿＿＿＿＿＿＿＿＿＿＿＿＿＿＿＿＿＿＿＿＿＿＿＿＿＿＿ 5. 生活方式的改变＿＿＿＿＿＿＿＿＿＿＿＿＿＿＿＿＿＿＿＿＿＿＿＿＿＿＿＿ 6. 其他＿＿＿＿＿＿＿＿＿＿＿＿＿＿＿＿＿＿＿＿＿＿＿＿＿＿＿＿＿＿＿＿＿				
主要问题					
备注					

认知评估：□完全了解，能做到　□完全了解，不能做到　□部分了解　□完全不了解

行为评值：□愿意接受　□持续维持　□不愿意接受　　□已改变

附表 5　心血管疾病复诊后信息登记和个案管理计划

病史资料	
姓名 + ID	
就诊情况	本次复诊时间＿＿＿＿＿＿＿＿＿＿　第几次复诊＿＿＿＿＿＿＿＿＿
检验检查的异常 指标	肌钙蛋白＿＿＿＿＿＿　NT pro-BNP＿＿＿＿＿　血常规＿＿＿＿＿＿＿＿ 肝功能＿＿＿＿＿＿＿　肾功能＿＿＿＿＿＿＿＿　血糖＿＿＿＿＿＿＿＿＿ 血脂　＿＿＿＿＿＿＿＿＿＿　冠心病风险因子＿＿＿＿＿＿＿＿＿＿ 糖化血红蛋白＿＿＿＿＿＿＿　心肌酶＿＿＿＿＿＿＿＿＿＿＿＿ 电解质＿＿＿＿＿＿＿＿＿　同型半胱氨酸＿＿＿＿＿＿＿＿＿＿＿＿ 凝血常规＿＿＿＿＿＿＿＿＿　甲状腺功能＿＿＿＿＿＿＿＿＿＿＿＿ 胸部 X 线片＿＿＿＿＿＿＿　心电图结果＿＿＿＿＿＿＿＿＿＿＿＿ 超声心动图＿＿＿＿＿＿＿　颈动脉彩超＿＿＿＿＿＿＿＿＿＿＿＿ CT＿＿＿＿＿＿＿＿＿＿＿＿　其他＿＿＿＿＿＿＿＿＿＿＿＿＿＿ ＿＿＿＿＿＿＿＿＿＿＿＿＿＿＿＿＿＿＿＿＿＿＿＿＿＿＿＿＿＿
危险因素	□戒烟　　　　是否达标：□是　□否 □限酒　　　　是否达标：□是　□否 □体重控制　　是否达标：□是　□否 □血压控制　　是否达标：□是　□否 □血糖控制　　是否达标：□是　□否 □血脂控制　　是否达标：□是　□否 □压力及心理问题　是否达标：□是　□否 □活动　　　　是否达标：□是　□否 □其他＿＿＿＿＿　是否达标：□是　□否
调整的治疗方案	□口服药物　＿＿＿＿＿＿＿＿ □改变生活方式＿＿＿＿＿＿＿ □其他＿＿＿＿＿＿＿＿＿＿＿
现存问题	
主要问题	
个案管理计划	
备注	

认知评估：□完全了解，能做到　□完全了解，不能做到　□部分了解　□完全不了解
行为评值：□愿意接受　□持续维持　□不愿意接受　　□已改变

附表6　心血管内科患者线上问诊资料

患者基本信息	姓名：　　　　性别：　　　　年龄：
诊断	
病情描述（居家管理情况）	
历史就诊	
过敏史	
药物使用情况	
有无不良药物反应	
希望获得的帮助	
近期检验	
近期检查	
远程数据	
备注	

附录7 心血管内科全病理个案管理流程

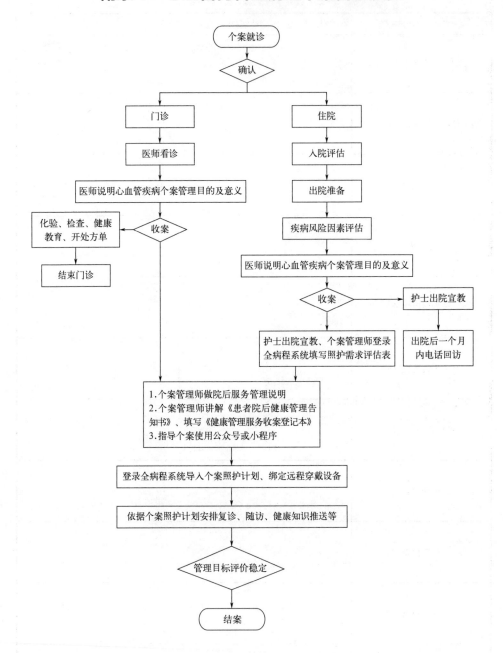

参考文献

[1] Case Management Society of Australia & New Zealand & Affiliates. Our society: history of the cmSA[EB/OL][J] [2021-11-25]. https:// www.cmsa.org.au/about-us/our-society.

[2] 朱明珍，王影新，李明子．个案管理护士胜任力指标体系的构建 [J]. 护理研究，2022，36（21）：3767-3774.

[3] 郭清. 中国健康服务业发展报告 2021[M]. 北京：人民卫生出版社，2021.

[4] 夏健，陈华，袁叶，等. 神经内科疾病全病程管理 [M]. 北京：化学工业出版社，2022.

[5] 刘庆，唐运娇，袁健，等. 神经外科疾病全病程管理 [M]. 北京：化学工业出版社，2022.

[6] 健康报社有限公司，国家卫生健康委. 健康为民信息化技术发展实践——"互联网＋医疗健康"示范服务优秀案例集 [M]. 北京：人民卫生出版社，2020.

[7] GBD 2017 Causes of Death Collaborators. Global, regional, and national age—sex—specific mortality for 282 causes of death in 195 countries and territories, 1980-2017: a systematic analysis for the Global Burden of Disease Study 2017[J]. Lancet, 2018, 392（10159）: 1736-1788.

[8] Yang X, Li J, Hu D, et al. Predicting the 10-Year Risks of Atherosclerotic Cardiovascular Disease in Chinese Population : The China-PAR Project（Prediction for ASCVD Risk in China）[J]. Circulation, 2016, 134（19）: 1430-1440.

[9] Patel K V, Pandey A, de Lemos J A. Conceptual Framework for Addressing Residual Atherosclerotic Cardiovascular Disease Risk in the Era of Precision Medicine[J].Circulation, 2018, 137（24）: 2551-2553.

[10] 国家卫生健康委员会疾病预防控制局国家心血管病中心，中国医学科学院阜外医院，中国疾病预防控制中心，等. 中国高血压健康管理规范（2019）[J]. 中华心血管病杂志，2020，48（01）：10-46.

[11] 中华医学会糖尿病学分会. 中国 2 型糖尿病防治指南（2020 年版）[J]. 国际内分泌代谢杂志，2021，41（05）：482-548.

[12] 国家心血管病中心. 中国心血管病报告（2017）[M]. 北京：中国大百科全书出版社，2017.

[13] 中华医学会超声医学分会超声心动图学组. 中国成年人超声心动图检查测量指南 [J].2016，25（8）：645-665.

[14] 郭颖，张瑞生. 中国成人心脏瓣膜病超声心动图规范化检查专家共识[J]. 中国循环杂志，2021，36(2)：109-125.

[15] Collier P, Phelan D, Klein A. A Test in Context : Myocardial Strain Measured by Speckle-Tracking Echocardiography[J]. J Am Coll Cardiol, 2017, 69（8）: 1043-1056.

[16] 郭春艳，赵树梅，陈晖. 二维斑点追踪超声心动图技术的临床应用进展 [J]. 医学综述，2018，24(13)：2507-2511.

[17] 李贺智，何亚峰，王琦光，等. 卵圆孔未闭超声心动图及右心声学造影临床操作规范 [J]. 中国实用内科杂志，2022，42（5）：376-380.

[18] Mele D, Trevisan F, D'Andrea A, et al. Speckle Tracking Echocardiography in Non−ST−Segment Elevation Acute Coronary Syndromes[J]. Curr Probl Cardiol, 2021, 46（3）: 100418.

[19] Porter T R, Mulvagh S L, Abdelmoneim S S, et al. Clinical Applications of Ultrasonic Enhancing Agents in Echocardiography: 2018 American Society of Echocardiography Guidelines Update[J]. Journal of the American Society of Echocardiography, 2018, 31: 241−274.

[20] 朱天刚, 靳文英, 张梅, 等. 心脏超声增强剂临床应用规范专家共识[J]. 中华医学超声杂志（电子版）, 2019, 16（10）: 731−734.

[21] 经食管超声心动图临床应用中国专家共识专家组. 经食管超声心动图临床应用中国专家共识[J]. 中国循环杂志, 2019, 33（1）: 11−23.

[22] 国家心血管病专业质控中心心血管影像质控专家工作组, 中华医学会放射学分会心胸学组,《中华放射学杂志》心脏冠状动脉多排 CT 临床应用指南写作专家组. 冠状动脉 CT 血管成像的适用标准及诊断报告书写规范[J]. 中华放射学杂志, 2020, 54（11）: 1044−1055.

[23] Mortensen M B, Gaur S, Frimmer A, et al. Association of Age With the Diagnostic Value of Coronary Artery Calcium Score for Ruling Out Coronary Stenosis in Symptomatic Patients[J]. JAMA Cardiol, 2022, 7（1）: 36−44.

[24] Mortensen M B, Blaha M J. Is There a Role of Coronary CTA in Primary Prevention? Current State and Future Directions[J]. Curr Atheroscler Rep, 2021, 23（8）: 44.

[25] Zamorano J L, Pinto F J, Solano−López J, et al. The year in cardiovascular medicine 2020: imaging[J]. Eur Heart J, 2021, 42（7）: 740−749.

[26] Ghekiere O, Salgado R, Buls N, et al. Image quality in coronary CT angiography: challenges and technical solutions[J]. Br J Radiol, 2017, 90（1072）: 20160567.

[27] Finck T, Stojanovic A, Will A, et al. Long−term prognostic value of morphological plaque features on coronary computed tomography angiography[J]. Eur Heart J Cardiovasc Imaging, 2020, 21（3）: 237−248.

[28] Katsuragawa S. CAD of Chest X−ray CT Image[J]. Research of Radiologic Imaging Response Function, 2004, 21（1）: 47−49.

[29] 李燕丽, 黎荣山. 平板运动试验运动高血压早期检出隐匿高血压的研究进展[J]. 医学食疗与健康, 2019,（17）: 193−194.

[30] 浙江省心电图平板运动试验操作与诊断规范（试用版）[J]. 心电与循环, 2015, 34（03）: 1341−1346

[31] 中国老年保健医学研究会晕厥分会, 中国生物医学工程学会心律分会, 中国老年学和老年医学学会心血管病专业委员会, 等. 直立倾斜试验规范应用中国专家共识2022[J]. 中国循环杂志, 2022, 37（10）: 991−1001.

[32] 李忠杰, 许原, 惠杰, 等. 经食管心脏电生理中国专家共识[J]. 临床心电学杂志, 2011, 20（5）: 321.

[33] 孙朝阳, 李世锋, 景永明, 等. 对心血管植入型电子装置病人的术后程控随访分析[J]. 中西医结合心脑血管病杂志, 2019, 17（19）: 3050−3052.

[34] Shen W K, Sheldon R S, Benditt D G, et al. 2017 ACC/AHA/HRS guideline for the evaluation and management of patients with syncope: a report of the American College of Cardiology/American Heart Association Task Force on Clinical Practice Guidelines and the Heart Rhythm Society[J]. Heart Rhythm,

2017，14（8）：e155-e217.

[35] 中国高血压联盟《动态血压监测指南》委员会 .2020 中国动态血压监测指南 [J]. 中国循环杂志，2021，36（4）：313-328.

[36] 申京波，王俊鲜 . 动态血压监测的临床应用与展望 [J]. 中日友好医院学报，2021，35（1）：46-48.

[37] Baumgartner H，De Backer J，Babu-Narayan S V，et al. 2020 ESC guidelines for the management of adult congenital heart disease[J]. Eur Heart J，2021，42（6）：563-645.

[38] 经远端桡动脉行冠状动脉介入诊疗中国专家共识专家组 . 经远端桡动脉行冠状动脉介入诊疗中国专家共识 [J]. 中国介入心脏病学杂志，2020，28（12）：667-674.

[39] 于海波 . 新编心血管疾病及介入治疗 [M]. 长春：吉林科学技术出版社，2018.

[40] Alkashkari W，Albugami S，Hijazi Z M. Current practice in atrial septal defect occlusion in children and adults[J]. Expert Rev Cardiovasc Ther，2020，18（6）：315-329.

[41] 国家卫生健康委员会国家结构性心脏病介入质量控制中心，国家心血管病中心结构性心脏病介入质量控制中心，中华医学会心血管病学分会，等 . 常见先天性心脏病经皮介入治疗指南（2021 版）[J]. 中华医学杂志，2021，101（38），3054-3076.

[42] 张玉琨，王子宽，刘雄涛，等 . 永久心脏起搏器植入常见并发症临床分析 [J]. 现代生物医学进展，2014，14（7）：1323-1324.

[43] Kuck K H，Brugada J，Furnkranz A，et al. Cryoballoon or Radiofrequency Ablation for Paroxysmal Atrial Fibrillatio[J].nN Engl J Med，2016，374（23）：2235-45.

[44] Reddy V Y，Doshi S K，Kar S，et al. 5-year outcomes after left atrial appendage closure：From the P R EVAIL and PROTECT AF trials[J].J Am Coll Cardiol，2017，70（24）：2964-2975.

[45] 中华医学会心电生理和起搏分会，中国医师协会心律学专业委员会，中国房颤中心联盟心房颤动防治专家工作委员会 . 心房颤动：目前的认识和治疗建议（2021）[J]. 中华心律失常学杂志，2022，26（1）：74.

[46] 中国康复医学会心血管病预防与康复专业委员会，胡大一，陈桂英，等 . 心房颤动患者心脏康复中国专家共识 [J]. 中华内科杂志，2021，60（2）：11.

[47] 蒋捷，心房颤动患者长期管理-房颤中心的临床实践 [J]. 中国介入心脏病学杂志，2016，24（3）：179-180.

[48] Knuuti J，Wijns W，Saraste A，et al. 2019 ESC Guidelines for the diagnosis and management of chronic coronary syndromes[J]. Eur Heart J，41（3）：407-477.

[49] Hindricks G，Potpara T，Dagres N，at al. 2020 ESC Guidelines for the diagnosis and management of atrial fibrillation developed in collaboration with the European Association for Cardio-Thoracic Surgery（EACTS）：The Task Force for the diagnosis and management of atrial fibrillation of the European Society of Cardiology（ESC）Developed with the special contribution of the European Heart Rhythm Association（EHRA）of the ESC[J]. Eur Heart J，2021，42（5）：373-498.

[50] 中华医学会心血管病学分会动脉粥样硬化与冠心病学组，中华心血管病杂志编辑委员会 . 超高危动脉粥样硬化性心血管疾病患者血脂管理中国专家共识 [J]. 中华心血管病杂志，2020，48（4）：280-286.

[51] 国家卫生计生委合理用药专家委员会，中国药师协会 . 急性 ST 段抬高型心肌梗死溶栓治疗的合理用药指南（第 2 版）[J]. 中国医学前沿杂志（电子版），2019，11（01）: 40-65.

[52] 沈迎，张瑞岩，沈卫峰 .2017 欧洲 ST 段抬高型心肌梗死管理指南要点 [J]. 心脑血管病防治，2018，18（03）: 173-176.

[53]《中国高血压防治指南》修订委员会 . 中国高血压防治指南 2018 年修订版 [J]. 心脑血管病防治，2019，19（1）: 1-44.

[54] 国际高血压学会 .ISH2020 国际高血压实践指南全球首发 [J]. 中华医学信息导报，2020，35（9）: 16.

[55] 中华医学会，中华医学杂志社，中华医学会全科医学分会，等 . 高血压基层诊疗指南（2019 年）[J]. 中华全科医师杂志，2019，18（4）: 301-313.

[56] 中国高血压联盟《家庭血压监测指南》委员会 . 2019 中国家庭血压监测指南 [J]. 中国循环杂志，2019，34（7）: 635-639.

[57] 中华医学会心血管病学分会高血压学组 . 限盐管理控制高血压中国专家指导意见 2015[J]. 中华高血压杂志，2015，23（11）: 1028-1034.

[58] 王亚茹，纪宏伟，张毅，等 . 欧洲《2018 版动脉高血压管理指南》解读 [J]. 同济大学学报（医学版），2018，39（4）: 1-5.

[59]《中国医师协会高血压专业委员会 . 中国医师协会关于我国高血压诊断标准及降压目标科学声明 [J]. 中国实用内科杂志，2018，38（4）: 348-350.

[60] 娄莹，马文君，王子君，等 . 中国高血压临床实践指南计划书 [J]. 中华心血管病杂志，2022，50（7）: 671-675.

[61] 姚雨竹，俞飞，俞杨，等 .RAAS 系统在继发性高血压疾病中的应用进展 [J]. 标记免疫分析与临床，2021，28（1）: 165-169.

[62] 赵方圆 . 河南地区阻塞性睡眠呼吸暂停低通气综合征合并高血压的临床特征分析 [D]. 河南：郑州大学，2021.

[63] 严艺，徐涛 . 原发性醛固酮增多症外科治疗的研究进展 [J]. 中国医学科学院学报，2021，43（4）: 653-658.

[64] 国家卫生计生委医政医管局 . 国家临床路径内科部分（上册）[M]. 北京：人民卫生出版社，2018.

[65] 杨天伦，钟巧青，倪国华，等 .AHA 关于成人感染性心内膜炎诊断、抗菌治疗以及并发症的处置的科学声明解读［J］. 中国循环杂志，2016，31: 28-33.

[66] 李小寒，尚少梅 . 基础护理学 [M].7 版 . 北京：人民卫生出版社，2022.

[67] 朱鲜阳，韩雅玲 . 结构性心脏病心导管介入治疗 [M]. 北京：北京大学医学出版社，2019.

[68] Baumgartner，H，Backer J D，Babu-Narayan S V, et al. 2020 ESC Guidelines for the management of adult congenital heart disease[J]. Eur Heart J, 2021, 42(6):563-645.

[69] Pandian N G，Kim J K，Arias-Godinez J A，et al. Recommendations for the Use of Echocardiography in the Evaluation of Rheumatic Heart Disease：A Report from the American Society of Echocardiography[J]. J Am Soc Echocardiogr，2023，36（1）: 3-28.

[70] Kumar R K，Antunes M J，Beaton A，et al. Contemporary Diagnosis and Management of Rheumatic Heart Disease：Implications for Closing the Gap：A Scientific Statement From the American Heart Association[J]. Circulation，2020，142（20）: e337-e357.

[71] Adler Y，Charron P，Imazioz M，et al. 2015 ESC Guidelines for the diagnosis and management of pericardial diseases［J］，Eur Heart J，2015，36（42）：2921-2964.

[72] Dake M D，Kato N，Mitchell R S，et al. Endovascular stent- graft placement for the treatment of acute aortic dissection[J]. N Engl J Med，1999，340（20）：1546-1552.

[73] Czerny M，Schmidli J，Adler S，et al. Editor's choice-current options and recommendations for the treatment of thoracic aortic pathologies involving the aortic arch：An expert consensus document of the european association for cardiothoracic surgery（eacts）& the european society for vascular surgery（esvs）[J]. Eur J Vasc Endovasc Surg，2019，57：165-198.

[74] Lombardi J V，Hughes G C，Appoo J J，et al. Society for vascular surgery（svs）and society of thoracic surgeons（sts）reporting standards for type b aortic dissections[J].J Vasc Surg，2020，71（3）：723-747.

[75] Li D L，Zhang H K，Chen X D，et al. Thoracic endovascular aortic repair for type b aortic dissection：Analysis among acute，subacute，and chronic patients[J].J Am Coll Cardiol，2016，67（10）：1255-1257.

[76] 郑晓琪. 围术期综合护理对主动脉夹层动脉瘤患者术后并发症及生存质量的影响［J］. 心血管病防治知识，2022，12（7）：51-54.

[77] 中华医学会心血管病分会结构性心脏病学组，中国医师协会心血管内科医师分会. 中国经皮球囊二尖瓣成形术指南2016[J]. 中华医学杂志，2016，96（36）：2854-2863.

[78] 国家心血管专家委员会微创心血管外科专业委员会. 中国经导管主动脉瓣置入术（TAVI）多学科专家共识［J]. 中华胸心血管外科杂志，2018，34（12）：705-712.

[79] 中华医学会胸心血管外科分会瓣膜病外科学组. 心脏瓣膜外科抗凝治疗中国专家共识［J]. 中华胸心血管外科杂志，2022，38（03）：164-174.

[80] Otto C M，Nishimura R A，Bonow R O，et al. 2020 ACC/AHA Guideline for the Management of Patients With Valvular Heart Disease：Executive Summary：A Report of the American College of Cardiology/American Heart Association Joint Committee on Clinical Practice Guidelines[J]. Circulation，2021，143（5）：e35-e71.

[81] Vahanian A，Beyersdorf F，Praz F，et al. 2021 ESC/EACTS Guidelines for the management of valvular heart disease［J]. Eur J Cardiothorac Surg，2021，60（4）：727-800.

[82] 尤黎明，吴瑛. 内科护理学[M]. 7版. 北京：人民卫生出版社，2022.

[83] 何文斌，廖尧，尹熙，等. 心脏瓣膜置换术后患者Ⅰ期心脏康复的最佳证据总结［J]. 护理学报，2019，26（18）：32-36.

[84] 中华医学会心血管病学分会精准医学学组，中华心血管病杂志编辑委员会，成人暴发性心肌炎工作组. 成人暴发性心肌炎诊断与治疗中国专家共识［J]. 中华心血管病杂志，2017，45（09）：742-752.

[85] 姚桐青，刘学波. 急性心肌炎再认识［J]. 上海医学，2022，45（05）：314-316.

[86] 邱露虹，刘颖娴，徐希奇. 不容忽视的心肌炎——来自《2021年ESC急慢性心力衰竭诊断与治疗指南》的启示［J]. 协和医学杂志，2022，13（04）：530-534.

[87] 柳红娟，乔莹，陈晗睿，等. 2例暴发性心肌炎清醒患者使用体外膜肺氧合联合主动脉内球囊反搏治疗的护理［J]. 中华护理杂志，2021，56（12）：1796-1799.

[88] 胡大一，何细飞. 成人暴发性心肌炎护理策略专家共识［J]. 护理学杂志，2021，36（01）：1-6.

[89] 曹玉娇. 综合护理干预对病毒性心肌炎的护理效果研究 [J]. 中国医药指南，2022，20（05）：45-48.

[90] 邱小英，石泽亚，张艳，等. 1 例免疫检查点抑制剂相关暴发性心肌炎患者的护理 [J]. 中华护理杂志，2022，57（14）：1744-1748.

[91] 徐希奇，田庄，方全，等. 北京协和医院经皮心内膜心肌活检临床操作规范 [J]. 协和医学杂志，2021，12（3）：322-327.

[92] Humbert M，Kovacs G，Hoeper M M，et al. 2022 ESC/ERS Guidelines for the diagnosis and treatment of pulmonary hypertension[J]. Eur Heart J，2022，43（38）：3618-3731.

[93] 中华医学会呼吸病学分会肺栓塞与肺血管病学组，中国医师协会呼吸医师分会肺栓塞与肺血管病工作委员会，全国肺栓塞与肺血管病防治协作组，等. 中国肺动脉高压诊断与治疗指南（2021 版）[J]. 中华医学杂志，2021，101（01）：11-51.

[94] Konstantinides S V，Meyer G，Becattini C，et al. 2019 ESC Guidelines for the diagnosis and management of acute pulmonary embolism developed in collaboration with the European Respiratory Society（ERS）：The Task Force for the diagnosis and management of acute pulmonary embolism of the European Society of Cardiology（ESC）[J]. Eur Respir J，2019，54（3）：1901647.

[95] 张艺，代芬，陈剑飞. 急性肺栓塞介入治疗的围手术期护理干预 [J]. 中华肺部疾病杂志（电子版），2018，11（04）：507-508.

[96] 李海燕，植艳茹，王金萍，等. 基于循证的静脉血栓栓塞症护理预防方案的构建 [J]. 解放军护理杂志，2020，37（9）：39-43.

[97] 中国康复医学会心脏康复专业委员会. 稳定性冠心病心脏康复药物处方管理专家共识 [J]. 中华心血管病杂志，2016，（1）：7-11.

[98] 中国康复医学会心血管病预防与康复专业委员会. 慢性心力衰竭心脏康复中国专家共识 [J]. 中华内科杂志，2020，59（12）：942-952.

[99] 中华医学会，中华医学会杂志社，中华医学会全科医学分会，等. 稳定性冠心病基层诊疗指南（2020 年）[J]. 中华全科医师杂志，2021，20（3）：265-273.

[100] 伊东春树. 心脏康复口袋指南 [M]. 程姝娟，张兰，译. 北京：科学技术出版社，2018.

[101] 中国心血管病风险评估和管理指南编写联合委员会. 中国心血管病风险评估和管理指南 [J]. 中国循环杂志，2019，34（01）：4-28.

[102] 美国心肺康复协会组. 美国心脏康复和二级预防项目指南 [M]. 周明成，洪怡，译. 北京：人民卫生出版社，2017.

[103] 中国营养学会. 中国居民膳食指南（2022 年）[M]. 北京：人民卫生出版社，2022.

[104] 中国营养学会. 食物与健康——科学证据共识 [M]. 北京：人民卫生出版社，2016.

[105] 常翠青. 如何正确理解新版美国膳食指南取消胆固醇限制 [J]. 中华内科杂志，2016，55（8）：586-588.

[106] 常翠青. 植物甾醇与心血管疾病研究进展和应用现状 [J]. 中国食物与营养，2016，22（6）：76-80.

[107] 胡大一. 心脏康复 [M]. 北京：人民卫生出版社，2018.

[108] 韩辉武，赖娟，闫城，等. 心血管内科专科护理 [M]. 北京：化学工业出版社，2022.

[109] 孙利甫. 临床护理路径在射频消融术治疗室上性心动过速健康教育中的应用效果 [J]. 黑龙江中医药，2022，51（3）：260-262.

[110] 高慧敏，王旭，王琳 . 基于患方反馈的定向健康指导在阵发性室上性心动过速射频消融术后延伸护理中的应用 [J]. 中国医药导报，2022，19（9）：173-176.

[111] 曹克将，陈柯萍，陈明龙，等 . 室性心律失常中国专家共识基层版 [J]. 实用心电学杂志，2022，31（02）：77-98.

[112] 邢雪梅 . 良性频发性室性早搏患者的护理干预探讨 [J]. 中西医结合心血管病电子杂志，2018，6（31）：118-119.

[113] 宋山峰 . 全程一体化护理在肥厚型心肌病患者中的应用效果 [J]. 中国民康医学，2020，32（23）：175-176.

[114] 马文元 . 综合护理干预对肥厚型心肌病合并心律失常患者负面情绪、依从性及生存质量的影响 [J]. 中华危重症医学杂志（电子版），2018，11（01）：67-69.

[115] 王增武，刘静，李建军，等 . 中国血脂管理指南（2023 年）[J]. 中国循环杂志，2023，38（03）：237-271.

[116] 国家心血管病中心 . 中国心血管健康与疾病报告 2022[M]. 北京 : 中国协和医科大学出版社，2023.

[117] 中华医学会呼吸病学分会肺栓塞与肺血管病学组，中国医师协会呼吸医师分会肺栓塞与肺血管病工作委员会，全国肺栓塞与肺血管病防治协作组，等 . 中国肺动脉高压诊断与治疗指南（2021 版）[J]. 中华医学杂志，2021，101(1):11-51.

[118] 中华医学会心电生理和起搏分会，中国医师协会心律学专业委员会 . 心动过缓和传导异常患者的评估与管理中国专家共识 2020. 中华心律失常学杂志，2021，25(03)：185-185.

[119] World Health Organization. WHO guidelines on physical activity and sedentary behaviour[EB/OL]. [2020-11-25]. https://www.who.int/publications/i/item/9789240015128.